普通高等医学院校药学类专业第二轮教材

临床药理学

（第2版）

（供药学类专业用）

主　编　印晓星　沈祥春

副主编　马宏跃　王　蕾　李小强　闵　清　沈玉先　翁稚颖

编　者（以姓氏笔画为序）

马宏跃（南京中医药大学）　王　涛（徐州医科大学附属医院）

王　浩（山东第一医科大学）　王　蕾（青岛大学药学院）

付　惠（牡丹江医学院）　印晓星（徐州医科大学）

刘　颖（海南医学院）　李　刚（四川省人民医院）

李小强（空军军医大学）　李成林（徐州医科大学）

闵　清（湖北科技学院）　沈玉先（安徽医科大学）

沈祥春（贵州医科大学）　张晓京（长治医学院）

郑玉粉（中国药科大学）　翁稚颖（昆明医科大学）

秘　书　严　蒙（徐州医科大学）

中国健康传媒集团

中国医药科技出版社

内容提要

本教材为“普通高等医学院校药学类专业第二轮教材”之一，是根据全国普通高等医学院校药学类专业人才培养目标编写而成。全书强调应用性和实践性，系统讲述临床药理学的基本知识和技能，内容涵盖临床药理学的性质和任务、临床药效学和药动学理论、新药的临床研究与评价、治疗药物监测与给药方案设计、药物不良反应与药物警戒、药源性疾病、循证药学、遗传药理学与临床合理用药、时间药理学与临床合理用药、药物相互作用、药物滥用与药物依赖性、特殊人群用药、肝肾功能不全患者的临床用药、中药的临床药理学等。

本教材为书网融合教材，即纸质教材有机融合电子教材、教学配套资源（PPT、微课、视频、图片等）、题库系统、数字化教学服务（在线教学、在线作业、在线考试）。

本教材主要供高等医学院校药学类专业学生使用，也可供医药行业人员学习参考。

图书在版编目（CIP）数据

临床药理学/印晓星，沈祥春主编．—2 版．—北京：中国医药科技出版社，2021.7
普通高等医学院校药学类专业第二轮教材
ISBN 978-7-5214-2451-5

Ⅰ.①临…　Ⅱ.①印…　②沈…　Ⅲ.①临床药学-药理学-医学院校-教材　Ⅳ.①R969

中国版本图书馆 CIP 数据核字（2021）第 131326 号

美术编辑　陈君杞
版式设计　郭小平

出版　**中国健康传媒集团**｜中国医药科技出版社
地址　北京市海淀区文慧园北路甲 22 号
邮编　100082
电话　发行：010-62227427　邮购：010-62236938
网址　www.cmstp.com
规格　889×1194mm $^{1}/_{16}$
印张　18
字数　570 千字
初版　2016 年 1 月第 1 版
版次　2021 年 7 月第 2 版
印次　2024 年 7 月第 3 次印刷
印刷　三河市万龙印装有限公司
经销　全国各地新华书店
书号　ISBN 978-7-5214-2451-5
定价　48.00 元

出版说明

全国普通高等医学院校药学类专业“十三五”规划教材，由中国医药科技出版社于2016年初出版，自出版以来受到各院校师生的欢迎和好评。为适应学科发展和药品监管等新要求，进一步提升教材质量，更好地满足教学需求，同时为了落实中共中央、国务院《“健康中国2030”规划纲要》《中国教育现代化2035》等文件精神，在充分的院校调研的基础上，针对全国医学院校药学类专业教育教学需求和应用型药学人才培养目标要求，在教育部、国家药品监督管理局的领导下，中国医药科技出版社于2020年对该套教材启动修订工作，编写出版“普通高等医学院校药学类专业第二轮教材”。

本套理论教材35种，实验指导9种，教材定位清晰、特色鲜明，主要体现在以下方面。

一、培养高素质应用型人才，引领教材建设

本套教材建设坚持体现《中国教育现代化2035》“加强创新型、应用型、技能型人才培养规模”的高等教育教学改革精神，切实满足“药品生产、检验、经营与管理和药学服务等应用型人才”的培养需求，按照《“健康中国2030”规划纲要》要求培养满足健康中国战略的药学人才，坚持理论与实践、药学与医学相结合，强化培养具有创新能力、实践能力的应用型人才。

二、体现立德树人，融入课程思政

教材编写将价值塑造、知识传授和能力培养三者融为一体，实现“润物无声”的目的。公共基础课程注重体现提高大学生思想道德修养、人文素质、科学精神、法治意识和认知能力，提升学生综合素质；专业基础课程根据药学专业的特色和优势，深度挖掘提炼专业知识体系中所蕴含的思想价值和精神内涵，科学合理拓展专业课程的广度、深度和温度，增加课程的知识性、人文性，提升引领性、时代性和开放性；专业核心课程注重学思结合、知行统一，增强学生勇于探索的创新精神、善于解决问题的实践能力。

三、适应行业发展，构建教材内容

教材建设根据行业发展要求调整结构、更新内容。构建教材内容紧密结合当前国家药品监督管理法规标准、法规要求、现行版《中华人民共和国药典》内容，体现全国卫生类（药学）专业技术资格考试、国家执业药师职业资格考试的有关新精神、新动向和新要求，保证药学教育教学适应医药卫生事业发展要求。

四、创新编写模式，提升学生能力

在不影响教材主体内容基础上注重优化“案例解析”内容，同时保持“学习导引”“知识链接”“知识拓展”“练习题”或“思考题”模块的先进性。注重培养学生理论联系实际，以及分析问题和解决问题的能力，包括药品生产、检验、经营与管理、药学服务等的实际操作能力、创新思维能力和综合分析能力；其他编写模块注重增强教材的可读性和趣味性，培养学生学习的自觉性和主动性。

五、建设书网融合教材，丰富教学资源

搭建与教材配套的“医药大学堂”在线学习平台（包括数字教材、教学课件、图片、视频、动画及练习题等），丰富多样化、立体化教学资源，并提升教学手段，促进师生互动，满足教学管理需要，为提高教育教学水平和质量提供支撑。

数字化教材编委会

主　编　印晓星　沈祥春

副主编　马宏跃　王　蕾　李小强　闵　清　沈玉先　翁稚颖

编　者（以姓氏笔画为序）

马宏跃（南京中医药大学）
王　涛（徐州医科大学附属医院）
王　浩（山东第一医科大学）
王　蕾（青岛大学药学院）
付　惠（牡丹江医学院）
印晓星（徐州医科大学）
刘　颖（海南医学院）
李　刚（四川省人民医院）
李小强（空军军医大学）
李成林（徐州医科大学）
闵　清（湖北科技学院）
沈玉先（安徽医科大学）
沈祥春（贵州医科大学）
张晓京（长治医学院）
郑玉粉（中国药科大学）
翁稚颖（昆明医科大学）

秘　书　严　蒙（徐州医科大学）

前言

为适应我国经济社会发展新时代的要求，积极配合健康中国的建设目标，满足我国医药行业转型升级的需要，保障临床安全合理用药，切实培养综合型、应用型药学专门人才，我们在第一版《临床药理学》的基础上，重新编写了本教材。再版过程中，我们努力遵循我国新形势下的新医科建设理念，把握现代药学与临床用药的发展趋势，对本书的内容进行有益的调整和探索，尤其增补、调整、完善了部分案例、知识链接和知识拓展，为药学生提供新药临床评价和药物合理使用领域的理论知识和专业技能。

临床药理学是药学类专业的主干课程。传统的《临床药理学》教材与《药理学》《生物药剂学与药物动力学》和《临床药物治疗学》等教材在许多内容上存在颇多交叉和重复。根据对药学类专业课程体系的理解和认识，在较为广泛调研的基础上，我们尝试将《临床药理学》与《药理学》《生物药剂学与药物动力学》交叉重复的基础理论部分精简，同时适当增加了一些具有实用性的医药领域的新进展和新方法，而将各论部分（各系统用药）置于《临床药物治疗学》教材中，希望能够符合教育教学改革的方向，使药学相关专业的课程体系更为清晰合理。

本书注重专业、学科之间的交叉衔接，有利于教和学相彰。在确保学生掌握新药临床评价和药物合理使用的基本理论、基本知识和基本技能的基础上，以药学、医学及相关科学知识为基础，充分整合医药学知识，突出药学专业特色，实现临床知识与药学知识的有机融合；突出理论知识与实践案例相结合；突出学生实践能力和创新能力培养。同时与学生未来工作所需的知识、技能衔接；与执业药师考试、药剂师职业资格考试对接，并注重临床药师的岗位需要；注重高频考点知识的介绍。

本书共设十七章，内容包括影响药物效应的药效学和药动学因素、新药的临床研究、治疗药物监测与给药方案设计、药物不良反应与药源性疾病、循证药学、遗传、时间因素和疾病对药物效应的影响，药物相互作用与药物依赖性，特殊人群用药规律和中药的临床药理学等内容。各章节均设置学习导引和内容小结，以提示本章的核心内容和重要知识点；每章有2～5个案例分析，既能增加学生对深奥、抽象内容的理解，增强教材的实用性、可读性和趣味性，又为教师提供讲解和分析的线索；各章节设有知识链接和知识拓展等辅助内容，提供了与重要知识点相关的内容介绍，使学生能够系统完整地掌握临床药理学知识和技能。每章节均附有课后练习题，既包含本章节的主要知识点，又是学生复习和预习的指南。

本教材为书网融合教材，即纸质教材有机融合电子教材、教学配套资源（PPT、微课、视频、图片等）、题库系统、数字化教学服务（在线教学、在线作业、在线考试）。

本教材由国内高等医学院校的骨干教师参与编写，同时得到了编者所在院校及附属医院领导、同仁的大力支持；徐州医科大学药学院的严蒙博士作为编写秘书，为本教材的出版付出了大量的卓有成效的劳动，在此一并表示诚挚谢意。由于学识水平所限，书中难免有疏漏和不足之处，恳请同行专家及读者批评指正。

编　者

2021年4月

目录

第一章

绪　论

微课

学习导引

知识要求

1. 掌握　临床药理学的基本概念及其主要任务。
2. 熟悉　与临床药理学相关的学科及影响临床药理学发展的新理论与新方法。
3. 了解　临床药理学在国外的兴起与发展，国内的研究现状与学科进展。

PPT

第一节　临床药理学的概念和任务

一、临床药理学的基本概念

临床药理学（clinical pharmacology）是研究药物和人体之间相互作用及其规律的一门新兴学科，从药物临床研究与评价和临床合理用药出发，将药理学和临床医学紧密结合，综合各相关学科的进展，将药理学理论与方法直接用于临床，系统阐述临床用药的专门知识和技能，为新药临床研究和评价、制订药物治疗方案以及指导临床合理用药提供理论基础。因此，临床药理学是一门典型的医药学桥梁课程。

临床药理学运用药理学的基本理论和方法及生物医学知识，研究药物在人体内的作用规律，进而阐明临床药物效应动力学（clinical pharmacodynamics）、临床药物代谢动力学（clinical pharmacokinetics）、药物不良反应（adverse drug reaction，ADR）及药物相互作用（drug interaction），并通过临床试验评价药物的有效性与安全性，从而为新药创制和临床合理用药服务。临床药理学的研究内容包括以下内容。

1. 临床药物效应动力学　简称临床药效学，阐明药物作用于机体并防治疾病的机制，包括量效关系与时效关系，以及药物之间可能的相互作用；与临床药物代谢动力学一起，成为现代临床药物治疗学的理论基础。其临床意义在于：①为正确选药提供理论基础，从而更好地为临床制定给药方案服务，避免和减少药疗事故及药源性疾病的发生；②科学、规范地对新药进行临床评价，为新药上市和临床合理用药提供科学依据。

2. 临床药物代谢动力学　简称临床药动学，主要研究人体对药物的处置过程，即通过研究体内药物浓度及其变化，通过数学模型求出药动学参数，从而定量地描述药物在人体内的吸收（absorption）、分布（distribution）、代谢（metabolism）及排泄（excretion）的变化情况。治疗药物监测（therapeutic drug monitoring，TDM）和肝、肾功能测定所提供的数据则是临床合理用药的基础，不仅对提高药物治疗的有效性和安全性具有十分重要的意义，而且在指导新药临床试验、剂型改进及优选给药方案、减少不良反应等方面都有重要临床价值。

3. 安全性研究　新药临床试验是对药物的有效性、安全性进行科学的评价，是新药开发的重要环节，也是临床药理学研究的重要任务之一。通过安全性研究能够发现药物副作用、毒性作用、过敏反应、“三致”反应（致癌、致畸、致突变）等不良反应，从而避免或减少不良反应的发生，保障药物治疗的有效性与安全性。安全性评价贯穿临床试验各个分期，每期的重点内容略有不同。Ⅰ期临床试验主要是在健康受试者中观察药物不良反应，重点观察药物的耐受性；Ⅱ~Ⅳ期临床试验则重点观察是否存在药物的不良反应。药物常见的不良反应比较容易发现，但罕见的不良反应，由于受试者人数的限制较难观察到，往往需要上市后进行长期的药物不良反应监测，才有可能被发现。对于药物临床试验中出现的不良事件，应仔细分辨与药物的相关性，排除混杂因素对结果判断的影响。此外，药物与药物之间，或药物与食物也可能发生相互作用，引起不良反应。为做好药物安全性研究，在新药研究和临床用药过程中应注意不良反应发生情况，并按规定及时记录、上报和随访，树立安全用药意识，提高识别药物不良反应的能力。

知识拓展

因严重不良事件退市的药物

新药的上市能给患者带来更多的选择，有些效果较之前药物更为突出，然而新药上市前虽然经过了较为严格的临床试验，包括Ⅰ~Ⅲ期，但是仍然可能存在一定的局限性。对于上市后发现非预期严重不良反应的药物，药品监督管理机构会采取警告、修改说明书、限制使用，甚至撤市，以保障患者的用药安全。药源性心血管疾病是最常见的药物不良反应事件之一，危害性较大。以下列举一些近年来因严重的不良事件而撤出市场的药物。

1. 减肥药：非苯丙胺类食欲抑制剂 含西布曲明成分的“曲美”“诺美婷”等十多种减肥药，曾因减肥效果显著风靡全球。但随着欧洲、澳大利亚等国家和地区进行的其不良事件多中心临床研究显示，西布曲明可增加患者心脏病、中风及神经精神性疾病的发病概率，且相继出现死亡病例。随后陆续撤出各国市场，我国也在2010年叫停所有含西布曲明的减肥药。

2. 非甾体抗炎药：罗非昔布 罗非昔布（万洛）是默克公司研制的COX-2抑制剂，用于治疗骨关节炎、控制成人锐痛和痛经，镇痛效果较好。然而公司在进行VIGOR研究（Vioxx胃肠反应研究）中发现长期大剂量服用罗非昔布可增加心肌梗死和心脏猝死风险，于是将罗非昔布全球范围内撤回。

3. 抗过敏药：阿司咪唑 是美国强生集团公司研制的抗过敏药物。由于该药具有长效、无镇静作用、不容易引起瞌睡等特点，成为许多中国家庭的常备药。随着临床的应用，世界卫生组织药物不良反应协作中心发现，多名患者服用阿司咪唑后，因其导致的心脏毒性而引起心源性死亡或猝死。最终这个药物在多个国家相继被停用。

以上事件不难看出，很多撤市药物虽然都是由具备顶尖研发团队研制，上市前也已在Ⅰ、Ⅱ、Ⅲ期临床试验中对其安全性进行了评价，然而仍避免不了药物上市后再评价所带来的不可预计的严重后果，因此有必要引起药学工作者的充分认识和警惕。

二、临床药理学的任务

临床药理学在新药开发、药学服务，尤其在提高临床合理用药及药物治疗中发挥着重要的作用。主要任务包括以下六个方面。

（一）新药的临床研究和评价

新药的药理学研究分为临床前药理学研究和临床药理学研究两个阶段。临床前药理学研究以动物为实验对象，全面系统地研究候选药物的药效学、药动学及毒副反应。临床前研究的结果经国家药品监督管理局审核通过，获得药物临床研究批件后，方可进入临床药理学研究阶段。

新药临床药理学研究是新药临床试验的重要内容，是指对任何在人体（患者或健康志愿者）中进行试验的药品的系统性研究，以证实或揭示试验药品的作用、不良反应及试验药品的吸收、分布、代谢和排泄情况，目的是确定试验药品的有效性和安全性。新药临床试验须经国家药品监督管理局批准后实施，要在国家药品临床研究基地（医院）中进行。临床研究单位及个人应严格执行临床试验管理规范（good clinical practice，GCP），即按照GCP进行设计、实施和总结，以确保在科学和医学伦理两个方面都符合要求。我国《药品注册管理办法》将临床试验分为Ⅰ、Ⅱ、Ⅲ、Ⅳ以及生物等效性试验。新药临床试验的过程包括方案设计、组织实施、监察、稽查、记录、分析总结和报告等。最后根据新药临床试验结果，对其安全性和有效性做出评价。

知识链接

新冠疫苗的临床研究与评价

2020年初新冠肺炎疫情发生后，全球多个国家的科研机构及医药企业竞相开展新冠病毒疫苗的研发攻关。我国研发的全病毒灭活疫苗和基因重组蛋白疫苗（腺病毒载体疫苗）的有效性和安全性均处于国际领先水平。

1. 疫苗的临床前研究　国药集团的疫苗科研攻关团队首先获得纯化抗原，之后在大鼠、小鼠、豚鼠及恒河猴、食蟹猴等多种实验动物身上开展疫苗的免疫原性研究，确定疫苗能否使人体产生免疫力，验证疫苗的有效性及保护性。在此基础上，进一步开展安全性评价工作，在实验动物上观察是否出现不良反应。2020年4月，该疫苗获得国家药品监督管理局临床试验许可，这也是全球首家获得临床试验批件的新冠病毒灭活疫苗。

2. 疫苗的临床研究　随后“随机、双盲、安慰剂平行对照Ⅰ/Ⅱ期临床试验”在河南启动。经过2个月的临床试验，结果显示疫苗接种后安全性好，无一例严重不良反应；不同程序、不同剂量接种后疫苗组接种者均产生高滴度抗体，28天程序性接种两剂后中和抗体阳转率达100%，且6个月以上观察数据显示，抗体仍维持在较高水平。至此，该疫苗应进入更大规模的Ⅲ期临床研究阶段，但由于此时我国的疫情已经明显好转，无法满足大规模的受试者数量，因此，此后大规模的Ⅲ期临床研究在阿联酋、巴林等多个国家进行，接种人数达到6万人。此次随机、双盲、安慰剂对照的多中心的Ⅲ期临床试验数据显示：新冠病毒灭活疫苗接种后安全性良好，免疫程序两针接种后，疫苗组接种者均产生高滴度抗体，中和抗体阳转率为99.52%，疫苗针对由新冠病毒感染引起的疾病（COVID－19）的保护效力为79.34%，数据结果达到世界卫生组织相关技术标准及国家药监局印发的《新型冠状病毒预防用疫苗临床评价指导原则（试行）》中相关标准要求，于2020年12月获得国家药监局批准附条件上市。

（二）药物不良反应监测

药品不良反应是指合格药品在预防、诊断、治病或调节生理功能的正常用法用量下，出现的与用药目的无关的有害反应，但不包括无意或故意超剂量用药引起的反应以及用药不当引起的反应。药品不良反应监测的主要内容包括：①收集药品不良反应信息，对其危害情况进行调查，及时向药品监督管理部门报告，提出药品管理方面的建议；②及时向制药企业、医疗预防保健机构和社会大众反馈药品不良反应信息，防止不良反应的重复发生，保护人民用药安全。

（三）药物警戒

药物警戒（pharmacovigilance，PV）指的是对上市药物进行包括有效性、安全性、经济性相关问题的发现、评估、理解及预防的科学活动。药物警戒较传统的药物不良反应监测更为广泛，它将目前所有与药物安全性相关的环节与因素，都纳入药物警戒的范围。药物警戒的目标包括不合格药物、药物治疗错误、无药效、无足够科学根据而将药品用于未经批准的适应证、急慢性中毒、与药物相关死亡率的评估、药物的滥用与误用、药物与药物间以及药物与食品间的相互作用、药物生产和经营的合理性等。

近年来，我国药物警戒体系发展迅速。2007 年，第一届中国药物警戒研讨会决定在药物不良反应监测体系基础上建立药物警戒制度。2010 年，我国在《药品生产质量管理规范》中明确提出，要建立药品不良反应报告和监测管理制度，设立专门机构和专职人员，主动收集药品不良反应，记录、评价、调查、处理不良反应，采取措施控制风险，按要求向药品监管部门报告。随后，《药品注册管理办法》中明确，在药品临床试验期间，要收集、评价、报告安全性信息，进行风险控制；上市许可后，要求上市许可申请人建立药物警戒管理系统，提交药物警戒计划；再注册环节，要求上市许可持有人建立药物警戒体系和风险体系，递交年度报告。国内医药企业已开始认识到药物警戒的重要性。随着政策的出台，国内一些药品生产企业已经开始行动。不少国内医药企业也在积极建制度、设机构、配人员、上平台。

（四）上市药物的再评价

已批准上市的药品，需要从临床药理学、药物流行病学、药物经济学等方面，对其在社会人群中的不良反应、疗效、用药方案、稳定性及费用等做出科学评价和估计。市场药物再评价工作一般分两类：一类是根据上市药物已存在的问题，如疗效欠佳或毒性较大，设计临床研究方案进行临床对比研究；另一类是进行流行病学调查研究，对再评价品种的安全性有效性进行评价，通常包括前瞻性对比（prospective comparison）与回顾性对比（retrospective comparison）。根据调研结果对药物进行评判，决定继续应用、限制应用甚至淘汰。市场药物再评价亦为国家药品临床研究基地的一项经常性工作，药物再评价的结果也是遴选国家基本药物、非处方药物等的重要依据。

（五）治疗药物监测

治疗药物监测（therapeutic drug monitoring，TDM）是在药物动力学原理指导下，应用现代先进的体内药物分析技术，根据患者的具体情况，监测患者体液中，特别是血药浓度，分析药动学参数，为制定和调整个体化用药方案提供科学依据，从而提高药物疗效，避免或减少不良反应的发生。治疗药物监测主要用于治疗指数低、药物反应个体差异大、长期应用等一些药物及人群中药物代谢酶异常等情况。

TDM 对于明确血药浓度与药效的关系、提高用药安全性等具有重要的临床意义。主要体现在以下几方面：①指导临床合理用药、提高疗效；②为药物中毒诊断提供依据；③确定合并用药原则；④评价患者用药的依从性；⑤作为临床辅助诊断的手段；⑥评价制剂质量。TDM 是临床药学工作的一项重要内容，是临床医师制定个体化给药方案的重要依据，也是临床药师为患者提供药学监护的重要手段，对提高临床药物治疗水平具有重要的意义。

（六）药物相互作用

临床治疗疾病过程中常常需要联合用药，而联合应用的品种越多，越容易发生相互作用。药物相互作用是指两种或两种以上药物在同时或前后序贯用药时，在体内产生作用的干扰或在体外容器内就发生药物性质的改变，结果使药物疗效从量变到质变，包括药效增强或减弱，作用发生加快或减慢，作用维持时间延长或缩短，甚至产生新的药理作用或不良反应。在联合用药时，应实现疗效提高或（和）不良反应减轻的合理药物相互作用，力求避免不良反应加大或（和）疗效降低的不良药物相互作用。

第二节　临床药理学的兴起与发展

PPT

一、发展概况

临床药理学的概念最早于20 世纪 30 年代提出。1947 年，Harry Gold 教授在美国 Cornell 大学开设临床药理学讲座。1954 年美国 John Hopkins 大学建立了世界上第一个临床药理教研室，并开始讲授临床药理学课程；随后，瑞典、日本等国家纷纷成立了临床药理学教学和研究机构。意大利于 1967 年在欧洲第一个成立了全国临床药理学会；1972 年瑞典在 Karolinska 医学院附属 Huddings 医院建立临床药理室。1980 年在英国伦敦召开了第一届国际临床药理学与治疗学会议。国际临床药理学学术交流十分活跃，临床药理学专业期刊和论著也如雨后春笋般涌现。

我国药理学工作者早在 20 世纪 60 年代初就开始关注国际上临床药理学的发展动态，并在 1961 年召开了“寻找新药的理论基础和临床实际”学术讨论会，呼吁在国内建立临床药理学科。1979 年，在北京召开第一届“全国临床药理专题讨论会”。1980 年，北京医学院（现北京大学医学部）建立了第一个临床药理研究所，此后全国许多医学院校、综合医院、医药研究机构先后建立了临床药理学研究或教学机构。1982 年在北京成立了全国性的临床药理学组织，即现在的中国药理学会临床药理专业委员会。1985 年创刊并在国内外发行了《中国临床药理学杂志》，先后举行了多次全国性的临床药理学术研讨会，对学科发展起到了积极的推动作用。自 1983 年以来在全国范围内开始建立临床药理基地，现发展为遍布全国的国家药物临床研究基地。1989 年，全国各医学院校陆续开设了临床药理学课程。经过多年发展，我国的临床药理学逐步走向成熟。目前临床药理学的队伍迅速扩大，在我国新药开发、药学服务、提高医疗质量以及开展国内外学术交流与咨询服务中发挥着重要作用。

促进临床药理学兴起与发展的主要因素如下。

1. 新药研发加快，需要进行临床药理学评价。我国新药创制的重大机遇和严峻挑战并存，药物研发尤其是创新药物研究方兴未艾，而其中药物的临床药理学研究又在新药创制的过程中尤为重要，是新药研发过程中的一个极为重要环节，其结果也将为国家药品监督管理部门进行新药审批提供重要的依据。因此，国内新药研发的数量和质量的快速提升大大促进了临床药理学的发展。

2. 严重不良反应事件的发生，要求加强临床药理学研究与监督。1960 年前后，震惊世界的反应停（沙利度胺，thalidomide）事件促使各国加强了药品的安全性监督。由于动物种属、药物体内过程和动物对药物敏感性存在差异，所以单纯通过动物实验结果来预测人体对药物反应的价值是有限的，如碘氯羟喹（chinoform）在动物安全性实验并未发现神经系统毒性反应，但上市之后在治疗阿米巴病时患者却出现了神经系统毒性反应。因此，单凭动物的临床前药理研究结果来预测药物在人体的安全性是远远不够的，临床药理研究的重要性日益被人们接受。20 世纪 70 年代以来，许多国家要求新药上市前及上市后一段时间内必须进行临床药理研究。1975 年，世界卫生组织（World Health Organization，WHO）发表了《人用药物评价指导原则》。美国食品药品管理局（Food and Drug Administration，FDA）规定，新药上市申请需报送临床前药理和临床药理研究结果。我国药品监督管理局也有类似药物评价指导原则。

3. 临床药师参与临床合理用药和药学服务，需要临床药理学作为理论基础和技术手段。临床合理用药、药物不良反应监测、治疗药物监测及特殊人群个体化治疗方案设计是临床药理学的重要任务之一，也是临床药师从事临床药学服务所应具备的重要理论和技能储备。作为临床药师只有牢固掌握药物的临床药理知识、临床药理研究方法和技术，密切跟踪研究前沿，才能更好地开展药学服务，提高治疗效果，减轻不良反应。

近二十年来，临床药学的兴起以及临床药师制度的建立，更是临床药理学的延伸扩展。药学服务（pharmaceutical service）也称药学监护（pharmaceutical care，PC），是临床药学实践中提出的一个新理念，临床药师在药学服务实践中，对患者承担更多的药物治疗责任，从参与合理用药走向被授权处理与药物治疗有关的问题，直接面向临床指导患者药物治疗，还要以提供信息和知识的形式满足患者在药物治疗上的特殊需要，以最大限度地改善患者身心健康为目标，承担起监督、执行、保护患者用药安全有效的社会责任，提高患者的综合健康生命质量，这些过程均离不开临床药理学知识的指导。

二、临床药理学与临床药学的关系

临床药理学是现代药学与临床医学密切结合的产物，它以人体为对象，密切结合研究对象的实际状况，研究药物及其剂型与人体（尤其是病体）相互作用和应用规律，其核心问题是最大限度地发挥药物的临床有效性和安全性，确保患者的合理用药。

临床药学与临床药理学相辅相成，相互交叉和相互渗透，是实施“健康中国”战略，实现“以人为本，药学服务”的重要保障。两者的差别仅在于，临床药理学研究的主要任务是评价药物，对象是群体健康人和患者；而临床药学是以合理用药为中心，以提高用药方法水平为主要目的，其对象是患者。临床药学是一门综合性应用学科，内容较为广泛，如处方分析、参与临床药物治疗、协助与指导医生制定个体化给药方案、进行药物信息咨询、结合临床治疗需要进行药代动力学和生物利用度研究等，它是将临床药理学、临床药剂学（clinical pharmaceutics）、药物治疗学的理论落实到药学服务的一种科学实践。

三、临床药理学的密切相关学科

传统的《临床药理学》涵盖了药物流行病学（pharmacoepidemiology）、药物经济学（pharmacoeconomics，PE）、临床药物评价、药学服务（pharmaceutical care）甚至药事管理学（pharmacy administration）的部分内容，并与药理学（pharmacology）、药物毒理学（drug toxicology）、临床药物治疗学（clinical pharmacotherapeutics）颇多交叉和重复。随着当代科学技术的飞速发展，学科不断地进行调整和重新组合，一些边缘学科和交叉学科应运而生，各学科与临床药理学之间的关联与融合愈发紧密。

（一）药理学

药理学是研究药物与生物体之间相互作用机制和规律的一门学科，其研究对象包括各种生命有机体，学科性质是以药物为中心，探讨其对生物体的作用、用途与不良反应；而临床药理学的研究对象是人体，为药理学的一个分支。因此，药理学属于临床药理学的上游课程，是学习临床药理学的基础。

（二）临床药物治疗学

临床药物治疗学主要是研究药物预防、治疗疾病的理论和方法的一门科学。药物治疗学的任务是针对疾病的病因和临床发展过程，依据患者的病理、生理、心理和遗传特征，制定和实施合理的个体化药物治疗方案，以获得最佳的治疗效果并承受最低的治疗风险。其学科性质是以患者和疾病为中心，运用临床药学和相关学科的专业知识，研究如何选择和使用药物，即用什么？怎么用？因此，如何结合患者的实际情况，对疾病、机体与药物三者之间的相互关系做出恰当的分析与判断，使药物的药理作用恰当合理地转化为治疗效应，就成为临床药物治疗学的唯一宗旨和主要内容。临床药理学属于药理学与临床药物治疗学之间的过渡课程，为临床药物治疗学提供药物与人体相互作用的基本规律、一般原则，以及进行临床研究的方法与技术。

（三）药物毒理学

药物毒理学作为药理学的一个分支，主要是研究药物的毒性反应、代谢与体内过程、中毒机制与病理过程，为诊断、治疗、预防中毒及制定有关卫生标准提供依据。药物在应用过程中，不可避免地会遇到药物安全性问题；同时新药安全性试验也离不开对药物毒性评价问题。因此，掌握药物毒理学的系统知识，是对临床药师的必然要求。

（四）生物药剂学

药物以不同制剂的形式，通过不同给药途径，被机体吸收后，进入患者体内，到达作用部位，最终产生疗效。生物药剂学（biopharmaceutics）通过对药物体内过程的研究，来阐明药物剂型因素、生物因素与药效之间的关系，是药物治疗首要考虑的问题。根据药动学原理，按照药物在体内释放和吸收的速度，对药物剂型进行设计，提出科学的剂量和用法，是新药研发的一个重要方面。

（五）遗传药理学

个体之间药物反应质和量的差异皆与遗传因素有关。研究遗传因素对药物作用影响及其规律的科学称遗传药理学（pharmacogenetics），或药物遗传学。遗传药理学主要研究引起药物反应个体和群体差异的变异基因，即研究遗传因素对于药效学、药动学及毒副反应的影响。由于遗传变异所导致的基因多态性（genetic polymorphism）非常普遍，包括药物代谢酶基因多态性、药物转运体基因多态性、药物受体基因多态性等，均可引起不同人群对于药物代谢能力、药物转运能力以及对药物的结合能力不同，从而影响血药浓度，最终导致药物的疗效产生差异。

（六）时间药理学

又称时辰药理学（chronopharmacology），是研究药物与生物周期相互关系的一门药理学分支学科。人体昼夜不同时间对药物的处置和敏感性不同，即存在着昼夜节律（circadian rhythm）。传统的给药方案假定药物动态和机体的反应性在一日内或一年中是恒定的，即使有些小的变化，其波动幅度也可忽略不计。但实际情况是药物动态和机体对药物的反应性受机体节律性影响，按照时辰药理学原理来设计用药方案，可以最大限度发挥药物疗效，使不良反应减至最小。因此，临床上应将用药时间分配与用药剂量看作是同等重要的因素。

（七）药物流行病学

药物流行病学是临床进行药物疗效、不良反应和药物经济学评价的一种方法学，内容包括与药物临床应用有关的流行病学研究方法、设计原则、基本类型、因果联系以及 Meta 分析（meta - analysis）、多元 Logistic 回归模型等统计学方法，是临床药师开展循证药学（evidence based pharmacy，EBP）研究的工具。

（八）药物经济学

药物经济学将经济学基本原理、方法和分析技术运用于临床药物治疗过程，并以药物流行病学的人群观为指导，以求最大限度的合理利用现有医药卫生资源，以有限的药物资源实现最大限度的健康效果改善。其内容包括药物经济学研究的设计、评价方法与指标、成本收益的识别与计量、预测与不确定性分析等。药物经济学可以帮助临床医师和药师优化治疗方案，给消费者（患者）提供全面的药品治疗信息。

第三节 临床药理学相关的新理论与新方法

PPT

近年来，药物基因组学（pharmacogenomics）、循证医学（evidence - based medicine，EBM）、转化医学（translational medicine）和精准医学（precision medicine）的新理念进一步丰富了临床药理学的内涵，促进了市场药物的再评价，极大地推动了临床药理学的应用与发展。

（一）药物基因组学与药物代谢组学

1. 药物基因组学 药物基因组学是 1997 年在人类基因组计划（human genome project，HGP）获得突破的基础上提出来的，在细胞、组织、个体和群体水平上，研究与疾病易感性和药物反应相关基因的表达差异。药物基因组学以药物有效性及安全性为目标，研究各种基因突变与药效及安全性的关系。由于基因的缺陷，一些人天生易患某些疾病，基因检测可找到被测者的 DNA 中存在哪些疾病的易感基因并开展相关的研究，根据基因更加精准的选择治疗药物和适宜剂量，指导临床合理用药的水平。

药物基因组学研究范围比遗传药理学广泛，它涉及整个基因组，而遗传药理学则主要集中研究引起药物反应个体和群体差异的变异基因，即研究遗传因素对于药效学、药动学及不良反应的影响。

案例解析

CYP2C19 基因多态性检测指导氯吡格雷个体化药物治疗

【案例】 患者，女，76 岁，因“突发心前区疼痛 1 天”入院。2 年前患者在无明显诱因下出现心悸、胸闷，诊断为“冠心病、急性心肌梗死、高血压病”，急诊行 PCI 术，并于左冠状动脉前降支植入 2 枚支架，术后患者服用硫酸氢氯吡格雷片 75mg，1 次/日，阿司匹林肠溶片 100mg，1 次/日等药物治疗。1 天前，患者突发心前区压榨性疼痛并放射至肩背部，对症处理后未能明显缓解遂住院。入院诊断：冠心病，急性心肌梗死，PCI 术后；高血压 3 级（极高危）。

【解析】 患者急诊冠状动脉造影示左冠状动脉前降支支架内血栓形成，再次行 PCI 术，并于原支架近端植入 1 枚支架。患者恢复进食后给予硫酸氢氯吡格雷片 75mg，1 次/日，阿司匹林肠溶片 100mg，1 次/日，苯磺酸氨氯地平片 5mg，一次/日，单硝酸异山梨酯片 20mg，2 次/日等药物治疗。

【解析】 该患者既往规律服用阿司匹林和硫酸氢氯吡格雷后发生支架内血栓，应先排除是否与抗血小板治疗不充分有关，建议行硫酸氢氯吡格雷基因多态性检测。该患者硫酸氢氯吡格雷 *CYP2C19* 基因多态性检测结果：*CYP2C19* * 2/ * 3（636 *GA*，681 *GA*），为 *CYP2C19* 慢代谢型，硫酸氢氯吡格雷活性代谢产物浓度降低，常规剂量硫酸氢氯吡格雷（75mg/d）不能有效抑制血小板活性，建议停用硫酸氢氯吡格雷，调整为其他新型抗血小板药物。该患者抗血小板治疗方案调整为替格瑞洛 90mg，2 次/日联合阿司匹林肠溶片 100mg，1 次/日，患者用药后无消化道不适症状及出血表现，治疗 7 天后，病情好转出院。

通过基因型检测为患者实施个体化给药，从而优化治疗方案，对提高药物疗效和减少不良反应，保障患者用药安全具有重要的临床意义。

2. 药物代谢组学 代谢组学（metabonomics）是继基因组学（genomics）和蛋白组学（proteomics）之后发展起来的一门学科，对生物体内所有代谢物进行定量分析，并寻找代谢物与生理病理变化的相对关系，是系统生物学的重要组成部分。通过代谢组学研究既可以发现生物体在受到各种内外环境扰动后的应答不同，也可以区分同种不同个体之间的表型差异（phenotypic difference）。基因组学和蛋白质组学告诉我们“什么可能会发生”，而代谢组学则告诉我们“什么确实发生了”，因此代谢组学在疾病诊断、新药研发、营养食品学（food nutriology）、毒理学（toxicology）等与人类健康密切相关的领域得到了广泛应用。

药物代谢组学（pharmacometabonomics）是代谢组学与药学紧密交叉、有机结合促生的一门新兴学科，它通过分析比较给药前后生物体液中小分子代谢物轮廓的改变来进行药物疗效和不良反应的评价、预测。与遗传药理学比较，药物代谢组学更多地集中在药物代谢的遗传差异，即遗传因素对于药物代谢酶的影响。

（二）循证医学与循证药学

1. 循证医学 循证医学要求医学上一切有关的看法、论点都要言之有据，把临床流行病学的原理、方法，全面贯彻到临床医学中去。其核心思想是医疗决策应尽量以客观的研究结果为依据，其主要来源是随机对照试验（randomized controlled trial，RCT）和 Meta 分析。大样本、多中心、随机对照的临床试验是评价一种治疗方案的最佳方法。循证医学的观念促使临床医学研究和实践发生巨大转变，正在改变着许多医师多年来形成的单凭书本和经验进行诊治的习惯和行为，堪称 20 世纪医学发展的一场深刻革命，被视为 21 世纪提高医疗卫生服务质量和效率、控制医疗卫生费用攀升的重要途径。

2. 循证药学 循证药学使人们从更高的角度来审视预防和治疗用药的选择，以便使药物充分发挥防病治病的作用。循证药学以证据为基础，利用循证的方法充分评价药物在广泛人群中使用的安全性、有效性、长期使用效果、新的适应证及在临床实践中存在的可影响疗效的多种因素等，以促进临床合理用药。

循证药学的立足点就是要把药物治疗方案建立在科学的设计、严格的实施、正确的分析和可靠的证据基础之上，其应用过程就是临床药师系统地收集文献，评价药物研究的证据，评估其在确定治疗方案中的作用，并以此做出药物治疗决策的临床实践过程。药物治疗学未来发展的方向，就是要从许多间接和直接的科学实践、科学研究和通过专门化信息中心提供的信息，采用那些真正有效、价廉物美、对患者有利少害的药物，将药物治疗方案纳入循证药学的正确轨道。

（三）转化医学与转化药学

转化医学是近年兴起的一种崭新的医学研究模式。长期以来，医学研究中存在基础研究和临床研究严重脱节的现象，很多基础研究脱离临床实际，其成果在短期内很难在临床应用。转化医学的目的是促进基础医学研究的成果向临床实际应用的转化，同时根据临床医学的要求提出前瞻性的基础研究方向，其基本特征是多学科交叉合作。转化医学是循证医学的延伸，在基础和临床研究之间架起桥梁，极大地促进了医学的发展。

转化医学将打破传统药理学研究中基础研究和临床应用之间的鸿沟，为临床药理学的发展提供了新的契机。临床药理学的研究应与临床实践密切相关，善于发现临床用药问题，运用药理学、分子生物学、医学统计学等技术与方法，探索临床用药问题产生的原因、可能的分子机制以及解决问题的方案，并使研究结果在临床实践中得以应用及推广。这种“源于临床，服务临床”的临床药理学研究的思路，为新药研发、制定合理治疗方案开辟新途径。

（四）精准医学与精准药学

精准医学是随着基因组测序技术快速进步以及生物信息与大数据科学的交叉应用，而发展起来的新型医学概念与医疗模式。其本质是通过基因组、蛋白质组等组学技术和医学前沿技术，对于大样本人群与特定疾病类型进行生物标记物（biomarkers）的分析与鉴定、验证与应用，从而精确寻找到疾病的原因和治疗的靶点，并对一种疾病的不同状态和过程进行精确分类，最终实现对于疾病和特定患者进行个体化精准治疗的目的，提高疾病诊治与预防的效益。对精准医学来说必须满足四大要素，即精确、准时、共享和个体化。

“精准医学”作为医学的未来发展方向，是整个人类在基于现有基因科技、生物信息学高度发达的情况下开拓出来的一个医疗新领域，是人类医学的变革。广义的“精准药学”属于“精准医学”的研究范畴。但“精准药学”在实现“精准医学”中起着重要的作用，具有不同于医学研究的研究目标和研究内容。“精准药学”的定义包含药物研发和临床用药两个方面的科学问题，一是在从靶点验证与治疗适应证关联、新药来源优化确认、临床前与临床试验关联、产品设计与产业化等全过程精准监管，达到药物精准研发的目的，提供精准的安全有效的信息，达到安全有效的目的；二是实现临床精准用药，对特定患者、特定疾病进行正确的诊断、在正确的时间、给予正确的药物、使用正确剂量（right diagnosis，right time，right drugs，right dose，4R），达到个体化精准治疗的目的。“精准药物”治疗只有在实现“精准诊断”的基础上，医疗应用相关的“精准药物”提出“精准治疗方案”，才能实现精准的个体化治疗的目的。

本章小结

1. 临床药理学是研究药物和人体之间相互作用及其规律的一门学科，主要研究内容分为临床药效学、临床药动学、药物不良反应等几个方面。

2. 与临床药理学密切相关的学科包括药理学、药物治疗学、药物毒理学、生物药剂学、遗传药理学、时间药理学、药物流行病学、药物经济学及临床药学，学科之间互有交叉融合，又各有侧重和其独立内容。

3. 临床药理学的任务包括新药的临床研究和评价、上市药物的再评价、药物不良反应监测、药物警戒、治疗药物监测、药物相互作用研究。

4. 临床药理学近年来在我国得到长足发展。促进因素主要有：新药开发需要进行临床药理学评价，严重药物不良反应事件的发生要求加强临床药理研究与监督，临床药师指导临床合理用药及开展药学服务，均需要临床药理学知识作为指导。

5. 现代医学和药学的新理论与新方法，如药物基因组学与药物代谢组学、循证医学与循证药学、转化医学、精准医学等，将进一步丰富临床药理学的内涵，极大地推动临床药理学的应用与发展。

练习题

题库

一、选择题

1. 临床药理学是研究（　　）。
   A. 药物预防、治疗疾病的理论和方法
   B. 药物与生物体之间相互作用机制和规律
   C. 药物和人体之间相互作用及其规律
   D. 人体对药物的处置过程
   E. 药物对人体的治疗作用
2. 药物治疗学是研究（　　）。
   A. 药物和人体之间相互作用及其规律
   B. 药物在人体内效应部位的浓度与药效之间的关系
   C. 人体对药物的处置过程
   D. 药物预防、治疗疾病的理论和方法
   E. 药物与生物体之间相互作用机制和规律
3. 临床药学是研究（　　）。
   A. 遗传因素对于药效学、药动学及毒性的影响
   B. 药物在人体内效应部位的浓度与药效之间的关系
   C. 以群体健康人和患者为对象，主要任务是评价药物
   D. 以患者为对象，研究药物及其剂型与病体相互作用和应用规律
   E. 药物和人体之间相互作用及其规律的学科
4. 市场药物的再评价是指（　　）。
   A. 以动物为实验对象，研究新药的药效学、药动学及毒性
   B. 研究药物剂型因素、生物因素与药效之间的关系
   C. 在患者或健康志愿者中进行的试验药品的系统性研究
   D. 已批准上市的药品，对其安全有效性及费用等做出科学评估
   E. 以人为研究对象，研究新药的药效学、药动学及毒性
5. 药学服务（药学监护）主要由（　　）负责完成。
   A. 临床护师
   B. 临床药师
   C. 临床医师
   D. 临床药理工作者
   E. 临床药学工作者

二、思考题

1. 临床药理学研究的主要内容有哪些？
2. 试述临床药理学与药物治疗学之间的关系？
3. 临床药学与临床药理学研究内容有何不同？
4. 临床药理学的主要任务是什么？
5. 试述转化医学、精准医学对临床药理学发展有何影响？

（印晓星　张庆柱）

第二章

临床药理学基础

学习导引

知识要求

1. **掌握** 临床药效学的基本概念；药物量效关系、量效曲线的基本意义；药物与受体的相互作用；药物的吸收、分布、代谢、排泄等体内过程及药动学参数的概念；药动学速率过程的分类及特点。

2. **熟悉** 药物作用的两重性；药物转运过程及特点；血浆蛋白结合率及其临床意义；房室模型及统计矩模型的概念及其参数的计算与应用；群体药动学的概念及其分析方法。

3. **了解** 线性和非线性动力学药物的给药方案拟定；生理药动学模型及药动－药效结合模型参数的计算和应用。

能力要求

通过学习临床药效学和临床药动学，学生能掌握临床合理用药的基本原则，具备合理选药用药的能力。

第一节 临床药物效应动力学

PPT

课堂互动

1. 何为药物的两重性？如何减少药物的不良反应发生？
2. 何为肝药酶，其对临床用药有什么影响？

临床药物效应动力学又称临床药效学（clinical pharmacodynamics），主要研究药物对人体的作用、作用机制及作用规律，是临床药理学的重要组成部分。临床医师应充分掌握临床药效学的知识，不仅应掌握药物的作用和用途，而且还应掌握药物作用机制、药效变化的规律及各种影响因素，才能合理选择药物，制定适当的用药方案，使所用药物的作用性质、起效时间和维持时间尽量符合患者的治疗目的，发挥药物的最佳疗效，并最大限度地防止或减轻药物的不良反应。

一、临床用药中药效学的基本概念

（一）药物作用的特点

1. 药物作用与药理效应 药物作用是指药物对机体细胞靶位的初始作用，是动因。药理效应是药物作用的结果，使机体生理、生化功能或形态发生变化。如肾上腺素的作用是激动心脏的 β_1 受体，可引起心率加快、心肌收缩力加强等药理效应。概念上虽有区别，但药物作用和效应意义接近，在一般情况下二者常通用。

2. 药物作用的选择性 药物在适当剂量时仅对某一个或少数几个器官或组织作用强，而对其他的器官或组织作用弱或没有作用，称为药物作用的选择性。有的药物只作用于一种组织器官，影响一种功能，说明药物选择性高。如强心苷主要作用于心脏，苯二氮䓬类抑制中枢神经系统，异烟肼作用于分枝杆菌。而有的药物则可作用于多种组织器官，影响多种功能，说明药物选择性低。如阿托品既可作用于腺体、眼睛，又可作用于平滑肌、心血管系统，还可作用于中枢神经系统。选择性主要与药物化学结构、药物分布、组织结构和药物与组织亲和力等因素有关。

3. 药物作用的不同水平 随着医学科学和分子生物学的发展，药物作用的研究也不断深入，药物对机体的作用从宏观到微观，可分为整体水平、器官组织水平、细胞或亚细胞水平和分子水平等几个不同的层次。整体水平的作用是各种原发作用和继发作用（包括机体的反馈、调节和整合作用）的综合表现，器官和组织水平的作用是对效应器官（心、肝、肾等）或组织（平滑肌、腺体、神经等）的作用，细胞或亚细胞水平的作用是对效应细胞或亚细胞成分的作用，分子水平的作用是药物与核酸、蛋白质、酶、离子等生物分子的相互作用。药物作用在各层次间是相互关联的，整体水平的药物作用也都有其分子水平的作用机制；反之，任何水平的药物作用最终必然表现为器官或整体水平的药物效应。

（二）药物安全性

药物合理安全使用一直是全世界都关注的问题，因为药物作用具有两重性，既有治疗作用，又有不良反应，药物的不合理使用，不但浪费药物资源，更为重要的是其不良反应可能给人体带来严重的危害。

案例分析

【案例】 患者，男，50岁，因腹部绞痛、腹泻急诊。诊断：急性胃肠炎。治疗：洛美沙星片0.3g，2次/日；阿托品注射剂1mg，立即肌内注射。给药后腹痛减轻，继而消失，但患者皮肤干燥，面部潮红，口干，视物模糊，排尿困难。

【问题】

1. 两种治疗药物，哪一个是对因治疗？哪一个是对症治疗？作用机制是什么？

2. 用药后，什么症状改善属于治疗作用？什么症状出现属于不良反应？这些不良反应能避免吗？

【分析】

1. 使用抗菌药洛美沙星杀灭体内致病菌，治疗由此引起的腹泻，即是对因治疗。洛美沙星为第三代喹诺酮类广谱抗菌药，其作用机制为抑制细菌DNA螺旋酶，而且对肠杆菌具有高度的抗菌活性。

2. 使用阿托品缓解胃肠痉挛引起的疼痛，是对症治疗。阿托品能松弛许多内脏平滑肌，对过度活动或痉挛的胃肠道平滑肌，松弛作用较显著。

3. 给药后腹痛减轻，继而消失，符合用药目的，是治疗作用；但用药后患者“皮肤干燥，面部潮红，口干，视物模糊，排尿困难”等症状出现，不符合用药目的并给患者带来不适或痛苦，属不良反应。

1. 治疗作用 凡符合用药目的，具有防治疾病的药物作用称为治疗作用（therapeutic effect）。治疗作用分为对因治疗（etiological treatment）和对症治疗（symptomatic treatment），前者是消除致病因子，可彻底治愈疾病，又称为治本，如用抗生素杀灭体内致病菌；后者是改善疾病的症状，不能根除病因，故称为治标，如高热时使用解热镇痛药物治疗。对症治疗尽管不能根除病因，但在某些危重急症情况（如休克、惊厥、心力衰竭、心跳或呼吸暂停等）时可能比对因治疗更为迫切。在临床实践中，医护人员应根据具体情况，灵活地运用这两种治疗方法，秉持“急则治其标，缓则治其本，标本俱急，标本兼治”的原则。

2. 不良反应　凡不符合用药目的，给人体带来不适甚至有害或痛苦的作用称为药物不良反应（adverse drug reaction，ADR）。多数不良反应是药物固有的效应，在一般情况下是可以预知的，但不一定是能够避免的。少数较严重的不良反应较难恢复，称为药源性疾病（drug - induced disease，DID），例如庆大霉素引起的神经性耳聋，肼屈嗪引起的红斑性狼疮等。药物不良反应的类型有：副反应（side reaction）、毒性反应（toxic reaction）、后遗效应（residual effect）、停药反应（withdrawal reaction）、变态反应（allergic reaction）也称过敏反应（hypersensitive reaction）、特异质反应（idiosyncratic reaction）、依赖性（dependence）等。

大多数药物都或多或少有一些毒副反应，特别是在长期使用或用量较大时更容易在患者身上出现。即使像阿司匹林这样治疗范围较宽的药物，也可能发生胃肠出血、胃溃疡、缺铁性贫血、荨麻疹等不良反应。这就要求医生在使用药物时必须充分掌握有关资料，充分考虑用药安全性和有效性，并密切观察患者用药以后的情况，既要考虑治疗效果，又要注意保证患者用药安全，权衡利弊，尽量充分发挥药物的治疗作用，避免和减轻药物的不良反应，以防引起严重的不良后果。

（三）药物的量效关系与量效曲线

药物效应强弱与其剂量大小或浓度高低之间的关系，即量 - 效关系（dose - effect relationship）。在一定的剂量范围内，药理效应随着剂量的加大而增强，以药物的效应为纵坐标，药物的剂量或浓度为横坐标作图表示，即为量 - 效曲线（dose - effect curve）。

药理效应按性质可分为两类：一类是量反应（graded response），即效应强度呈连续增减的变化，可用具体数量或最大反应的百分率来表示，如血压升降数［kPa（mmHg）］，尿量增减量（ml），心率的增减次数等，其量效曲线称“量反应”的量效曲线；另一类是质反应（quantal response），即药理效应表现为反应性质的变化，如死亡、生存、惊厥、睡眠、治愈等，其研究对象为一个群体，以阳性反应的出现频率或百分率表示，其量效曲线称“质反应”的量效曲线。由于效应的表达（量反应或质反应）和药物剂量或浓度的表达方式（剂量或对数剂量，浓度或对数浓度）不同，量效曲线的形态也有所不一。

1. 量反应的量效曲线　以效应强度为纵坐标、以剂量或浓度为横坐标作图，可获得直方双曲线（图 2 - 1A）；如将剂量或浓度改用对数剂量或对数浓度表示，则可得对称的 S 形曲线（图 2 - 1B），这就是通常所称的量反应量效关系曲线。

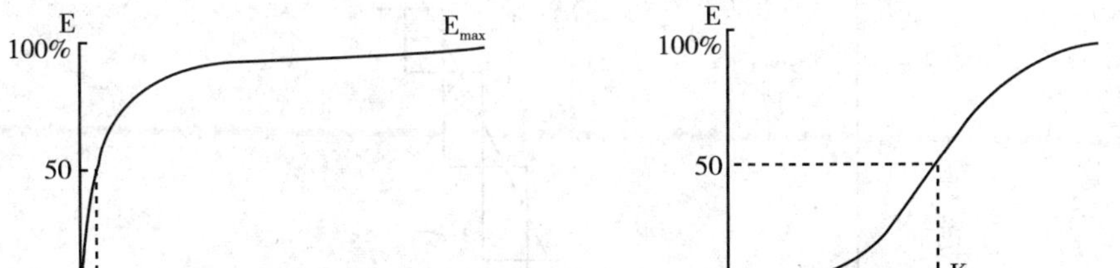

图 2 - 1　量反应的量 - 效关系曲线

E：效应强度；C：药物浓度

（A）药物浓度为线性单位；（B）药物浓度为对数单位

从量效关系曲线上可得到以下信息。

（1）最小有效量或浓度　药物达到一定的剂量或浓度时才产生效应，这种剂量或浓度亦称阈剂量或阈浓度（threshold dose or concentration）。

（2）最大效应　最大效应（maximal effect，E_{max}）指药物效应随剂量增加而增加，当效应增加到一定程度，若继续增加剂量效应不再增加，这一药理效应极限称为最大效应，又称效能（efficacy）。

（3）半最大效应浓度　半最大效应浓度（concentration for 50% of maximal effect，EC_{50}）指能引起 50% 最大效应的浓度。

（4）斜率　量效关系曲线的20%～80%效应区段大致呈直线，该直线的斜率与药物作用性质密切相关，斜率大的药物，药量微小变化，效应明显改变，提示药效较强，斜率小的药物药效较温和。因此，斜率大小是临床选药和确定用药剂量的依据之一。

（5）效价强度　引起等效反应（一般采用50%效应量）的相对浓度或剂量，其值越小则效价强度（potency）越大。单从效能比较两药强弱是片面的，还应考虑效价强度。药物的效价强度与最大效应含意不同，效价强度用于作用性质相同的药物之间的等效剂量的比较，达到等效时所需剂量越小效价强度越大。例如利尿药以每日排钠量为效应指标进行比较，氢氯噻嗪的最大效应弱于呋塞米，而其效价强度则强于后者（图2－2）。

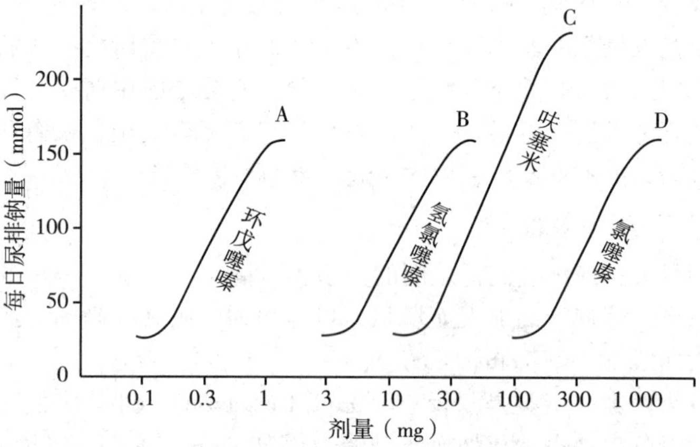

图2－2　各种利尿药的最大效应和效价强度比较

2. 质反应的量效曲线　以药物的浓度或剂量的区段出现阳性反应频率为纵坐标，以药物剂量为横坐标作图，可得到常态分布曲线，如改为以累加频数或其累计阳性反应百分率为纵坐标，则得与量反应曲线相似的"S"形量效曲线（图2－3）。

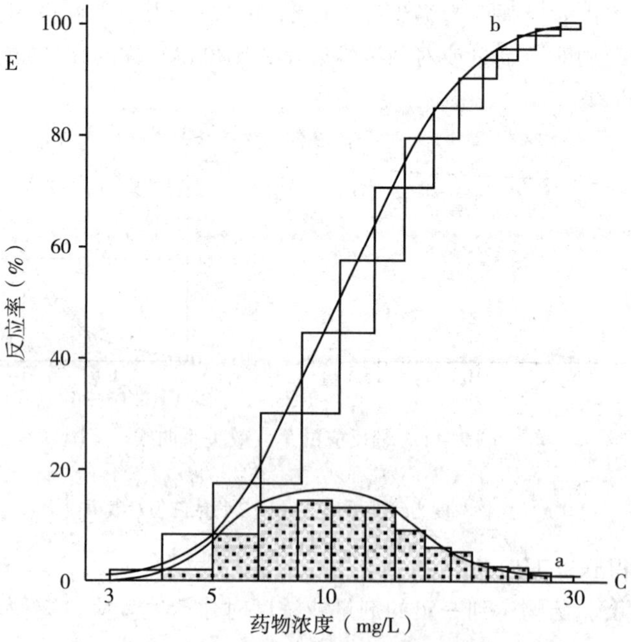

图2－3　质反应的量－效曲线

曲线a为区段反应率；曲线b为累计反应率；E：反应率；C：浓度或剂量

半数有效量（median effective dose，ED_{50}）是指能引起50%实验对象出现阳性反应的药物剂量。如果效应指标是死亡，则称半数致死量（50% lethal dose，LD_{50}）。

通常用药物的 LD_{50}/ED_{50} 的比值称为治疗指数（therapeutic index，TI），是衡量药物安全性的重要指标。一般来说，TI 值越大，药物的安全性越大。但有时 TI 值不能完全反映药物安全性大小，因此有人也用 LD_5/ED_{95} 比值，或 1% 致死量（LD_1）与 99% 有效量（ED_{99}）之间的距离来衡量药物的安全性（图 2－4）。

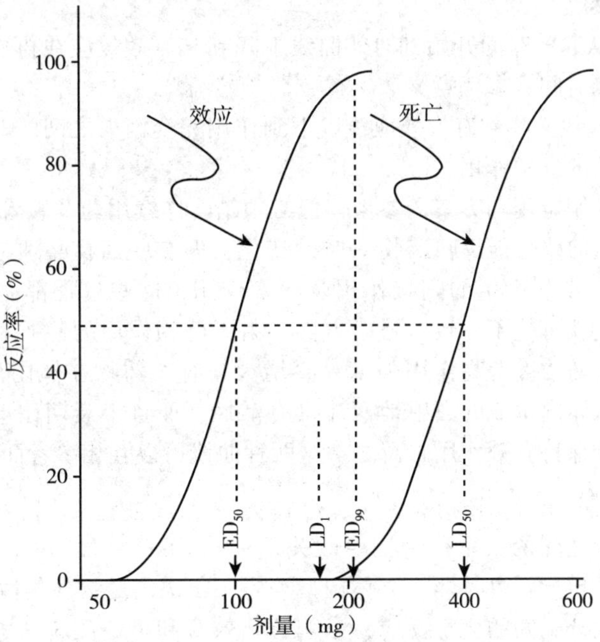

图 2－4 药物效应和毒性的量－效曲线

（四）药物的时效关系与时效曲线

用药之后随时间的推移，体内药量（或血药浓度）随时间动态变化的过程，称为时－量关系（time－dose relationship）。而用药后，药物效应随时间呈现动态变化的过程，称为时－效关系（time－effect relationship）。一次用药之后相隔不同时间测定血药浓度和药物效应，以时间为横坐标、血药浓度或药物效应强度为纵坐标作图，可分别得到时－量曲线（图 2－5）和时－效曲线（图 2－6）。在时－量曲线的坐标图上，于产生效应的浓度和产生毒性的浓度上分别各做一条与横轴平行的横线，分别称为最低效应浓度（minimum effect concentration，MEC）和最低中毒浓度（minimum toxic concentration，MTC）。在时－效曲线的坐标图上，于治疗有效的效应强度处及出现毒性反应的效应强度处分别各做一条与横轴平行的横线，分别称为有效效应线和中毒效应线。

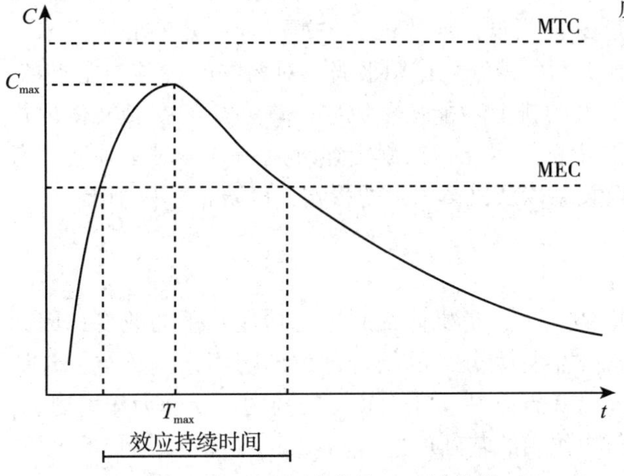

图 2－5 一次用药的时－量曲线

C：血药浓度；MTC：最小中毒浓度；MEC：最小有效浓度

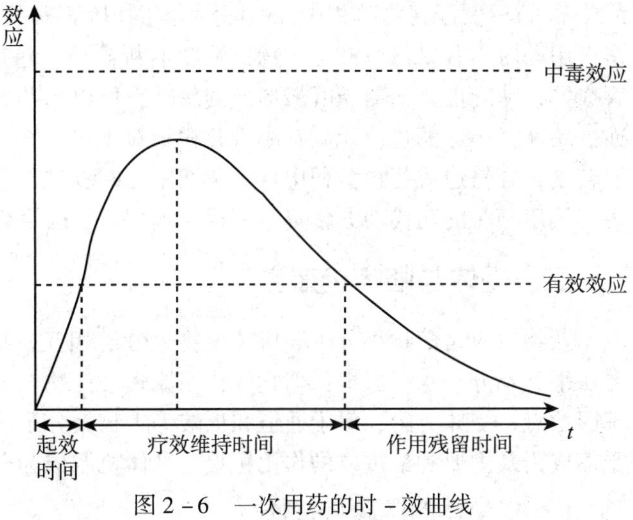

图 2－6 一次用药的时－效曲线

1. 起效时间 指开始给药至时效曲线与有效效应线首次相交点的时间，代表药物发生疗效以前的潜伏期。潜伏期越短，起效越快，这一时间在处理急症患者用药是一个非常重要的指标。

2. 最大效应时间 即给药后作用达到最大值的时候。在应用诸如降血糖药、抗凝血药时，更应注意这一参数，以免出现不良反应。

3. 疗效维持时间 指从起效时间开始到时效曲线下降到与有效效应线再次相交点之间的时间。这一参数对选择连续用药的间隔时间有参考意义。

4. 作用残留时间 指曲线从降到有效效应线以下到作用完全消失之间的时间。如在此段时间内第二次给药，则须考虑前次用药的残留作用。

上述各项信息可以作为制定用药方案的参考，但必须结合连续用药及患者的生理病理情况综合考虑。

在多数情况下，时－量曲线也能反映药物效应的变化，但有些药物必须在体内转化后呈现活性，或者药物作用是通过其他中间步骤产生的间接作用及继发作用，这些过程都需要时间，故时－量曲线和时－效曲线的变化在时间上就可能不一致。另一方面，由于药物作用的性质和机制不同，有的药物作用强度有饱和性，不能随着血药浓度升高作用强度一直增大，有的药物在体内生成的活性物质半衰期长，作用时间也长，如地西泮在体内生成的去甲地西泮具有活性，而且半衰期比母体药物更长，往往在原药血药浓度已经降低之后仍能保持有效作用。总之，这两种曲线可以互相参考而不能互相取代。

（五）药物的构效关系

药物的结构与药物效应之间的关系称为构－效关系（structure－activity relationship）。药物的化学结构（包括基本化学结构、侧链、活性基团、立体构型等）不仅决定药物理化性质，影响药物的体内过程，而且决定药物与机体生物大分子间的化学反应，影响药物效应和毒性反应。了解药物的构－效关系，不仅有利于深入认识药物作用的性质、特点和机制，指导临床合理用药，也有助于研制开发新药。

通常化学结构相似的药物可通过同一机制发挥作用，引起相似或相反的效应。如苯二氮䓬类药物具有1，4－苯并二氮䓬的基本结构，因此都能激动中枢神经系统的苯二氮䓬受体结合，增强γ－氨基丁酸（GABA）作用，产生中枢抑制；异丙肾上腺素和普萘洛尔均具有β－苯乙胺结构，都能够特异性地与β受体结合，但因侧链不同导致活性不同，前者为β受体激动剂，后者为β受体阻断药。化学结构完全相同的光学异构体，作用可能有很大的差异，如东莨菪碱左旋体作用较右旋体强许多倍；奎宁为左旋体，具有抗疟疾作用，而右旋体奎尼丁具有抗心律失常作用。

（六）药物蓄积和中毒

在前次给药的药物尚未完全消除时即进行第二次给药，就会产生药物蓄积。同样，在前次给药的“作用残留时间”内即进行第二次给药则可产生药物作用蓄积。蓄积过多可产生蓄积中毒（cumulative intoxication）。引起药物蓄积中毒的因素有药物因素和机体因素，如有些药物半衰期长，在体内代谢缓慢，多次用药时很容易使血液中药物的浓度不断蓄积，超过安全剂量，导致机体中毒。如胎儿的肝脏尚未发育成熟，缺乏催化葡萄糖醛酸形成的酶类，所以胎儿肝脏葡萄糖醛化作用很弱，对药物的解毒功能不足，而且胎儿肾小球滤过面积和肾小管容积相对不足，肾小管的排泄功能也不成熟，许多药物在胎儿体内排泄较慢，容易造成药物蓄积中毒，孕妇用药时就要特别注意。因此，在制定连续用药方案时必须同时考虑连续用药时的药代动力学资料和量－效关系、时－效关系以及机体因素的影响，以防止蓄积中毒。

二、受体与临床药效学

药物效应是药物小分子和机体生物大分子相互作用的结果，是机体细胞原有功能水平的改变，因此要从细胞及分子水平去探讨药物的作用原理。药物与机体生物大分子的结合部位即药物作用靶点，包括基因位点、受体、酶、离子通道和核酸等生物大分子。现有药物中，超过50%的药物以受体为作用靶点，受体成为最主要和最重要的作用靶点，受体机制成为药物作用的基础理论。

（一）受体的概念与特征

受体（receptor）是存在于细胞膜、细胞浆或细胞核内的大分子蛋白质，能识别和特异性结合配体，介导信号转导而产生相应的生物效应。配体（ligand）是能与受体特异性结合的信息物质，包括药物、神经递质、激素及自身活性物质等。受体与配体之间多以氢键、离子键、范德华引力和共价键等相互作用。

受体具有以下特性。①敏感性：受体只需与很低浓度的配体结合就能产生显著的效应。②特异性：引起某一类型受体兴奋反应的配体的化学结构非常相似，但不同光学异构体的反应可以完全不同。同一类型的激动药与同一类型的受体结合时产生的效应类似。③饱和性：受体是大分子的蛋白质，数量有限，药物浓度过大时，药物与受体结合就会饱和，并达到最大效应。由于受体具有饱和性，作用于同一受体的配体之间存在竞争现象。④可逆性：配体既可以与受体特异性结合，也可以从配体－受体复合物上解离，因此配体与受体的结合是可逆的。⑤多样性：同一受体可广泛分布到不同的细胞而产生不同效应，受体多样性是受体亚型分类的基础。

知识链接

受体理论的发展史

受体的概念是Ehrlich和Langley于19世纪末和20世纪初在实验室研究的基础上提出的。当时，Ehrlich发现一系列合成的有机化合物的抗寄生虫作用和引起的毒性反应有高度的特异性。Langley根据阿托品和毛果芸香碱对猫唾液分泌具有拮抗作用这一现象，提出在神经末梢或腺细胞中可能存在一种能与药物结合的物质。1905年他在观察烟碱与箭毒对骨骼肌的兴奋和抑制作用时，认为二药既不影响神经传导，也不是作用于骨骼肌细胞，而是作用于神经与效应器之间的某种物质，并将这种物质称为接受物质。1908年Ehrlich首先提出受体概念，指出药物必须与受体进行可逆性或非可逆性结合，方可产生作用。同时也提出了受体应具有两个基本特点：其一是特异性识别与之相结合的配体或药物的能力；其二是药物－受体复合物可引起生物效应，即类似“锁与钥匙”的特异性关系。药物通过受体发挥作用的设想立即受到了学术界的重视，并提出了有关受体与药物相互作用的几种假说，如占领学说（occupation theory）、速率学说（rate theory）、二态模型学说（two model theory）等。近20年来，受体的分离纯化及分子克隆技术的发展，大量受体结构被阐明，其结果不仅促进了药理作用机制的研究和新药的研制，还推动了生命科学和医学的发展。

（二）受体的分类和信号转导机制

受体按其分子结构、位置及功能等特点，可分为四类。

1. G蛋白偶联受体　肾上腺素、M型乙酰胆碱、多巴胺、5－羟色胺、阿片类、前列腺素及多肽类激素受体均属此类。这些受体均为单一肽链形成七个跨膜区段结构，N－端在细胞外，C－端在细胞内，胞内部分有G－蛋白结合区。G－蛋白是鸟苷酸结合调节蛋白的简称，存在于细胞膜内侧，由α、β、γ三种亚基组成三聚体，静息状态时与GDP结合。当受体激活时，GDP－αβγ复合物在Mg^{2+}参与下，GDP与胞质中GTP交换，GTP－α亚基与β、γ亚基分离并激活效应器蛋白，同时配体受体分离，α亚基本身具有GTP酶活性，促使GTP水解为GDP，再与β、γ亚基形成G蛋白三聚体，恢复原来的静息状态。

2. 配体门控离子通道受体　由离子通道和受体两部分构成。药物或内源性配体与受体结合后，受体蛋白构象变化使离子通道开放或关闭，改变细胞膜内外两侧离子流动状态，产生电生理效应。例如，N胆碱受体由5个亚基在细胞膜内呈五边形排列围成离子通道，当与乙酰胆碱（ACh）结合时，膜通道开放，膜外的阳离子（以Na^+为主）内流，引起突触后膜的电位变化而产生效应。

3. 具有酪氨酸激酶活性受体　这一类受体由三个部分构成，位于细胞外侧与配体结合的部位，与之相连的跨膜结构，以及细胞内侧的酪氨酸激酶活性部位。当配体与受体结合后，受体构象改变，酪氨酸残基被磷酸化，激活酪氨酸蛋白激酶，诱发一系列细胞内信息传递，产生细胞生长分化等效应。多种生长因子及某些细胞因子的受体属于这一类型，如胰岛素及某些生长因子的受体，本身具有酪氨酸蛋白激酶的活性，称为酪氨酸激酶受体。

4. 细胞内受体 甾体激素、甲状腺激素、维生素D及维生素A受体是可溶性的DNA结合蛋白，其作用是调节某些特殊基因的转录。甾体激素受体存在于细胞质内，与相应的甾体激素结合形成复合物，以二聚体的形式进入细胞核发挥作用。甲状腺素受体存在于细胞核内，均可通过影响DNA及RNA，改变某种活性蛋白而产生效应。细胞核激素受体本质上属于转录因子，激素是这种转录因子的调控物。这类受体触发的效应慢，须若干小时。

（三）受体与药物的相互作用

药物与受体的相互作用，起始于药物与受体结合，进而改变受体的蛋白构型，引发一系列细胞内变化，完成信息逐级转导的过程，最终产生药理效应。

1. 受体学说

（1）占领学说 1926年Clark首先从定量角度提出占领学说（occupation theory）。该学说认为，受体只有与药物结合才能被激活并产生效应，而效应的强度与被占领的受体数目成正比，当受体全部被占领出现最大效应。后经不断发展和改进，现认为药物与受体结合不仅要有亲和力，而且还需要内在活性才能激动受体产生效应。只有亲和力而没有内在活性的药物，虽可与受体结合，但不能产生效应。

1956年Stephenson发现，受体不一定要全部结合才产生最大效应，他将产生最大效应时仍未与药物结合的受体称为储备受体。进一步研究发现，内在活性不同的同类药物产生同等强度效应时所占领的受体数目并不相等。药物的量效关系研究表明，激动药占领的受体数目必须达到一定的阈值之后，才能出现效应（作用），也只有达到阈值之后被占领的受体数目增多时，激动药效应（作用）随之增强的现象才能成立。在阈值以下被占领的受体不显现效应，称为沉默受体。

（2）速率学说 1961年Paton对占领学说予以补充，认为药物效应的强度不只取决于被占领受体的多少，还与药物与受体结合和解离的速率有关。

（3）二态模型学说 该学说认为药物与受体结合通过空间结构和各种近距离作用力的吸引，使受体产生塑性形变，因药物的诱导而逐渐与药物相契合。其中理论上研讨较深入，影响较大的是二态学说。二态学说认为，受体有活化态（R^*）及失活态（R）二种互变的构态，激动剂可与R^*结合，以一定的函数关系引起效应（E），并促进R向R^*转化；拮抗剂与R结合，并促进R^*向R转化；部分激动剂与R^*及R均可结合。

2. 药物效应和细胞内信号传递 细胞外的信号分子特异地与细胞膜表面的受体结合，刺激细胞产生胞内调节信号，并传递到细胞特定的反应系统应答，这一过程称为细胞跨膜信号传递（transmembrane signaling）。经受体传导的跨膜信息传递机制包括识别、传导和效应三个主要环节，即信使物质首先被特异性受体识别，并与之结合，在经过一系列复杂的介导过程，导致细胞内效应器活性的变化，调节细胞的各种活动。

药物与受体结合后，需要细胞内第二信使（second messenger）将获得的相应信息分化、整合并逐级放大传递，才能产生特定的药理效应。最早发现的第二信使是环磷腺苷（cAMP），此外还有环磷鸟苷（cGMP）、肌醇磷脂、Ca^{2+}等物质。

（四）作用于受体的药物分类

1. 激动药 激动药是对受体既有亲和力又有内在活性的药物，它们能与受体结合并激动受体而产生效应。依其内在活性的大小又分为完全激动剂（$\alpha=1$）和部分激动剂（$\alpha<1$）。前者与受体结合具有较强的激动效应；后者仅产生部分激动效应，与完全激动剂同时存在时产生拮抗作用。如吗啡为阿片受体的完全激动剂，而喷他佐辛则为部分激动剂。

2. 拮抗药 拮抗药对受体只有亲和力，但没有内在活性（$\alpha=0$），与受体作用后可以阻断内源性或外源性激动剂的效应，从而发挥药理作用。受体拮抗药可根据其作用方式不同而分为以下两类。

（1）竞争性拮抗药 竞争性拮抗药（competitive antagonist）与激动剂并用时，能使激动剂与受体亲和力降低，但不影响激动剂的内在活性。由于它和受体的结合是可逆的，只要增加激动剂的剂量，就能与拮抗药竞争受体结合部位，最终仍能使激动药量－效曲线的最大效应达到原来的高度。在应用一定剂量的竞争性拮抗药后，激动药的量效曲线平行右移，最大效应不变（图2－7）。竞争性拮抗药的作用强度可用拮抗参数（pA_2）表示，其含义为：当激动药和拮抗药并用时，激动药加倍浓度引起无拮抗药存在时的反应水平，此时该拮抗药的摩尔浓度负对数值为pA_2。pA_2值越大，拮抗药的拮抗作用越强。pA_2还可判断激动药的性质，如两种激动药被同一拮抗药所拮抗，且二者pA_2相近，则说明此两种激动药作用于同一受体。

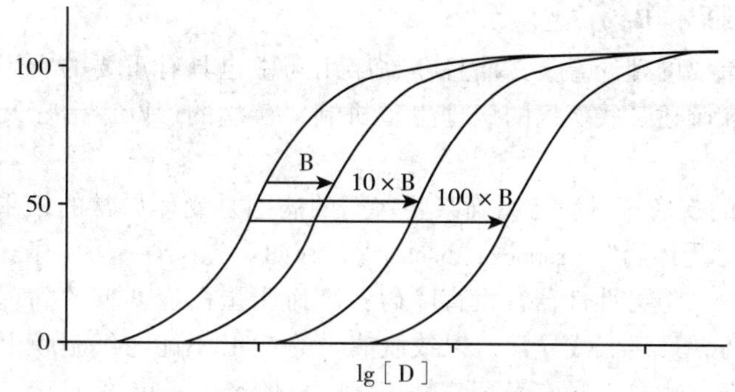

图2－7　竞争性拮抗药的量效曲线

（2）非竞争性拮抗药　非竞争性拮抗药（noncompetitive antagonist）与受体的结合是不可逆的，或者能引起受体的构型改变，从而干扰激动药与受体正常结合，既降低激动剂与受体的亲和力，又降低激动剂的内在活性，可使激动药的量效曲线右移并下移，最大效应降低（图2－8）。

近年来，还提出新的药物类型，如反向激动药。反向激动药对受体失活态（R）的亲和力很高，药物与R结合后产生与激动剂相反的效应。在现有的β受体阻断药中，有些实际是完全的反向激动药。

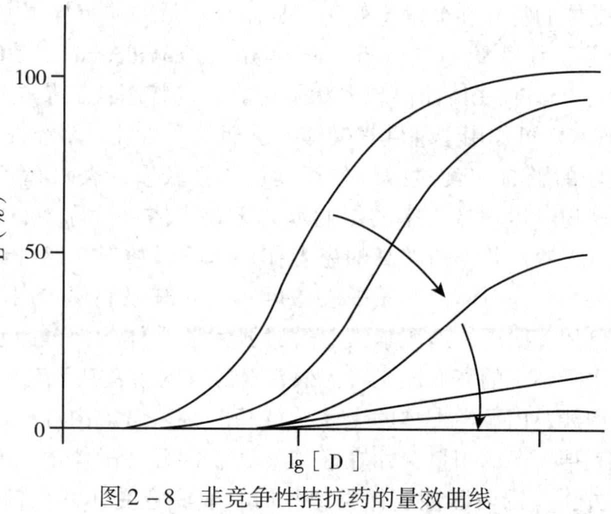

图2－8　非竞争性拮抗药的量效曲线

（五）受体的调节

受体虽是遗传获得的固有蛋白，但并不是固定不变的，受体数目和反应性会受到各种生理、病理因素或药物的影响。其调节方式有脱敏和增敏两种类型。

1. 受体脱敏　受体脱敏（receptor desensitization）是受体对激动剂的敏感性降低，又称为受体下调。产生脱敏现象的机制可能是：①受体发生可逆性的修饰或构象变化，最常见的是受体被磷酸化，由此产生G蛋白脱耦联等现象；②膜受体内移，膜上受体数目减少；③受体数目下调（down regulation）往往是长期应用受体激动药使受体数目减少，可能由于受体降解加速，或受体生成减少；④在G蛋白耦联型受体还可能由于G蛋白表达减少，降解增多而致；⑤受体亲和力的变化，如大量应用胰岛素后，可使胰岛素受体在结合后处于僵化状态，胰岛素疗效降低，产生胰岛素抵抗；⑥受体内在反应性的变化，反复使用β受体激动剂可使β受体反应钝化，以致腺苷酸环化酶的反应性降低。

2. 受体增敏 受体增敏（receptor hypersensitization）又称超敏，是与受体脱敏相反的一种现象，可因受体激动剂的水平降低，或长期使用受体拮抗药而造成。受体数目增加称为受体上调。如长期使用β受体拮抗药普萘洛尔可使β受体数目增多，突然停药可致“反跳”现象（rebound phenomenon），临床上会有诱发心动过速或心肌梗死的危险，使用时应特别注意。又如，长期应用多巴胺受体拮抗药治疗精神分裂症所诱发的迟发性运动障碍，也与多巴胺受体敏感性增强有关。

（六）受体理论与临床用药

受体理论不仅具有重要的理论意义，而且在临床用药中也具有重要的实用价值。受体理论已应用于临床医学的各个学科，在阐述某些疾病的病理生理机制、疾病的诊断、治疗及合理用药方面都取得了丰硕的成果。

1. 与受体异常相关的疾病 目前已明确某些疾病的病因是受体异常的结果，因受体的数目或反应性变化引起的疾病，称为“受体病”（reportor disease）。例如：先天性基因缺陷而缺少雄激素受体的患者，睾丸分泌的雄激素并不少，但男性性器官发育障碍；高血脂蛋白症Ⅱ型的病理机制主要是细胞膜上低密度脂蛋白（LDL）的受体含量很低或异常，以致血液中的LDL不能与细胞膜上的受体结合后再内陷被细胞内溶酶体降解；重症肌无力是一种自身免疫性疾病，机体产生了抗N_2胆碱受体的抗体，患者N_2胆碱受体数目只有正常人的1/10～1/5，因此，临床治疗中除用胆碱酯酶抑制剂外，加用糖皮质激素和免疫抑制剂可提高疗效。

2. 受体调节对药效学的影响 受体增敏时突然停用拮抗药，出现“反跳”现象，低浓度的激动药也会产生强烈的药物反应。与此相反，受体脱敏是药物耐受性和抵抗性产生的原因之一。临床应用药物时应密切观察监护，根据受体调节变化的可能性来考虑用药剂量的调整，考虑是否采取递减剂量，逐步停药，或者改变药物配伍甚至改用其他药物等问题，更大程度上的发挥药物的治疗作用，减少不良反应的发生。

在病理状态下，某些受体的特异性会发生变化，从而与过量的非特异配基相 作用并产生效应。如患绒毛膜癌时，过量的人绒毛膜促性腺激素（human chorionic gonadotropin，HCG）可激动促甲状腺激素（thyroid stimulating hormone，TSH）受体而出现甲状腺功能亢进状态；在肢端肥大症患者体内，过量的生长激素（growth hormone，GH）可作用于催乳素受体，从而出现溢乳及闭经等现象。

3. 内源性配体对药效学的影响 经过锻炼的运动员心率较慢，表明心肌上M受体内源性配体乙酰胆碱作用较强，阿托品类药物对运动员心率的影响远大于缺少体育锻炼、心率较快的人群。β受体拮抗药普萘洛尔能减慢心率，对内源性儿茶酚胺高的患者作用显著，故对交感神经过度兴奋、嗜铬细胞瘤所致的窦性心动过速治疗效果好，而对体内儿茶酚胺浓度不高者减慢心率作用不明显。对部分激动药，这方面的影响更值得重视。例如，肌丙抗增压素为血管紧张素Ⅱ受体的部分激动剂，此药仅对高肾素型高血压患者有效，而对肾素水平不高的高血压患者无效，对低肾素型者甚至有升压现象。

以上结果说明，在应用涉及内源性配体的受体拮抗药时必须考虑内源性配体的浓度。在确认内源性配体浓度过高时可适当加大拮抗药的用量，而在病情好转、内源性配体浓度有所减低之后，拮抗药的用量也应及时加以调整。另外，应用内源性配体类似物时，应注意受体的反馈调节对药效的影响。例如，儿茶酚胺类药物除作用于突触后膜受体发挥作用外，又可同时作用于突触前膜受体而减少内源性配体的释放。这种负反馈调节在连续用药时可能导致药物疗效的降低，也可能与某些药物的依赖性有关。又如，内源性脑啡肽类物质作用于阿片受体，是一种自身镇痛机制，应用阿片受体激动药能产生镇痛作用，但连续应用时则可通过负反馈使神经元合成释放脑啡肽减少，脑啡肽系统处于异常状态，导致耐受性的产生，镇痛效力减弱，甚至产生依赖性。一旦停用外源性阿片受体激动药，则会出现戒断症状（abstinence syndrome）。

4. 联合用药的新概念 过去曾笼统认为，同类药物联合应用时可产生协同作用。但自发现了部分激动药之后，这一概念有了发展，如果两种药物作用于同一受体，而二者的作用强度相差较多，则此二药以常用量合并应用时，不仅不能起协同作用，而且作用弱的药物可能拮抗或减弱强效药物的作用。也就是说，作用相同的药物也可以产生拮抗。受体的异种调节现象也使协同、拮抗的概念有了新的内容。两种作用不同的药物也有可能产生协同作用，如离体实验已证明，M胆碱受体激动药可以增加α肾上腺素受体与其配体的亲和力。因此，在临床用药时要考虑量－效关系和时－效关系，同时必须考虑所用药物与受体、药物与药物之间的关系等方面的影响，以免“意外”的药物协同或拮抗，导致不良后果。

5. 患者整体功能状态的重要性　药物作用的初始作用部位是受体，但受体仅仅是信息转导的第一站，药物效应是经过受体后机制的一系列生化过程，最终导致效应器官（细胞）的功能变化。此种原发效应的表现还受到整体生理调节功能的制约，通过生理调节机制而产生间接作用。因此，在用药时不能只考虑受体水平的问题，而应该重视受体后机制的有关环节以及能够影响药物作用的一切可能因素，并设法加以控制，才能得到良好的疗效。

第二节　临床药物代谢动力学

PPT

临床药物代谢动力学（clinical pharmacokinetics）又称为临床药代动力学、临床药动学，是应用药动学的基本原理研究人体对药物作用的一门科学。其研究内容主要包括相互联系的两部分：一是阐明人体内药物的吸收（absorption）、分布（distribution）、代谢（metabolism）和排泄（excretion）过程（简称ADME过程）的规律，其研究资料已成为世界范围新药申请注册的必备条件；二是定量的描述血药浓度随时间变化的特点，根据这些规律和特点拟定个体化给药方案，指导临床合理用药。

临床药物代谢动力学运用数学原理和方法阐释药物在机体内的动态规律，在新药的研究与开发、临床合理用药以及提高医疗质量等方面起着重要作用。

一、药物的跨膜转运

药物分子通过生物膜（或细胞膜）的现象称为跨膜转运（membrane transport）。药物在ADME过程中要通过各种单层（如小肠上皮细胞）或多层（如皮肤）细胞膜，了解药物通过生物膜的方式和特点是学好药动学的重要基础。

（一）滤过

滤过（filtration）是指水溶性的极性或非极性药物分子借助于流体静压或渗透压随体液通过细胞膜的水通道而进行的跨膜转运，又称为水溶性扩散（aqueous diffusion）或膜孔扩散（membrane pore diffusion）。一些分子质量小、分子直径小的物质（如水、乙醇、尿素等）常以此种方式在体内进行跨膜转运，其扩散速率与膜两侧的浓度差成正比。

（二）简单扩散

简单扩散（simple diffusion）是指脂溶性药物通过溶于细胞膜的脂质层，顺浓度梯度通过细胞膜进行的转运，又称为脂溶性扩散（lipid diffusion）。简单扩散是药物转运最常见、最重要的形式，绝大多数药物以此种方式跨膜转运。简单扩散的速度主要取决于药物的油水分配系数（lipid/aqueous partition coefficient）和膜两侧的药物浓度梯度。油水分配系数（脂溶性）越大、膜两侧的药物浓度梯度越高，扩散就越快。

知识链接

被动转运的特点

滤过和简单扩散依赖于生物膜两侧的药物浓度梯度或电位差，转运过程中不需消耗能量，属于被动转运（passive transport）。它们共同的特点是：①不消耗能量；②不需要载体；③无饱和现象；④无竞争性抑制现象；⑤转运速度与膜两侧的浓度差成正比。当生物膜两侧药物浓度达到平衡时，转运即停止。

（三）载体转运

许多细胞膜上具有特殊的跨膜蛋白（trans - membrane protein），控制体内一些重要的内源性物质（如糖、氨基酸、神经递质、金属离子）和药物进出细胞。这些跨膜蛋白称为转运体（transporter）。转运体介导的药物跨膜转运即称为载体转运（carrier - mediated transport）。

按转运机制和转运方向的不同，可把药物转运体分为以下两类。①摄取性转运体（up - take transporter）：其主要功能是介导药物向细胞内转运，促进药物的摄取和吸收。常见的摄取性转运体如寡肽转运体（oligopeptide transport，PEPTs）、有机阴离子转运体（organic anion transporter，OAT）、有机阳离子转运体（organic cation transporter，OCT）以及有机阴离子转运多肽（organic anion - transporting polypeptide，OATP）等。②外排性转运体（efflux transporter）：依赖 ATP 分解释放的能量将底物逆向泵出细胞，降低底物在细胞内的浓度，故又称为外排泵，主要包括 P - 糖蛋白（P - glycoprotein，P - gp）、多药耐药相关蛋白（multidrug resistance related protein，MRP）、乳腺癌耐药蛋白（breast cancer resistance protein，BCRP）、多药及毒性化合物外排转运蛋白（mammal multidrug and toxin extrusion protein，MATE）等。药物转运体对 ADME 过程的影响与药物疗效、相互作用、不良反应以及肿瘤的多药耐药等密切相关，是临床合理安全用药的重要研究内容。通常，转运体的基因名用斜体字母表示，基因编码的蛋白质用相应转运体名称的英文缩写表示。表 2 - 1、表 2 - 2 分别列举了人类主要的摄取性药物转运体、外排性药物转运体及其相应的底物。

转运蛋白的功能受基因型控制，如多药耐药基因（multidrug resistance gene）是编码 P - 糖蛋白（P - gp）的基因，其基因多态性引起的不同基因型具有编码不同 P - 糖蛋白的功能，从而影响药物的跨膜转运。另外，细胞膜转运蛋白可被诱导和抑制，当转运蛋白的底物和抑制剂/诱导剂合用时，可产生转运体水平上的相互作用。

表 2 - 1　常见的摄取性药物转运体及相应的底物

基因名	蛋白名	组织分布	底物
SLCO1B1	OATP1B1，OATP - C，OATP2	肝	普伐他汀，甲氨蝶呤，阿托伐他汀
SLCO1B3	OATP1B3，OATP8	肝	地高辛，甲氨蝶呤，利福平
SLCO2B1	SLC21A9，OATP - B	肠，肝，肾，脑	普伐他汀
SLC10A1	NTCP	肝，胰腺	瑞舒伐他汀
SLC15A1	PEPT1	肠，肾	伐昔洛韦，阿莫西林，卡托普利
SLC15A2	PEPT2	肾	伐昔洛韦，阿莫西林，卡托普利
SLC22A1	OCT1	肝	二甲双胍，阿昔洛韦，地昔帕明
SLC22A2	OCT2	肾，脑	西咪替丁，金刚烷胺
SLC22A3	OCT3	骨骼肌，肝，胎盘，肾，心	西咪替丁
SLC22A4	OCTN1	肾，心，胎盘，前列腺	维拉帕米，奎尼丁
SLC22A6	OAT1	肾，脑	甲氨蝶呤，阿昔洛韦，阿德那韦，齐多夫定
SLC22A8	OAT3	肾，脑	甲氨蝶呤，西咪替丁，齐多夫定

表 2 - 2　常见的外排性药物转运体及相应的底物

基因名	蛋白酶	组织分布	底物
ABCB1	P - gp，MDR1	肠，肝，肾，脑，胎盘，性腺，肿瘤	地高辛，茚地那韦，紫杉醇，长春新碱，拓扑替康，秋水仙碱
ABCB4	MDR3	肝	地高辛，紫杉醇，长春新碱
ABCC1	MRP1	肠，肝，肾，脑	茚地那韦，阿德福伟
ABCC2	MRP2	肠，肝，肾，脑	茚地那韦，顺铂

续表

基因名	蛋白酶	组织分布	底物
ABCC3	MRP3	肠，肝，肾，胎盘	依托泊苷，甲氨蝶呤，替尼泊苷
ABCC6	MRP6	肝，肾	顺铂，柔红霉素
ABCG2	BCRP	肠，肝，乳腺，胎盘	柔红霉素，多柔比星，拓扑替康
SLC47A1	MATE1	肾	二甲双胍，西咪替丁，普鲁卡因胺
SLC47A2	MATE2	肾	二甲双胍，西咪替丁，拉米夫定

载体转运是转运体在细胞膜的一侧与药物或生理性物质结合后，发生构型改变，在细胞膜的另一侧将结合的内源性物质或药物释出的过程。载体转运主要有易化扩散（facilitated diffusion）和主动转运（active transport）两种方式。

1. 易化扩散　是膜蛋白介导的被动扩散，指物质通过膜上的特殊蛋白质（包括载体、通道）的介导、顺电－化学梯度的跨膜转运过程。此种转运的特点是：①顺浓度差、不消耗能量；②需载体参与，存在饱和现象和竞争性抑制现象。氨基酸、葡萄糖、D－木糖、季铵盐类药物和体内的一些离子如 Na^+、K^+、Ca^{2+} 等都采用此种转运方式。

2. 主动转运　需要消耗能量，能量可直接来源于 ATP 的水解，或是间接来源于其他离子如 Na^+ 的电化学梯度。主动转运可逆电化学差转运药物，其特点为：①逆浓度差，消耗能量；②需载体参与；③转运有饱和现象；④转运有竞争性抑制现象。主动转运对体内代谢物质和神经递质的转运具有重要意义。

（四）膜动转运

细胞膜因具有一定的流动性，可以主动变形将某些物质摄入细胞内或从细胞内释放到细胞外，这个过程称为膜动转运（membrane－mobile transport），其中向内摄入为入胞作用（endocytosis），向外释放为出胞作用（exocytosis）。摄取固体颗粒时称为吞噬（phagocytosis），摄入液体物质时称为胞饮（pinocytosis）。

二、药物的体内过程

（一）吸收

吸收是指血管外给药后药物从给药部位进入体循环的过程。药物只有进入体循环后才能产生全身的效应，因此，药物的吸收与药物的效应及毒副作用的发生密切相关。通过静脉注射或静脉输注方式给药，药物直接进入体循环，不存在吸收过程。吸收主要发生在消化道（胃、小肠等）、黏膜（口腔、鼻、肺泡、结膜等）和皮肤等部位的上皮细胞。

1. 口服给药　是最为常用的一种给药途径，很多因素可以通过影响药物的吸收速率和吸收程度，进而影响药物的浓度和效应。影响药物经胃肠道吸收的因素如下。

（1）胃肠道 pH　绝大多数药物都是弱酸性或弱碱性物质，在消化道 pH 不同的环境下，药物的解离度会有较大的差异，从而影响药物的吸收。一般情况下，胃液的 pH 为 1.0 左右，餐后胃液 pH 可增高至 3.0～5.0。在酸性环境中，弱酸性药物解离少，分子型比例高，有利于药物吸收；弱碱性药物解离多，分子型比例小，吸收少。而肠腔中为弱碱性环境，pH 约为 7.6，较高的 pH 环境有利于弱碱性药物的吸收。

（2）药物的理化性质　口服药物的脂溶性、解离度等理化性质都可能对其吸收产生影响。药物的吸收可以用 pH 分配假说（pH－partition hypothesis）来解释，即药物的吸收取决于药物在胃肠道中的解离状态和油/水分配系数。大多数药物在胃肠道内主要以单纯扩散方式进行跨膜转运，一般而言，脂溶性大的分子型药物较易被消化道吸收。

（3）其他　药物由胃至小肠的转运速度称为胃内容物排出速度（gastric emptying rate，GER）。当 GER 增大时，药物到达小肠时间短，药物作用的潜伏期较短，药效发挥的较快。少数在特定部位吸收的药物，GER 增大时，吸收量会减少，如维生素 B_2 在十二指肠经主动转运吸收，当胃排空速度加快时，短时间内大量维生素 B_2 同时到达吸收部位，致使药物转运体达到饱和，部分药物不能被吸收，因此吸收总量减少。对于这类药物，若饭后服用，GER 减小，可有效避免载体饱和，有利于增加药物的吸收量。

2. 舌下给药 指药物经舌下黏膜吸收后直接进入循环系统的给药方法。一些不宜口服或静脉注射的药物可通过口腔黏膜给药，也能够有效地吸收。其优点是吸收较快，药物经舌下静脉可直接进入体循环，避免肝的首过效应（first - pass effect），且无胃肠道的降解作用，给药方便，起效迅速。因此，舌下给药方式特别适合经胃肠吸收时易被破坏或首过效应明显的药物，如硝酸甘油、异丙肾上腺素等。但因舌下吸收面积小，吸收量有限，故舌下给药不能成为常规的给药途径。

3. 直肠给药 是将药物注入直肠或乙状结肠内，经肠壁周围丰富的血管、淋巴管吸收进入体循环，从而发挥局部或全身治疗的作用。其优点在于能够防止药物对上消化道的刺激性；部分药物可避开肝脏的首过效应，提高药物的生物利用度。当药物经肛管静脉和直肠下静脉吸收后进入下腔静脉，可避开首过效应，但药物被吸收后如进入直肠上静脉，则可经过门静脉入肝而不能避开首过效应。

（二）分布

药物的分布（distribution）是指药物进入血液系统后，随体循环到达机体各个器官组织部位的过程。不同药物在同一个体的分布特点各不相同，同一个体的不同器官组织中某一药物的浓度亦有差异，实际上分布并不均匀。通常药物的分布与药物的效应关系密切，分布到作用部位的速度越快，产生效应就越迅速；分布到作用部位的浓度越高，产生的效应就越强。

1. 血浆蛋白结合率 药物进入血液系统后，有一部分可与血浆蛋白结合，形成结合型药物（D_b 表示结合型药物浓度），结合型药物难以透过血管壁到达作用部位产生效应；未与血浆蛋白结合的药物以游离状态存在，即为游离型药物（D_f 表示游离型药物浓度）。通常状态下，结合型药物和游离型药物同时存在于血液中，并以一定比例达到平衡。药物与血浆蛋白结合的程度常以结合药物的浓度与总浓度比值表示，称为血浆蛋白结合率，用 β 表示。

$$\beta = \frac{[D_b]}{([D_b] + [D_f])}$$

药物与血浆蛋白的结合是可逆性的，是药物在血浆中的一种贮存形式，使血浆中游离型药物保持一定的浓度和维持一定的时间。药物与血浆蛋白结合具有饱和性，高血浆蛋白结合率的药物其结合率大于90%，当其结合达到饱和时，再增加给药量，可使游离血药浓度剧增，导致药效显著加强；联合用药时，可竞争血浆蛋白的同一结合部位而产生置换，使竞争能力弱的药物（蛋白结合率低）的游离浓度增加，从而效应增强，甚至会产生毒性反应。

2. 生理屏障 体内特殊生理屏障系统对药物分布也有重要影响。

（1）血 - 脑屏障 血 - 脑屏障（blood - brainbarrier，BBB）指脑组织的毛细血管内皮细胞紧密连接，无内皮细胞间的小孔和吞饮小泡，且基膜外表面为星形胶质细胞包围。这种结构使药物转运仅以被动转运扩散为主，药物向中枢神经系统分布不仅要穿过内皮细胞，还要穿过血管周围的胶质细胞膜。因此，某些大分子、水溶性或解离型药物难以进入脑组织；有机酸或有机碱性药物进入脑组织缓慢；而乙醚、硫喷妥等小分子高脂溶性药物容易通过血 - 脑屏障。

（2）胎盘屏障 多数药物靠简单扩散由母体转运给胎儿，脂溶性药物如乙醇、巴比妥类及某些抗生素都易于通过胎盘屏障进入胎儿体内。由于胎儿的肝、肾等药物代谢、排泄器官尚未发育成熟，进入胎儿体内的药物只能通过扩散消除，因此，孕妇服药应非常慎重。

3. 药物与组织亲和力 药物与组织亲和力的不同，可能导致药物在体内选择性分布。例如，碘对甲状腺组织有高度选择性，在甲状腺中的浓度不仅高于血浆浓度，且比其他组织要高出约 1 万倍。故放射性碘可用于甲状腺功能的测定和甲状腺功能亢进的治疗。氯喹在肝内的浓度比血浆中浓度高出 700 多倍，故常选氯喹治疗阿米巴性肝脓肿。

案例分析

【案例】 患者，女，25 岁，癫痫强直阵挛发作，医嘱为负荷剂量静脉注射苯妥英钠 800mg 和口服维持剂量 250mg/d，血药浓度监测结果显示苯妥英钠血药浓度是 3.5μg/ml，未达到治疗浓度范围。于是升高剂量到 400mg/d，患者出现痉挛，类似癫痫发作的症状，再次进行血药浓度监测，血药浓度为 10.6μg/ml，仍处于治疗浓度范围的低端。经检查，患者的血清蛋白为 2.0g/L，远低于正常范围 34～48g/L，表明患者有低蛋白血症，于是推荐检测患者的游离药物浓度。检测结果为 19.6μg/ml，大大高于游离苯妥英钠治疗浓度范围，降低口服剂量后患者症状消失。

【问题】 血浆蛋白结合率与药物的效应有何关系？本例中为什么推荐检测患者血浆中的游离药物浓度？

【分析】 苯妥英钠的中毒症状与治疗无效症状极为相似，故需根据血药浓度检测结果进行剂量调整。药物与血浆蛋白结合后不能跨膜转运，药物的分布、代谢、排泄以及与相应受体结合继而发生药理效应都以游离形式进行，因此血中游离药物浓度的变化是影响药效的重要因素。通常情况下，血浆药物浓度是指血浆中的药物总浓度，但对于血浆蛋白结合率高的药物，血中药物总浓度与药效之间往往不存在相关性。许多体内试验均证明了药物的药理效应或毒性与它们在血液中的游离部分而不是总浓度相关。

（三）代谢

药物在体内经代谢催化发生的化学结构的改变称为药物代谢，又称为生物转化（biotransformation）。药物被代谢后极性增加，脂溶性降低，水溶性增大，更易从体内清除。多数药物代谢后转化为无活性的代谢物（灭活）；少数药物可从原来无活性、弱活性的物质转变为有活性、强活性的代谢物（活化）；有的甚至可能产生毒性，因此，代谢过程并不一定均为解毒作用。

1. 药物代谢的类型 药物代谢的化学反应通常可分为Ⅰ相反应（phase Ⅰ metabolism）和Ⅱ相反应（phase Ⅱ metabolism）。

（1）Ⅰ相反应 Ⅰ相反应引入功能团的反应，包括氧化、还原和水解，生成的代谢产物水溶性增加，有利于排出体外。Ⅰ相反应是药物在体内代谢转化的关键性步骤，也是药物从体内消除的限速步骤，可影响药物的许多重要的药动学特性，如药物的半衰期（half－life，$t_{1/2}$）、清除率（clearance）和生物利用度（bioavailability）等。

（2）Ⅱ相反应 Ⅱ相反应主要指药物的结合反应。药物或Ⅰ相反应代谢产物的极性基团与内源性物质生成结合物，使药物的水溶性增大，易于排出体外，被认为是药物的重要解毒途径之一。

2. 药物代谢的催化酶 绝大多数药物代谢均需要药物代谢酶的参与，少数药物代谢反应可以自发进行，如在体液环境下，发生水解等化学反应，这些反应不需酶催化。药物代谢酶分为微粒体酶系和非微粒体酶系两大类。

（1）微粒体酶系 微粒体酶系主要存在于肝细胞或其他细胞（如小肠黏膜、肾、肾上腺皮质等细胞）的内质网膜上。其中，细胞色素 P450 酶（P450 酶）是一组结构和功能相关的超家族（superfamily）基因编码的同工酶，也是人体内含量最丰富、底物最广泛的Ⅰ相药物代谢酶。

P450 酶催化氧化反应的特异性不强，同一种 P450 酶可以催化多种反应，同一代谢反应也可以有多种酶催化。不同药物由同种 P450 酶催化的代谢途径，在合并用药时可能发生竞争性代谢抑制。P450 酶按家族、亚家族和酶三级进行分类和命名：家族用阿拉伯数字表示，如 CYP3，其后的大写英文字母表示亚家族，如 CYP3A，最后的阿拉伯数字表示具体的酶，如 CYP3A4。参与药物代谢的人肝 P450 酶主要有 CYP1A、CYP2C、CYP2D、CYP2E 和 CYP3A 五个亚家族，这些酶承担了 P450 酶系 90% 以上的功能和作用。

在药物代谢研究中，主要研究的Ⅱ相代谢酶包括葡萄糖醛酸转移酶（UDP－glucuronosyltransferase，

UGT）、硫酸基转移酶（sulfotransferase，SULT）、谷胱甘肽－S－转移酶（glutathione S－transferases，GST）和N－乙酰化酶（N－acetyltransferases，NAT）。UGT位于内质网和核膜上，催化药物以及内源性物质（胆红素、胆汁酸、类固醇类激素等）的葡萄糖醛酸化。GST对亲电复合物，如致癌物和细胞毒性药物的解毒有重要作用。NAT可使许多含伯氨基或磺酰胺基的生理活性物质或药物在体内乙酰化。

Ⅱ相代谢酶活性同样会受到联合用药的影响，导致临床用药毒性反应或发生药物间相互作用。例如，酮康唑和伊立替康联用时会导致伊立替康的活性代谢物SN－38的浓度升高，进而引起严重的中性粒细胞减少，这是因为酮康唑可抑制SN－38进一步转化为无活性代谢产物SN－38G所需Ⅱ相代谢酶UGT1A1和UGT1A9的活性。

（2）非微粒体酶系　非微粒体酶系主要参与内源性物质的代谢，少数药物的代谢也受其催化。非微粒体酶在肝内和血浆、胎盘、肾、肠黏膜及其他组织中均有存在。其不具备CYP的特点，催化药物的代谢往往具有结构特异性。

3. 药物代谢的影响因素　药物代谢受到遗传、环境、年龄、病理状态以及药物诱导或抑制等多种因素的影响。

（1）遗传因素　遗传因素是药物反应的决定性因素，是药物反应个体差异的根本原因。遗传因素影响药物代谢的最主要表现为药物代谢的多态性，即药物的代谢效率在人群中有显著的差异，这些差异可表现在不同的种族中，也可表现在同一种族的不同人群中。如CYP2C19具有遗传多态性（genetic polymorphism），由于基因突变导致CYP2C19活性降低或缺失，因此将人群按照不同的CYP2C19表型活性分为强代谢型（extensive metabolism，EM）和弱代谢型（poor metabolism，PM）。

（2）代谢相互作用　参与药物代谢的P450酶的一个重要特性就是可以被诱导或抑制。许多临床常用药物可以对P450酶产生诱导或抑制作用，因此当两种或两种以上的药物合用时就会出现药物间的代谢相互作用。如苯巴比妥与口服抗凝药双香豆素合用时，可使抗凝药的代谢加速而失效；而氯霉素与双香豆素合用时，可使双香豆素的代谢受阻而引起出血。P450酶在药物代谢中所表现的特性见表2－3。了解人类肝脏中主要的CYP家族的作用底物、诱导剂以及抑制剂，便于了解药物的代谢以及在该环节中的相互作用，对指导临床合理用药具有重要的意义。

表2－3　参与药物代谢的主要人肝P450酶的特性

P450酶	底物	抑制剂	诱导剂
CYP1A1	7－乙氧基香豆素	α－萘黄酮	β－萘黄酮
CYP1A2	丙米嗪、华法林、非那西丁、茶碱	环丙沙星	奥美拉唑
CYP2C8	卡马西平、紫杉醇	槲皮素	苯巴比妥、利福平
CYP2C9	双氯芬酸、甲苯磺丁脲	氟康唑、胺碘酮	卡马西平、利福平
CYP2C19	普萘洛尔、苯妥英钠、丙米嗪、兰索拉唑、奥美拉唑	氟西汀、奥美拉唑、氯霉素	苯巴比妥、利福平
CYP2D6	卡托普利、美托洛尔、普萘洛尔、	胺碘酮、西咪替丁	巴比妥类
CYP2E1	对乙酰氨基酚、茶碱	双硫仑	异烟肼
CYP3A4	环磷酰胺、卡马西平、洋地黄毒苷、环孢素、茶碱、氯雷他定、利多卡因、兰索拉唑、硝苯地平、奥美拉唑、三唑仑、他莫昔芬、维拉帕米	克拉霉素、利托那韦、维拉帕米、西咪替丁、伊曲康唑、环丙沙星、红霉素、甲硝唑	卡马西平、苯妥英钠、利福平、依法韦仑

（3）生理因素　生理、病理、年龄、性别等因素均可对药物代谢产生显著的影响。新生儿的肝脏尚未发育成熟，药物代谢酶系统尚未发育完全。例如，新生儿使用氯霉素容易出现灰婴综合征（gray－baby syndrome），原因是新生儿的UGT酶活性低，无法使血浆中的氯霉素和足够的葡萄糖醛酸结合而影响其排泄，导致氯霉素在体内蓄积而引起中毒。性别对于代谢的影响主要受激素调控，如女性生长激素可降低CYP11，从而使与CYP11相关的16α－羟化酶活性降低。

某些导致肝实质细胞受损的疾病可使某些CYP酶表达减少或功能下降，故慢性肝病和肝硬化患者使用主要经肝灭活的药物时必须减量慎用。而某些药物，如泼尼松和可的松必须先经 CYP 酶代谢为活性代谢产物才能产生作用，故因肝病导致 CYP 酶活性下降时，可的松和泼尼松的作用会减弱。

案例分析

【案例】 40 名健康受试者口服 100mg 美托洛尔（metoprolol）片后，不同 CYP2D6 基因型组（第 1 组：*CYP2D6* ∗1/∗1，第 2 组：*CYP2D6* ∗2/∗2，第 3 组：*CYP2D6* ∗2/∗10，第 4 组：*CYP2D6* ∗10/∗10）美托洛尔及其代谢产物 α－羟基美托洛尔（HM）的平均血药浓度－时间曲线如图 2－9 所示。

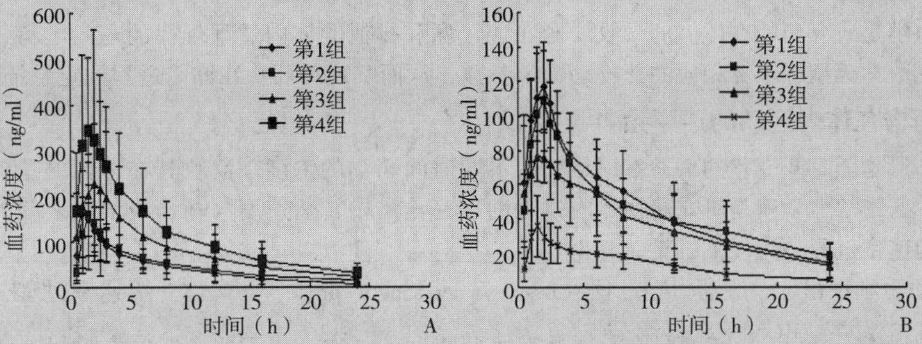

图 2－9　美托洛尔及 α－羟基美托洛尔（HM）的平均血药浓度－时间曲线

【问题】 CYP2D6 的基因多态性与美托洛尔的体内代谢存在怎样的关系？

【分析】 美托洛尔可被 CYP2D6 催化代谢为 α－羟基美托洛尔（HM），因此 CYP2D6 的基因多态性影响美托洛尔在体内的代谢和血药浓度。*CYP2D6* ∗2 和 *CYP2D6* ∗10 在中国人的变异频率很高，*CYP2D6* ∗2 对 CYP2D6 的活性几乎没有影响，而 *CYP2D6* ∗10 可使 CYP2D6 的活性显著降低，*CYP2D6* ∗10 纯合子比杂合子对 CYP2D6 的活性影响更大。*CYP2D6* ∗10/∗10 组和 *CYP2D6* ∗2/∗10 组美托洛尔的平均血药浓度比 *CYP2D6* ∗1/∗1 组和 *CYP2D6* ∗2/∗2 组高，说明 *CYP2D6* ∗10/∗10 组和 *CYP2D6* ∗2/∗10 组美托洛尔的代谢减慢。

（四）排泄

排泄指原型药物或其代谢产物通过排泄器官排出体外的过程，是除代谢以外药物从体内消除的主要方式。不同药物的排泄途径和速率各有不同，这与药物的性质及机体病理生理状态等有关。多数药物通过肾脏由尿排泄，有的药物可通过胆汁分泌入肠道由粪便排出，有的药物还可经肺、唾液腺、乳腺、汗腺等途径排泄。

1. 肾排泄　肾脏是最主要的排泄器官，肾排泄是肾小球滤过、肾小管重吸收及肾小管分泌过程的总和。

（1）肾小球滤过　肾小球毛细血管通透性大，分子量低于 20000 的物质均能通过，游离型药物及药物代谢产物均能通过肾小球滤过进入肾小管。在生理条件下肾小球率滤过率为 125ml/min。如果药物只经肾小球滤过并全部从尿中排出，则药物排泄率与滤过率相等。

（2）肾小管分泌　肾近曲小管分泌药物为主动转运过程，包括有机弱酸和有机弱碱两个主动转运系统。两个系统均为非特异性，若有两个分泌机制相同的药物合并使用，可发生竞争性抑制，如丙磺舒属酸性药物可抑制其他酸性药物如对氨基水杨酸、吲哚美辛、青霉素及甲氨蝶呤的分泌。

（3）肾小管的重吸收　肾小管是脂类屏障，其重吸收主要通过简单扩散。脂溶性大的药物易被重吸收，排泄缓慢，相反一些极性大的药物如甘露醇则易于排泄。此外，尿液的 pH 影响药物的解离度，进而影响药物的重吸收。临床上可利用改变尿液 pH 的方法，阻止药物重吸收，加速药物排泄，从而起到解毒的作用。

2. 胆汁排泄 药物自胆汁排泄与肾脏排泄相似，肝脏至少有 3 个彼此独立的载体主动转运系统，分别转运有机酸类、有机碱类和中性化合物，因此存在同类药物互相竞争的现象，如丙磺舒抑制利福平及吲哚美辛的胆汁排泄。

经胆汁排入十二指肠的药物，可由小肠上皮细胞吸收，经门静脉返回到肝，重新进入全身循环。有些药物（如苯巴比妥、吲哚美辛、卡马西平、洋地黄毒苷）在肝细胞与葡萄糖醛酸等结合后排入胆汁，随胆汁到达小肠后水解为原型药物，脂溶性增大，故在小肠被重吸收，称为肝 – 肠循环（hepato – enteral circulation，or enterohepaic cycle）。

三、药物动力学基本理论

药物动力学是研究药物在体内的吸收、分布、代谢和排泄等体内过程规律的一门学科。通过在实验的基础上建立数学模型，求算相应的药物动力学参数，从而实现对药物在体内过程的定量描述。

（一）药物在体内运动的速率论

体内的药量是随时间变化的，通常用给药后不同时间药物的浓度来反映其在体内的运动过程。动力学即速率论，药物动力学就是研究药物体内过程的速率论。按转运速度与药量或浓度之间的关系，可将药物在体内的速率过程分为以下三类。

1. 一级动力学过程 一级动力学过程（first – order kinetic process）又称一级速率过程，指药物在体内某部位的转运速率（$\frac{dC}{dt}$）与该部位的药量或血药浓度的一次方成正比，即单位时间内转运某恒定比例的药物。描述一级动力学过程的公式：

$$\frac{dC}{dt} = -kC \tag{2-1}$$

式（2–1）中，C 为药物浓度；k 为一级速率常数，表示单位时间内药物的转运量与药物现存量之间的比值。将式（2–1）积分，得

$$C = C_0 e^{-kt} \tag{2-2}$$

式（2–2）中，C 是 t 时间的药物浓度；C_0为药物初始浓度。将式（2–2）两边取对数，使之变为常用对数式，则

$$\log C = \log C_0 - \frac{kt}{2.303} \tag{2-3}$$

将药物浓度的对数对时间 t 作图，可得一条直线，其斜率为 $-k/2.303$。而以药物浓度对时间 t 作图可得一条曲线（图 2–10）。

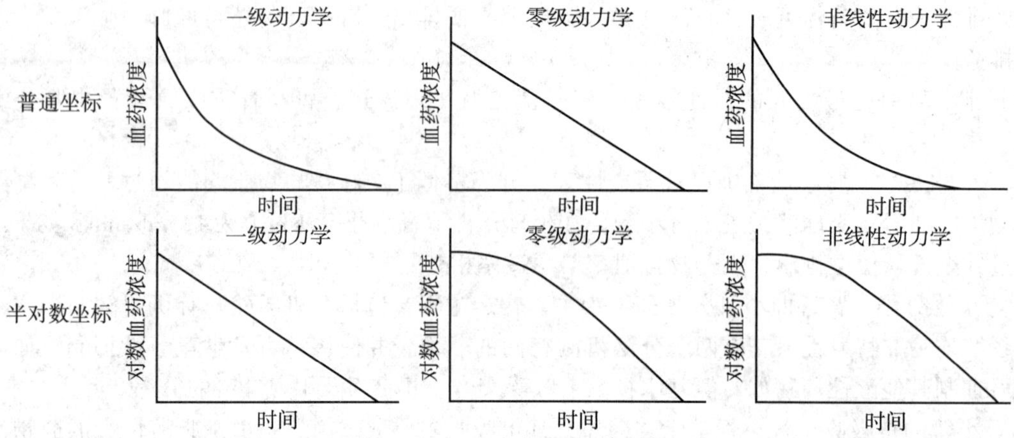

图 2–10 不同速率过程的药 – 时曲线

多数药物在常用剂量时，其体内的吸收、分布、代谢、排泄等过程都表现一级速率过程的特点，具体如下。

（1）半衰期恒定，与剂量或药物浓度无关。

（2）药物转运呈指数衰减，每单位时间内转运的百分比不变，即等比转运，但单位时间内药物的转运量随时间而下降。

（3）血药浓度－时间曲线下面积（AUC）与所给予的单一剂量成正比。

（4）一次给药情况下，尿排泄量与剂量成正比。

（5）按相同剂量相同间隔时间给药，约经5个半衰期达到稳态血药浓度。约经5个半衰期，药物在体内消除完毕。

2. 零级动力学过程　零级动力学过程（zero－order kinetic process）又称零级速率过程，指药物自某房室或某部位的转运速率在任何时间都是恒定的，与该房室或该部位的药量或浓度无关，或者说与药量或浓度的零次方成正比。描述零级动力学过程的公式：

$$\frac{dC}{dt} = -kC^0 = -k \tag{2-4}$$

式（2－4）中 k 为零级速率常数。临床上恒速静脉滴注的给药速率以及控释制剂中药物的释放速率即为零级速率过程。

零级动力学过程的特点如下。

（1）转运速度与剂量或浓度无关，按恒量转运，但单位时间内转运的百分比是可变的。

（2）半衰期不恒定，剂量越大，半衰期越长。

（3）血药浓度－时间曲线下面积与剂量不成正比，剂量增加，血药浓度－时间曲线下面积可超比例增加。

3. 非线性动力学过程　非线性动力学过程（nonlinear rate processes）也称为米－曼氏速率过程（Michaelis－Menten rate process）。临床上绝大部分药物常规剂量使用时，在体内的动力学过程属于线性动力学过程。这类药物的体内动力学参数不因给药次数、给药剂量的不同而发生变化，药物体内的动态量变规律可以用线性微分方程来描述，故称之为线性药物动力学（linear pharmacokinetics）。但某些药物存在非线性的吸收和分布（如维生素C），还有一些药物以非线性的方式从体内消除（如乙醇、苯妥英钠等），这类药物体内动力学参数因给药剂量不同或给药次数的增加而改变，其体内的吸收、分布、消除等量变规律不能用线性微分方程来描述，称为非线性动力学过程。

非线性动力学产生的原因主要是由于药物代谢酶以及药物的转运过程（如肾小管主动分泌、胆汁排泄等）中涉及的载体系统均具有可饱和性。体内酶活性及载体量有一定的限度，当给药剂量过大，药物浓度过高时，酶的催化能力及载体的转运能力即达到饱和，故药物在体内的动力学特征呈现明显的剂量（浓度）依赖性。非线性药物动力学过程具有以下特点。

（1）药物消除速率符合Michaelis－Menten方程，即低剂量（低浓度）时为一级动力学，高剂量（高浓度）为零级动力学。

$$-\frac{dC}{dt} = \frac{V_m \cdot C}{K_m + C} \tag{2-5}$$

（2）药物消除半衰期随剂量增加而延长。

（3）血药浓度、AUC与剂量不成正比。

（4）其他药物可竞争酶或载体系统，影响药物的动力学过程。

（5）药物代谢物的组成、比例可因剂量改变而变化。

非线性动力学药物有剂量依赖性，若给药剂量增加或剂量不变给药次数增加，体内过程可由一级变为零级，血药浓度会急剧升高。在临床上有些药物具有米－曼氏速率过程的特点，如乙醇、苯妥英钠、茶碱、阿司匹林等。特别是对于治疗指数较窄的药物，了解它们的药动学特征，有利于避免出现药物不良反应和保证临床疗效。目前的新药的药动学研究中规定，必须研究不同剂量下药物的药动学行为是否发生了变化，有时还需研究药物在中毒剂量下的药动学性质。

（二）药物动力学参数及其临床意义

药动学参数（pharmacokinetic parameter）是反映药物在体内动态变化规律性的一些常数，通过这些参数来反映药物在体内经时过程的动力学特点及动态变化的规律性。

1. 速率常数 速率常数（rate constant，k）是描述速率过程的重要的动力学参数。速率常数的大小可以定量地比较药物转运速度的快慢。速率常数越大，药物的转运速率就越快。药物从一个部位转运到另一个部位，转运的速率与该部位药物量的关系可用数学公式表示为：

$$\frac{dX}{dt} = kX^n \tag{2-6}$$

dX/dt 为药物转运的速率，X 为药物量，k 为转运速率常数，它表示单位时间内药物的转运量与药物现存量之间的比值；n 为级数，当 n = 1 时，k 为一级转运速率常数；当 n = 0 时，k 为零级转运速率常数。速率常数用“时间”的倒数为单位，如 min^{-1} 或 h^{-1}。

2. 生物半衰期 生物半衰期（biological half-life time，$t_{1/2}$）或叫消除半衰期，是指药物在体内的量或血药浓度下降一半所需要的时间，常以 $t_{1/2}$ 表示，单位取“时间”单位。$t_{1/2}$ 与消除速率常数 k 都是反映药物从体内消除速度的常数，按一级消除的药物半衰期和消除速率常数之间的关系可用下式表示：

$$t_{1/2} = \frac{0.693}{k} \tag{2-7}$$

按一级动力学消除的药物，给药后经过一个 $t_{1/2}$ 后，体内尚存给药量的 50%；经过 2 个 $t_{1/2}$ 后，尚存给药量的 25%；经过 5 个 $t_{1/2}$ 后，约尚存给药量的 3%，可以认为体内药物基本被消除。式（2-7）表明，按一级动力学消除的药物，其 $t_{1/2}$ 和消除速率常数 k 有关，与血浆药物初始浓度无关，即与给药剂量无关。

按零级动力学过程消除的药物半衰期可用下式表示：

$$t_{1/2} = \frac{0.5C_0}{k} \tag{2-8}$$

可见，按零级动力学消除的药物，其 $t_{1/2}$ 和血浆药物初始浓度成正比，即与给药剂量有关，给药剂量越大，$t_{1/2}$ 越长，药物越容易在体内蓄积引起中毒，故在临床上使用按零级动力学消除的药物时，一定要注意，必要时要进行血药浓度监测。

$t_{1/2}$ 不仅是反映药物在体内运行规律的重要参数，也是临床上进行给药方案设计的重要依据，了解半衰期对临床合理用药的重要意义在于：①反映药物消除的快慢，作为临床制定给药方案的主要依据；②有助于设计最佳给药间隔；③预计停药后药物从体内消除时间以及预计连续给药后达到稳态血药浓度的时间。

同一药物用于不同个体时，由于生理与病理情况的不同，$t_{1/2}$ 可能发生变化，为此，应根据患者生理与病理状态下不同的 $t_{1/2}$ 来制定个体化给药方案。

3. 表观分布容积 表观分布容积（apparent volume of distribution，V）是指药物在体内达到动态平衡时，体内药量与血药浓度相互关系的一个比例常数，即体内药物按血药浓度分布时，所需体液的总体积。其本身不代表真实的容积，因此无直接的生理学意义，主要反映药物在体内分布广窄的程度，单位为 L 或 L/kg。分布容积与体内药量 X 和血药浓度 C 之间存在下列关系：

$$V = \frac{X}{C} \tag{2-9}$$

药物的分布容积的大小取决于药物的脂溶性、膜通透性、组织分配系数及药物与血浆蛋白结合率等因素。我们可以通过分布容积来了解药物在体内的分布情况。若药物的 V 为 3~5L，则可能主要分布于血液并与血浆蛋白大量结合（如双香豆素、苯妥英钠和保泰松等）；若药物的 V 为10~20L，则说明这个药物主要分布于血浆和细胞外液，这类药物往往不易通过细胞膜，因此无法进入细胞内液（如溴化物和碘化物等）；若药物的 V 为 40L，则这个药物可以分布于血浆和细胞内液、细胞外液，表明其在体内的分布较广（如安替比林）；有些药物的 V 非常大，可以达到 100L 以上，这一体积已远远地超过了体液的总容积，这类药物在体内往往有特异性的组织分布，如硫喷妥钠具有较高的脂溶性，可以大量地分布于脂肪组织。

4. 清除率　清除率（clearance，CL）是一种体内药物消除的度量，指在单位时间内，从体内消除的药物的表观分布容积数，其单位为 L/h 或 L/(h · kg)，表示从血中清除药物的速率或效率，是反映药物从体内消除的另一个重要的参数。清除率 CL 与消除速率常数 k 和分布容积之间的关系可用公式表示：

$$CL = k \cdot V \tag{2-10}$$

多数药物是通过肝脏的生物转化及肾排泄从体内被清除，因此，清除率主要反映肝、肾的功能。肾排泄多的药物易受肾功能的影响，肝转化多的药物易受肝功能的影响。肝、肾功能不全的患者，清除率降低，半衰期延长，应适当调整剂量或延长给药间隔时间，以免药物过量蓄积而中毒。

5. 血药浓度－时间曲线下面积　血药浓度－时间曲线下面积（AUC）是指给药后以血药浓度为纵坐标、时间为横坐标做图，坐标轴和血药浓度－时间曲线之间所围成的面积。AUC 是评价药物吸收程度的一个重要指标，常被用于评价药物的吸收程度。计算 AUC 的方法很多，目前在临床药动学中常用的方法有梯形法和积分法，我国药品监督管理局规定，新药申报资料中的 AUC 采用梯形法计算。梯形法将血药浓度－时间曲线图划分为若干个梯形，计算和相加每个梯形的面积（图 2－11）。

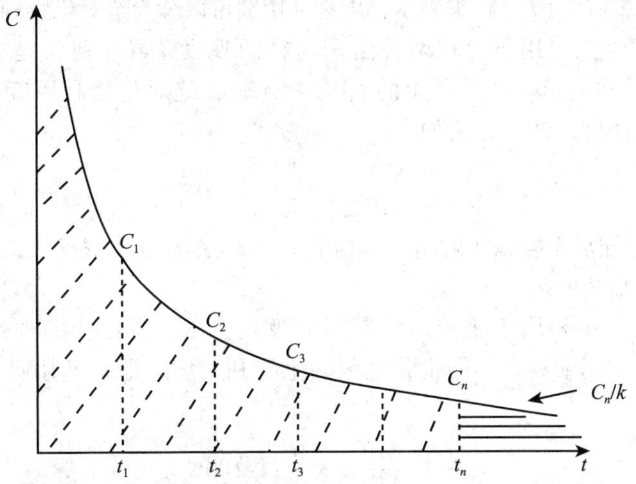

图 2－11　梯形面积法计算血药浓度－时间曲线下面积

在药动学研究中，通常血药浓度只观察到某一时间点 t_n，C_n 是 t_n 时的血药浓度。因此，从零到无穷大近似计算 AUC 必须分两个步骤：①用梯形面积法算出时间从零到 t_n 的曲线下面积；②应用外延方程 C_n/k 计算时间由 t_n 至无穷大的曲线下面积，k 为血药浓度－时间曲线末端直线求得的速度常数，其公式为：

$$\text{AUC} = \sum (C_i + C_{i-1})(t_i - t_{i-1})/2 + C_n/k \tag{2-11}$$

6. 药峰浓度和药峰时间　药物经血管外给药吸收后出现的血药浓度最大值称为药峰浓度（peak concentration，C_{max}），达到药峰浓度所需的时间称为药峰时间（peak time，T_{max}）。两者是反映药物在体内吸收速率的重要指标，常被用于制剂吸收速率的质量评价。药物的吸收速度快，则其峰浓度高，达峰时间短，反之亦然，如图 2－12 所示，A、B、C 三个制剂的吸收程度相似，但吸收速度不同，其吸收速度 A＞B＞C。制剂 A 的血药浓度超过了最小中毒浓度可引起毒副作用，制剂 B 的血药浓度则在安全有效的浓度范围内，而制剂 C 的血药浓度没有达到最低的有效浓度，因而无效。由此可见吸收速度是影响药物疗效和毒性的一个重要因素。

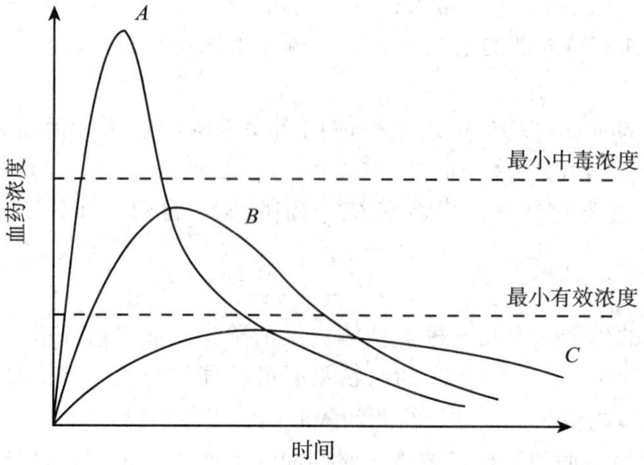

图 2-12　同一药物的三种制剂的药-时曲线比较

7. 生物利用度　生物利用度（bioavailability，F）是指药物经血管外给药后，被吸收进入血液循环的速度和程度的一种量度，它是评价药物吸收程度的重要指标。F 介于 0 与 1 之间，$F=0$ 代表完全不吸收，$F=1$ 表示完全吸收。通常，生物利用度的吸收程度用 AUC 表示，而其吸收速度是以用药后到达到最高血药浓度（C_{max}）的时间即达峰时间（T_{max}）来表示。生物利用度可以分为绝对生物利用度和相对生物利用度。

（1）绝对生物利用度　主要用于比较两种给药途径的吸收差异，通常是把血管外途径给药（如口服）后所得的 AUC 与静脉注射相同剂量所得的 AUC 相比较，绝对生物利用度可用来衡量药物血管外给药后吸收进入血液循环的比例，计算方法如下：

$$F = \frac{AUC_{ext}}{AUC_{iv}} \times \frac{X_{iv}}{X_{ext}} \times 100\% \qquad (2-12)$$

式中，AUC_{iv} 和 AUC_{ext} 分别为静脉注射给药和血管外给药后的血药浓度-时间曲线下面积；X_{iv} 和 X_{ext} 分别为静脉注射和血管外给药的剂量。

（2）相对生物利用度　主要用于比较两种制剂的吸收差异，可比较两种剂型或同一剂型（如仿制药）但含不同来源原料、不同辅料或不同批号制剂的生物利用度。通常选用吸收较好的剂型做标准，计算方法如下：

$$F = \frac{AUC_T}{AUC_R} \times \frac{X_R}{X_T} \times 100\% \qquad (2-13)$$

式中，AUC_T 和 AUC_R 分别为服用受试试剂和服用参比试剂后的血药浓度-时间曲线下面积；X_T 和 X_R 分别为受试制剂和参比制剂的剂量。

8. 稳态血药浓度与平均稳态血药浓度　如按固定间隔时间给予固定药物剂量，在每次给药时体内总有前次给药的存留量。随着给药次数增加，体内总药量的蓄积率逐渐减慢，直至在剂量间隔内消除的药量等于给药剂量，从而达到平衡，这时的血药浓度称为稳态血药浓度（steady state plasma concentration，C_{ss}），又称为坪值（plateau）。假定按半衰期给药，则经过相当于 5 个半衰期的时间后血药浓度基本达到稳定状态。

由于稳态血药浓度不是单一的常数值，故有必要从稳态血药浓度的起伏波动中，找出一个特征性的代表数值，来反映多剂量长期用药的血药浓度水平，即平均稳态血药浓度（$C_{ss,av}$）。所谓 $C_{ss,av}$ 是指大稳态时，在一个剂量间隔时间内，血药浓度曲线下面积除以给药时间，其计算式为：

$$C_{ss,av} = \frac{AUC}{\tau} \qquad (2-14)$$

或

$$C_{ss,av} = \frac{FX_0}{k\tau V} \qquad (2-15)$$

式中，τ 为两次给药的间隔时间，AUC 为血药浓度-时间曲线下面积，F 为生物利用度，X_0 为给药剂量，k 为消除速率常数，V 为表观分布容积。

知识拓展

稳态血药浓度的影响因素

达到 C_{ss} 的时间取决于半衰期，与剂量、给药间隔及给药途径无关，但剂量与给药间隔能影响 C_{ss}。剂量大，C_{ss} 高；剂量小，C_{ss} 低。给药次数增加能提高 C_{ss}，并使其波动减小，但不能加快到达 C_{ss} 的时间；增加给药剂量能提高 C_{ss}，但也不能加快到达 C_{ss} 的时间；首次给予负荷剂量，可加快到达 C_{ss} 的时间（图 2-13）。临床上首剂加倍的给药方案即为了加快到达 C_{ss} 的时间。对于以一级动力学消除的一室模型药物来说，当 τ 等于消除半衰期时，负荷剂量等于 2 倍的维持剂量，即首剂加倍。

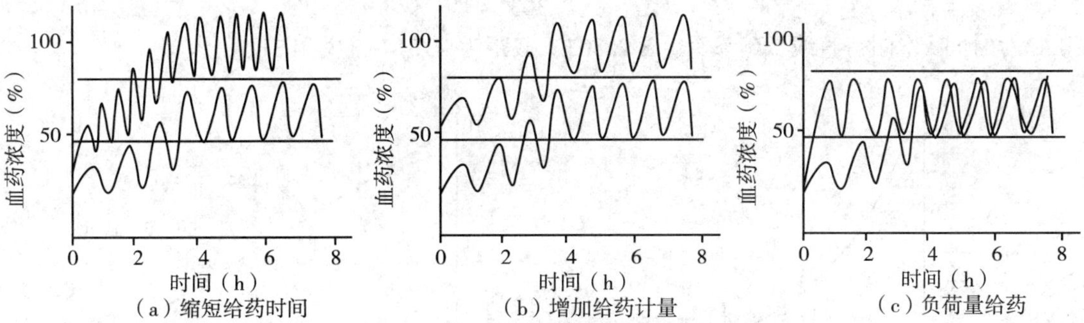

图 2-13　给药剂量及给药间隔对 C_{ss} 的影响

药动学参数是临床制定合理化给药方案的主要依据之一，根据药动学参数的特性，设计和制定安全有效的给药方案，包括给药剂量、给药间隔和最佳的给药途径等；针对不同的生理病理状态，制定个体化给药方案，提高用药的安全有效性。此外，这些参数还有助于阐明药物作用的规律性，了解药物在体内的作用和毒性产生的物质基础。有些参数还是评价药物制剂质量的重要指标，在药剂学和新药的开发研究中常常被用于制剂的体内质量评价。

（三）药物动力学模型

1. 房室模型　在药物动力学研究中，常用房室模型（compartmental model）来描述药物在体内的变化规律。房室模型理论将机体抽象为一个系统，并根据药物在系统内分布的速率特征划分成若干个房室。房室是一个抽象的概念，并不代表某个具体的解剖上的组织器官。房室模型将药物转运速率相近的组织器官归纳为一个房室，常见的房室模型有一室模型和二室模型，图 2-14 给出房室模型的模型图。

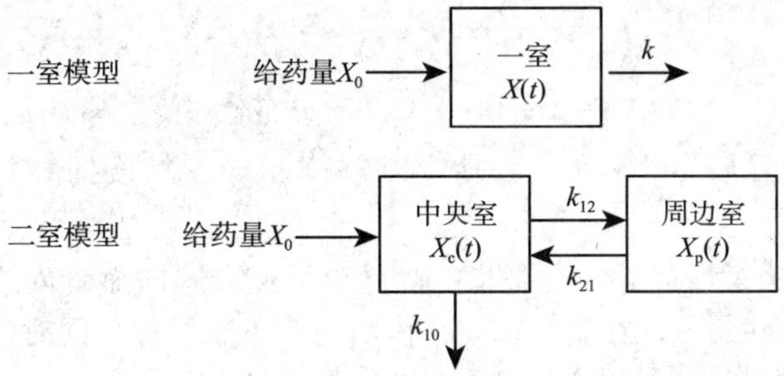

图 2-14　房室模型图

（1）一室模型　又称为单室模型（one compartmental model），为最简单的药物动力学模型。单室模型将整个机体视为一个均一单位，药物进入体内以后，可迅速分布于机体各组织器官，并迅速在血液、其他体液和各组织器官之间达到动态平衡。

1）静脉注射给药的药物动力学　符合单室模型的药物静脉注射给药后，不存在吸收过程，药物能迅速分布到机体各组织器官并达到平衡。体内的血药浓度-时间曲线可用如下公式表示：

$$C = C_0 \cdot e^{-kt} \tag{2-16}$$

式（2-16）中，C_0为初始血药浓度，其中，

$$C_0 = \frac{X_0}{V} \tag{2-17}$$

式（2-17）中 X_0为给药剂量，V 为表观分布容积，即

$$C = \frac{X_0}{V} \cdot e^{-kt} \tag{2-18}$$

由式（2-16）可见，按一室模型处置的药物，静脉注射给药后血药浓度-时间曲线为单指数函数（图2-15）。对式（2-16）取对数，得到：

$$\lg C = -\frac{k}{2.303}t + \lg C_0 \tag{2-19}$$

用 lg$C$ 对时间 t 作图得直线，斜率为 $-k/2.303$，截距为 lgC_0（图2-15）。

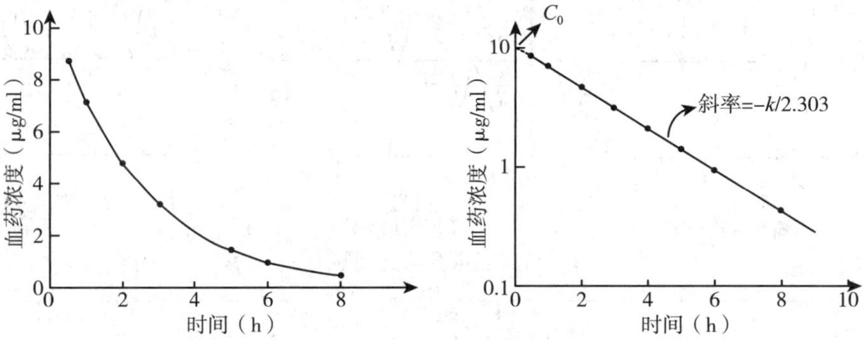

图2-15　单室模型静脉注射给药后的药-时曲线

临床上如果已知某药物的半衰期和表观分布容积，为了使血药浓度能够迅速达到某一水平时，可通过上述公式计算出需要注射的药物剂量。

案例分析

【案例】某药的体内消除符合一室模型，半衰期为1.3小时，表观分布容积 V_d为0.28L/kg，患者体重为50kg。该药临床的最小有效浓度为0.01g/L，为使患者5小时内血药浓度均能保持在有效浓度以上，请确定该药静脉注射所需的剂量。

【分析】由式（2-7）可知，$k = \frac{0.693}{t_{1/2}} = \frac{0.693}{1.3} = 0.533h^{-1}$

该药静脉注射剂量为 $X_0 = CV/e^{-kt} = 0.01 \times 0.28 \times 50/e^{-0.533\times5} = 2(g)$

即以2g的给药剂量静脉注射该药时，可使患者的血药浓度保持在有效浓度以上。

2）静脉滴注的药物动力学　静脉滴注是指经静脉以恒速方式向血管内给药的一种方式。多数情况下，临床上采用的是静脉滴注给药。在滴注期间，体内药量不断增加，同时伴有药物的消除。假定静脉滴注给药速率为 k_0，得到静脉滴注过程中的血药浓度-时间曲线方程为：

$$C = \frac{k_0}{kV}(1 - e^{-kt}) \tag{2-20}$$

即随给药时间延长，血药浓度逐渐增加，当时间 t 趋于无穷大时，血药浓度趋定值，即血药浓度达到稳态浓度 C_{ss}，公式如下：

$$C_{ss} = \frac{k_0}{kV} \tag{2-21}$$

由式（2－21）可见，静脉滴注给药时的稳态血药浓度与静滴速度 k_0 成正比，如图 2－16 所示。

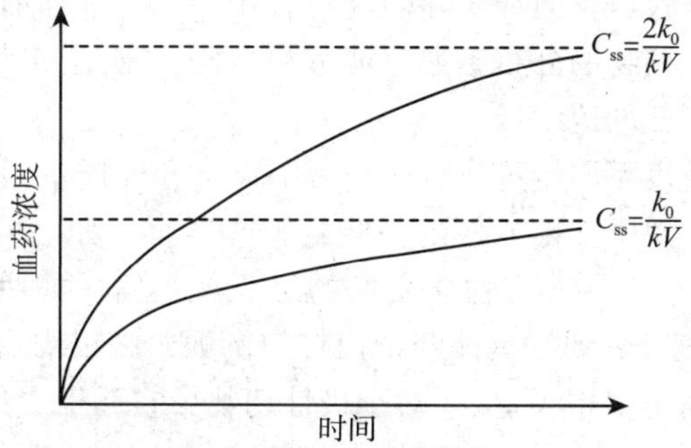

图 2－16　单室模型静脉滴注时稳态血药浓度与滴注速度的关系

案例解析

【案例】 静脉滴注利多卡因治疗心律失常时，治疗有效浓度为 2.0mg/L，利多卡因的消除半衰期 $t_{1/2}$ 是 80 分钟，表观分布容积是 0.70L/kg，请为一体重为 60kg 的男性患者设计合理的给药方案。

【分析】 根据 $C_{ss}=\frac{k_0}{kV}$ 可知，理想的滴注速率应为：

$k_0 = C_{ss}kV = 2.0\times(0.693/80)\times(0.70\times60) = 0.73\text{mg/min}$

因此，以 0.73mg/min 的滴速静脉滴注利多卡因，可使该患者的心律失常得到有效控制。

3）血管外途径给药的药物动力学（血管外给药）　符合一室模型药物单次口服或肌内注射后，其体内的消除为一级速率过程，血药浓度－时间关系可用下式表示：

$$C = \frac{FX_0ka}{V(k-ka)}(e^{-kt}-e^{-k_at}) \qquad (2-22)$$

$$X_0 = \frac{CV(k_a-k)}{Fk_a(e^{-kt}-e^{-k_at})} \qquad (2-23)$$

式（2－22）中，F 为生物利用度；X_0 为药物剂量；V 为表观分布容积；k_a 及 k 分别为吸收及消除速率常数。由式（2－23）可知，只要已知药物的半衰期、表观分布容积、生物利用度、吸收速率常数便可计算出给药一段时间后欲使血药浓度达到某一水平时单次血管外给药的剂量。

案例解析

【案例】 患者体重 50kg，服用某一符合一室模型消除的药物，已知该药物的最低有效浓度是 0.6mg/L，$F=90\%$、$k_a=1.0h^{-1}$、$V_d=1.1L/kg$、$t_{1/2}=50$ 小时，若期望该患者口服一定剂量的药物 8 小时后，仍能使血药浓度维持在有效浓度以上，药师应该如何计算给药剂量？

【分析】 $k=\frac{0.693}{t_{1/2}}=\frac{0.693}{50}=0.01386h^{-1}$，根据式（2－23）得

$$X=\frac{CV(k_a-k)}{Fk_a(e^{-kt}-e^{-k_at})}=\frac{0.6\times1.1\times50\times(1-0.01386)}{1\times0.9\times(e^{-0.01386\times8}-e^{-1\times8})}=\frac{32.543}{1\times0.9\times0.8947}=40.41\ (\text{mg})$$

因此，该药给药剂量为 40.41mg 时可使患者的血药浓度维持在有效浓度范围内。

（2）二室模型　单室模型假设药物在各个组织中的转运速率都一致，药物进入体循环后，迅速完成向体内各组织器官及体液的分布过程。但在实际用药过程中，药物在所有组织中浓度快速达到动态平衡是困难的。一些血流丰富的组织药物的分布迅速，能够快速与血液达到动态平衡，而另一些血流贫乏的组织药物分布慢，与血液达到平衡的速度慢。

根据药物在组织中的转运速度不同，可将机体分为中央室和外周室，即二室模型（two compartmental model）。一般而言，血流丰富、物质交换方便的一些组织或器官，如心、肝、脾、肺、肾和血浆等组织归属于“中央室”；而血流贫乏、不易进行物质交换的组织或器官，如肌肉、骨骼、皮下脂肪等，属于“周边室”。有些组织或器官的划分，要视具体药物而定。例如，脑组织血流丰富，但它具有亲脂性的屏障，对于脂溶性药物，脑组织属于“中央室”，对于极性药物，它属于“周边室”。药物经中央室进入系统，并从中央室消除，在中央室与周边室之间药物进行着可逆性的转运，因此，周边室的作用好似一个与中央室相连接的储库。表 2 – 4 为各种给药方式对应的二室模型血药浓度 – 时间曲线方程。

表 2 – 4　二室模型的血药浓度 – 时间曲线方程

给药方式	血药浓度 – 时间曲线方程
静脉注射	$C=\frac{X_0(\alpha-k_{21})}{V_c(\alpha-\beta)}e^{-\alpha t}+\frac{X_0(k_{21}-\beta)}{V_c(\alpha-\beta)}e^{-\beta t}$
血管外给药	$C=\frac{k_0(\alpha-k_{21})(e^{\alpha t}-1)}{V_c\alpha(\alpha-\beta)}\cdot e^{-\alpha t}+\frac{k_0(k_{21}-\beta)(e^{\beta t}-1)}{V_c\beta(\alpha-\beta)}\cdot e^{-\beta t}$
静脉滴注给药	$C=\frac{kaFX_0(k_{21}-ka)}{V_c(\alpha-ka)(\beta-ka)}e^{-k_a t}+\frac{kaFX_0(k_{21}-\alpha)}{Vc(ka-\alpha)(\beta-\alpha)}e^{-\alpha t}+\frac{kaFX_0(k_{21}-\beta)}{Vc(\alpha-\beta)(ka-\beta)}e^{-\beta t}$

α 称为分布速率常数，代表分布相的特征；β 称为消除速率常数，代表消除相的特征。

案例解析

【案例】 某药厂生产盐酸莫西沙星片，在进行一期临床试验时，招募 10 名健康志愿者单剂量口服 400mg 盐酸莫西沙星片，HPLC – UV 法测定血浆药物浓度，结果见图 2 – 17。

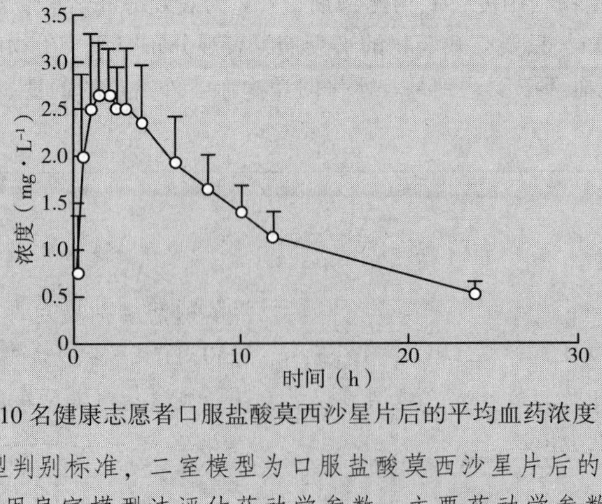

图 2 – 17　10 名健康志愿者口服盐酸莫西沙星片后的平均血药浓度 – 时间曲线

【分析】 按房室模型判别标准，二室模型为口服盐酸莫西沙星片后的最佳房室模型。用 DAS 软件进行数据处理，采用房室模型法评估药动学参数：主要药动学参数如下：C_{max} = （3.06 ± 0.42）mg/L，t_{max} = （1.75 ± 0.76）h，$t_{1/2\beta}$ = （11.38 ± 1.80）h，AUC_{0-t} = （32.45 ± 6.48）mg/(h·L)，$AUC_{0-\infty}$ = （40.63 ± 8.40）mg/(h·L)，V = （116.58 ± 31.91）L，CL = （10.16 ± 1.72）L/h。

由主要药动学参数可见，1日1次（q.d.）口服盐酸莫西沙星片400mg后，吸收迅速，平均可在2小时内达到最高血药浓度约3mg/L；24小时谷浓度约为0.5mg/L，远高于其对大多数常见致病菌的MIC；$AUC_{0\sim24h}$/MIC和C_{max}/MIC的比值分别超过125和10。喹诺酮类药的$AUC_{0\sim24h}$/MIC和C_{max}/MIC的比值与临床治疗效果密切相关，由此可见，给予莫西沙星400mg，qd.是可行的。

2. 统计矩理论为基础的非房室模型

（1）统计矩的基本概念　近年来，大量临床药动学的研究表明，房室模型并非药物固有的药动学模型，运用计算机拟合方法也不一定获得明确的划分，并且很多因素会影响房室模型的划分，结果导致药动学参数的计算结果与实际并不相符。因此，越来越多的学者在临床药理学中运用非房室模型法（non-compartmental method）进行药动学计算和分析，更好的解决房室模型无法合理解决的一些实际问题。目前新药研发的体内数据解析领域中，非房室模型已经成为主流处理的方法，各国药品审评当局均推荐采用。需要指明的是，统计矩方法和房室模型各有优缺点，并不互相排斥。

非房室模型的统计矩方法是以概率论和数理统计学中的统计矩（statistical moment）方法为理论基础，对数据进行分析的一种方法。其特征参数包括零阶矩、一阶矩、二阶矩，体现平均值、标准差等概念。在药物动力学研究中，零阶矩定义为血药浓度-时间曲线下面积，是一个反应量的参数；一阶矩为平均驻留时间（mean residentce time，MRT），反映药物分子在体内的平均停留时间，是反映速度的参数。统计矩方法限制性假设较少，只要求药时曲线的尾端符合指数消除，解决了不能用相同房室模型拟合全部实验数据的问题。

知识拓展

统计矩理论的基本概念

统计矩属于概率统计范畴，其以矩（moment）来表示随机变量的某种分布特征。机体可认为是一个系统，给药后所有的药物分子在最终离开机体前都将在体内残留一段时间。就不同分子来说，残留时间有长有短，残留时间的分布决定着体内药物浓度的时程。因此，药物体内过程便是这些随机变量的总和，药-时曲线就可视为某种概率统计曲线，可用药物分子滞留时间的频率或概率加以描述，进而用统计矩加以分析。

（2）统计矩参数及其在药动学中的意义

1）零阶矩　血药浓度-时间曲线下面积AUC给药以后，血药浓度的经时过程可以看成药物分子的随机分布曲线，无论何种给药途径或何种房室模型，其零阶矩AUC定义如下：

$$AUC = \int_0^{\infty} c(t)dt \qquad (2-24)$$

通常采用线性梯形面积法求算AUC（图2-18）。考虑在单剂量给药的药物动力学研究中，血药浓度只能观察至某一个时间t^*，于是计算0～∞时间内的血药浓度-时间曲线下面积AUC时可划分为两个部分，从0～t^*时间曲线下面积（AUC_{0-t^*}）可用线性梯形法则（linear trapezoidal method）计算，而t^*～∞时间内的血药浓度-时间曲线下面积（$AUC_{t^*-\infty}$）时需要采用外推法估算。即：

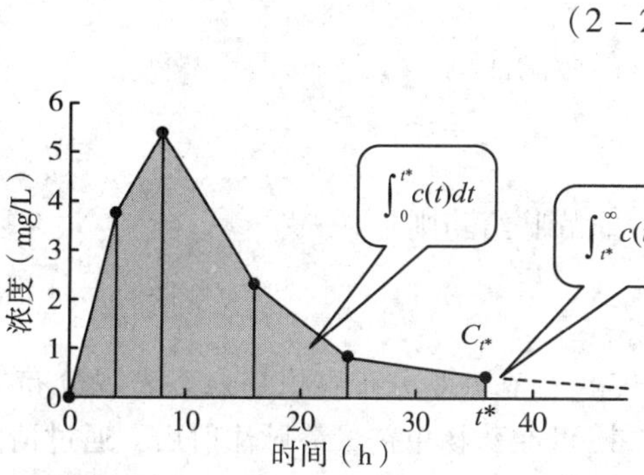

图2-18　线性梯形法则计算AUC

$$AUC = AUC_{0-t^*} + AUC_{t^*-\infty} = \int_0^{t^*} c(t)\,dt + \int_{t^*}^{\infty} c(t)\,dt \qquad (2-25)$$

其中

$$AUC_{0-t^*} = \sum (C_i + C_{i-1})(t_i - t_{i-1})/2 \qquad (2-26)$$

由于血药浓度－时间曲线的末端相一般符合指数消除，所以

$$AUC_{t^*-\infty} = \int_{t^*}^{\infty} c(t)\,dt = \int_{t^*}^{\infty} ct * e^{-\lambda t}dt = ct^*/\lambda \qquad (2-27)$$

其中λ称为末端消除速率常速，可用末端相对数浓度－时间曲线回归求得，则

$$AUC_{0-\infty} = \sum (C_i + C_{i-1})(t_i - t_{i-1})/2 + c_{t^*}/k \qquad (2-28)$$

2）一阶矩　平均驻留时间（*MRT*）称为一阶矩，代表药物分子在体内的平均驻留时间。*MRT* 的计算公式为：

$$MRT = \frac{\int_0^{\infty} tc(t)\,dt}{AUC} = \frac{AUMC}{AUC} \qquad (2-29)$$

其中

$$AUMC = \sum 0.5 \times (t_i + t_i - 1C_{i-1})(t_i - t_{i-1}) + C_n(\frac{1}{\lambda^2} + \frac{tn}{\lambda}) \qquad (2-30)$$

理论上，正态分布的累积曲线，平均值在样本总体的50%处，而对数正态分布的累积曲线，则在63.2%处。线性药物动力学过程符合指数函数衰减，其停留时间遵从“对数正态分布”。因此，静脉注射后的 *MRT* 就表示消除给药量的63.2%所需要的时间，但是如果存在吸收相，MRT 大于消除给药量的63.2%所需要的时间。

（3）统计矩法计算药动学参数

1）生物利用度　生物利用度通常是指某口服剂量实际到达血液循环的分数（*F*），是评价制剂吸收程度的重要指标。生物利用度分为绝对生物利用度和相对生物利用度。由于通常静脉注射剂量的生物利用度等于1，故绝对生物利用度计算公式为：

$$F = \frac{D_{iv} \times AUC_{oral}}{D_{oral} \times AUC_{iv}} \times 100\% \qquad (2-31)$$

相对生物利用度计算公式为：

$$F = \frac{D_R \times AUC_T}{D_T \times AUC_R} \times 100\% \qquad (2-32)$$

2）清除率　清除率是指单位时间内多少表观分布容积内的药物被清除掉。总清除率 *CL* 等于总消除速率常数 dx/dt 对全血或血浆药物浓度 c 的比值

对于静脉给药而言，

$$CL = \frac{D_{iv}}{AUC} \qquad (2-33)$$

静脉滴注则

$$CL = \frac{k_0}{c_{ss}} \qquad (2-34)$$

非静脉给药则

$$CL = \frac{FD}{AUC} \qquad (2-35)$$

3）稳态表观分布容积　稳态表观分布容积（V_{ss}）是重要的药物动力学参数之一。根据统计矩原理，V_{ss}可在药物单剂量静脉注射后，通过清除率与平均驻留时间之积进行计算，即

$$V_{ss} = CL \times MRT = \frac{Xiv}{AUC} \times MRT \qquad (2-36)$$

4）*MRT*　*MRT*的大小除了与药物本身质外，还取决于给药途径。单室模型处置的药物静脉给药后，其*MRT*为：

$$MRT_{iv} = \frac{1}{k} = \frac{t_{1/2}}{0.693} \quad (2-37)$$

单室处理药物血管外给药后，其*MRT*为：

$$MRT_{exe} = \frac{1}{k} + \frac{1}{ka} = MRT_{iv} + MAT \quad (2-38)$$

式（2-38）中，*MAT*称为平均吸收时间。短时间静脉滴注给药后，其*MRT*计算如下：

$$MRT = MRT_{iv} + \frac{T}{2} \quad (2-39)$$

式（2-39）中，T为滴注时间。

5）稳态浓度　当药物以某一剂量、用相等的间隔时间多次给药后，在稳态时一个剂量间期内血药浓度-时间曲线下的面积等于单剂量给药时药-时曲线下的总面积。稳态“坪”浓度可用下式计算：

$$\bar{c} = \frac{\mathrm{AUC}}{\tau} \quad (2-40)$$

式中τ为给药间隔。

知识链接

非房室模型和房室模型的分析方法的优缺点比较

非房室模型最基本的优点是限制性条件较少，只要求血药浓度-时间曲线的末端符合指数消除，可以解决不能用房室模型拟合的问题。如缓控释制剂，尽管房室特征不明确，但用非房室模型方法仍可以估算AUC、MRT、CL和$t_{1/2}$等，因此非房室模型方法在药物代谢动力学研究中被广泛地应用。在某些方面，非房室模型方法已经取代房室模型分析，尤其是在药物制剂的生物利用度和生物等效性评价。但是从另外一个角度看，这也是非房室模型分析的缺点，它不能提供血药浓度-时间曲线的细节，只能提供总体参数。

3. 生理药物动力学模型

（1）生理药物动力学模型基础　生理药物动力学模型（physiologically-based pharmacokinetic model，PBPK）是建立在机体的生理、生化、解剖和药物热力学性质基础上的一种整体模型。图2-19为生理药物动力学模型示意图。静脉注射时药物直接进入血液循环，而口服给药时药物首先进入胃肠道，再由胃肠道吸收进入血液循环。但不论是何种给药方式，在进行PBPK模型拟合时，均将每个组织器官作为一个单独的房室看待，房室间借助于血液循环连接。

PBPK的参数包括：①生理学、解剖学参数，如组织大小、血流灌注速率和肾小球滤过率；②生化参数，如酶活性参数（V_{max}、K_m）；③药物热力学性质，如脂溶性、电离性等；④药物与机体相互作用性质，如膜通透性、药物和血浆蛋白结合率以及药物的组织亲和力等。可见，这种模型与机体的生理学和解剖学联系在一起的。理论上，该模型可以：①预测任何组织器官中药物浓度及代谢产物的经时过程；②定量的描述病理情况下对药物的处置变化；③将在动物中获得的结果外推至人，从而预测药物在人体的处置过程。

（2）整体生理药物动力学模型的建立　建立一个整体的生理药物代谢动力学模型，必需根据研究目的和实际要解决的问题，确定的组织房室应包括：生命器官、消除器官、靶器官（药效和毒性）。

1）收集资料　确定了要研究的组织模型后，必须收集以下资料，即模型参数。①解剖学方面：如组织器官大小及容积等。②生理、生化方面：如血流灌注速率、酶活性参数。③药物热力学方面：如药物与蛋白结合率。④转运与代谢：如膜通透性，药物转运机制和特点，药物代谢速度和程度等。⑤药物的理化性质：如脂溶性、油/水分配系数等。多数资料可以从有关文献查得，但也有一些需要通过实验测得。

Q 表示血流速率，Clint 表示内在清除率，M 表示代谢产物，*Ke*（r）表示肾清除速率常数，U 表示尿液。

2）整体生理药物代谢动力学模型　在收集完有关资料后，利用解剖学特性将各组织器官借助于血流构成整体的生理药物代谢动力学模型，图 2－19 为典型的整体生理药物代谢动力学模型。该模型是符合生理学特性和解剖学特性的模型。它不仅包括各种生命器官，各组织器官间通过血流相互连接，药物主要在肝脏和肾消除，还包括了靶组织。药物进入机体后，药物血流进入各组织，进而进行分布和消除。

一个成功的生理药物代谢动力学模型是根据能否达到预期的研究目的，并取得实际成效来评价的。具体而言，设计必须突出重点，去繁存简。对于模型中所需解决的关键问题，应按生理学、解剖学的特性设计，尽量满足研究目的和要求，其他方面则应尽量简化，以利于实际应用，不要过分强调模型的复杂性和多室性。某些非要研究的器官，可以将一组转运和血流灌注速率相近器官并为一个房室处理；对于一些对药物分布和消除影响不大的组织，只要不是靶器官，可以不加考虑。

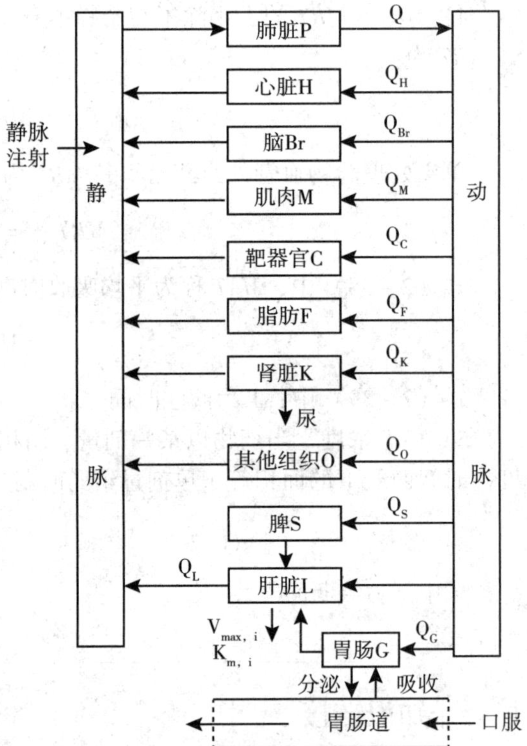

图 2－19　生理药物动力学模型示意图

3）物料平衡方程　根据物料平衡原理建立相应组织的物质平衡方程，按组织的特性建立不同类型的速率方程，如图 2－19 所示的模型，有以下几种类型的速率方程：

一般组织（T）：

$$V_T \frac{dC_T}{dt} = Q_T C_A - Q_T \frac{C_T}{Kp} \tag{2-41}$$

肝脏（L）：

$$V_L \frac{dC_L}{dt} = (Q_L - Q_S - Q_G) C_A - Q_L \frac{C_L}{K_L} + Q_G \frac{C_G}{K_G} + Q_S \frac{C_S}{K_S} - \sum \frac{V_{\max,i} \cdot f_u \cdot C_L / K_L}{K_{m,i} + f_u \cdot C_L / K_L} \tag{2-42}$$

肾脏（K）：

$$V_K = \frac{dC_K}{dt} = Q_K C_A - Q_K \frac{C_K}{K_K} - CL_{int,K} \frac{f_u \cdot C_K}{K_K} \tag{2-43}$$

混合静脉室（V）：

$$V_V \frac{dC_V}{dt} = \sum Q_i \frac{C_i}{k_i} - QC_V + g(t) \tag{2-44}$$

以上 2－41 至 2－44 公式中，g（t）为药物的输入函数，$CL_{int,K}$为肾脏内在清除率。

4）组织中药物浓度预测　对上述微分方程求解，即可得到组织中药物浓度－时间曲线，求解方法有相应的程序包，多采用四阶龙格库塔方法，目前有相应的计算机软件可以使用。

5）模型的验证和修订　模型成功与否关系到实测值与预测值是否吻合及其吻合程度。即模型的验证是通过对模型实际应用和考察来实现的，因此对组织中药物浓度进行预测后，要用动物实验数据来验证。如果预测值与实验吻合好，说明模型合理；反之要对模型进行修订，找出偏差的原因。

（3）生理药动学模型在临床药动学中的应用　生理药动学模型可以预测组织器官中药物浓度、描述病理生理参数变化对药物处置的影响以及将在动物中获得的实验结果外推至人，从而预测药物在人体内的药动学以及药物 - 药物相互作用等，有着非常重要的临床指导意义。药物在人体中的组织分布是不可能通过临床试验获得的，但通过 PBPK 模型可以预测，从而了解药物在人体中的组织分布以及各组织中的蓄积情况。近十年来，大量文献报道 PBPK 模型应用于种属外推、预测药物的体内分布以及药物 - 药物相互作用等。随着在药物研发领域和监管机构推荐的应用更加深入和不断发展，PBPK 模型在药物研发过程中将起到越来越重要的作用，尤其是在设计安全有效的临床给药方案以及避免不利的药物 - 药物相互作用等方面具有非常重要的指导意义。

知识链接

采用生理药动学模型预测抗肿瘤新药法米替尼的人体药动学参数

根据文献及 ACD/ADME suite 和 SimCYP 软件预测法米替尼的理化性质参数，采用 GastroPlus 软件的 PBPK 模块建立并优化法米替尼大鼠和猴的生理药动学模型，并且进行种属外推至人，预测法米替尼在人体中的药动学参数。实验结果表明，优化好的生理药动学模型可以很好地预测法米替尼在大鼠和猴体内的药动学特征，大鼠和猴的 $AUC_{0-\infty}$ 实测值与计算值的比值分别为 1.00 和 0.97；种属外推至人的 $AUC_{0-\infty}$ 的实测值与预测值的比值分别为 1.63（大鼠→人）和 1.57（猴→人），说明生理药动学模型可根据动物的药动学参数建立模型，并进行人体药动学参数的外推和计算。

4. 药物动力学 - 药效动力学结合模型　药物动力学（pharmacokinetics，PK）和药效动力学（pharmacodynamics，PD）是按时间同步进行着的两个密切相关的动力学过程。前者着重阐明机体对药物的作用，即药物在体内的吸收、分布、代谢和排泄及其经时过程；后者描述药物对机体的作用，即效应随着时间和浓度而变化的动力学过程。

在相当长的一段时间内对 PK 和 PD 的研究是分别进行的，两者之间的内在联系常常被忽视。一方面，只有了解了药物的浓度与效应之间的关系，PK 研究才有意义；另一方面，PD 研究没有考虑到药物在体内的动态变化对其药效强度和药效持续时间的影响，因而其得到的信息也是不完整的。随着 PK 和 PD 研究的不断深入，人们逐渐意识到这一问题，进而提出了 PK - PD 结合模型，利用这一模型可以同时探讨机体对药物的作用（PK）及药物对机体的作用（PD），即浓度 - 时间 - 效应三者之间的相互关系，这有助于更为全面和准确地了解药物的效应随剂量（或浓度）及时间而变化的规律。

（1）PK - PD 结合模型的理论基础　人们在研究血药浓度和效应的过程中发现，血药浓度和效应之间并非简单的一一对应关系，即效应峰值明显滞后于血药浓度的峰值，或效应的峰值超前血药浓度等。根据这一现象，Sheiner 等提出血药浓度与作用部位的药物浓度之间存在一个平衡过程，这是造成效应的变化滞后于血药浓度的变化的主要原因之一。Sheiner 在传统的房室模型中引入一个效应室，作为药动学和药效学的桥梁，把经典的药动学模型和药效学模型有机地结合起来，建立了药动学与药效学结合模型来解释这一现象（图 2 - 20）。

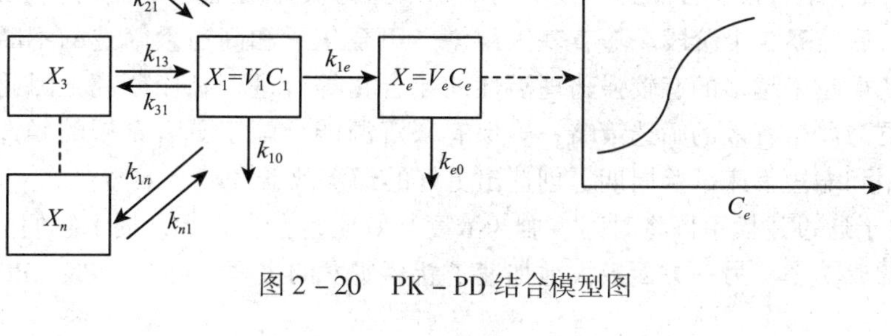

图 2 - 20　PK - PD 结合模型图

假设效应室（effect compartment，E）以一级过程与中央室相连接，药物按一级过程由中央室向效应室转运，其转运速率常数为 k_{1e}，X_1 和 X_e 分别为中央室和效应室的药量，k_{eo} 为药物从效应室消除的一级速率常数，V_1 和 V_e 分别为中央室和效应室的分布容积。假定效应室中的药量相比中央室的药量甚微，故由效应室转运回中央室的药量可以忽略不计。另外，当药物在体内达到动态平衡时，由中央室向效应室的清除率应等于由效应室向外的清除率，可用式（2－45）表示：

$$k_{1e}V_1 = k_{eo}V_e \qquad (2-45)$$

基于上述假设，得到相应的效应室中药物浓度－时间方程（表2－5）。

表2－5　基于PK/PD结合模型的效应室浓度－时间曲线方程

模型	方程
静脉给药（一室模型）	$C_e = \frac{k_{e0}X_0}{V_1}(\frac{e^{-kt}}{k_{e0}-k} + \frac{e^{-k_{e0}t}}{k-k_{e0}})$
血管外给药（一室模型）	$C_e = \frac{k_{e0}FX_0k_a}{V_1}(\frac{e^{-kt}}{(k_{e0}-k)(k_a-k)} + \frac{e^{-k_at}}{(k_{e0}-k_a)(k-k_a)} + \frac{e^{-k_{e0}t}}{(k_a-k_{e0})(k-k_{e0})})$
静脉滴注给药（一室模型）	$C_e = \frac{k_{e0}k_0}{V_1k(k_{e0}-k)}(1-e^{-kT})e^{-kt'} + \frac{k_{e0}k_0}{V_1k_{e0}(k-k_{e0})}(1-e^{-k_{eo}T})e^{-k_{eo}t'}$
静脉给药（二室模型）	$C_e = \frac{k_{e0}X_0}{V_1}(\frac{(k_{21}-\alpha)}{(k_{e0}-\alpha)(\beta-\alpha)}e^{-\alpha t} + \frac{(k_{21}-\beta)e^{-\beta t}}{(\alpha-\beta)(k_{e0}-\beta)} + \frac{(k_{21}-k_{e0})e^{-k_{e0}t}}{(\alpha-k_{e0})(\beta-k_{e0})})$
血管外途径给药（二室模型）	$C_e = \frac{k_{e0}k_aFX_0(k_{21}-k_a)e^{-k_at}}{V_1(\varepsilon-k_a)(\beta-k_a)(k_{e0}-k_a)} + \frac{k_{e0}k_aFX_0(k_{21}-\alpha)e^{-\alpha t}}{V_1(k_a-\alpha)(\beta-\alpha)(k_{e0}-\alpha)} + \frac{k_{e0}k_aFX_0(k_{21}-\beta)e^{-\beta t}}{V_1(k_a-\beta)(\alpha-\beta)(k_{e0}-\beta)} + \frac{k_{e0}k_aFX_0(k_{21}-k_{eo})e^{-k_{eo}t}}{V_1(k_a-k_{e0})(\alpha-k_{e0})(\beta-k_{e0})}$

（2）PK－PD结合模型的主要参数

1）药动学和药效学参数的估算方法　药动学参数的估算方法与传统的PK模型相同，首先将 $c-t$ 数据输入计算机，选择适当的PK模型，经计算机拟合即可求得有关的药动学参数，再将求得的药动学参数代入 C_e，然后将E－t数据输入计算机，选择适当的PD模型（主要有线性模型、对数线性模型、E_{max} 模型、S形 E_{max} 模型），经计算机拟合后即可求得有关的药效学参数 E_{max}、EC_{50}、s 和 k_{eo}。

2）药效学参数的估算方法及其意义　①E_{max} 为药物的最大效应，用以反映药物的内在活性。②EC_{50} 为产生50%最大效应时需要的浓度，其单位为浓度单位。用以反映药物与作用部位的亲和力。③s 为陡度参数，决定效应曲线的斜率或陡度，无单位。当 s 小于1时，曲线较为平坦；当 s 大于1时，曲线变陡，且更趋向S形，同时最大效应增大。④k_{eo} 为药物从效应室中的消除速率常数，单位为时间的倒数。用以反映药物从效应室中消除的速率。当 $k_{eo} > \alpha$（分布速率常数）时，药物在效应室中迅速消除，效应室中的药物浓度远低于血药浓度，靶部位的药物效应较弱，且无法用血药浓度进行预测；当 β（消除速率常数）$< k_{eo} < \alpha$ 时，药物从效应室中的消除与其在血浆中的消除相平行，效应室药量的变化平行于血药浓度的变化，血药浓度可较好地反映靶部位的药物效应；$k_{eo} < \beta$ 时，药物在效应室中消除较慢，滞留时间长于其在血浆中的滞留时间，在靶部位的作用效果持续时间较长，血药浓度无法准确预测药物在靶组织的效应。

3）药动学－药效学结合模型在新药研发中的应用　药物从开发到上市整个过程大致可分为临床前研究、临床研究和上市后监察3个阶段。随着基因组学、组合化学和高通量筛选的不断发展，新型的潜在作用靶点被发现，使得越来越多的有较强药理活性的化合物等待进入临床研究，因此在药物研发的早期阶段迫切需要一个更为严格有效的筛选策略，确保有限资源能分配于更有希望的候选化合物上，这样也能降低临床试验费用和缩短临床试验周期，创造出更好的经济效益和社会效益。

PK－PD模型由于通过建模手段将时间、血药浓度与效应整合在一起，揭示它们的内在关联，一方面可以提高新药研发的成功率，另一方面极大地加速了新药研发的进程，因此，PK－PD研究受到越来越广泛的重视，在新药研发的各个阶段得到广泛应用。

知识拓展

抗生素的 PK－PD 模型研究

抗生素的 PK－PD 模型研究一直是比较活跃的领域，常见的评价指标包括 AUC/MIC（AUIC）、$T_{>MIC}$、C_{max}/MIC 等，可根据研究结果将抗生素分为浓度依赖性、时间依赖性和时间依赖性合并抗生素后效应（post antibiotic effect，PAE）等 3 类。现有的抗生素的 PK－PD 模型可以由包含细胞生长与杀死过程的通用机制性 PK－PD 模型表达，如果模型参数 Hill 系数（Hill coefficient）较大同时最大杀灭速率（maximum kill rate）较低，提示抗菌效应为时间依赖型；反之，Hill 系数较小同时最大杀灭速率较高，则反映抗菌效应为浓度依赖型。

四、群体药物动力学

（一）群体药物动力学的基本概念

群体药物动力学（population pharmacokinetics，PPK）即药物动力学的群体分析法，是将药物动力学基本原理和统计学方法相结合，研究药物体内过程的群体规律、药物动力学参数的统计分布及影响因素的药物动力学分支学科。

群体（population）是根据研究目的所确定的研究对象的全体；群体方法是运用药动学模型与统计学模型结合起来的新型药动学研究方法，可通过分析个体的观察值来描述和解释个体间的变异、说明群体或亚群体（subpopulation）的行为。

群体药动学主要研究药动学特性中存在的变异性，即确定性变异和随机性变异。确定性变异，又称固定效应（fixed effect），通常在一定时间内较为固定，如年龄、性别、身高、体重、合并用药、种族、性别、肝肾功能、饮食、吸烟、病理因素等。随机性变异，又称随机效应（random effect），如个体间差异、个体内变异、测定误差等。固定效应模型用于定量考察固定效应对药动学参数的影响，而统计学模型则主要用于表达个体间变异和个体自身变异。

群体药动学的目的在于：①研究群体药动学与药效动力学的整体特征，获得参数平均值、典型值（typical value；又称群体值，population value）；②了解固定效应对药效动力学的影响；③评价随机效应的作用。

（二）群体药动学研究的主要内容及步骤

群体药动学研究的内容及步骤可分成实验设计与数据收集、群体数据分析、群体药动学参数的分析三部分。

1. 实验设计与数据收集　严谨的实验设计和良好的数据质量是群体药动学分析的基础。实验的类型可分为前瞻性研究和回顾性研究。因为需要分析各种变异，故与传统方法相比，群体药动学所需数据更复杂，包括动力学数据和影响因素数据。动力学数据是指时间血药浓度数据、用药剂量、用药间隔等，是估算药动学参数的基本数据；影响因素是指性别、身高、体重、各项生理病理指标、合并用药、是否吸烟饮酒等数据，用来分析这些影响因素中哪些对药动学参数有统计学意义的影响。

2. 群体数据分析　群体药物动力学参数的估算方法分为简单合并数据法（naive pooled data method，NPD）、简单平均数据法（naive averaged data，NAD）、标准二步法（standard two－stage，STS）、迭代二步法（iterative two stage method，ITS）、非参数法（non parametric method，NPM）、吉布斯取样法（eibbs sampler，GS）和非线性混合效应模型法（nonlinear mixed effect model method，NONMEM）等 7 种。在这些方法中，NONMEM 法是进行群体药动学研究的主流方法，本章将以此法为例介绍群体药物动力学的

原理。

3. 群体药动学参数的分析 估算出的群体药动学参数包括群体典型值、固定效应参数和随机效应参数。群体典型值即群体药动学参数的平均值。固定效应参数指药动学参数及影响因素的协变量参数，随机效应参数包括个体间变异、个体内变异及残差变异等参数。这些参数全面反映了特定患者群体药动学参数的统计分布及影响因素，为临床合理化用药及其他药动学研究打下良好的基础。在TDM中，这些参数既可直接应用，也可结合Bayesians反馈法求算更准确的个体参数，应用于个体化用药。

（三）群体药动学参数的计算方法——NONMEM法

NONMEM程序由Sheiner等研制，是目前群体药动学（PPK）和群体药效学（PPD）研究应用最广的群体药动学软件。它根据非线性混合效应模型法（nonlinear mixed effect model，NONMEM）编制。非线性混合效应模型将固定效应与随机效应加在一起（即混合效应），将固定效应和随机效应统一考察，利用扩展的非线性最小二乘方原理一步估算出各种群体药动学参数，可用于临床常规监测系数数据的群体分析，是迄今为止最受欢迎的PPK参数估算法。NONMEM法集合患者群体的原始数据（时间、浓度、效应），同时考察食物、遗传、合并用药及生理病理等因素对结果的影响，在求得群体药动学参数的基础上，可以得到个体间和个体内的变异结果，并且应用Bayesian反馈法可以计算个体的药动学参数。

1. NONMEM法的参数 经NONMEM法分析收集数据后，估算出群体参数（population pharmacokinetic parameter）可分为以下几类。

（1）群体典型值 即群体药动学参数典型值，具有代表性，能反映特定群体（或亚群体）特征的药动学参数，即参数的群体值（平均值）。如常用的一级动力学吸收和消除的单室模型，主要参数为K_a、K、V_d、$t_{1/2}$、CL、AUC、K_m、V_m等。

（2）固定效应参数（θ_k） 固定效应即为确定性变异（又称协变量），即明确而固定，用于描述生理（如年龄、性别、体重）、病理（如心功能、肾功能及肝功能异常等）及其他因素（饮食、吸烟、联合用药等）对参数的影响。这些因素的影响具有一定的规律，其参数称固定效应参数。

（3）随机效应参数 随机效应又称随机性变异，描述个体间和个体自身（亦称残差）参数的变异，前者指不同患者间（即个体间变异），后者指研究人员、试验方法和患者自身（即个体自身变异）随时间的变异。个体间变异常数用η表示，其方差用ω^2表示；个体自身变异常数用ε表示，其方差用σ^2表示。

2. NONMEM法目标函数和参数估算 NONMEM法同时分析多因素和复杂的误差模型，采用扩展最小二乘法（extended least squares，ELS）与最大似然法（maxmum likelihood method，ML）一致，对任何目标函数采用自由派生的似牛顿极小值算法。用户只需对目标函数作适当变化，便可获得较理想的点和区间估算。

ELS法目标函数为：

$$OF(\theta,y,\sigma^2) = n \cdot \log\sigma^2 + \sum_{i=1}^{n} \frac{[y_i - f(\theta,x_i)]^2}{\sigma^2} \tag{2-46}$$

其中，θ为群体药物动力学参数，y_i为实际观测值，x_i为已知变量（如给药方法、时间、剂量等），$f(\theta, x_i)$为浓度的拟合值，n为观测点数。

通过各种拟合过程使目标函数OF最小而求得各类参数，同时也能利用提供的目标函数的极小值，通过固定回归模型中一个或多个参数θ比较两个不同回归模型所造成的目标函数之差，从而进行假设检验，以推知模型之间的优劣，得到最终回归模型。其中，因NONMEM法中采用的ELS法与ML法一致，即目标函数极小值与最大似然值相等，故下式成立：

$$OF_{\min} = -2\log L_{\max} \tag{2-47}$$

这样两模型目标函数之差就是$-2\log L_{\max}$之差，它服从F分布，近似服从χ^2分布，自由度（n）为被固定的群体药物动力学参数（θ）个数。设定显著性水平α比较目标函数之差与$\chi(\alpha, n+1)$，从而可判断回归模型中各因素对药动学参数是否存在显著性影响。NONMEM程序可用于同时拟合所有个体数据，

估计平均值 θ_k、个体间变异 ω^2 及个体自身残差变异 σ^2。

（四）群体药动学的临床应用

1. 指导临床有针对性地采集并利用常规的监测数据，更具实用价值。

2. 群体药动学参数能准确地计算出个体参数，优化给药方案，为个体化给药打下良好的基础。

3. 定量考察患者生理、病理因素对药动学参数的影响，以及各种随机效应。群体药动学参数的估算对于制定特殊群体患者（如肿瘤化疗和新生儿或儿童治疗领域）的用药剂量方案及根据所测得的血药浓度来优化给药有重要的意义。

4. 群体药动学原理适用于群体药效学、群体药动学－药效学结合模型（PK－PD）研究，为新药临床试验提供全面的信息，为新药质量评价提供新方法。

知识拓展

个体给药方案的制定——Bayesian 反馈法

Bayesian 反馈法是 Sheiner 等人于 1977 年提出的一种由群体药物动力学参数预报个体药物动力学参数，并用于个体给药方案制定的一种方法。由于该法的依据是 Bayes 理论，所以被称为 Bayesian 反馈法。Bayesian 反馈法是在群体药物动力学参数的基础上，采用患者的 1～2 个血药浓度作为反馈，可以得到较理想的个体药物动力学参数。其原理为应用 Bayesian 公式，根据测定的血药浓度，得到目标函数：

$$OBJ_{Bayes} = \sum_{j=1}^{n}\left(\frac{\bar{P}_j - P_j}{{}_{j}}\right)^2 + \sum_{i=1}^{m}\left(\frac{\bar{C}_{pi} - C_i}{\sigma_i}\right)^2$$

其中，i 为血药浓度点数，j 为参数个数，P_j 表示药动学参数的群体估算值，$\bar{P}_j$ 为药动学参数的实测值，C_i 为预测血药浓度，$\bar{C}$pi 为实测血药浓度，ω_j^2 为参数的变异，σ_i^2 为血药浓度的变异。用 NONMEM 法可以求出 P_j、ω_j^2 及 σ_i^2。反复迭代方法使目标函数得到最小值，用此时所得的药物动力学参数的预估参数 P_j，求算药物动力学参数实测值与预估值的相关系数，并进行比较。以相关性比较好的反馈血药浓度，用求出的预估药物动力学参数，算出其预估值 C_P，与实测血药浓度比较，上述过程可以反复循环，以相关系数及 RMSE（root of mean squared error）作为评价指标。

从 Bayesian 反馈法提出至今，已有大量文献资料报道了 Bayesian 法在药物临床监测中的应用，例如氨基糖苷类抗生素、环孢素 A（ciclosporinA）、地高辛（digoxin）、利多卡因、茶碱、华法林等。

本章小结

1. 药效学是研究药物对机体的作用、作用机制及效应变化规律的科学，同时也要探索药物、机体以及其他各种因素对药物效应的影响。在临床上要做到合理用药，就必须对药物作用、作用机制以及量效关系有充分的了解，才能制定合理的给药方案，只有弄清药物作用性质、强度以及起效和维持时间方可做到“对症下药”，使所用药物作用的性质、强度和时间尽量符合临床需要，以增强其治疗作用，防止或减轻其不良反应。

2. 临床药物代谢动力学是应用药动学原理，阐明临床用药过程中人体对于药物处置的动力学过程以及体内药物浓度随时间变化的规律，以及各种因素对药物体内过程的影响。临床药动学通过计算和预测血药浓度、根据药动学参数（如消除常数、半衰期、清除率、生物利用度、表观分布容积等）制订最佳给药方案，指导临床合理用药。

3. 临床药动学参数反映药物在体内动态变化规律性的一些常数，可用模型法估算药动学参数。统计矩理论、生理药动学模型、药动学-药效学结合模型、群体药动学等方法皆可很好的用于药动学参数的估算和给药方案的设计，为新药临床试验提供全面的信息，为新药质量评价和临床合理用药提供新方法。

练习题

题库

一、选择题

1. 应用竞争性拮抗药后，受体激动药的量效曲线变化表现为（　　）。
A. E_{max}不变，曲线右移　B. E_{max}下降，曲线下移　C. E_{max}不变，曲线左移
D. E_{max}下降，曲线上移　E. E_{max}不变，曲线下移

2. 最低有效浓度和最低毒副反应浓度之间的血药浓度范围称为（　　）。
A. 目标浓度　B. 治疗指数　C. 稳态血药浓度
D. 有效血药浓度范围　E. 以上都不是

3. 患者由于注射青霉素而发生过敏性休克的原因是（　　）。
A. 变态反应　B. 遗传因素决定的不良反应　C. 获得性异常
D. 先天性敏感性增高引起的其他反应　E. 后遗效应

4. 药物代谢动力学研究的内容是（　　）。
A. 新药的毒副反应　B. 新药的疗效　C. 新药的不良反应处理方法
D. 新药体内过程及给药方案　E. 比较新药与已知药的疗效

5. 影响药物吸收的因素是（　　）。
A. 药物所处环境的 pH　B. 患者的精神状态　C. 肝、肾功能状态
D. 药物血浆蛋白率高低　E. 肾小球滤过率高低

6. 与药物的排泄快慢有关的因素是（　　）。
A. 药物及其代谢物在肾小管重吸收情况　B. 患者的精神状态　C. 药物血浆蛋白结合率
D. 药物的剂型　E. 给药途径

7. 进行药物代谢（生物转化）的主要器官是（　　）。
A. 肝脏　B. 肾脏　C. 心脏
D. 神经系统　E. 胃肠道

8. 药物代谢动力学的临床应用是（　　）。
A. 给药方案的调整及进行 TDM　B. 给药方案的设计及观察 ADR
C. 进行 TDM 和观察 ADR　D. 测定生物利用度及 ADR
E. 测定生物利用度，进行 TDM 和观察 ADR

9. 血浆白蛋白与药物发生结合后，正确的描述是（　　）。
A. 药物与血浆白蛋白结合是不可逆的
B. 药物暂时失去药理学活性
C. 肝硬化、营养不良等病理状态不影响药物与血浆蛋白的结合情况
D. 药物与血浆蛋白结合后不利于药物吸收
E. 血浆蛋白结合率高的药物，药效作用时间缩短

10. 按一级动力学消除的药物，按一定时间间隔连续给予一定剂量，血药浓度达到稳定状态时间的长短决定于（　　）。

A. 剂量大小　　B. 给药次数　　C. 半衰期
D. 表观分布容积　　E. 生物利用度

二、思考题

1. 什么是临床药效学？其主要研究内容是什么？
2. 试述药物作用的两重性。
3. 药物量效关系曲线有哪些重要信息？
4. 简述半衰期、清除率、生物利用度、表观分布容积对临床合理用药的重要意义。
5. 线性动力学与非线性动力学各有何特点？

（闵　清　印晓星）

第三章 药物临床研究与评价

学习导引

知识要求

1. **掌握** 药物临床试验的分期、生物等效性的基本概念。
2. **熟悉** Ⅱ期临床试验药效评价及有效率的计算。
3. **了解** 药物临床试验质量管理规范的相关内容。

能力要求

通过学习 GCP 的指导原则加深对于药物临床各期试验侧重点的理解。

课堂互动

1. 什么是仿制药，什么是原研药？
2. 开展仿制药的一致性评价的目的是什么？

案例解析

【案例】 新药 A 要进行耐受性试验的研究，现已知其小鼠急毒的 LD_{50} 为 3400mg/kg，LD_{10} 为 1700mg/kg，最小有效剂量为 150mg/kg；大鼠急毒的 LD_{50} 为 1200mg/kg，最小有效剂量为 100mg/kg，长毒最低有毒量为 330mg/kg；犬的长毒最低有毒量为 160mg/kg。另外，新药 A 同类药物临床治疗剂量是 5mg/kg。

【问题】 新药 A 在进行临床耐受性试验时如何确定最小初始剂量？

【解析】

1. 新药临床试验最小初始剂量的确定有以下几种方法。

（1）参考相同药物临床耐受性试验（如文献报道），取其起始量 1/2 作为起始剂量。

（2）参考同类药物临床耐受性试验，取其起始量 1/4 作为起始剂量。

（3）同类药物临床治疗量的 1/10 开始。

（4）无参考时，根据临床前动物实验结果推算起始量，常用的几种估算方法如下。①Blach Well 法：敏感动物 LD_{50} 的 1/600 或最低有毒剂量的 1/60。②改良的 Blach Well 法：该法出于对安全性的考虑，根据两种动物急毒试验 LD_{50} 的 1/600 及两种动物长期毒性试验有毒量的 1/60，以其中最低者为起始剂量。③Dollry 法：从有效性方面考虑。采用最敏感动物最小有效量的 1/100 ~ 1/50。

（5）改良的 Fibonacci 法　对于抗癌药，起始量较大，一般是小鼠急毒 LD_{10} 的 1/100 或大动物最低毒性剂量的 1/40 ~ 1/30。

2. 结合本案例，我们可以参考以下几个方面确定新药 A 的最小初始剂量。

（1）已知新药 A 同类药物临床治疗剂量是 5mg/kg，它的 1/10 剂量为 0. 5mg/kg。

（2）已知敏感动物大鼠的 LD_{50} 为 1200mg/kg，按 Blach Well 法计算：1200mg/kg × 1/600 = 2mg/kg。

（3）已知大鼠长毒最低有毒量为 330mg/kg，犬长毒最低有毒量为 160mg/kg，如按最低有毒剂量的 1/60 计算，大鼠为 330mg/kg × 1/60 = 5. 5mg/kg，犬为 160mg/kg × 1/60 = 2. 67mg/kg。

（4）已知大鼠和小鼠最小有效剂量分别为 100mg/kg 和 150mg/kg，根据 Dollry 法采用最敏感动物最小有效量的 1/100 ~ 1/50 计算，大鼠最小有效剂量的 1/100 ~ 1/50 为 1 ~ 2mg/kg。

（5）如果 A 药为抗癌药，按改良的 Fibonacci 法计算，小鼠急毒 LD_{10} 的 1/100 为 1700mg/kg × 1/100 = 17mg/kg，犬的最低有毒量的 1/40 ~ 1/30 为 4（160mg/kg × 1/40）~ 5. 3（160mg/kg × 1/30）。

用上述不同方法计算出的新药 A 的最小初始剂量为 0. 5 ~ 5. 5mg/kg。由于小鼠急毒的最小有效剂量为 150mg/kg，且犬长毒的最低有毒量为 160mg/kg，故该药的安全范围小。在这种情况下，最小初始剂量应该从最低剂量 0. 5mg/kg 开始；如果受试药物的安全范围很大，最小初始剂量可选择 5. 5mg/kg。

第一节　药物临床试验质量管理规范

PPT

药物临床试验质量管理规范（good clinical practice，GCP）是临床试验（clinical trial）全过程的标准规定，包括方案设计、组织实施、稽查、记录、总结和报告。凡进行药物的临床试验（包括人体生物利用度或生物等效性试验），均须按本规范执行，其目的在于保证临床试验过程的规范，结果科学可靠，保护受试者的权益和安全。

一、GCP 形成的背景

在二次世界大战期间，德、日法西斯以战争为目的，在人体进行细菌试验和化学毒剂的试验，犯下了惨无人道的反人类、反科学的暴行。1947 年国际组织曾做出纽伦堡规定予以制止。1964 年世界医学大会发表赫尔辛基宣言（declaration of Helsinki），该宣言制定了涉及人体对象医学研究的道德原则，是一份包括以人作为受试对象的生物医学研究的伦理原则和限制条件，也是关于人体试验的第二个国际文件。该宣言现已成为医学界进行药物临床研究的伦理学基础。

美国食品药品管理局（food and drug administration，FDA）曾于 20 世纪 60 年代提出药物临床研究需要受试者同意并签署知情同意书（informed consent form）。1993 年世界卫生组织（world health organization，WHO）颁布了药物临床试验 GCP 指南；1998 年国家卫生部制定并颁布《药品临床试验管理规范（试行）》；1999 年国家药品监督管理局对《药品临床试验管理规范》进行了修订，这标志着我国 GCP 进入正式实施阶段；2003 年国家食品药品监督管理局正式颁布修订后的 GCP；2014 年再次启动 GCP 的修订；2017 年中国正式加入人用药品注册技术管理国际协调会（ICH）并成为管委会成员，这标志着中国的药品注册标准将逐步全面与国际接轨，中国的药品注册进入全球化时代；2020 年为深化药品审评审批制度改革，鼓励创新，进一步推动我国药物临床试验规范研究和提升质量，国家药品监督管理局、国家卫生健康委员会联合发布了新版《药物临床试验质量管理规范》，该规范自当年 7 月 1 日起施行。

二、实施 GCP 的意义

1. 落实医学伦理原则，目的是充分保障受试者权益。

2. 强调规范、科学、严谨、诚信，确保试验数据准确、可靠，以便为药物临床评价提供科学、真实的临床数据。

3. 强调质量控制，是提高新药研究监督管理水平的有效措施。

4. 是缩小发展中国家与发达国家药物临床试验差距的有力措施，有利发展中国家创新药物进入国际市场。

5. 有利于国际多中心临床试验同期实施。

三、我国 GCP 的主要内容

我国的 GCP 有 9 章，共 83 条，现分述如下：

第一章　总则

总则中的第一条列举了《规范》的法律法规依据是《中华人民共和国药品管理法》《中华人民共和国疫苗管理法》和《中华人民共和国药品管理法实施条例》，适用范围为“为申请药品注册而进行的药物临床试验。药物临床试验的相关活动应当遵守本规范”。

第二章　术语及其定义

对《规范》中“临床试验”“伦理委员会”等 40 个术语的含义进行定义和解析，涵盖了临床试验的参与主体和设计、组织实施、监察、稽查、记录、分析、总结和报告等活动。

伦理委员会，指由医学、药学及其他背景人员组成的委员会，其职责是通过独立地审查、同意、跟踪审查试验方案及相关文件、获得和记录受试者知情同意所用的方法和材料等，确保受试者的权益、安全受到保护。

受试者，指参加一项临床试验，并作为试验用药品的接受者，包括患者、健康受试者。

研究者，指实施临床试验并对临床试验质量及受试者权益和安全负责的试验现场的负责人。

申办者，指负责临床试验的发起、管理和提供临床试验经费的个人、组织或者机构。

知情同意，指受试者被告知可影响其做出参加临床试验决定的各方面情况后，确认同意自愿参加临床试验的过程。该过程应当以书面的、签署姓名和日期的知情同意书作为文件证明。

第三章　伦理委员会

强调伦理委员会的职责是保护受试者的权益和安全，应当特别关注弱势受试者。第三章对伦理委员会的组成、运行以及伦理审查记录的保存规定了具体要求。伦理委员会的委员组成、备案管理应当符合卫生健康主管部门的要求，委员均应当接受伦理审查的培训，能够审查临床试验相关的伦理学和科学等方面的问题，投票或者提出审查意见的委员应当独立于被审查的临床试验项目。伦理委员会有权暂停、终止未按照相关要求实施，或者受试者出现非预期严重损害的临床试验。研究者、申办者或者药品监督管理部门可以要求伦理委员会提供其标准操作规程和伦理审查委员名单。

知识链接

伦理委员会的职责

①伦理委员会应当审查的文件包括试验方案和试验方案修订版、知情同意书及其更新件、招募受试者的方式和信息等九大类文件；②对临床试验的科学性和伦理性进行审查；③对研究者的资格进行审查；④审查是否存在受试者被强迫、利诱等不正当的影响而参加临床试验；⑤确保知情同意书、提供给受试者的其他书面资料说明了给受试者补偿的信息，包括补偿方式、数额和计

划；⑥应当在合理的时限内完成临床试验相关资料的审查或者备案流程，并给出明确的书面审查意见；⑦关注并明确要求研究者及时报告：临床试验实施中为消除对受试者紧急危害的试验方案的偏离或者修改；增加受试者风险或者显著影响临床试验实施的改变；所有可疑且非预期严重不良反应；可能对受试者的安全或者临床试验的实施产生不利影响的新信息；⑧对正在实施的临床试验定期跟踪审查，审查的频率应当根据受试者的风险程度而定，但至少一年审查一次；⑨受理并妥善处理受试者的相关诉求。

第四章　研究者

明确规定了研究者和临床试验机构应当具备的资格和要求，完成临床试验所需的必要条件，研究者和临床试验机构对申办者提供的试验用药品有管理责任。研究者应当遵守试验方案，遵守临床试验的随机化程序。研究者应当给予受试者适合的医疗处理，研究者实施知情同意，应当遵守赫尔辛基宣言的伦理原则，提前终止或者暂停临床试验时，研究者应当及时通知受试者，并给予受试者适当的治疗和随访。研究者与伦理委员会的沟通包括：临床试验实施前，研究者应当获得伦理委员会的书面同意；未获得伦理委员会书面同意前，不能筛选受试者；临床试验实施前和临床试验过程中，研究者应当向伦理委员会提供伦理审查需要的所有文件。《规范》对于研究者的试验记录和报告、安全性报告、试验进展报告也提出了明确的要求。

第五章　申办者

申办者应当把保护受试者的权益和安全以及临床试验结果的真实、可靠作为临床试验的基本考虑。申办者应当建立临床试验的质量管理体系并基于风险进行质量管理。临床试验的质量管理体系应当涵盖临床试验的全过程，包括临床试验的设计、实施、记录、评估、结果报告和文件归档。质量管理包括有效的试验方案设计、收集数据的方法及流程、对于临床试验中做出决策所必需的信息采集。《规范》对于申办者的职责和工作要求做出了具体规定，内容涵盖：质量保证和质量控制，委托合同研究组织和其他合作方，试验管理、数据处理与保存，研究者的选择，试验用药品，监察，稽查。

第六章　试验方案

试验方案通常包括基本信息、研究背景资料、试验目的、试验设计、实施方式（方法、内容、步骤）等内容。临床试验的科学性和试验数据的可靠性，主要取决于试验设计，试验设计通常包括如下内容。①明确临床试验的主要终点和次要终点。②对照组选择的理由和试验设计的描述（如双盲、安慰剂对照、平行组设计），并对研究设计、流程和不同阶段以流程图形式表示。③减少或者控制偏倚所采取的措施，包括随机化和盲法的方法和过程。采用单盲或者开放性试验需要说明理由和控制偏倚的措施。④治疗方法、试验用药品的剂量、给药方案；试验用药品的剂型、包装、标签。⑤受试者参与临床试验的预期时长和具体安排，包括随访等。⑥受试者、部分临床试验及全部临床试验的“暂停试验标准”“终止试验标准”。⑦试验用药品管理流程。⑧盲底保存和揭盲的程序。⑨明确何种试验数据可作为源数据直接记录在病例报告表中。

第七章　研究者手册

申办者提供的《研究者手册》是关于试验药物的药学、非临床和临床资料的汇编，其内容包括试验药物的化学、药学、毒理学、药理学和临床的资料和数据。研究者手册目的是帮助研究者和参与试验的其他人员更好地理解和遵守试验方案，帮助研究者理解试验方案中诸多关键的基本要素，包括临床试验的给药剂量、给药次数、给药间隔时间、给药方式等，主要和次要疗效指标和安全性的观察和监测。中药民族药研究者手册的内容还应当注明组方理论依据、筛选信息、配伍、功能、主治、已有的人用药经验、药材基原和产地等；来源于古代经典名方的中药复方制剂，注明其出处；相关药材及处方等资料。

第八章　必备文件管理

临床试验必备文件是指评估临床试验实施和数据质量的文件，用于证明研究者、申办者和监察员在临床试验过程中遵守了本规范和相关药物临床试验的法律法规要求。必备文件是申办者稽查、药品监督管理部门检查临床试验的重要内容，并作为确认临床试验实施的真实性和所收集数据完整性的依据。申办者、研究者和临床试验机构应当确认均有保存临床试验必备文件的场所和条件。用于申请药品注册的临床试验，必备文件应当至少保存至试验药物被批准上市后5年；未用于申请药品注册的临床试验，必备文件应当至少保存至临床试验终止后5年。

第九章　附则

规定了《规范》自2020年7月1日起施行。

知识拓展

2020版《药物临床试验质量管理规范》修订的主要内容

（一）细化明确参与方责任。伦理委员会作为单独章节，明确其组成和运行、伦理审查、程序文件等要求。突出申办者主体责任，明确申办者是临床试验数据质量和可靠性的最终责任人，加强对外包工作的监管。合同研究组织应当实施质量保证和质量控制。研究者具有临床试验分工授权及监督职责。临床试验机构应当设立相应的内部管理部门，承担临床试验相应的管理工作。

（二）强化受试者保护。伦理委员会应当特别关注弱势受试者，审查受试者是否受到不正当影响，受理并处理受试者的相关诉求。

（三）建立质量管理体系。申办者应当建立临床试验的质量管理体系，基于风险进行质量管理，加强质量保证和质量控制，可以建立独立数据监察委员会，开展基于风险评估的监察。研究者应当监管所有研究人员执行试验方案，并实施临床试验质量管理，确保源数据真实可靠。

（四）优化安全性信息报告。

（五）规范新技术的应用。

（六）参考国际临床监管经验。

（七）体现卫生健康主管部门医疗管理的要求。

PPT

第二节　药物的临床研究与设计

案例解析

【案例】新型冠状病毒肺炎（COVID－19）是百年不遇的全球大流行的传染病，安全有效的疫苗是预防病毒性疾病最有力的科技手段。我国自2020年多个疫苗陆续获批附条件上市，有效地降低了新冠病毒传播风险，保障了人民生命安全和身体健康。

【问题】新冠疫苗上市需要经过哪些临床试验？如何理解“附条件上市”？

【解析】临床试验是疫苗研发的必经阶段，Ⅰ期评估疫苗在一定剂量范围内的耐受性和安全性；Ⅱ期进一步探索疫苗的免疫剂量和接种程序，优选出Ⅲ期的推荐剂量和程序；Ⅲ期是上市最关键的临床试验，通过大规模临床试验获取数据，确定疫苗的有效性和安全性。疫苗的Ⅲ期临床试验的进展快慢取决于受试者人数、入组速度、受试者中感染病例的数据获取速度等具体情况。疫苗的“附条件上市”包括两个含义：首先疫苗的安全性已符合要求，其次表明疫苗是在应急情况下研发的，因为研发的时间相对较短，所以根据试验数据中已经完成的部分进行审批上市，比如在各个年龄组进行的临床试验中，18 至 59 岁的年龄组最先得到数据，因此，相关疫苗在批准上市时就要对接种者的年龄附加限制条件。

药物研发的本质在于提出有效性、安全性相关的问题，然后通过研究进行回答。临床试验是指在人体进行的研究，用于回答与研究药物预防、治疗或诊断疾病相关的特定问题。通常采用两类方法对临床试验进行描述。按研究目的分类，将临床试验分为临床药理学研究、探索性临床试验、确证性临床试验、上市后研究。按研发阶段分类，将临床试验分为Ⅰ期临床试验、Ⅱ期临床试验、Ⅲ期临床试验和Ⅳ期临床试验，某些类别的新药可仅进行生物等效性试验。现就各期临床试验设计及要求分述如下。

微课

一、Ⅰ期临床试验

Ⅰ期临床试验（phase Ⅰ clinical trial）是对临床药理学及人体安全性进行初步的评价，其内容为药物耐受性试验与药物代谢动力学研究。

（一）Ⅰ期临床试验研究方案设计原则

1. 研究目的　在健康志愿者（或患者）中，观察单次或连续给药的耐受性和药动学，为新药的Ⅱ期临床试验提供安全有效的合理试验方案。

2. 受试者的选择　包括志愿者的来源、入选标准及淘汰标准等。

3. 观察指标　耐受性试验前后需要进行全面的生理、生化等指标检查。同时根据新药的特点设计新的所需观察指标。药动学研究需要选择合适的样本（血液或其他体液）中药物浓度的检测条件或方法。

4. 伦理委员会批准　研究方案需要报送伦理委员会审批。

5. 知情同意　受试者在试验前须签署知情同意书。

（二）耐受性试验

耐受性试验（tolerance test）一般是在健康志愿者中进行。但毒性较大的药物需要在其适应证的患者中进行。受试者事先需要健康检查合格，试验后按规定要求检查的各项生理、生化指标应与试验前对比，以此判定机体对药物的耐受程度。研究者事先应对药物可能出现的不良反应有充分认识和估计，并做好处理意外的预案。

1. 耐受性试验分组　在初试最小剂量与最大剂量之间分若干组。组间剂量的分隔应根据药物毒性大小而确定。对于毒性较小的受试药可少设置几个组，而对于毒性较大、作用较强的药物，剂间距应缩小，以避免出现严重不良反应。各受试组之间的剂量由小到大依次进行。在同一受试者中，不得进行剂量递增的连续耐受性试验。

2. 例数确定　确定试验例数的原则：参与试验的受试者人数尽可能少，并尽快从中发现不良反应出现的剂量。从最小剂量至最大剂量之间设若干（3 ~ 7）组，低剂量组可以 2 ~ 4 人，随着剂量的增加，受试者的数量可逐渐递增。接近治疗剂量时，每组可增至 6 ~ 8 人。

3. 最小初始剂量的确定

（1）参考相同药物临床耐受性试验（如文献报道），取其起始剂量的 1/2 剂量作为起始剂量。

（2）参考同一类型药物临床耐受性试验，取其起始剂量的 1/4 剂量作为起始剂量。

（3）从同一类型药物临床治疗剂量的 1/10 开始试验。

（4）如果无药物可参考时，应根据该药物临床前的动物实验结果推算其起始剂量。估算最小初始剂量的方法有以下几种。

1）Blach Well 法　敏感动物 LD_{50} 的 1/600 剂量或最低有毒剂量的 1/60。

2）改良的 Blach Well 法　该法出于对安全性的考虑，根据两种动物急性毒性试验 LD_{50} 的 1/600 剂量及两种动物长毒试验有毒量的1/60剂量，以其中最低者作为起始剂量。

3）Dollry法　从有效性方面考虑，采用最敏感动物出现的最小有效量的1/100～1/50剂量。

4）改良的Fibonacci法　对于抗癌药，因为起始剂量较大，一般是小鼠急性毒性LD_{10}的1/100剂量或大动物的最低毒性剂量的1/40～1/30。

4. 最大试验剂量的确定　①采用同一种药物、同类药物或结构相似药物的单次最大剂量；②动物长毒试验中能引起中毒症状或使脏器出现可逆性变化的剂量的1/10剂量；③动物长毒试验中最大耐受剂量的1/5～1/2剂量；④最大剂量范围中应包括预期的有效剂量；⑤若受试药物在国外已有临床研究的文献报道，则可参考其临床治疗的最大剂量。

5. 终止试验标准　①严重不良反应发生在剂量递增过程中，且影响正常学习、工作、生活等；②有一半的受试者出现轻度不良反应；③受试药为抗癌药时，半数受试者出现较重不良反应；④最大剂量时虽没有出现不良反应亦应终止试验。

6. 剂量递增的基本原则　递增的原则：在剂量递增的初期增幅可较大，后期则逐渐减小。常用费氏递增法，即开始递增快，以后的增量逐渐递减，例如每次增加的剂量分别为：+100%、+67%、+50%、+30%～35%……。

对于单次给药的耐受性试验，需要确定起始剂量和最大剂量。试验从低剂量开始，在第一个剂量组试验结束后方可进行下一个剂量组的试验。对于多次给药的耐受性试验，受试者用药时间为5～10天，如若病情较轻的患者，可按预期疗程用药。

决定剂量递增的因素包括：起始剂量、剂量-毒性曲线的斜率、起始剂量与药效学活性剂量和毒性剂量之间的距离等。

（三）药物代谢动力学研究

人体药物代谢动力学是研究药物在人体内的吸收、分布、代谢和排泄的规律和特点及其与药效学的相关性。

1. 新药Ⅰ期临床试验的药动学研究内容　包括：①食物对药物吸收影响的研究；②药物血浆蛋白结合率的研究；③药物在人体内产生活性代谢物的药动学及其代谢途径的研究；④单次给药的药动学研究；⑤多次给药的药动学研究。

2. Ⅰ期人体药动学研究方法与设计

（1）受试者选择　一般选择健康志愿者作为受试者，特殊毒性的药物如抗癌药需要选择肝、肾功能仍属正常的肿瘤患者进行试验。

（2）给药剂量与途径　对于单次给药的药物剂量可根据耐受性试验证明无明显副作用且拟推荐临床应用的剂量选择。一般选用低、中、高3个剂量组。对于多次给药的剂量一般可根据Ⅰ期临床耐受性试验的结果及单次给药的药动学试验结果，也可以选择准备在Ⅱ期临床试验中拟应用的治疗剂量。并确定每日给药次数、疗程及总剂量。给药的途径应与Ⅱ期临床试验及批准上市后的给药途径一致。

（3）样本采集时间点的确定　①单次静脉给药：取血点是根据该药在体内的分布和清除速度而定，一般保证在吸收、平衡、消除各时相有3～4个时间点，给药前也应该采样。②单次非血管内给药：在吸收相和平衡相各取3个点，在消除相取4～6个点，总采样点不少于10个，总采样时间为3～5个半衰期（$t_{1/2}$），采样持续至药峰浓度（peak concentration，C_{max}）的1/10或1/20的浓度时。③多次给药：采样点选取主要是根据在单次给药的药动学中求得的半衰期（half-life，$t_{1/2}$），估算受试药达到稳态浓度（steady state plasma concentration，C_{ss}）的时间，这一般需要5～7个$t_{1/2}$。达稳态浓度后应连续检测3～5日的谷浓度，以确定血药浓度是否已达稳态。当血药浓度在体内已达稳态之后，采取最后1次给药后的系列样本，包括吸收相、分布相和消除相的样本，计算稳态血药浓度-时间曲线。

（4）药动学参数的计算　①单次给药：提供受试者的血药浓度及药物浓度-时间曲线图，通过数学模型拟合计算药动学参数。②多次给药：根据测得的谷浓度和稳态血药浓度-时间曲线计算多次给药的药动学参数，如$t_{1/2}$、药峰时间（peak time，T_{max}）、C_{max}、稳态血药浓度-时间曲线下面积（area under-steady state concentration-time curve，AUC_{ss}）、平均稳态血药浓度（average steadystate plasma concentration，

C_{av}）、清除率（clearance，CL）及波动系数（fluctuation index，FI）等药动学参数。

（5）药动学结果的分析与评价　针对人体药动学结果，对受试药的体内过程做出分析与评价。明确受试药的吸收、分布、代谢与排泄等体内过程的基本情况；通过对多次给药的药动学结果的分析，可以观察和了解多次给药后药物达稳态浓度的速率和程度、药物的谷浓度、峰浓度和谷峰浓度的波动系数，还可了解药物在体内是否存在蓄积等。

二、Ⅱ期临床试验

（一）Ⅱ期临床试验设计原则

Ⅱ期临床试验是初步评价药物对目标适应证患者的治疗作用和安全性，Ⅱ期临床试验的设计应符合4R原则，即代表性（representation）、重复性（replication）、随机性（randomization）和合理性（rationality）。

1. 代表性　受试者的选择应符合统计学中的样本抽样总体规律。

2. 重复性　试验结果经得起重复验证。

3. 随机性　试验中受试药组和对照组二组患者的分配是均衡的，不是随意而为之。随机化是新药临床试验过程中对病例分组的基本要求，可以降低主客观偏因。

4. 合理性　试验设计要切实可行，既要符合专业要求，又要符合统计学要求。

（二）Ⅱ临期床试验设计

1. 对照试验的设计　新药临床试验的分组通常包括试验药物组，即被研究的新药（investigational new drug，IND）和阳性对照药物组，亦称标准药物（standard drug）。目前许多药物同时设安慰剂（placebo）对照组，即阴性对照组。常用的对照试验还包括平行对照和交叉对照。

（1）平行对照　适用于以下几种情况：①用于研究的病例来源较容易；②疗程较长；③只需治疗一个疗程的疾病；④需要比较不同药物的疗效时。

（2）交叉对照　交叉设计是将自身比较和组间比较设计思路综合应用的一种设计方法，可以控制个体间的差异。交叉设计前先设计好试验次序，然后在各个时期对受试者逐一实施各种处理，从而比较组间的差异。交叉设计适用于以下情况：①每种药物的药效是短期或短暂的；②延长总的治疗周期并不缩小各种药物疗效之间的差别；③所有交叉设计无顺序影响，或虽有顺序影响，但通过交叉试验，这种顺序效应能得到平衡。

2. 随机化设计　随机化是使临床试验中的受试者有同等的机会被分配到试验组或对照组中，而不受研究者和受试者主观意愿的影响。随机化包括分组随机和试验顺序随机。与盲法合用，有助于避免偏倚。

3. 盲法试验　盲法（blind method）可以控制临床研究过程中产生的偏倚。盲法试验（blind trial technique）是指不让医生和患者知道受试者接受的是试验药还是对照药。临床试验的盲法分为双盲（double blind）和单盲（single blind）。双盲是指医生和患者均不知道受试者接受的是试验药还是对照药；单盲是指医生不“盲”，只是患者“盲”。在试验过程中如果发生了意外情况导致盲底泄露且影响试验结果的客观性时，则该试验结果将被视作无效。

在进行双盲试验时，受试药与对照药外观应完全一致。口服制剂不仅外观要一样，药味也应相似。由于对照药品可能由不同厂家生产，其外观可能与受试药不同，因而无法进行盲法试验。在这种情况下则采用双盲双模拟法（double - blind，double - dummy technique），即受试者和患者均需服用两种外观相似的药物。

4. 药物编盲与盲底保存　药物的编盲是由不参与临床试验的人员承担，编盲的人根据随机分配表对受试用药进行分配编码。随机数字产生的方法或参数、产生的随机数字及受试药物的编码统称为双盲临床试验的盲底。编盲的过程是在相应的监督下进行，并有详细的记录。盲底应准备一式二份，密封后交临床研究负责单位和发起人或药物注册申请人分别保存。

5. 应急信件与紧急揭盲　双盲试验在编码结束后还应为每一个盲号设置一份应急信件。信件中说明受试者的编号、入组及用药情况。应急信件密封后随受试药发往各临床试验单位，并由该单位负责保存，不得拆阅。只有发生紧急情况，如患者需要抢救而必须知道患者接受的是何种治疗时，研究人员方可按试验方案中规定的程序拆阅。应急信件一旦被拆阅，该盲号的病例将终止试验，研究者将在病例报告表中记录终止原因。在试验结束后，所有应急信件均需随病例报告表一起收回。

6. 揭盲的程序与规定 试验结束后，需要对盲底进行揭盲。对试验组与对照组的样本数按1∶1纳入时，揭盲采用两次。第一次揭盲是在试验结束后试验数据经过盲态审核认定可靠无误后将其锁定，此次揭盲只显示每个病例所在的组别（如A组或B组），并不标明该病例是在试验组还是在对照组。然后将数据交给生物统计人员输入计算机并进行统计。当统计分析结束后再进行第二次揭盲，以明确各组病例所接受的治疗药物。

7. 安慰剂对照 安慰剂对照也称阴性对照，是把没有药理活性的物质如淀粉、糊精等赋形剂用作临床试验中的阴性对照。一般情况下临床试验不使用安慰剂对照，而是选用标准药物作阳性对照。但对于某些作用较弱的药物，为了准确评价其有效性而选用安慰剂对照。安慰剂效应（placebo effect）是指即使安慰剂本身并无药理活性，但在一定条件下，安慰剂也可以产生效应。对于一些主观症状如镇痛、镇静、止咳等，安慰剂会显示明显疗效。安慰剂不仅能改善主观指标，有时也可引起客观指标的变化，如白细胞增高、胃酸减少及其他类肾上腺皮质激素效应。

8. 病例入选与排除标准 在临床试验开始前应制定病例入选标准（inclusion criteria）及排除标准（exclusion criteria）。

（1）病例选择标准 病例的入选应根据专业要求及统计学要求来确定选择标准，对于入选的病例受试者知情同意书也应作为入选标准。

（2）病例排除标准 一般情况下，对于肝、肾功能不全者、心肺功能不全者均不选作受试对象；对于孕妇、小儿、老人及有药物过敏史患者均可列为淘汰标准。统计学要求全部受试病例都必须进行统计分析，不得中途停止或舍弃。有时需要把不符合分层或配对条件的病例列为淘汰标准。

9. 药效评价标准 临床疗效评价（assessment of response）在中国一般采用以下四级评价标准。①无效：综合评估指标改善不到30%。②改善：综合评估指标改善30%～50%（含30%，不含50%）。③进步：综合评估指标改善50%～75%（含50%和75%）。④明显进步：综合评估指标改善75%以上。

$$\text{药物治疗的有效率} = (\text{改善} + \text{进步} + \text{明显进步})\text{病例数}/\text{总病例数} \times 100\% \quad (3-1)$$

$$\text{评价指标改善的百分数} = (\text{治疗后值} - \text{治疗前值})/\text{治疗前值} \times 100\% \quad (3-2)$$

10. 患者的依从性 在临床试验中，患者的依从性主要体现在是否按规定服药。患者依从性=实际药量/理论处方量×100%。患者依从性的分类：<80%、80%～120%、>120%，患者依从性在80%～120%之间为依从性好，<80%和>120%为依从性差。

11. 安全性评估 临床试验中的不良事件是指受试者接受一种药物治疗后出现的不良医学事件，但不一定与该药的治疗存在因果关系。当不良事件经评价确定与所受试药有关时则称为药物的不良反应。药物的不良反应常分为三种类型：A型、B型和C型。A型不良反应是由于药物的药理作用过强或与其他药物相互作用引起，一般与药物剂量有关。B型不良反应又称为特异反应，不可预测，可危及生命。一旦发生，需立即上报主办单位和药政管理部门。C型不良反应常以疾病形式出现，在新药临床试验中不易被发现，常通过流行病学研究发现。

（1）不良事件的主要表现形式

1）不适表现 一般分四级。0=无不适；1=轻度不适，不影响日常生活与工作；2=中度不适，影响日常生活与工作；3=重度不适，明显影响生活（需卧床休息）；4=危及生命。若发生不适，应询问该项不适的发生时间、严重程度、频度、持续时间、采用措施与结局等。

2）实验室检查指标异常 与试验前检测的指标相比较，试验后出现异常（增高或降低）。

3）意外事件 患者在试验期间发生的意外事件，如脑血管意外、车祸、死亡等。

（2）不良事件与受试药相关性分析 研究人员针对受试者的不适表现、实验室检查异常、意外事件等不良事件分析判断与受试药的关系。目前用来评价不良事件与药物相关性的标准分五级。

1=与药物有关：不良事件的发生与用药有合理的时间顺序，从体液或组织内测得的药物浓度符合受试药的反应特点，停止用药后可改善症状，再次用药又会出现，且不能由患者的疾病来解释。

2 = 很可能与药物有关：虽然有合理的时间顺序，也符合受试药已知的反应特点，并已经停药证实，但未经过再给药证实，不能由患者的疾病来解释。

3 = 可能与药物有关：有合理的时间顺序，符合或不符合受试药已知的反应特点，可以由患者的疾病或已知的药物反应特征来解释。

4 = 可能与药物无关：有合理的时间顺序，与受试药物已知的不良反应不符，不能用疾病来解释。

5 = 与药物无关：不良反应很可能是由受试药物以外的其他因素引起。

1、2、3 计为受试药的不良反应。不良反应发生率 = 不良反应例数/总例数 ×100%。若发生严重不良反应，应立即停药，尽快与申办者联系，揭盲后对症处理。

12. 疗效观察指标　疗效观察指标是指能反映临床试验中受试药有效性和安全性的观察指标。观察指标有主要指标和次要指标，可分为定量指标和分类指标。观察指标在方案设计时就应该进行明确的定义，不允许随意修改。统计学中常将观察指标称为变量（variable）。

主要指标：是指与试验目的有本质上的联系，能确切反映药物有效性或安全性的观察指标。主要指标通常只有一个，如果存在多个主要指标时，应该在方案设计时，考虑控制Ⅰ类错误。研究者应根据试验目的不同选择客观性强、重复性高、易量化的主要指标。

次要指标：是指与试验目的有关的辅助性指标。在试验方案中，对次要指标也需明确定义，在解释试验结果时对这些指标的作用及其重要性加以说明。

除此之外，还有复合性指标、替代指标和总体评价指标等。

（三）Ⅱ期临床试验统计分析

1. 制定统计分析计划书　在进行临床试验的统计分析前要制定统计分析计划书（statistical analysis plan，SAP），应由生物统计学专业人员与主要研究者商定后制定，其内容比试验方案中的统计分析方法更为详细，并注明统计分析所采用的软件名称及版本号。

2. 确定统计分析集　统计分析集是指本次临床试验中可以用来统计分析的受试者，这在试验方案的统计部分应明确定义。疗效评价的分析集分为全分析集（full analysis set，FAS）和符合方案集（per - protocol，PP），而用于药物安全性评价的分析集称为安全性分析集（safety set，SS）。全分析集根据意向性分析（intention - to - treat，ITT）的基本原则，主要分析应包括所有随机化的受试者。符合方案集是全分析集的一个子集，受试者的“符合方案集”，亦称为“可评价病例”或“有效病例”，这些受试者对方案更具依从性。将受试者排除在符合方案集之外的原因应在盲态审核时阐明，并在揭盲之前在文件中注明。安全性数据集通过安全性指标判断受试者能否被选中，通常将所有随机化后至少接受一次治疗的受试者纳入分析集。

3. 统计分析方法

（1）描述性统计分析　一般用于基线资料、人口学资料和安全性资料的指标统计描述，包括主要指标和次要指标。

（2）假设检验　对主要指标和次要指标的评价主要使用参数估计、可信区间和假设检验。在试验方案中，应对要检验的假设进行说明，对所涉及的统计模型及统计分析方法也应进行说明，还应明确说明所采用的假设检验是单侧还是双侧，对于使用单侧检验，应说明理由。对处理效应的估计应给出可信区间，并说明可信区间的计算方法。

（3）协变量分析　协变量分析主要用于其他因素对药物治疗效果的影响，如受试者的基础情况、不同试验中心受试者之间的差异等。

4. 统计分析报告　生物统计人员应根据方案中规定的统计分析方案编写统计分析报告，在统计分析报告中应准确而完整地描述所涉及的统计模型。统计分析报告撰写的内容和格式应参考《药物临床研究总结报告的形式与内容指导原则》。

（四）新药Ⅱ期或Ⅲ期临床试验的药动学研究

根据新药的药理学特点、临床用药情况以及试验条件选择进行下列不同内容的研究：①新药在人体内血药浓度和临床药理效应（药效和不良反应）的相关性研究；②受试药与可能配伍的药物发生药物相互作用时的药动学研究；③新药在人体组织及分泌物中分泌和排泄研究；④新药特殊人群药动学研究，包括肝功能或肾功能受损、血流动力学障碍、年龄因素等对人体药动学影响的研究；⑤个体差异和不同种族差异（遗传因素影响）药动学研究。

三、Ⅲ期临床试验

Ⅲ期临床试验是在Ⅱ期临床试验的基础上扩大的多中心临床试验，其目的是进一步观察药物的治疗作用和安全性并做出进一步的评价，最终为申请药物注册及获得新药证书提供充分的依据。Ⅲ期临床试验的设计原则及要求与Ⅱ期临床试验基本一致，选择的样本量要足够多，且要遵循随机、对照、盲法的试验原则。

四、Ⅳ期临床试验

Ⅳ期临床试验为药物上市后的临床研究，又称上市后药物监察（postmarketing surveillance），其目的是考察药物在广泛应用时的疗效和不良反应，尤其是罕见的不良反应。Ⅳ期临床试验可进一步评价受试药在普通或特殊人群中应用的利益与风险，也有利于改进给药剂量，以便指导临床合理用药。

（一）Ⅳ期临床试验的研究内容

1. 扩大受试者范围的临床试验 本阶段的临床试验是针对主要适应证，对新药的安全性和有效性提供进一步的评价。试验病例数要和新药审批的要求一致，试验单位的选择应考虑不同地域和不同人种或民族等特点。

2. 针对特殊对象的临床试验 在Ⅱ期和Ⅲ临床试验中按规定一般肝肾功能不全的患者及特殊人群（孕妇、哺乳期妇女、小儿、老人）作为剔除对象。新药上市后需要在上述的特殊人群中观察药物的安全性、有效性并做出评价，为临床提供合理使用的治疗方案。Ⅳ期临床试验采用随机对照的研究方法，需要在临床药师与本专业临床医师的密切合作下进行，并用临床上有肯定疗效的药物作为阳性对照药。

3. 补充临床试验 有些新药由于在临床试验时观察的指标不全，在新药审批时会提出要求和补充临床试验，因此在试生产期重点补充适应证的安全性和有效性指标。

4. 不良反应考察 有些发生率低的不良反应在新药的Ⅱ、Ⅲ期临床试验中不易被发现，需要在Ⅳ期临床试验期间继续观察，在Ⅳ期临床试验结束后应继续纳入不良反应监察范围内进行长期的上市后监察。

（二）新药上市后的不良反应监测

新药上市后的不良反应监测一般有下列几种方式。

1. 一般性监察 在Ⅳ期临床试验过程中，在考察疗效的同时，观察不良反应的发生情况。

2. 重点监察 为了进一步了解药物上市后在人群中广泛应用时不良反应的发生率以及由此引起的药源性疾病的发生情况和严重程度，对某种已知的不良反应进行重点监察。为了弄清新药是否还有其他的不良反应存在以及这种不良反应的发生情况，也会对某种不能肯定的不良反应进行重点监察。

3. 个例监督研究 个例监督研究（case－control study）常用于监测某些可能由药物引起的疾病，在药物上市后的不良反应监测中，它用以研究药物与某种药源性疾病之间的关系。

4. 群体流行病学研究 群体流行病学研究常用于调查新药的疗效、不良反应以及与其他药物联合应用的情况、用量、疗程等，在新药上市后广泛应用的地区或医疗单位中进行。

第三节 药物的生物等效性试验

PPT

药物的生物等效性（bioequivalence，BE）试验也是人体试验，是指利用生物利用度的研究方法，以药动学参数作为观察指标，在相同的试验条件下，比较同一种药物的两种制剂（相同或者不同剂型）的活性成分在吸收程度和速度上有无统计学差异。2016 年我国颁布了“国务院办公厅关于开展仿制药质量和疗效一致性评价的意见国办发〔2016〕8 号”文件，正式对化学药品仿制药进行一致性评价。药物一致性评价是仿制药必须和原研药“管理一致性、中间过程一致性、质量标准一致性等全过程一致”的高标准要求。仿制药一致性评价应合理选用评价方法，原则上应采用体内生物等效性试验的方法进行一致性评价。

一、生物利用度的概念

生物利用度是指药物被吸收进入血液循环的速率和程度。药物的吸收程度可以通过测定给药后的血浆药物 AUC 来估算。不管 AUC 的形状如何，AUC 越大，表示吸收越完全。药物的吸收速率由测定服药后的 C_{max} 及 T_{max} 来评价。AUC、C_{max} 和 T_{max} 这三个药物代谢动力学参数构成了生物等效性评价的重要指标。生物利用度包括相对生物利用度和绝对生物利用度。

$$\text{相对生物利用度} = \text{待测样品的 AUC/参比品的 AUC} \tag{3-3}$$

$$\text{绝对生物利用度} = \text{待测样品非静脉途径的 AUC/相同剂量静脉注射的 AUC} \tag{3-4}$$

1. 人体生物利用度试验的目的及意义　①指导药物制剂的生产；②寻求新药无效或中毒的原因；③有利于评价仿制新药的生物等效或者不等效；④观察食物及合并用药对药物吸收的影响；⑤用于了解年龄及疾病因素对药物吸收的影响；⑥用于评价药物的“首过效应”。

2. 生物利用度常用测定方法

（1）从血药浓度估算绝对生物利用度　比较口服及静脉给药后的 AUC 而得，F = AUC(口服)/AUC(静注)。

（2）从尿液检测的数据估算绝对生物利用度　收集经 5～7 个半衰期排泄的尿液，以尿液排泄总量计算吸收分数。

（3）多剂量给药估算生物利用度　一种药物以同一剂量多次给药后，血药浓度才能达稳态，此时药物的给药速度与消除速率相等。稳态时在两次给药间隙，体内的药物消除总量就等于可被利用的药物量。因此，在间隔期内的 AUC 等于单剂量时的 AUC。

（4）多剂量给药时以尿液排泄量计算生物利用度　多次给药后当药物浓度达到稳态时，收集两次给药间隔内的尿样，计算以尿液排泄的药物量，该药物量和单剂量给药后所收集的尿液排泄总量相等。

3. 生物利用度评价方法　生物利用度的评价方法一般有两种，即药动学法和药理效应法。

（1）药动学法

1）单剂量给药　定时检测单剂量给药后血液中药物浓度，也可检测单剂量给药后尿液中原形药或其代谢物的排泄总量。

2）多剂量给药　在血药浓度达到稳态的某一给药间隔时间，定时测定血液中药物浓度或测定尿液中原形药物或其代谢物的排泄总量。

（2）药理效应法　通过检测某些药理学指标（如体温、血压、眼内压等），也可定期记录药物引起生理变化的生物信号（如心电图、肌电图等），来评价生物利用度。药动学法一般比药理效应法敏感。

4. 影响生物利用度的因素

（1）生理因素　生理因素包括受试者的所有生理特点。

（2）食物因素　食物主要对口服药物的吸收有影响，如食物可增加普萘洛尔普通片的生物利用度，而对普萘洛尔缓释剂的吸收无明显影响。

（3）剂型因素　包括药物的理化性质，辅料或赋形剂的性质等。常用口服剂型的生物利用度顺序一般为：溶液剂 > 混悬液 > 胶囊剂 > 片剂 > 包衣片剂。

二、单剂量给药的人体生物利用度试验

1. 志愿者的选择　一般选择健康的成年男性，选择标准与前述的药动学选择标准相同，但一些特殊

新药除外。

2. 随机交叉试验 为了消除个体间的差异，人体生物利用度试验必须采取随机交叉试验或者双交叉试验设计（two - way cross - over）。

3. 标准参比制剂 标准参比制剂选择的原则：①绝对生物利用度要选择静脉注射剂作为参比制剂；②相对生物利用度要选择国内外已上市的该药物的合格制剂作为参比制剂。如果在国内外均没有相应的合格制剂时，可以考虑选用其他类型的制剂作为参比制剂。选择标准参比制剂时需说明选择该制剂的理由，原则上不允许用原料药作为参比制剂。

4. 待测药物的给予方法 原则上应隔夜空腹 10 小时以上，服药后禁食 2 小时。在某些特殊情况下，生物利用度试验可在不禁食情况下进行，但要有充分的依据支持这种做法。

5. 剂量的选择 人体生物利用度试验中受试制剂剂量的选择一般与该制剂在临床使用时的剂量一致。对于血药浓度检测方法灵敏度的制剂，可适当增加剂量，但不能超过安全剂量。如果采用增加的剂量应说明原因，在计算生物利用度时应做剂量调整。

6. 取样时间的设计 采取血、尿样本的时间至少保留至活性药物成分或代谢产物的 3 ~ 5 个半衰期后，以保证完成消除过程。如果不知道药物的半衰期，采样时间需持续到血药浓度是峰值的 1/20 ~ 1/10 之后。

7. 取样间隔的设计 血样采取的频度与前述药动学相同。

8. 清洗期 清洗期为两次给药间隔或两个研究周期之间的时间，即“洗净”时间（washout period），该时间至少为活性药物或其代谢物消除半衰期 5 倍以上。

9. 试验全过程 试验全过程包括服药时间、服药剂量、禁食和进食时间、饮水时间和饮水量等。

三、多剂量给药的人体生物利用度试验

需要采用多次给药来评价两种制剂生物等效性的情况如下：两种制剂的吸收程度无显著性差异，但吸收速率差别较大；单次给药的结果显示该药的生物利用度个体间差异很大；单次给药后在血中检测到的活性药物成分或其代谢产物的浓度太低，不容易精确分析定量；待测制剂或新药为控释制剂；待测制剂为具有非线性动力学特性的药物。

1. 受试者选择 与单剂量给药的人体生物利用度试验相同。

2. 试验设计 采用双周期、两制剂、多次服药、交叉设计的试验方法。

3. 服药剂量的选择 同单剂量试验。

4. 采样点的选择 采样点最好安排在每天的同一时间以避免时辰因素对药动学产生的影响。在血药浓度达稳态前，至少要连续 3 天检测谷浓度，以确定达稳态的时间以及达稳态的速率和程度。达稳态后，采样点参照单剂量给药。

5. 检测的参数 ①血药浓度和平均血药浓度 - 时间数据；②谷浓度、峰浓度和平均血药浓度；③血药浓度峰值时间和平均值；④稳态 AUC、均值及稳态时平均血药浓度（C_{av}）；⑤波动系数 $FI = 2 \times (C_{max} - C_{min})/(C_{max} + C_{min})$；⑥对于非线性动力学特征的药物还应进行高、低剂量的药动学研究；⑦不良反应发生的情况，受试者终止试验的情况及理由。

四、多种制剂生物利用度的比较研究

1. 随机交叉试验设计 对于两个制剂（一个为受试药，另一个为参比制剂），通常采用双周期交叉试验设计，以消除个体差异和试验周期对试验结果的影响。

2. 3×3 拉丁方式 对于 3 个制剂（两个受试药和一个参比制剂），宜采用 3 制剂、3 周期的二重 3×3 拉丁方式设计试验。每个试验周期之间的清洗期一般为 1 周或 2 周。

3. 平行对照试验设计 在交叉试验设计中，对于长半衰期药物，清洗期也足够的长。如果使用交叉试验设计有困难，可以采用平行对照试验设计。样本采集时间要充分，以确保药物吸收和胃肠转运过程的完成（2 ~ 3 天）。对于体内分布和清除变异小的制剂，可用 $AUC_{0\to72}$ 替代 $AUC_{0\to t}$ 和 $AUC_{0\to\infty}$。

4. 高变异药物生物等效性试验方法　对于个体内药动学参数变异（RSD_{ANOVA}）大于30%的制剂称为高变异药物。对于高变异制剂的生物等效性评估，在试验设计上可以考虑以下情况。①对于高变异药物，特别是具有非线性药动学特征的药物，一般需进行多剂量研究。多剂量研究在稳态时进行，与单剂量研究相比可以减少资料的个体内变异。②重复测量设计的方法所需受试者例数少，可以用于评价药物药动学特征的个体内变异。③稳定同位素研究也可减少受试者例数，但操作技术比较困难。④成组序贯研究可以用于高变异药物生物等效性试验，这是一种样本量不固定的试验方法，可根据情况适当调整显著性水平。

五、生物等效性的评价方法

生物等效性试验设计与分析是假设受试药与标准参比药的吸收程度和吸收速度相同（即生物等效），那么它们的治疗效果也应相同。生物等效性评价方法有以下三种。

（1）平均生物等效性（average BE，ABE）　指以受试药和参比制剂的生物利用度参数的平均值作为考察指标的生物等效性评价方法。这种方法的缺点是只考虑参数的平均值，但未考虑其变异及分布，也不能保证个体间的生物利用度相近，对于低变异和高变异的药物所设置的生物等效性标准一样。

（2）群体生物等效性（population BE，PBE）　指人群使用受试药与参比制剂所得效应的平均值相同，且效应的变异度也相同，即两种制剂的总体边缘分布相同。虽然PBE能保证两种制剂的边缘分布相同，由于个体与药物间可能存在交互作用，对每个个体而言，所得到的效应不一定相同。

（3）个体生物等效性（individual BE，IBE）　即对每个个体而言，使用受试药与参比制剂所得到的效应值接近。

评价方法的选择：由于三种生物等效性的程度不同，其评价结果可能不完全一致，如具有个体等效性者即具有群体和平均等效性，具有群体等效性者即具有平均等效性。但反之不一定成立。故在评价时，建议按逻辑顺序：ABE→PBE→IBE进行分析，这样可以避免上述矛盾的出现。

六、生物等效性研究的常用方法

1. 药物代谢动力学研究方法　比较制剂间人体生物利用度的研究方法。通过检测在不同时间点采取的生物样本（如全血、血浆、血清或尿液）中的药物浓度，计算药物浓度-时间曲线（concentration - time curve）来反映药物从制剂中释放、吸收到血液循环中的动态过程。经过适当的数据处理，得出药物代谢动力学参数，如AUC、C_{max}、T_{max}等。通过对上述参数的统计学比较，判断两制剂是否具有生物等效。

2. 药效动力学研究方法　是指不能用药物代谢动力学研究方法（如无灵敏的血药浓度检测方法、浓度和效应之间不存在线性相关等）进行生物等效性研究时，可以考虑采用有明确分级定量的人体药效学指标，通过比较其与参比制剂的效应-时间曲线（effect - time curve）来确定生物等效性。

3. 临床比较试验方法　当既不能采用药物代谢动力学研究方法，也缺乏合适的药效学指标时，可以采用以参比制剂作为对照的临床比较试验，以综合疗效来验证两制剂的等效性。

本章小结

1. 药物的临床研究与一般的科学研究不同，它主要强调研究过程的规范性。《药物临床试验质量管理规范》是临床试验全过程的标准规定，凡进行药物的临床试验，均须按本规范执行。

2. 鉴于药物临床研究的目的、方法及受试者的特殊性，参加研究的人员应充分了解药物本身的背景知识及临床试验过程的有关法规和标准，必须遵循GCP原则。

3. 申办者、研究者及监察者只有各尽其责、通力合作，才能对受试药物的有效性及安全性进行正确的评价。

4. 新药的临床试验分为四期，即Ⅰ、Ⅱ、Ⅲ、Ⅳ期，各类新药应根据类别的不同分别进行临床试验。

5. 生物利用度是指药物被吸收进入血液循环的速率和程度。药物的吸收程度可以通过测定给药后的血浆药物 AUC 来估算。

6. 药物的生物等效性试验也是人体试验，是采用生物利用度的研究方法，以药动学参数作为观察指标，在相同的试验条件下，比较同一种药物的两种制剂（相同或者不同剂型）的活性成分在吸收程度和速度上有无统计学差异。

练 习 题

题库

一、选择题

1.《药物临床试验质量管理规范》适用于（　　）。
A. 药品进行各期临床试验
B. 人体生物利用度试验
C. 药品进行各期临床试验，包括人体生物利用度或生物等效性试验
D. 药品生物等效性试验
E. 药品的毒性试验

2. 药物的临床研究包括（　　）。
A. 临床试验　　B. 生物等效性试验　　C. 临床试验和生物等效性试验
D. 药理、毒理试验　　E. 动物药代动力学试验

3. 临床试验方法的选择必须符合（　　）。
A. 现代化伦理标准　　B. 科学和道德标准　　C. 合理和规范的标准
D. 标准化和科学化　　E. 科学和伦理标准

4. 开展临床试验单位的所有研究者都应具备（　　）。
A. 承担科学的临床试验的专业资格
B. 经过 GCP 培训
C. 承担该项临床试验的专业特长、资格和能力，并经过 GCP 培训
D. 承担科学研究的专业特长
E. 承担临床试验研究的能力

5. 下列选项中描述正确的是（　　）。
A. 安慰剂在临床药理研究中无实际的意义
B. 临床试验中应设立双盲法
C. 临床试验中的双盲法指对医生保密，对患者不保密
D. 安慰剂在试验中不会引起不良反应
E. 新药的随机对照试验都必须使用安慰剂

二、思考题

1. 药物临床试验分几期？各期的目的和意义是什么？
2. 耐受性试验的受试者如何选择？如何分组？最小初试剂量怎样确定？
3. 如何进行Ⅱ期临床试验药效评定及有效率的计算？
4. 不良事件与不良反应的区别是什么？评价不良反应的标准是什么？
5. 什么是生物利用度？如何设计单剂量给药的人体生物利用度试验？
6. 生物等效性的评价方法有哪几种？

（沈玉先　邵君棠）

第四章

治疗药物监测与给药方案设计

学习导引

知识要求

1. **掌握**　治疗药物监测的定义、指征和给药方案的设计方法。
2. **熟悉**　治疗药物监测的流程、注意事项和药物遗传学监测的定义。
3. **了解**　药物遗传学监测的研究内容与应用。

能力要求

学会对治疗药物监测结果进行解读，进行给药方案调整。

课堂互动

1. 哪些药物需要进行血药浓度监测？
2. 如何进行个体化精准药物治疗？

第一节　治疗药物监测概述

微课　PPT

药物的治疗作用和毒性反应通常与血浆或生物体液中的药物浓度存在相关性。大量临床研究表明，同一药物即使给药剂量、给药途径相同，但由于个体差异等因素的影响，其作用部位的浓度却存在很大差异。血浆药物浓度低的人群疗效很差，甚至无效；而血浆药物浓度高的人群则有可能出现严重的中毒反应。治疗药物监测（therapeutic drug monitoring，TDM）是指在临床用药过程中，以药物代谢动力学原理为指导，应用灵敏快速的检测技术，分析测定药物在血液或其他体液（如尿液、唾液等）中的浓度，从而为制定或调整给药方案提供依据，以保证临床合理用药和提高药物治疗水平，是保证血药浓度维持在有效范围之内的重要手段。

一、治疗药物监测的意义

TDM 于 20 世纪 70 年代兴起，是近年来形成的一门新的医学分支学科，旨在利用药动学原理，使给药方案个体化，以提高药物疗效，降低不良反应发生率。国家卫生健康委员会在等级医院评审中明确要求，三级医院药学部应常规开展 TDM 工作。目前，TDM 在提高药物疗效、减少不良反应、指导个体化给药方案的设计与实施、寻找药物疗效不佳或无效的原因、探索药物相互作用及机制、提高患者依从性等多个方面发挥了积极作用。TDM 主要有以下应用。

1. 给药方案调整　由于个体的生理、病理和遗传等多种因素，同一药物在不同个体体内的药动学特性各不相同，导致药物反应的个体差异大。因此，在调整给药方案的过程中，常需要进行 TDM，进而依据获得的数据，运用相应的方法计算药动学参数，从而对给药方案加以调整，实现给药方案的个体化，以确保用药的安全、有效。

2. 提示药物相互作用 药物相互作用是指同时或先后服用两种及两种以上药物时，其中一种药物使另一种药物的药理效应发生改变的现象。药物相互作用非常常见，可能导致药物效应增强或削弱，特别是新上市药物的相互作用尚不清楚，盲目合并用药会造成药源性疾病增多。开展 TDM 对确定合并用药原则具有重要意义。

3. 药物过量中毒的诊断 为药物过量中毒的诊断与治疗提供依据，特别是对一些只靠临床观察不易确诊的病例更是必要。例如，某癫痫患者，连续服用苯妥英钠仍不能控制发作，且出现共济失调、醉汉状步态、视物模糊、语言不清等诸多症状。是药量不够还是已发生药物过量中毒？TDM 结果表明该患者苯妥英钠血药浓度大于 40mg/L（正常有效范围为 10～20mg/L）。停药后症状缓解，3 天后 TDM 结果表明苯妥英钠血药浓度为 6.4mg/L，未再发生癫痫。

4. 评价患者用药的依从性 依从性是指患者是否遵医嘱用药，患者的依从性是药物治疗有效性的基础。据文献报道，国外有 60% 以上的患者未按医嘱用药，表现为非依从性，从而导致治疗失败。通过 TDM 可及时发现患者在治疗过程中是否停药、减量或超量用药，进而说服患者应按医嘱用药。

二、治疗药物监测的原理

药物经吸收进入血液，然后随血液循环分布到相应效应组织器官。在靶组织中，药物与相应的受体结合，继而产生生物学效应。药物作用的强弱通常与靶组织中受体部位的药物浓度相关，而靶组织中的药物浓度又与血浆中药物浓度存在一定的比例关系，这就是 TDM 的理论基础。

1. 血药浓度与药物效应间的关系 多数药物的药理作用强弱和持续时间与药物在受体或作用部位的浓度密切相关，而与给药剂量的关系则次于前者，且大多数药物在受体部位的浓度直接与血药浓度有关，即两者呈平行关系，因此血药浓度可以间接地作为衡量药物在作用部位浓度的指标。剂量与血药浓度之间相关性较差，是因为存在着较多影响血药浓度的因素，因而在一定程度上也影响到剂量与药物效应之间的相关性。因此，通过监测血药浓度进行给药方案调整的过程中，必须考虑到各方面因素对血药浓度的影响。

2. 影响血药浓度的因素

（1）生理因素

1）年龄 ①新生儿：口服药物吸收较成人慢；局部外用药物吸收较成人快；新生儿血脑屏障（blood－brain barrier）功能差，脑脊液中药物浓度较高；半衰期（half－life time，$t_{1/2}$）延长。②老年人：某些药物的代谢、排泄减慢，半衰期延长；游离型药物浓度增高；常规剂量易出现毒性反应。

2）性别 女性的脂肪占体重的比率高于男性，而体液总量占体重的比率低于男性，较男性敏感。

3）肥胖 表观分布容积（V_d）增大，半衰期延长。

4）遗传 不同人种，不同民族，甚至不同家族对于药物吸收、分布、代谢和排泄的整个过程均可能存在一定差异。

5）其他 生活因素、环境因素等。

（2）病理因素 ①肝功能损害：消除速率常数（k），血浆半衰期发生改变。②肾功能损害：消除速率常数 k 降低，血浆半衰期延长。③心脏疾病：引起血液分布、流速等血流动力学的改变。④胃肠疾病：改变吸收速率常数 k_a 值和吸收分数 F 值。⑤其他病理因素对血药浓度产生的影响。

（3）药物因素 ①制剂因素：药物剂型对药物的吸收有很大影响，剂型不同，给药部位和吸收会有很大差异，从而引起血药浓度变化。②药物的相互作用：药物之间相互竞争吸收代谢相关的结合位点及酶，从而对药物的吸收及代谢产生影响，引起血药浓度的变化。

三、治疗药物监测指征

在临床上，并非所有的药物或在所有情况下都需要进行 TDM。对药物进行 TDM 之前，首先，必须有确切的资料证实药物的血药浓度与药理效应之间有显著的相关性，否则进行 TDM 没有实际意义。其次，如果药物具有良好的客观临床指标时，不必要进行 TDM，此时临床指标比血药浓度更有意义，如降血压药物、降血糖药物、抗凝血药物等临床疗效指标明确，通过观察临床指标的效果优于血药浓度监测。临床上需进行 TDM 的常用药物见表 4－1。

治疗指数低、安全范围窄、毒性大的药物，如强心苷类、锂盐、茶碱等，它们的有效剂量与中毒剂量接近，即有效血药浓度范围与中毒浓度接近，需要根据临床药物代谢动力学参数和患者的具体病情进行给药方案的设计和调整。通常在下述情况下考虑进行 TDM。

（1）治疗窗窄的药物　这类药物的治疗浓度与其毒性浓度相近，极易中毒，只有通过 TDM 调整剂量，才能保证用药安全有效。

（2）药物中毒或药物无效时所导致的治疗失败均会带来严重后果，如器官移植使用抗排异药物。

（3）有些药物同一剂量可能出现的血药浓度个体差异较大，并可引起患者间有较大的临床药物代谢动力学个体差异，如三环类抗抑郁药。

（4）患有重要脏器疾患，如心、肝、肾、胃肠道等功能障碍，可明显影响药物的吸收、分布、代谢和排泄时，需要进行监测，如使用主要经肝脏代谢消除如利多卡因、茶碱等，或肾脏排泄（氨基苷类抗生素等）的药物时。

（5）药物毒性症状与疾病症状类似　这类药物往往是药物的中毒症状与剂量不足而造成病情恶化的症状相似，而临床又不能明确辨别，如普鲁卡因胺治疗心律失常时，过量也会引起心律失常；苯妥英钠中毒引起的抽搐与癫痫发作不易区别。

（6）某些药物联合用药可能产生严重不良反应者，如红霉素与茶碱联用会使茶碱血药浓度增高；奎尼丁与地高辛联用会使地高辛血药浓度增高，需调整剂量。

（7）解救药物过量中毒或在常量下即出现毒性反应。

（8）不同治疗目的需要不同的血药浓度　如氨基糖苷类药物用于严重感染常需监测，而低剂量用于轻度感染和尿路感染时不必监测，因后者中毒危险小，治疗失败不会带来严重后果。

（9）呈非线性动力学的药物　当药物代谢酶或转运载体发生饱和，表现为零级动力学过程，此时剂量稍有增加，血药浓度不成比例增高，并伴随半衰期明显延长，如苯妥英钠、普萘洛尔、阿司匹林、双香豆素等。

（10）其他　包括个别患者长期用药的不依从，需确定其是否按医嘱服药；医疗事故涉及药物，需做法律鉴定等。

表 4－1　临床上需进行 TDM 的常用药物

药物类别	药物名称
抗生素类	庆大霉素，阿米卡星，万古霉素
免疫抑制剂	环孢素，他克莫司，西罗莫司，霉酚酸酯，硫唑嘌呤
抗肿瘤药	甲氨蝶呤
强心苷类	地高辛
呼吸系统药	茶碱
抗心律失常药	普鲁卡因胺，丙吡胺，利多卡因，奎尼丁，胺碘酮
抗癫痫药	苯妥英钠，苯巴比妥，丙戊酸钠，乙琥胺，卡马西平
三环类抗抑郁药	阿米替林，去甲替林，丙米嗪，去甲丙米嗪
抗躁狂药	锂盐

注：霉酚酸酯因口服吸收后迅速水解为活性代谢物霉酚酸，故血中霉酚酸酯含量很少，只能检测霉酚酸。

四、药物遗传学与基因检测

“药物遗传学”源于英文 pharmacogenetics，由“药学 pharmaco－”和“遗传学 genetics”合并而成。

其广义定义是研究任何有生命的物种因先天性遗传变异而发生的对外源性物质反应异常的学科，狭义定义为个体遗传变异对药物反应个体差异影响的学科。现代医学研究证明，某些人群发生的药物严重毒副作用或者治疗失败都具有显著遗传背景，遗传基因不同引起的药物反应差异可能导致医疗费用的上涨、患者的痛苦增加甚至死亡。通过对药物遗传学的研究，利用现代生物科技手段，检测遗传基因的差异，预测可能的用药结果，为患者提供更为安全、有效、经济的药物治疗方案。与传统 TDM 相比，结合药物遗传学开展 TDM 有以下几个方面的优势。

1. 更好地把握监测时机 目前，药物特定代谢酶的基因型测定试剂盒（如基因芯片）的开发应用，可在应用药物前就能了解患者的代谢能力，以便选择合适的药物与剂量，优化初始给药治疗的效果，做到患者用药“量体裁衣”。例如，多数抗精神病药物是由细胞色素 P450 2D6（CYP2D6）代谢，对服用此类药物的精神病患者在用药之前进行基因检测，可以为患者用药提供准确的前瞻性信息。

2. 使检测样本更加多样 传统 TDM 中，药物浓度的测定一般需要在稳态下采集血液样本（少数情况下采集唾液样本）。然而，基因检测不仅可以利用血液，也可以利用唾液、发根或黏膜刮片等样本，取样时既不需要达到稳态浓度，也不会给患者带来痛苦和不便。

3. 检测结果更加准确可靠 传统 TDM 得到的药物浓度结果通过统计学原理来获得相应的药动学参数，并进一步应用于一般人群进行给药方案的设计和调整。在此过程中，环境因素和非遗传因素对药动学和药效学的影响可随用药过程的变化而改变。与此相比，相应的基因型所包含的基因信息在人的一生中是不会改变的。因此，将药物遗传学与合理用药相结合，研究基因变异与药物效应的关系，从基因水平揭示药物治疗过程中药效和不良反应的个体差异，可以更好地实现给药方案个体化以及对难以解释的药效学现象的理解。

4. 使检测结果更具预见性 传统的 TDM 只对可测定浓度的单个药物提供预报信息，而药物遗传学 TDM 可对多种药物（如众多 CYP2D6 底物）提供预报性结果。另外，与传统 TDM 只能提供简单的描述性结果不同，基因检测可以得到患者为何需要较高或较低的给药剂量，或选用其他不同机制药物等方面的信息。传统的 TDM 技术主要有光谱法、色谱法和免疫法等；在基因检测过程中，用凝胶电泳技术、聚合酶链反应（PCR）、等位基因特异扩增技术等测定手段来检测与药物作用靶点或与控制药物作用、分布、排泄等相关的基因变异，可为鉴定遗传变异提供条件，检测结果更具预见性。

知识拓展

基因为导向的药物个体化治疗

基因测序技术、大数据分析技术、大规模生物样本库、远程医疗及移动医疗等的快速发展预示着基因导向的个体化治疗时代的到来。在基因检测结果基础上应用遗传信息指导临床选择最佳的药物，以最适的剂量提高药物疗效、减少或避免不良反应、改善预后和节约医疗成本。

目前，恶性肿瘤的发生率呈逐年增加的趋势，是严重影响人类健康和生命安全的疾病。化疗是对抗肿瘤的主要武器，然而，在肿瘤化疗中，无论是疗效还是毒性反应，都存在较大的个体差异。遗传药理学和药物基因组学已证实遗传差异与化疗药物的敏感性不同有关，以基因为导向的肿瘤患者个体化治疗可选择对患者最有效的药物治疗方案，不仅提高了疗效，还可以降低化疗的毒副作用，同时提高患者的生存质量。

吉非替尼属于酪氨酸激酶抑制剂（TKI），通过抑制 EGFR（表皮生长因子受体）的酪氨酸激酶而达到抑制肿瘤生长作用，主要用于治疗非小细胞肺癌。绝大多数非小细胞肺癌患者对吉非替尼无反应，但约 10% 的患者对吉非替尼表现出快速且非常显著的临床疗效。研究发现，EGFR 基因 18～21 号外显子编码酪氨酸激酶区，此段基因序列发生突变后会使 EGFR 被配体激活后磷酸化程度升高，从而使 TKI 抑制剂吉非替尼的疗效更好。突变常见于亚洲、女性、年轻、不吸烟的腺癌型非小细胞肺癌患者，所以，吉非替尼在此类人群中疗效最好。因此，前瞻性的对 EGFR 基因酪氨酸激酶区域进行基因检测，可以帮助医生筛选合适的非小细胞肺癌患者，进行精准有效的化学治疗。

第二节　治疗药物监测的方法及应用

微课　PPT

一、治疗药物监测的流程

TDM 的核心是个体化给药，为临床给药方案个体化提供技术支持。根据国内外相关工作实际，TDM 开展的一般流程见图 4－1。

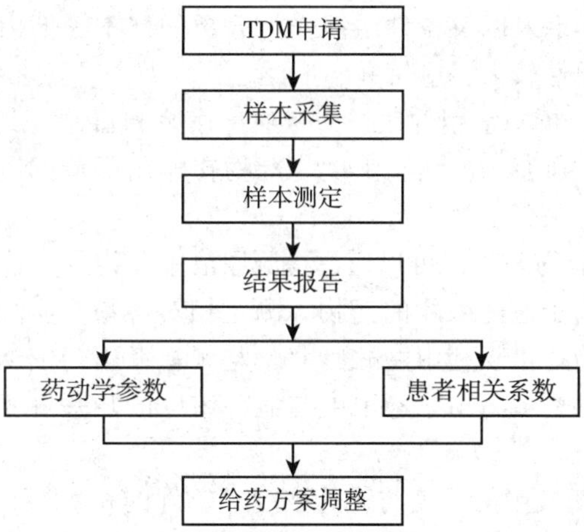

图 4－1　TDM 一般流程

1. TDM 申请　临床提出申请，一般填写申请表，表中内容包括待测药物，有关患者的情况及用药的详细情况，以备结果分析时参考。

2. 样本采集　测定样品除了血浆、血清、全血外，还可以测定尿液、唾液或脑脊液等体液中的药物浓度。取样时间对测定结果的临床价值影响大，在进行 TDM 时要确保血药浓度已达到稳态浓度后再取样。对于特殊情况，如药物中毒时，可随时采样。

3. 样本测定　样本测定是 TDM 过程中极其重要的环节，首先要选择合适的测定方法，要注意从特异性、灵敏度、精密度、准确度等方面进行检测方法学的考察和确证。

4. 数据处理与结果分析　在 TDM 中数据处理主要有：模型的拟合、药动学参数的求算以及合理给药方案的设计。

5. 结果解释与提供咨询服务　获得结果报告后，在掌握患者状态、用药情况、TDM 的整个过程、被监测药物的药动学参数等必要资料的情况下，临床药师对得到的药动学参数做出合理的解释，和医生共同进行决策性分析。对异常结果，必须结合临床效应综合分析其原因，最后根据新的参数，调整制定新的给药方案。

知识链接

室间质量评价和内部质量控制

室间质量评价（enternal quality assessment，EQA）是为确定某个实验室进行某项特定校准或检测能力以及监控其持续能力而进行的一种实验室间的比对。EQA 作为一种质量控制工具，可以帮助临床实验室提高检验质量，通过分析实验中存在的问题，采取相应的措施，减少实验费用以及可能出现的医疗诉讼和法律纠纷，在临床试验管理中日益受到重视。建立健全各项标准操作规程、制定严格的质量控制措施，重视人员的培训、评估和考核，规范人员的操作过程，正确使用与保存质控品，掌握质量控制图和质量控制规则是内部质量控制（internal quality control）的重要步骤。

二、治疗药物监测的实施

（一）TDM 的样本

最常用而且易获得的体内生物样本种类有：血样、尿样、唾液和粪便。在一些特定情况下也可以采用乳汁、泪液、羊水、脑脊液、毛发以及各种组织作为分析的样本，但由于这些样本的测试方法仍处于探索阶段，或由于样本本身局限性较大，应用并不广泛。

1. 血液样本 在体内药物分析中常用的血样为全血、血浆和血清，其中选用最多的是血浆。因为当药物进入体内达到稳定状态时，血浆中的药物浓度与药物在作用部位的浓度密切相关，可以反映药物在体内靶器官的状况，用于计算有关药动学参数。

2. 尿液样本 主要经肾排泄的药物，可以通过检测尿液中药物及其代谢产物来进行 TDM。尤其对于一些代谢产物在尿液中的浓度高于血药浓度的药物，测定相对容易。实际工作中，通过测定尿药浓度可以推算药物的肾清除率，进行药物生物利用度的研究及监测患者用药依从性。缺点是尿液样本收集时间间隔长，尿药浓度波动较大，且许多药物尿药浓度与血药浓度的相关性不显著，因此，实际工作中应用不如血药浓度监测广泛。

3. 唾液样本 许多药物在唾液中的浓度与血药浓度有较好的相关性。由于唾液是一种无蛋白的过滤液，所以唾液中药物浓度主要反映血浆游离药物浓度，故测定唾液药物浓度更具有临床意义。收集唾液样本简便无损伤，患者易于接受，特别适用于儿童、老人及某些不宜反复取血的病例。但由于唾液的 pH、分泌量因人而异，且唾液药物浓度易受多种因素的干扰，测定结果重现性差，可靠性低，除个别药物外，目前仍不作为常规 TDM 手段。

（二）血样的采集与预处理

1. 血样的采集 多数情况下，临床 TDM 是通过测定血药浓度实现的。正确地进行血样采集与处理，是获得可靠 TDM 结果的先决条件，特别是血样的采集时间及血样的处理、保存，是决定 TDM 结果的重要因素。

取血注意事项：①静脉注射用药时，应在用药对侧的手或足静脉采血；②取血多用加有血清分离剂的试管，应注意有些药物可能与分离剂发生吸附反应；③抗凝剂有可能干扰测定结果；④冷冻保存的血清或血浆，在测定前应充分解冻并混匀；⑤盛放血样的容器宜用玻璃试管，因有些塑料试管可能溶出增塑剂，干扰药物测定结果的准确性。

2. 血样的处理 采集血样后，应立即分离血清或血浆，测定血药浓度。若不能及时测定，应将血清或血浆置 -20℃以下冷冻保存。多数药物在此温度下可在 1 周内保持稳定。为了测定需要，对所采集血样常需进行预处理，实现药物的良好分离，才能进行分析测试。

（三）血药浓度测定方法的选择

血药浓度测定方法主要有光谱法、色谱法、免疫法等。每种药物都有各自的理化特性，药物不同的理化特性决定了药物及其代谢产物分离提取、检测和保存的方式方法。例如，选择检测器要考虑药物的紫外吸收、荧光和电化学特性，药物有无挥发性是确定能否用气相色谱法测定的依据等。不同药物的血药浓度水平差别很大，从毫克水平到纳克水平都有，这主要取决于药物的剂量和体内过程等因素，血药浓度的测定应选择有足够灵敏度的方法。

1. 光谱法　多数药物或代谢物本身在紫外光区存在吸收峰，一些药物或代谢物受激发后，本身即可发射荧光，因此，临床用于检测的光谱法包括紫外可见分光光度法（uv - vis - spectrophotometry，UV）和荧光分光光度法（fluorescence spectrophotometry）等，由于其专一性差，容易受血液中其他组分干扰，在测定前必须进行提取、分离。如与色谱法结合使用，可大大提高其专属性，减轻其他药物及内源性物质的干扰。在我国，一些单位尚缺乏必要的仪器设备，由于光谱法操作简便、费用较低，因此积极开展与推广本法仍有积极意义。

2. 色谱法　包括气相色谱法（gas chromatography）及高效液相色谱法（high performance liquid chromatography，HPLC）等，其共同的特点是分离度好、专属性强，常常可以同时测定几种药物。选择不同的检测器，不仅能改善选择性，也能提高灵敏度。液相或气相色谱 - 质谱 - 计算机的联用，在目前是专属性、灵敏度、分离性能都较好的方法，特别是在检测药物代谢物时有其特殊的优点。色谱法的缺点是仪器的专用性强，一台仪器在同一时间内只能测定一种或一类药物；技术性要求高，操作者需经相当一段时间的训练；测定样本的成本也较高，普及推广相对光谱法较难。

3. 免疫化学法　包括放射免疫（radiation immune）、酶免疫（enzyme immunoassay，EIA）及荧光偏振免疫（fluorescence polarization immunoassay，FPIA）等，其优点是灵敏度高、用样少、操作简单、不需要事先分离。放射免疫法是应用液体闪烁仪或 γ - 谱仪来测量放射性强度，适用于批量测定；缺点是有核素污染，需有防护设备。酶免疫法可以不用核素，成本低，测定快速，仅几分钟至几十分钟的时间即能完成一系列样品的测定。新发展起来的荧光偏振免疫法是以抗原 - 抗体竞争性结合反应为原理，通过测定荧光偏振度的变化来确定药物浓度。目前，FPIA 已在国内的一些大型医院得到广泛应用，其优点是操作简便，分析快速，灵敏，准确，一台机器可分析多种药物，缺点是试剂盒昂贵，测试费用较高。

三、治疗药物监测案例分析

在临床 TDM 的实施过程中，临床药师通过药物监测获取血药浓度数据，并结合患者病情及临床相关指标，根据血药浓度治疗窗调整用药，从而制定个体化给药方案。TDM 的实施涉及多种药物（表 4 - 1），其中监测最多的药物有器官移植术后使用的免疫抑制剂（又称抗排异药）环孢素、他克莫司、抗癫痫药丙戊酸钠、苯妥英钠、苯巴比妥、卡马西平，以及氨茶碱、地高辛等。

案例解析

【案例】 患者，女，52 岁，体重 70kg，1 年前无明显诱因出现头晕、乏力、面色苍白，入院诊断为急性粒细胞单核细胞白血病 M4 型，经化疗后骨髓象缓解。10 个月前患者再次入院，各项指标正常，拟接受异基因造血干细胞移植。

治疗过程：移植前 1 周开始给予泊沙康唑 200mg 口服（每日 3 次）预防侵袭性真菌感染。移植前 1 天予静脉 24 小时持续泵入环孢素（CsA）3.0mg/(kg · d)，次日行异基因造血干细胞移植。移植当天患者 CsA 血药浓度为 281.5ng/ml，移植后第 7 天 CsA 血药浓度为 254.8ng/ml，未达到目标血药浓度（300 ~ 400ng/ml）。第 8 天 CsA 给药剂量增至 3.3mg/(kg · d)，第 14 天患者 CsA 血药浓度为 389.7ng/ml，第 17 天患者 CsA 血药浓度为 466.1ng/ml，超过目标值，将 CsA 给药剂量降至 3.0mg/(kg · d)，第 24 天患者血药浓度为 865.5ng/ml，随后将 CsA 给药剂量降至 2.0mg/(kg · d)，第 28 天 CsA 血药浓度为 509.4ng/ml，将 CsA 给药途径由静脉泵入调整为口服给药 100mg（每 12

小时1次），目标血药浓度为200～300ng/ml，第31天患者CsA血药浓度为275.6ng/ml，血药浓度稳定。患者接受异基因造血干细胞移植后未出现发热、感染，肝、肾功能无明显异常。

【问题】

1. CsA进行TDM的指征？

2. 样本如何采集及检测？

3. 患者CsA血药浓度超过正常值范围的原因？如何调整给药剂量？

【解析】

1. TDM的指征常用免疫抑制剂包括CsA、他克莫司、西罗莫司、霉酚酸酯等。该类药物若血药浓度过低可能造成移植失败的严重后果，若血药浓度过高，则易发生肝、肾毒性等不良反应，因此，临床上需要对免疫抑制剂类药物进行TDM。

2. 样本采集及检测CsA的TDM通常以全血为标本。测定CsA临床常用TDX快速血药浓度分析仪，采用FPIA方法进行浓度测定。CsA试剂盒均有市售，FPIA法测定的为CsA原型浓度，受代谢物影响较小。

3. 分析

（1）患者CsA血药浓度超过正常值范围的原因：CsA主要经细胞色素P450酶系的CYP3A4、CP3A5代谢，而三唑类抗真菌药物泊沙康唑用于预防真菌感染，主要通过CYP2C19代谢，部分通过CYP2C9和CYP3A4代谢，可抑制CYP3A4酶活性，该药物可引起CsA血药浓度升高，一般发生于两药联用1周后。因此，泊沙康唑与CsA会发生相互竞争性作用，导致CsA血药浓度升高。

（2）调整CsA给药剂量：该患者移植前1天接受3.0mg/(kg·d)常规剂量CsA治疗，CsA血药浓度持续增加，第24天患者最高血药浓度为865.5ng/ml，临床药师建议将CsA给药剂量降至2.0mg/(kg·d)，密切监测血药浓度和相关不良反应，随后患者血药浓度逐渐下降，同时将CsA给药途径由静脉泵入调整为口服给药，患者CsA血药浓度维持在正常目标值范围内。

骨髓移植是真菌感染的高危因素之一，侵袭性曲霉菌在同种异基因移植中较常见，一旦发生感染则死亡率极高，三唑类抗真菌药物为一线预防用药，但该类药物是CYP3A4酶抑制剂，联合用药可导致CsA血药浓度升高。因此，在三唑类抗真菌药和CsA联用时，应密切监测CsA血药浓度，及时对CsA剂量进行调整，密切监护不良反应的发生，保障患者用药的有效性和安全性。

第三节　个体化给药方案设计

微课　PPT

目前，临床较普遍的药物治疗方法是按照药品说明书推荐的剂量或临床用药经验给药，其结果是部分患者得到了恰当的治疗，但部分患者并没有达到预期疗效，有的甚至出现了各种不良反应。因此，临床药物治疗应实现给药方案个体化，即通过TDM，使患者的血药浓度处于最低有效浓度与最低中毒浓度范围内，这样既能最大限度地发挥药物的治疗作用，又能有效地避免或减少毒性反应。

一、给药方案设计的基本原则

临床用药的出发点是通过合适的给药剂量和给药方法使药物在靶部位达到最佳治疗浓度，以获得最佳治疗效果，尽可能避免或减少毒副作用的发生。然而，由于药物的治疗作用受到多种因素的影响，以临床用药经验为主要依据的给药方案并不一定能获得满意的治疗效果，尤其是对药物高度敏感或耐受的患者。因此，为了达到合理用药的目的，应根据患者的具体情况以及药物的药效学和药动学特点，拟定给药方案（dosage regimen），包括药物品种、给药剂量、给药间隔等。

在患者病情已经得到明确诊断，并且已确定治疗药物后，应根据以下因素制定合理的给药方案：①与药物有效性和安全性有关的因素，如治疗窗、毒副作用、浓度－反应关系等；②药物的吸收、分布、代谢和排泄规律及特点；③患者的生理、病理状态，包括年龄、体重、性别和营养状况等，是否有肾功能衰竭、肝脏疾病或心功能疾病等；④给药剂型、给药途径、患者的遗传差异、依从性、其他用药情况及环境（如饮酒或吸烟）等因素。

在药物的有效治疗浓度已确定的情况下，可按以下步骤制定给药方案。首先，根据治疗目的和药物性质，选择最佳的给药途径和药物制剂；其次，根据药物的治疗指数和半衰期，用药物动力学方法估算血药浓度允许波动的幅度，以确定最佳给药间隔；再者，根据已知的有效治疗浓度范围，用药物动力学方法计算最适剂量；最后，按以上的初步给药方案用药于患者，观察疗效与反应，同时监测血药浓度，进行安全性、有效性评价和剂量调整，直到获得最佳药物治疗效果。

二、根据 TDM 结果调整临床给药方案

临床个体化给药方案设计是指选定最佳药物之后，确定药物的剂型、给药途径、剂量、给药间隔、给药时间及疗程等。设计或调整临床给药方案，主要根据目标血药浓度范围及药动学参数。目标血药浓度范围一般采用文献报道的安全有效范围为目标血药浓度，药动学参数的确定一般采用文献报道的群体药动学参数，特殊患者需要在临床药师的协助下测定并求算其个体化参数。

给药方案的制定，常需要采集多个血样以绘制较为完整的药－时曲线。这种给药方案既不经济，也不易得到患者的配合，并且涉及繁琐的数学计算，实施起来较为困难。因此，临床上常采用简便易行的给药方案设计方法，其中最常用的为稳态一点法（steady－state point method）、重复一点法（repeated one point method）以及根据肌酐清除率进行药物剂量调整。

（一）稳态一点法

1977 年，Ritschel 提出了稳态一点法，通过一级动力学消除的药物，多次用药后血药浓度达到稳态水平时，采一次血样测定血药浓度，根据所要达到的稳态血药浓度求出所需调节的剂量。

$$D' = D \times C'/C \tag{4-1}$$

式中，D' 为校正剂量，D 为原剂量，C' 为目标浓度，C 为测得浓度。

需注意，使用该公式的条件是血药浓度与剂量成线性关系；其次，采血需等血药浓度达到稳态后才能进行，通常在下一次给药前采血，即所测得的浓度为谷浓度。

案例解析

【案例】患者，男，55 岁，诊断为哮喘，给予口服茶碱片 100mg，每日 3 次。第 3 天测定患者茶碱谷浓度为 5.3μg/ml（茶碱目标血药浓度范围 10～20μg/ml）。

【问题】将茶碱调整至合适的剂量。

【解析】茶碱 $t_{1/2}$ 为 7.7 小时，因此，2 天后已达稳态血药浓度。

茶碱的有效血药浓度范围 10～20μg/ml，因此，设 C' ＝10μg/ml，原剂量 D' ＝100mg×3，测得浓度 C ＝5.3μg/ml。D' ＝100×3×10/5.3＝566mg

若按每日 3 次给药，则该患者可调整为口服茶碱片 200mg，每日 3 次。

该方法简便易行，但是对于半衰期长的药物需要耗费较长的时间。

（二）重复一点法

稳态一点法虽然简单，但准确性较差。为此 Ritschel 在 1978 年又改进了此法，提出了重复一点法。对于一些药代动力学参数偏离正常值，或群体参数变异较大的患者，要使剂量个体化，往往需要根据其

个体药动学参数值来设计给药方案。也就是在给药后采集一系列血样并测定血药浓度，据此拟合相应的房室模型并算出药动学参数。该方法求得的参数较全面准确，但费时费力，不便采用。重复一点法只需采血两次，即可求算出与给药方案相关的两个重要参数：消除速率常数（k）和表观分布容积（V_d）。

具体方法：给予患者两次试验剂量，每次给药后采血一次，采血时间须在消除相的同一时间，准确测定两次血样的浓度，按式（4-2）和式（4-3）分别计算 k 和 V_d。

$$k = \ln[C_1/(C_2 - C_1)]/\tau \quad (4-2)$$

$$V_d = D \cdot e^{-k\tau}/C_1 \quad (4-3)$$

式中 C_1和 C_2分别为第一次和第二次所测血药浓度值，D 为试验剂量，τ 为给药间隔时间。

案例解析

【案例】 给一患者静注某药物试验剂量 100mg，6 小时后采血，然后立即给予第二次剂量 100mg。同样，在第二次给药后 6 小时采第二个血样。

【问题】 测得 C_1和 C_2分别为 1.65μg/ml 和 2.5μg/ml，求 k 和 V_d。

【解析】 $C_1 = 1.65\mu g/ml, C_2 = 2.50\mu g/ml, \tau = 6h$

$k = \ln[C_1/(C_2 - C_1)]/\tau = \ln[1.65/(2.50 - 1.65)]/6 = 0.111h^{-1}$

$V_d = D \cdot e^{-k\tau}/C_1 = 100 \cdot e^{-0.111 \cdot 6}/1.65 = 31.14L$

即求得该患者的 k 和 V_d分别为 $0.111h^{-1}$及 31.14L。

说明：①该方法只适合于第一次、第二次给予试验剂量，而不能在血药浓度达稳态时使用，若未取到第一次、第二次给药后的血样，则本法不能用；②血管外给药时应注意在消除相时采血。血样测定要求准确，否则计算的误差较大。另外，本方法的计算中引入了两个药动学参数，即消除速率常数 k 和表观分布容积 V_d，当患者有肥胖、水肿、心肌梗死、肝肾功能不全和低蛋白血症等时 V_d可有较大的变化，而肝肾功能不全时还会引起 k 的变化，这些都会影响计算的结果。

对某些危重患者或预计药动学参数有较大变化的患者，调整用药方案时应先求得患者自身的药动学参数。“稳态一点法”或“重复一点法”具有操作简便、采血次数少的特点，可减少患者多次采血的痛苦。然而以上两种方法对样本采集时间、患者的身体状况等因素有较高的要求，因而应用常受到限制。

（三）肾功能不全患者的个体化给药

1. 肾功能不全患者的药代动力学特点 肾功能不全患者在使用药物时应充分了解各种药物在肾功能不全时的药动学，查明肾小球滤过率及肾小管转运功能的降低程度，还应考虑患者胃肠道吸收情况、药物蛋白结合率、药物分布容积、心脏和肝脏功能状态以及受体敏感性等问题。对于一些以肾脏排泄为主的药物，如地高辛，当肾功能严重受损时，其消除速率常数 k 及消除半衰期 $t_{1/2}$ 显著增加，此时，应根据肾功能校正参数来调整剂量，以防发生毒性反应。

2. 给药方案调整方法 给药方案调整方法一般有两种：一是给药间隔不变，调节剂量；二是剂量不变，调节给药间隔。

$$D_r = \frac{k_r}{k} \cdot D \quad (4-4)$$

$$\tau_r = \frac{k}{k_r} \cdot \tau \quad (4-5)$$

公式中 τ、k、D 分别为肾功能正常者的给药间隔、消除速率常数和给药剂量，肾功能障碍患者的相应值为 k_r、D_r。正常人的 k 值可以从文献中查到。肾功能障碍患者的值可以间接的测定，也可以从肌酐清除率（CL_{cr}）或血清肌酐浓度（C_{cr}）间接推算出，见式（4-6）。

$$k_r = k' + \alpha \times CL_{cr} \tag{4-6}$$

式中 α 为比例常数，k' 为药物的肾外消除速率常数。

肾功能障碍患者的肌酐清除率可直接测定，也可由患者的年龄、体重（单位为 kg）和血清肌酐浓度（单位为 mg/dl）换算得到。

$$\text{男性：} CL_{cr} = \frac{(140 - \text{年龄}) \times \text{体重}}{72\ C_{cr}} \tag{4-7}$$

$$\text{女性：} CL_{cr} = \frac{(140 - \text{年龄}) \times \text{体重}}{72\ C_{cr}} \times 0.85 \tag{4-8}$$

案例解析

【案例】患者，女，50 岁，因“发现肾功能异常 4 年，恶心、呕吐 1 周余”入院。入院诊断：慢性肾脏病 4 期、心功能Ⅳ级、上消化道出血。

治疗过程：患者因肾衰合并心衰、消化道出血转入急诊 ICU。初始给予头孢地嗪钠抗感染治疗，3 日后因感染症状较前加重，考虑血流感染可能，患者肾功能示肌酐 508.0μmol/L，尿素氮 77.9mmol/L，抗感染药物调整为亚胺培南西司他丁钠联合万古霉素 0.5g q24h 静脉滴注抗感染治疗。3 日后采血，万古霉素血药浓度监测结果为 4.0μg/ml（谷浓度），此时患者肾脏功能示肌酐 132.0μmol/L，尿素氮 29.0mmol/L，将万古霉素给药方案调整为 0.5g q12h 静脉滴注，3 日后患者万古霉素血药浓度为 15.4μg/ml。

【问题】该患者肾功能不全，如何根据万古霉素血药浓度调整其给药方案？

【解析】万古霉素静脉给药时 80% ~90% 经肾以原形排泄，少量随胆汁和乳汁排泄。肾功能正常（肌酐清除率≥50ml/min）时初始剂量应根据患者实际体重计算，一般为 15 ~20mg/kg，每 12 小时给药 1 次，临床常给予 1g q12h。而肾功能不全者则需根据肌酐清除率调整给药方案。美国感染病学会指南建议检测万古霉素的血清谷浓度，谷浓度是反映其用药有效性最准确和最实用的方法。万古霉素血药浓度谷值应在血药浓度达稳态后进行检测，万古霉素谷浓度维持在 10 ~20μg/ml 可取得较好的疗效，谷浓度 >20μg/ml，易发生肾毒性等不良反应。

该患者入院测定肌酐 508.0μmol/L，经计算肌酐清除率为 11.09ml/min，属于中度肾功能不全，依据《万古霉素临床应用中国专家共识》（2011 版），应给予万古霉素 0.5g q24 ~48h 静脉滴注。当万古霉素血药浓度达稳态后，测定结果为 4.0μg/ml，血药浓度远低于 10.0μg/ml，万古霉素低浓度疗效难以保证且易发生耐药。因患者肌酐值下降为 132.0μmol/L，肌酐清除率为 42.74ml/min，调整万古霉素给药频率为 0.5g q12h，3 日后万古霉素血药浓度为 15.4μg/ml，患者血药浓度平稳，感染症状明显好转。

本章小结

1. 治疗药物监测（TDM）以药动学和药效学为基础，通过运用各种灵敏的现代体内药物分析手段，定量分析生物样品（血液、尿液等）中的药物或代谢物浓度，探讨患者体内血药浓度与疗效及毒性之间的关系，从而确定最佳用药方案，实现给药方案个体化。

2. 进行 TDM 的主要流程包括申请单的填写与送达、样本采集、样本测定、数据处理与结果分析、结果解释与提供咨询服务等环节。其中，除了血液可作为分析的样品外，其他一些生物样品（如尿液、唾液、泪液及毛发等）也可作为 TDM 的样品。进行血药浓度监测的主要方法有光谱法、色谱法以及免疫学方法等。

3. 临床给药方案设计是指选定最佳药物之后，确定药物的剂型、给药途径、剂量、给药间隔、给药时间及疗程等。设计或调整临床给药方案，主要根据目标血药浓度范围及药动学参数。

练 习 题

题库

一、选择题

（一）单选题

1. 治疗药物监测标本的采集时间一般选择在（　　）。

A. 任一次用药后 1 个半衰期时　B. 血药浓度达稳态浓度后　C. 药物分布相

D. 药物消除相　E. 随机取样

2. 理想的 TDM 应测定（　　）。

A. 血中总药物浓度　B. 血中游离药物浓度

C. 血中与血浆蛋白结合的药物浓度　D. 血中与有机酸盐结合的药物浓度

E. 视要求不同而异

3. 可同时进行治疗药物及其代谢物浓度监测的技术是（　　）。

A. 高效液相色谱法　B. 免疫化学法　C. 毛细管电泳技术

D. 荧光分光光度法　E. 离子选择电极

4. 下列关于苯妥英钠的叙述，错误的是（　　）。

A. 刺激性大，不宜肌内注射　B. 对神经元细胞膜具有稳定作用

C. 治疗某些心律失常有效　D. 常用量时血浆浓度个体差异较小

E. 可用于治疗三叉神经痛

（二）多选题

1. 临床上长期使用哪些药物需进行 TDM（　　）。

A. 地高辛　B. 苯妥英钠　C. 环孢素

D. 氨茶碱　E. 青霉素

E. 格列苯脲

2. 肾功能受损患者个体化给药需要考虑的因素有（　　）。

A. 了解患者肾功能受损的程度　B. 药物在肾脏的排泄率　C. 药物对肾脏的毒性作用

D. 计算患者肌酐清除率　E. 减少剂量或增长给药间隔

二、思考题

1. 什么是 TDM？TDM 的目的和意义是什么？
2. 影响血药浓度的主要因素有哪些？
3. 哪些药物需要进行 TDM？
4. 试述给药方案设计的基本原则。
5. 如何根据 TDM 结果调整肾功能不全患者的给药方案？
6. 与传统 TDM 相比，结合药物遗传学开展的 TDM 的优势有哪些？

（王　涛　李小强）

第五章 药物不良反应与药物警戒

学习导引

知识要求

1. **掌握** 药物不良反应、药物不良事件的概念；药物不良反应中A型（量变异常型）与B型（质变异常型）不良反应的根本区别；药物不良反应监测与药物警戒的区别；药物不良反应报告的范围。

2. **熟悉** 药物不良反应因果关系判定依据和方法；常用的药物不良反应监测方法。

3. **了解** 药物不良反应的影响因素和预防措施。

能力要求

学生能按教学大纲的要求掌握药物不良反应相关知识，具备收集、判断、评价药品不良反应的能力，并完成上报。

课堂互动

1. 为什么有些经过严格审批的药物，在正常用法用量情况下还会出现新的和严重的不良反应？
2. 药物不良反应已经发生了，再去报告有什么意义？

药物除了具有对人体有益的防治疾病作用外，还具有有害的不良反应。俗话说“是药三分毒”，这里的“毒”即为药物不良反应（adverse drug reaction，ADR），即药物作用具有两重性，既可治病，也可致病。近年来，随着各类新药的不断涌现，药物品种日益增多，临床上大剂量、长疗程、合并用药愈来愈多，药源性疾病（drug - induced diseases，DID）的发生率逐年上升，药物不良反应监测越来越受到人们的重视。国际药物不良反应监测的范围已从一般的化学药品扩展到传统药物、血液制品、生物制品、医疗器械及疫苗。药物警戒（pharmacovigilance，PV）不仅涉及药物的不良反应，还涉及与药物相关的其他问题，如不合格药物的使用、用药错误、缺乏疗效的药物、无科学依据地扩大药物适应证、药物的急慢性中毒、药物滥用和误用、药物与药物或食品的相互作用等所致的潜在安全性问题。

第一节 药物不良反应的基本概念和分类

微课 PPT

一、药物不良反应的基本概念

（一）药物不良反应

世界卫生组织（WHO）国际药物监测合作中心对药物不良反应的定义是：在预防、诊断、治疗疾病或调节生理功能过程中，给予正常剂量药物时出现的与治疗目的无关的或有害的反应。该定义不包括有意的或意外的过量用药及用药不当引起的反应。我国药品不良反应监测中心对药物不良反应的定义是：合格药物在正常用法用量下出现的与用药目的无关的有害反应。药物不良反应是药物固有特性所引起的，任何药物都有可能引起不良反应，一般是可预知的，有的是可以通过一些方法避免的，有的难以恢复。根据不良反应发生的严重程度，临床上分为轻、中、重度不良反应。

轻度：反应轻微，不影响正常功能，一般不需特别处理。

中度：症状明显，重要脏器中度受损，影响日常活动，需要减量、撤药或做特殊处理。

重度：重要脏器、系统有严重损害，不能从事日常活动，对症治疗不缓解，需立即撤药或做紧急处理。

严重药物不良反应是指因使用药物引起以下损害情形之一的反应：①导致死亡；②危及生命；③致癌、致畸、致出生缺陷；④导致显著的或者永久的人体伤残或者器官功能的损伤；⑤导致住院或者住院时间延长；⑥导致其他重要医学事件，如不进行治疗可能出现上述所列情况的。

新的药物不良反应是指药物说明书中未载明的不良反应。说明书中已有描述，但不良反应发生的性质、程度、后果或者频率与说明书描述不一致或者更严重的，按照新的药物不良反应处理。

（二）药物不良事件

药物不良事件（adverse drug event，ADE）是指患者在药物治疗期间所发生的任何不利的医学事件，和药物不良反应含义不同。一般来说，药物不良反应与药物有直接的因果关系，而药物不良事件不一定与该药有因果关系，该事件是否确为该药物所致，须收集各种信息进行分析评估，最终可能是药物不良反应，也可能是由于不合格药物（如假药劣药）或不合理用药等原因引起。药物不良事件包括药品标准缺陷、药品质量问题、药物不良反应、用药失误和药品滥用等。药物不良事件可揭示不合理用药及医疗系统存在的缺陷，是药物警戒关注的对象。

药物群体不良事件（drug group adverse event）是指同一药物在使用过程中，在相对集中的时间、区域内，对一定数量人群的身体健康或者生命安全造成损害或者威胁，需要予以紧急处置的事件。同一药物指同一生产企业生产的同一名称、同一剂型、同一规格的药物。

（三）药物不良反应信号

WHO 将药物不良反应信号定义为对某一不良事件和药物之间可能的因果联系所做的信息报道。这种因果联系以往完全不清楚或文字记载不完整。启动信号通常需要一篇以上报道，这取决于事件的严重程度和信息的质量。信号形成假说供进一步研究，并使药物不良反应得到早期预警。产生信号是药物不良反应监测工作的一项基本任务。

案例解析

【案例】 男性哮喘患者，心电图显示窦性心动过速，心率 107 次/分。医生处方：普萘洛尔一次 10mg，3 次/天口服，服第 1 片 5 分钟后即“难过得很”，1 小时后呼吸急促、发绀，患者死亡。

【问题】 该患者死亡是否是普萘洛尔的不良反应所致？

【解析】 普萘洛尔是 β 受体阻断药，临床主要用于治疗心律失常、心绞痛、高血压等，但不能用于支气管哮喘病患者。

本案例医生由于缺乏基本药理知识，违背临床用药禁忌，导致患者死亡，故属于药物不良事件。药物不良事件可以揭示不合理用药及医疗系统存在的缺陷，是药物警戒关注的对象。

二、药物不良反应的分类方法

（一）按照药物不良反应的性质分类

1. 副作用（side effect） 是指药物按正常剂量服用时，所出现的与治疗目的无关的其他作用。当药物的某一作用为治疗目的时，其他作用就成为副作用，一般都较轻微，多为一过性可逆的功能变化，伴随治疗作用同时出现。副作用发生的基础是药物的选择性不高。如阿托品作为解痉药服用时，其抑制腺体分泌引起的口干、心悸、视物模糊、眼压升高等即为副作用；当阿托品用于治疗严重盗汗或流涎症时，其抑制腺体分泌的作用则成了治疗作用，而松弛胃肠平滑肌作用治疗胃肠绞痛引起便秘又成了副作用。副作用是不可避免的，但一般可以预料，能通过调整剂量或合并用药来缓解、纠正。例如麻黄碱（ephedrine）治疗支气管哮喘时，引起患者失眠，若同时给予镇静药可减轻其中枢兴奋作用。

2. 毒性作用（toxic effect） 是指药物剂量过大、用药时间过长或药物在体内蓄积过多时，引起机体功能或组织结构的改变，对用药者靶组织（器官）发生的以器质性损伤为主的严重不良反应，如氯霉素（chloramphenicol）或抗肿瘤药所致的骨髓抑制、氨基糖苷类所致的耳毒性反应等。毒性反应立即发生称为急性毒性（acute toxicity）；长期用药后逐渐发生的称为慢性毒性（chronic toxicity）。毒性反应与该药的治疗指数（therapeutic index，TI）有关，治疗指数愈小，毒性愈大，安全性愈小。毒性作用一般是可预知的，采用剂量个体化，控制给药时间和间隔，定期检查相关功能，必要时停药或更换用药，应可避免。

3. 变态反应（allergic reaction） 机体对药物不正常的免疫反应称为变态反应，又称过敏反应。致敏原可以是药物本身，也可以是药物代谢产物或药物中的杂质，如青霉素引起变态反应，可能与其水解产生的青霉噻唑酸和青霉烯酸有关，故临床使用需要现用现配。变态反应仅发生于少数患者，和药物已知作用的性质无关，也和剂量无线性关系。变态反应的性质各不相同，不易预知，一般不发生于首次用药，初次接触仅为诱导期，停止给药反应消失，再用可再出现。变态反应多种多样，临床主要表现为皮疹、血管神经性水肿、过敏性休克、过敏性血小板减少、支气管哮喘、肝肾功能损害等，严重的可致死。过敏试验并非适用于所有的药物，应了解过敏史，慎用易引起变态反应的药物。

4. 特异质反应（idiosyncratic reaction） 也称特异性反应，与遗传因素有关。由于某些患者有先天性遗传异常，对某些药物反应特别敏感，反应性质也可能与常人不同。大多是由于机体缺乏某种酶，影响药物在体内代谢所致。如假性胆碱酯酶缺乏者，应用琥珀胆碱后，由于琥珀胆碱在体内水解受影响，其肌肉松弛作用增强，从而出现呼吸暂停反应；肝细胞缺乏乙酰化酶的患者服用异烟肼可出现多发性神经炎。特异质反应严重程度与剂量有关，药理拮抗药救治可能有效。

5. 首剂效应（first－dose response） 又称首剂现象。某些药物在开始应用时，由于机体尚未适应，而引起较强烈的反应。首剂效应类似过度作用，与过度作用不同的是，首剂效应只发生在用药最初阶段，多为一过性。例如哌唑嗪按治疗量开始给药常致血压骤降。β 受体阻断药和钙拮抗药也可引起首剂效应。对于这类药物，应用宜从小剂量开始，逐渐加量至常用量，以使机体适应。

6. 后遗效应（residual effect） 是指停药后血药浓度已降至最低有效浓度以下时残存的生物效应。遗留时间可长可短、危害轻重不一。如口服巴比妥类药物，次晨出现的宿醉现象；长期服用肾上腺皮质激素后引起的肾上腺皮质萎缩，停药后肾上腺皮质功能低下，数月内难以恢复。

7. 继发反应（secondary reaction） 又称治疗矛盾，是由于药物的治疗作用所引起的不良后果。继发反应不是药物本身的效应，而是药物作用所诱发的反应。如广谱抗生素长期应用，敏感菌被抑制，不敏感菌乘机大量繁殖，导致二重感染。

8. 依赖性（dependence） 药物的成瘾性和习惯性早为人们所知。但由于人们在使用上述两术语时常出现混淆现象，为此世界卫生组织专家委员会于 1964 年用“药物依赖性”这一术语取代了“成瘾性”和“习惯性”。药物依赖性是指反复性（周期性或连续性）用药所引起的人体心理上或生理上或两者兼有的对药物的依赖状态，表现出一种强迫性要连续使用或定期使用该药的行为和其他反应，其表现为用药后的欣快感和停药后的戒断反应。具体内容见第十一章。

9. 停药综合征（withdrawal syndrome） 长期服用某些药物，机体对药物产生适应性，若突然停药或减量过快易使机体调节功能失调而发生功能紊乱，导致病情或临床症状加重，也称撤药反应。例如长期应用β受体阻断药普萘洛尔治疗高血压、心绞痛等，突然停药，可引起原来病情加重，出现血压升高或心绞痛发作等症状；长期应用糖皮质激素类药物突然停药，则发生急性肾上腺皮质功能不全综合征，其严重程度与其应用的剂量和时间有关。

10. "三致"作用 致癌、致畸、致突变是药物损伤细胞遗传物质所致的特殊毒性作用，在医学上被称为"三致"作用。由于这些特殊作用发生延迟，在早期不易发现，且由于其表现可能与非药源性疾病相似，很难将它与药物联系起采，因此应特别引起注意。

(1) 致癌作用 (carcinogenesis) 某些药物长期使用后，引起机体某些器官、组织、细胞的过度增殖，形成良性或恶性肿瘤，称为致癌作用。药物是主要的化学致癌物之一，致癌潜伏期从数月到数年，即可发生于服药者，也可见于其子代，难以预测和评价。具有致癌作用的药物有氯霉素、三氯甲烷、己烯雌酚、甲硝唑、呋喃西林、非那西汀、苯妥英、抗肿瘤药物如氮芥和环磷酰胺等。

(2) 致畸作用 (teratogenesis) 指药物影响胚胎发育而形成畸胎的作用。妊娠的第3~8周是药物致畸作用的敏感期，这一时期是胚胎发育最活跃的器官形成期，胚胎发育分化最快，最易受药物的影响，使用一次药物有时也会影响胎儿的身体结构，如沙利度胺（反应停）引起的短肢畸形，发生于孕后的4~7周，这一时期正是四肢发育的时期。但实际上，药物对胎儿的影响不仅限于这个时期，整个妊娠期用药都需要十分谨慎，尤其在妊娠前3个月。致畸作用的发生率与药物的剂量呈正相关，有的致畸药物对某一器官有选择性，有的在胎儿发育特定阶段产生作用。

已证实或高度怀疑有致畸作用的药物有甲氨蝶呤、雄激素类、白消安、苯丁酸氮芥、秋水仙碱、环磷酰胺、己烯雌酚、异维A酸、巯嘌呤、丙酸苯汞、苯妥英、丙卡巴肼、孕酮类、沙利度胺、丙戊酸钠等。

(3) 致突变作用 (mutagenesis) 药物可能引起细胞的遗传物质（DNA）发生突变，这种变化的遗传信息或遗传物质在细胞分裂繁殖过程中能够传递给子代细胞，使其具有新的遗传特性。如果突变发生在精子或卵子等生殖细胞，即可导致遗传性缺损，这种缺损可以出现在第一代子代，也可能仅仅成为隐性性状，只有当两个具有由药物引起的突变个体结婚后的子代才有明显表现。因此，药物的致突变作用不是几个月或几年可以发现的，间隙期越长，越难找到致病药物，故应特别警惕。如果突变发生在体细胞（即非生殖细胞），则可使这些组织细胞产生变异而发生恶性肿瘤，突变学说目前已经是解释肿瘤生成的重要理论之一。已确认有致突变作用的药物有抗癌药烷化剂、咖啡因等。

(二) 药物不良反应的传统分类

根据药物不良反应与药理作用的关系，将不良反应分为A、B、C三型，即常用的传统ABC分类方法。

1. A型不良反应（量变型异常） A型不良反应又称为剂量相关型不良反应（dose – related adverse reactions）。该反应是药物固有作用增强和持续发展的结果，由药物本身和（或）其代谢物引起，是药物药理作用的表现；其特点呈剂量依赖性，能够预测，发生率较高，但死亡率较低。不良反应中的过度作用、首剂效应、副作用、毒性反应、继发反应、后遗效应、依赖性等均属此类反应。例如，β受体阻断药引起的心动过缓，地高辛引起的心律失常，抗凝血药引起的出血，苯二氮䓬类药物引起的嗜睡等。A型不良反应的严重程度直接与所用药物的剂量成比例，故可通过调整给药剂量而得到控制，如肝、肾功能障碍的患者使用经肝、肾代谢的药物时，可根据患者的肝、肾功能调整给药方案，能够避免A型不良反应的发生。

2. B型不良反应（质变型异常） B型不良反应又称剂量不相关型不良反应（non – dose – related adverse reaction）。其特点是与用药剂量无关，难以预测，用常规的药理学和毒理学筛选难以发现，发生率低但死亡率高。过敏反应、特异质反应属于此类。例如青霉素引起的过敏性休克，通常不可预知，发病率较低但死亡率极高；异烟肼引起的多发性神经炎是由遗传因素引起的毒性反应，异烟肼主要在肝脏经乙酰化反应代谢，在慢乙酰化患者中，肝脏N – 乙酰转移酶缺乏，易发生异烟肼神经毒性作用。A型不良反应和B型不良反应的特点比较见表5 – 1。

表 5-1　A 型不良反应和 B 型不良反应的特点比较

	A 型不良反应	B 型不良反应	
		过敏反应	特异质反应
药物剂量	高	低/正常	正常
持续时间	短	不定	不定
遗传性	无	不定	不定
代谢酶功能	正常	正常	缺陷
家族性	无	无	显著
种族性	无	无	有
皮试	-	+	-
动物实验	易	难	难

3. C 型不良反应　C 型不良反应是指 A 型和 B 型反应之外的异常反应。一般在长期用药后出现，与药物本身药理作用无关，潜伏期较长，药物和不良反应之间没有明确的时间关系。特点是发生率高，用药史复杂，难以用试验重复，发生机制不清，尚在探讨之中。如长期服用避孕药可能导致的乳腺癌和血管栓塞增加。

（三）按机制分类

药物不良反应的 ABC 分类法简便易记，多年来被广泛采用，但也存在一定的局限性。因此有些专家提出了对药物不良反应新的分类方法。该分类法以药物作用机制为基础，且包含了原来无法归类的给药方法和赋形剂的继发反应，并根据不同反应的英文名称第一个字母进行排序，共有 A～H 和 U 九类。

1. A 类反应（augmented reaction）　即扩大反应，是药物对人体呈剂量相关的反应，它可根据药物或赋形剂的药理学作用模式来预知。这些反应仅在人体接受该制剂时发生，停药或剂量减少时则可部分或完全改善。A 类反应是不良反应中最常见的类型，常由各种药动学和药效学因素决定。

2. B 类反应（bugs reaction）　又称微生物反应，即由促进某些微生物生长引起的不良反应，是药物与微生物之间直接相互作用的结果。该类反应在药理学上是可预测的，但与 A 类反应不同，其直接的和主要的药理作用是针对微生物而不是人体。如含糖药物引起的龋齿，抗生素引起的肠道内耐药细菌群的过度生长，广谱抗生素引起的鹅口疮等。应注意药物致免疫抑制而产生的感染不属于 B 类反应。

3. C 类反应（chemical reaction）　即化学反应，许多不良反应取决于药物或赋形剂的化学性质而不是药理学作用。它们以化学刺激为基本形式，致使大多数患者在使用某制剂时，会出现相似的反应。C 类反应的严重程度主要与所用药物的浓度而不是剂量有关。此类典型的不良反应包括外渗物反应、静脉炎、药物或赋形剂刺激而致的注射部位疼痛、酸碱灼烧、接触性皮炎以及局部刺激引起的胃肠黏膜损伤。这些反应虽然在药理作用上不可预知，但通过了解该药物的物理化学特性还是可以预测的。

4. D 类反应（delivery reaction）　即给药反应，许多不良反应是因药物特定的给药方式而引起的。这些反应不依赖于制剂成分的化学或药理性质，而是剂型的物理性质和（或）给药方式所致，给药方式不同，不良反应的特性也必将不同，如果改变给药方式，不良反应即可停止发生。如植入药物周围的炎症或纤维化，注射液中微粒引起的血栓形成或血管栓塞，片剂停留在咽喉部，用干粉吸入剂后的咳嗽，注射液经微生物污染引起的感染。

5. E 类反应（exit reaction）　即撤药反应，通常所说的撤药反应是生理依赖的表现，它们只发生在停止给药或剂量突然减小后，与继续用药会加重反应的不良反应不同，该药再次使用时，可使症状得到改善。反应的可能性更多与给药时程而不是与剂量有关。常见的可引起撤药反应的药物有阿片类、苯二氮䓬类、三类抗抑郁药、β 受体阻断药、可乐定和尼古丁等。

6. F 类反应（familial reaction）　即家族性反应，某些不良反应仅发生在那些由遗传因子决定的代谢障碍的敏感个体中。比较常见的家族性障碍有苯丙酮酸尿症、红细胞葡萄糖-6-磷酸脱氢酶（G-6-PD）

缺乏症、卟啉症和镰状细胞性贫血。此类反应不可与人体对某种药物代谢能力的正常差异而发生的反应相混淆。有上述代谢障碍的人群易发生的不良反应，在无此障碍的其他人群中不管剂量多大也不会发生。例如有 G-6-PD 缺陷的患者，使用奎宁时可能会出现溶血，而其他个体即使奎宁用量很大也绝不会发生。

7. G 类反应（genotoxicity reaction） 即基因毒性反应，许多药物能引起人类的基因损伤，出现致癌、致畸、致突变等不良反应。值得注意的是，有些药物是潜在的致癌物或遗传毒物，有些（并非全部）致畸物在胎儿期即可导致 DNA 受损。

8. H 类反应（hypersensitivity reaction） 即过敏反应，可能是继 A 类反应后最常见的不良反应。其类别很多，均涉及免疫应答的活化。它们不是药理学所能预测的，也与剂量无关，因此减少剂量通常不会改善症状，必须停药。如过敏反应、过敏性皮疹、光变应性反应、血管神经性水肿、过敏性胆汁阻塞等。

9. U 类反应（unclassified reaction） 即未分类反应，此类不良反应机制不明，如药源性味觉障碍、辛伐他汀的肌肉反应和吸入性麻醉药物引起的恶心呕吐等。

以机制为根据的不良反应分类系统，使人们能找到对不良反应共同的预防和治疗措施，与传统方法相比，内容更丰富，定义更准确。但任何分类方法的准确性和实用性都会受到对所涉及药物作用机制的认识程度的限制。随着知识的进步，分类方法将吸收新的信息，进行修正或淘汰。

第二节　药物不良反应的影响因素和预防措施

PPT

一、药物不良反应的影响因素

药物不良反应是在药物与机体相互作用下出现的，其发生受药物、机体和药物间相互作用等许多因素影响。

（一）药物因素

1. 药物的选择性 药物不良反应的产生主要由药物自身的药理活性所决定。由于许多药物选择性较低，作用广泛，一些非治疗作用就成了副作用。如阿托品治疗胃肠道痉挛时引起的口干、便秘、心悸和散瞳等即为副作用。这种治疗作用和副作用之间并无本质区别，只取决于用药目的。还有一些药物由于缺乏高度的选择性，在实现治疗目的过程中，对一些无关的系统、脏器、功能也产生影响，有的甚至有毒害作用。例如抗恶性肿瘤药物，在杀死肿瘤细胞的同时，也杀伤宿主功能活跃的正常细胞。

2. 药物作用延伸 很多药物应用一段时间后，其药理作用导致一些不良反应。如长期大剂量使用糖皮质激素，能使毛细血管出血，皮肤、黏膜出现红斑、瘀点，出现肾上腺皮质功能亢进。

3. 药物质量 药物在生产过程中可能混入微量杂质，成为发生不良反应的原因。所以同一种药物，因生产厂家不同，制剂技术差别，杂质去除率不同，其不良反应的发生率也不同，如氯贝丁酯中的对氯苯酚是发生皮炎的原因，氨苄西林中的蛋白质是发生药疹的原因，青霉素的过敏反应就是由于其中含微量的青霉烯酸、青霉噻唑酸和青霉素聚合物等物质引起的。

4. 药物的附加剂 药物的附加剂是指药物生产过程中加入的稳定剂、赋形剂、着色剂等。与附加剂同时混入的微量高分子杂质通常也引起不良反应，如胶囊染料常会引起固定性皮疹。

5. 药物的剂量、剂型 药物只有在一定的剂量下才发挥其特定的疗效，剂量过大可能使其不良反应发生概率也增大。同样，同一种药物剂型不同，制造工艺不同，可以使药物的吸收和血药浓度有很大的差别，即生物利用度不同，不良反应发生的可能性也不同。

6. 药物的用法 给药途径不同，药物的吸收、分布不同，发挥作用的快慢、强弱以及作用时间也不一样。不能合理地选择给药途径，就有可能发生不良反应，如氯霉素口服时，对造血系统损害较常见，但胃肠道外途径用药时，造血系统损害较少。另外连续用药的时间越长，发生不良反应的可能性越大，甚至发生蓄积作用而中毒。而药物在治疗过程中减量或停药也可引起不良反应，不恰当地撤药甚至会危及患者的生命。

（二）机体因素

1. 种族差别 一些药物的不良反应在不同种族或民族的用药者间存在区别。甲基多巴（methyldopa）诱发的溶血性贫血在不同种族间的发生率是不同的，高加索人较多，而印第安人、非洲人以及亚洲人则较少。酮康唑引起的肝脏毒性在黄种人中的发生率明显高于白种人。抗结核药异烟肼大部分在肝脏经N-乙酰转移酶乙酰化代谢，乙酰化率存在明显的人种和个体化差异，分为快代谢型和慢代谢型。快代谢型半衰期70分钟，慢代谢型为3小时。欧美白种人多为异烟肼慢代谢型，而中国人、日本人和纽因特人则多为异烟肼快代谢型，所以异烟肼在白种人中易诱发神经炎，而在黄种人中则易引起肝损害。

2. 性别 一般来说，对于药物的不良反应，女性较男性更为敏感，如氯霉素导致的粒细胞缺乏症，女性比男性发生率高3倍，氯霉素引起的再生障碍性贫血，女性比男性高2倍。当然也有男性发生率高于女性的不良反应，如药物性皮炎，男性发生率却高于女性，其比例约为3∶2。此外女性在月经期、妊娠期、哺乳期服用药物，发生药物不良反应的概率较平常要高，尤其在妊娠期、哺乳期还可能影响胎儿或新生儿的健康。

3. 年龄 不同年龄的人对药物的反应不同。一般婴幼儿的脏器发育不全，对药物的敏感性高，药物代谢速度慢，肾脏排泄功能差，药物易通过血-脑屏障，所以不良反应发生率较高，尤其对中枢抑制药、影响水盐代谢及酸碱平衡的药物较敏感。老年人存在不同程度血浆蛋白浓度减少，脏器功能退化、药物代谢速度减慢等情况，较成年人更易发生不良反应。

4. 个体差异 不同个体对同一剂量的相同药物有不同的反应，这种因人而异的药物反应性被称为个体差异（individual variation）。300例男性患者用水杨酸钠治疗，约有2/3的患者在总量为6.5～13.0g时发生不良反应，但在剂量仅为3.25g时，已有数例患者出现不良反应，但也有个别患者在总量达30.0g左右时才出现不良反应。引起不良反应的剂量在不同个体中相差可达10倍。有时个体差异也会影响到药物作用的性质，例如巴比妥类药物在一般催眠剂量时，对大多数人可产生催眠作用，但对个别人不但不催眠甚至引起焦躁不安、不能入睡。吗啡也有类似情况。

5. 患者的病理状态 病理状态能影响机体的各种功能，同时也能影响药物不良反应。一般人对阿司匹林的过敏反应不多见，但慢性支气管炎患者对其过敏反应发生率可达28%。患者的病理状态也能影响药物的体内过程，使药物吸收、分布、代谢、排泄发生改变，进而影响药物的效应和不良反应的发生。

（三）药物相互作用因素

影响药物不良反应产生的因素除药物本身作用外，另一个主要因素就是药物相互作用。多种药物联合应用往往会带来药物相互作用，包括有益相互作用和不良相互作用。药物不良相互作用会造成药物治疗作用减弱，导致治疗失败，也会使不良反应增加或治疗作用过度增强而危害机体。它包括药效学方面的药物相互作用和药代动力学方面的药物相互作用。例如，呋塞米和链霉素均有一定耳毒性，合用时则毒性增强；降血糖药引起的低血糖反应如心悸、出汗可被β受体阻断药所掩盖，而后者可抑制肝糖原分解，加剧低血糖，两者联合应用可发生虚脱危险；排钾类利尿药、糖皮质激素与强心苷类药物合用时，由于前两种药物能引起低血钾，能增加强心苷类药物对心脏的毒性作用。以上这些是药效学方面的药物相互作用。异烟肼引发肝炎的发生率为0.1%，当它与利福平合用时肝炎的发生率比单用时高10倍，这是由于利福平对异烟肼代谢酶具有诱导作用，使异烟肼的代谢产物乙酰异烟肼增加，而乙酰异烟肼具有肝毒性。这就是药代动力学方面的药物相互作用。

（四）生活习惯

一些生活习惯也可以影响药物的吸收、分布、代谢和排泄，增加或加重药物不良反应。饮酒对药物作用具有较大的影响。乙醇是许多药物代谢酶的诱导剂，可加速一些药物在人体内的代谢，诱发不良反应。长期大量饮酒者易发生肝硬化，导致肝药酶活性降低，产生酶抑作用，使许多药物的不良反应增加。一些药物也可影响乙醇在体内的代谢而诱发不良反应，如应用头孢类药物头孢呋辛、头孢孟多、头孢哌酮时饮酒，会出现“醉酒样”反应。饮茶也能影响药物作用。茶含有大量鞣酸，能与多种药物如硫酸亚铁、葡萄糖酸钙、枸橼酸铋中的金属离子结合而产生不良反应。咖啡因、茶碱有拮抗中枢抑制药的作用，与单胺氧化酶产生协同作用，可能导致高血压危象和脑出血危险。吸烟也可影响某些药物代谢，长期吸烟者的普萘洛尔、茶碱的清除率比正常人快 2～3 倍，安替比林、苯妥英钠、非那西丁消除也加快。

二、药物不良反应的预防措施

药物不良反应的产生很难避免，但有其规律性。与剂量有关的 A 型反应，是由该药固有药理作用所致，可预测。B 型反应难以预测，有些和遗传有关。根据不同类型的不良反应可以采取相应的预防和治疗措施。

（一）注意药物的禁忌证

过敏反应和特异质反应都属 B 型反应，难预测。用药前，应详细询问患者的疾病史、用药史、过敏史或药物不良反应史以及家族药物不良反应史，这对有过敏倾向和特异质的患者非常重要。如过敏体质的患者要禁用青霉素类药物；和遗传因素有关的特异质反应，如 G-6-PD 缺乏者亦应禁用硝基呋喃类、某些止痛退热药和磺胺药等。A 型不良反应一般和药物的作用有关，如支气管哮喘的患者禁用 β 受体阻断药，胃溃疡患者禁用阿司匹林类药物，高血压患者不能用拟肾上腺素药如肾上腺素、麻黄碱等。

（二）针对药物可能产生不良反应的原因做好预防措施

1. 改换药物剂型，例如阿司匹林对胃肠刺激性大，改用肠溶制剂可减轻；硝苯地平产生颜面潮红、心跳加快的症状，改用缓释剂或控释剂后，可通过避免血药浓度一时性过高而使不良反应减轻或消失。

2. 改善服药方法，例如对有胃肠反应的药物宜饭后服，有嗜睡不良反应药物宜睡前服等。

3. 联合用药减少药物不良反应，例如异烟肼与维生素 B_6 合用可减少周围神经炎的发生。

4. 应用对器官功能有损害的药物时，须按规定检查器官功能。如应用氨基糖苷类抗生素时应经常检查听力、肾功能，应用氯霉素时应检查血常规，应用利福平时应定期复查肝功能等。

5. 老年患者因疾病多、用药品种多，应提醒患者可能出现的不良反应；小儿尤其新生儿，其药物剂量应按体重或体表面积计算，用药期间应加强观察。孕妇用药应特别慎重，尤其是妊娠前 3 个月应避免使用药物；由于一些药物可经乳汁进入婴儿体内而引起不良反应，故对哺乳妇女用药也应慎重选择。

第三节　药物不良反应因果关系判定

PPT

虽然在药物治疗过程中可能出现药物不良事件，但该不良事件未必和药物有因果关系，在未明确真正原因之前，只能把药物作为怀疑对象，而不良事件的发生存在许多影响因素，如饮食、合并用药、患者的疾病和并发症等，均可导致不良事件与药物之间联系的不确定性，如果简单地归咎于药物，匆忙停药或换药，既影响治疗，又不利于查找真正的原因，因此必须进行药物与不良事件的因果关系判定。

一、药物不良反应因果关系判定依据

报告药物不良反应，应对不良反应发生的因果关系进行分析研究，以确定其发生是否由所用药物引起，或由疾病变化、药物使用不当等其他因素引起。不良反应因果分析主要依据以下几个方面。

1. 时间相关性　指用药与不良反应的出现有无合理的时间关系。详细询问患者发生不良反应前后的用药情况，确定不良反应是在用药期间发生，还是在没有使用该药前已经存在，利用药动学参数判断开始用药时间与可疑不良反应出现时间是否合理。

2. 以往是否有所用药物不良反应的报道和评述　既往如果有类似不良反应报道，则有因果关系存在的可能性。如果没有，那么要进行更详细的研究，确定是否属新发生或新发现的不良反应，并寻找发生的可能原因及药理学基础，以便解释和确定其相关性。但是在查核是否有类似报道时，要注意文献的来源。单纯依赖大型教科书会遗漏许多近年来新发表的资料，如果只参照刊物最新发表的病例报告，因其缺乏时间检验，可能不够确实。另外，对于文献资料较少的新药，可参考同类药物的报道。

3. 撤药反应　不良反应一经发生，通常停药并采取对症治疗措施。如果在停药后症状得到缓解或根除，则可认为二者间存在因果关系的可能性大。

4. 再次用药与不良反应的关系　不良反应症状消除后，再次用药后重新出现相同症状，停药再次消失，则以前确定的因果关系再次证实，可以认为二者间确实存在因果关系。如果再次用药没有出现以前相同症状，则根据是否能用现有理论解释来确定，如果能，可以确定存在因果关系；如果不能，则怀疑或否定存在因果关系。但应注意：①对于严重的不良反应，实施再暴露用药从伦理上来说是不能被接受的；②注意患者病程发展情况，其病理状态与上次用药时相比是否有了变化；③再次用药应根据药物的动力学参数，待药物在体内完全消除后再进行，即中断用药时间必须长于该药物不良反应完全消失所需要的时间；④同时中断使用两种药物，再暴露使用其中一个药物时，如果反应结果是阴性，不能据此认为该不良反应是另一个药物引起的。

5. 影响因素甄别　宜详细询问病史，寻找是否存在影响或干扰这种因果关系的其他因素，如饮食因素、环境因素、实验室检验、药物不良相互作用等。

上述诸因素逐一确定后，则综合各种联系最后确定因果关系，完成报告。

二、药物不良反应因果关系判定方法

药物不良反应因果关系评价是药物不良反应监测中最关键、也是最困难的问题，至今仍无统一的国际性评价标准。评价方法大体上分为微观评价和宏观评价。

（一）微观评价

微观评价是指具体的某一不良事件与药物之间的因果关系判断，即个案因果关系判断。最早使用的方法是总体判断法，因其凭经验，主观性强，衡量标准不一致，已经被淘汰。标准化评价（standardized assessment）是目前因果关系判定最常用的方法。所谓标准化评价，就是利用影响药物与药物不良反应之间的因素，设置相应的问题，根据对问题的不同回答计以不同的分值，再根据所得总分向概率范畴的定量进行估计转换，评出不良事件与药物的相关程度：肯定、很可能、可能、可疑及无关等 5 个等级。20 世纪 70 年代中期和 80 年代后期标准化评价成为药物不良反应因果评价方法的主流，目前仍在继续使用。

标准化评价方法有很多种，Karch 和 Lasagna 提出了第一个标准方法，被各种评价方法引为基本准则，该法将因果关系的关联程度分为肯定、很可能、可能、条件、可疑五级。我国原卫生部药品不良反应监察中心拟定的方法，以及澳大利亚、瑞典、新西兰等国的评定方法，都是在此方法基础上发展而来。具体评价条目见表 5－2。

表 5－2　Karch－Lasagna 评价方法

序号	判定	描述
1	肯定	用药以来的时间顺序合理；停药后反应停止；重新用药，反应再现；与已知药品不良反应相符合（有类似文献报道）
2	很可能	时间顺序合理；该反应与已知的药物不良反应相符合；停药后反应停止；反应无法用患者疾病进行合理的解释，出现的反应不是原发疾病加重、演变的结果
3	可能	时间顺序合理；与已知药物不良反应符合；患者疾病或其他治疗也可造成这样的结果
4	条件	时间顺序合理；与已知药物不良反应仅有一定的相符性；不能合理的用患者疾病进行解释
5	可疑	不符合上述各项标准

1989 年，我国卫生部药品不良反应监察中心成立，其推荐的评分法（1994 年版）根据对以下 5 个问题的回答：

1. 开始用药的时间和不良反应出现的时间有无合理的先后关系；
2. 所怀疑的不良反应是否符合该药品已知不良反应的类型；
3. 所怀疑的不良反应是否可用合并用药的作用，患者的临床状态或其他疗法的影响来解释；
4. 停药或减量后，反应是否减轻或消失；
5. 再次接触可疑药品是否再次出现同样的反应。

一般参照表5－3来进行综合判断。

表5－3 因果关系等级评价

等级	1	2	3	4	5
肯定	+	+	−	+	+
很可能	+	+	−	+	?
可能	+	+	±	±	?
可疑	+	−	±	±	?
不可能	−	−	+	−	−

注：＋表示肯定；－表示否定；±表示难以肯定或否定；? 表示情况不明

1994年以后，参考WHO乌普萨拉监测中心（Uppsala monitoring center，UMC）的6级标准，我国逐渐采用6级评定方法，因果判定关联性评价分为肯定、很可能、可能、可能无关、待评价和无法评价6个等级，见表5－4。

表5－4 2005年版《药品不良反应报告和监测管理办法》中的因果判定关联性评价

序号	判定	描述
1	肯定	用药及反应发生时间顺序合理；停药以后反应停止，或迅速减轻或好转（根据机体免疫状态，某些药品不良反应可出现在停药数天以后）；再次使用，反应再现，并可能明显加重（即激发试验阳性）；同时有文献资料佐证；并已排除原患疾病等其他混杂因素影响
2	很可能	无重复用药史，余同"肯定"；或虽然有合并用药，但基本可排除合并用药导致反应发生的可能性
3	可能	用药与反应发生时间关系密切，同时有文献资料佐证；但引发不良反应的药品不止一种，或原患疾病病情进展因素不能除外
4	可能无关	用药与反应发生时间相关性不密切；反应表现与已知该药不良反应不相吻合，原患疾病发展同样可能有类似的临床表现
5	待评价	报表内容填写不齐全，等待补充后再评价，或因果关系难以定论，缺乏文献资料佐证
6	无法评价	报表缺项太多，因果关系难以定论，资料又无法补充

记分法（Naranjio法）也是标准化评价最常用的方法，按表5－5的问题回答记分。该方法利用影响药物与药物不良反应之间的因素，设置相应的问题，根据对问题的不同回答计以不同的分值，评出药物不良反应与药物的相关程度：肯定、很可能、可能、可疑4个等级。

表5－5 计分推算法（Naranjio法）评定因果关系等级

项目	是	否	不知道
1. 该反应以前是否已有报告	+1	0	0
2. 不良反应是否在使用所疑药物后出现	+2	−1	0
3. 当所疑药物停用后，使用特异对抗剂后不良反应是否改善	+1	0	0
4. 再次使用所疑药物，不良反应是否再次出现	+2	−1	0

续表

项目	是	否	不知道
5. 是否有其他药物之外的原因引起反应	-1	+2	0
6. 给安慰剂后这种反应是否再次出现	-1	+1	0
7. 血中及其他体液中药物浓度是否为已知的中毒浓度	+1	0	0
8. 增大药物剂量反应是否加重；减少剂量反应是否减轻	+1	0	0
9. 患者曾用过相同或类似的药物是否也有相同或相似的反应	+1	0	0
10. 该不良反应是否有客观检查予以确认	+1	0	0

注：总分≥9 分：肯定有关；总分5～8 分：很可能有关；总分1～4 分：可能有关；总分≤0 分：可疑。

另外，标准化评价方法还有推理分析法（循序辨证法）和贝叶斯（Bayes）法评价因果关系。推理分析法是把病例报告分为若干部分，对认为需要做标准化评估的基本资料项目进行鉴别。基本资料包括：不良事件出现的时间、其他的影响事件、撤药后的结果、再暴露用药的结果、换用次选药物的结果等。该法采用填写调查表的方式，提出若干问题（最多时达到84 个），让被调查者回答“是、否、不知道”，然后根据回答的情况进行因果关系评估。这类方法明显提升了评定分级的一致性，但是对一些不肯定的情况仍然不能做出确切的结论。因此具体应用情况并不普遍。

贝叶斯法用于评定发生不良反应事件中可疑药物引起的概率相对于其他因素引起的概率的大小。具体操作时既考虑了药物参与时发生事件的概率，又考虑到药物未参与时发生事件的概率。采用这种方法要对病例的病程、表现特征、撤药反应、事件关系、再暴露用药结果、多次诱发试验以及患者生活习惯等进行全面核查。评估人员要想充分应用此类方法，需掌握药物不良反应及其流行病学知识、熟悉相关药物不良反应以及全过程的药物代谢动力学资料。此法应用难度较大，不易掌握，很难在常规的工作中被普遍使用。

（二）宏观评价

宏观评价为数据集中后评价，是指通过运用流行病学的研究手段和方法来验证或驳斥某一不良事件与药物之间的因果关系的假说。由于临床的复杂性，采用个案药物不良反应的因果关系判断方法所确定的药物与某不良反应之间对应的因果关系，有时仅仅反映该病例本身，一般不能推广到其他患者，如果这种病例报道多了，从中可形成药物与某不良反应之间的因果假设，但仍不能肯定。提出不良事件与药物相关的假设的方法如下。

1. 差异法　也称求异法。就是从相同中寻找不同的因素，这种不同的因素就有可能是引起医学事件的原因。如尼姑极少发生宫颈癌，她们与普通妇女的差异在于性生活，所以怀疑性生活紊乱是否与宫颈癌有关。

2. 协同法　也称求同法。如果在不同的时间、不同空间或不同人口统计学的人群中的某些人出现了同一种医学事件，就可以采用这一方法提出假设。

3. 共变法　又称相偕变异法。如果某种医学事件的发生频率随着某种客观因素的数量变动成正比地相应变动，那么，这种数量变动的客观因素就可能是引起不良事件的原因。如“反应停事件（thalidomide event）”就是通过这一方法提出假设的。研究者将相关年代反应停的市场销售信息与医学事件联系起来，绘出一个销售总量与病例数的时间分布曲线图。从两条曲线的平行起落关系说明了短肢畸形与反应停的紧密关系，于是很有把握地提出了假设。这种把药物市场信息引入药物流行病学研究的方法，正在被越来越多的人所采用。

4. 类比法　又称类推法。这种方法是把原因不明的医学事件和另一已十分清楚的客观因素进行比较，如有相似之处，说明这种客观因素可能就是引起医学事件的原因。例如瑞夷综合征（Reye's syndrome，RS），虽然从几项病例研究中，能了解到服用阿司匹林的儿童中有一部分（报道的比例不等）有该综合征的表现，但以此提出假设，其理由是不够充分的，后来有人发现水杨酸中毒（salicylism）的临床和组织学改变很类似该综合征，于是通过逻辑推理提出了假设。

5. 排除法　也是一种逻辑推理方法。这种方法是在许多条件相同的人群中采取排除方法，对已知不可能引起某种医学事件的因素逐一排除，最后保留下来而没有任何排除依据的某一因素，可能就是引起医学事件的原因。例如1972年发现湖北某农村地区相当多的夫妇没有孩子，经对这一人群进行调查，把生理性不育或曾做节育术和服用避孕药的夫妇除外，发现余下的不育夫妇并未服用过影响生育的任何药物，唯独值得注意的是，这些夫妇有吃生棉油的习惯，后经研究证实生棉油中的棉酚有杀灭精子的作用并影响男、女双方生殖系统的正常发育。

常用的宏观评价方法有病例对照研究及队列研究。前者是已知结果（即发生了某不良反应后），追查由某药物引起的可能性大小；后者对研究对象追踪观察一段时间，比较暴露于药物的研究对象中不良反应的发生率是否较不暴露于药物的研究对象中不良反应的发生率更高。显然，队列研究的结果更具可信性。但无论是病例对照研究还是队列研究，尽管研究结果检验有统计学意义时，在得出因果关系的结论时也应谨慎。具体方法介绍详见下一节内容。

案例解析

【案例】患者，女，26岁。1999年5月11日晚，因疑为感冒来医院急诊就医，检查结果，一般情况尚可，体温38.1℃。诊断：上呼吸道感染。给予克林霉素0.6g加0.9%氯化钠溶液100ml每日2次，静脉注射，用药2~3分钟后，患者全身出汗、呕吐、双耳听力丧失。立刻停药，5分钟后听力恢复，出汗、呕吐停止，然后给予5%葡萄糖500ml加清开灵40ml静脉滴注，2小时后病情稳定好转。

【问题】本案例中的突发性耳聋是否是克林霉素的不良反应？

【解析】克林霉素主要用于厌氧菌和革兰阳性球菌所致的各种感染，其不良反应主要为胃肠道反应、过敏反应等，严重的有伪膜性肠炎。由于到目前为止，尚未见到应用克林霉素后引起突发性耳聋的报告，本案例中的突发性耳聋是否是应用克林霉素所致，还需要做药物不良反应因果关系判定。在未明确真正原因之前，此事件只能属于药物不良事件。

第四节　药物不良反应报告和监测

PPT

药物不良反应报告和监测是指药物不良反应的发现、报告、评价和控制的过程。20世纪60年代初暴发了震惊世界的“反应停事件”，使药物不良反应开始受到各国卫生医疗组织的不断重视，为此WHO成立了相应的职能机构，即今天的乌普萨拉监测中心，又称国际药物监测合作中心。其作用是收集和分析药物不良反应报告，并向他的成员国提供信息查询和指导。药物不良反应监测也从最初的医疗机构自发报告发展到今天的有组织、科学性的全球监测预报系统。

知识拓展

我国药物不良反应监测工作发展历程

我国的药物不良反应监测工作始于20世纪80年代。1983年卫生部起草《药品毒副反应报告制度》，后改名为《药品不良反应监测制度》。1985年颁布的药品管理法将药品不良反应监测工作列入正式法规。1988年在卫生部药政局领导下，京沪两市的10所医院进行了药物不良反应监测报告试点工作，1990 年药物不良反应监测工作试点扩大到 5 省市与解放军共 14 所医院。1998 年 3 月，我国参加 WHO 国际药物监测合作计划，成为该计划的成员国。1999 年 11 月，国家药品监督管理局和卫生部正式颁布实施了《药品不良反应监测管理办法（试行）》，该办法已于 2004 年、2011 年经历两次修订和完善，新修订的《药品不良反应报告和监测管理办法》于 2011 年 7 月 1 日正式实施。2015 年修正版《药品管理法》规定，国家实行药品不良反应报告制度，明确药品生产企业、药品经营企业和医疗机构为不良反应的三大报告主体。2018 年 9 月，国家药品监督管理局发布了《关于药品上市许可持有人直接报告不良反应事宜的公告》，该公告旨在落实药品上市许可持有人不良反应报告和监测法律责任，强化药品的全生命周期管理。

一、药物不良反应报告和监测体系

我国的药物不良反应报告和监测工作由国家药品监督管理局主管。监测报告系统由国家药品不良反应监测中心、药物不良反应专家咨询委员会和省、自治区、直辖市药品不良反应监测中心组成。从事药品不良反应报告和监测的工作人员应当具有医学、药学、流行病学或者统计学等相关专业知识，具备科学分析评价药品不良反应的能力。

（一）国家药物不良反应监测机构

在国家药品监督管理部门的领导下，负责全国药物不良反应报告和监测的技术工作。承担国家药品不良反应报告和监测资料的收集、评价、反馈和上报，以及全国药品不良反应监测信息网络的建设和维护；制定药品不良反应报告和监测的技术标准和规范，对地方各级药品不良反应监测机构进行技术指导；组织开展严重药品不良反应的调查和评价，协助有关部门开展药品群体不良事件的调查；发布药品不良反应警示信息；承担药品不良反应报告和监测的宣传、培训、研究和国际交流工作。

（二）省、自治区、直辖市药物不良反应监测机构

在省（区、市）药物监督管理部门领导和国家药物不良反应监测机构的业务指导下，负责本行政区域内药物不良反应报告和监测的技术工作。承担本行政区域内药品不良反应报告和监测资料的收集、评价、反馈和上报，以及药品不良反应监测信息网络的维护和管理；对设区的市级、县级药品不良反应监测机构进行技术指导；组织开展本行政区域内严重药品不良反应的调查和评价，协助有关部门开展药品群体不良事件的调查；负责对药物生产企业开展的重点监测进行监督、检查，并对监测报告进行技术评价；组织开展本行政区域内药物不良反应报告和监测的宣传、培训工作。

（三）设区的市级以及县级药品不良反应监测机构

我国人口众多，药物不良反应的信息时时产生，如此巨大的信息仅靠一个国家中心和数个省级中心是远远不够的，有必要建立多级监测机构，以便地方主管部门管理及信息及时反馈，有利于监测工作的开展。在同级药品监督管理部门领导和上级药品不良反应监测机构的业务指导下，设区的市级、县级药品不良反应监测机构负责本行政区域内药品不良反应报告和监测资料的收集、核实、评价、反馈和上报；开展本行政区域内严重药品不良反应的调查和评价；协助有关部门开展药品群体不良事件的调查；承担药品不良反应报告和监测的宣传、培训等工作。

（四）基层药品不良反应报告和监测管理制度

药品生产、经营企业和医疗机构应当建立药品不良反应报告和监测管理制度。药品生产企业应当设立专门机构并配备专职人员，药品经营企业和医疗机构应当设立或者指定机构并配备专（兼）职人员，承担本单位的药品不良反应报告和监测工作。

二、药物不良反应报告程序

国家制定药物不良反应实行逐级、定期报告制度。严重或罕见的药物不良反应须随时报告，必要时

可以越级报告。报告内容应当真实、完整、准确。

（一）个例药物不良反应

药物生产、经营企业和医疗机构应当主动收集药物不良反应，获知或者发现药物不良反应后应当详细记录、分析和处理，填写《药物不良反应/事件报告表》并报告。药物生产、经营企业和医疗机构发现或者获知新的、严重的药物不良反应应当在15日内报告，其中死亡病例须立即报告；其他药物不良反应应当在30日内报告。有随访信息的，应当及时报告。个人发现新的或者严重的药物不良反应，可以向经治医师报告，也可以向药物生产、经营企业或者当地的药物不良反应监测机构报告，必要时提供相关的病历资料。

市级、县级药物不良反应监测机构应当对收到的药物不良反应报告的真实性、完整性和准确性进行审核。严重药物不良反应报告的审核和评价应当自收到报告之日起3个工作日内完成，其他报告的审核和评价应当在15个工作日内完成。并应当对死亡病例进行调查，详细了解死亡病例的基本信息、药品使用情况、不良反应发生及诊治情况等，自收到报告之日起15个工作日内完成调查报告，报同级药物监督管理部门和卫生行政部门，以及上一级药物不良反应监测机构。

省级药物不良反应监测机构应当在收到下一级药物不良反应监测机构提交的严重药物不良反应评价意见之日起7个工作日内完成评价工作。对死亡病例，事件发生地和药品生产企业所在地的省级药品不良反应监测机构均应当及时根据调查报告进行分析、评价，必要时进行现场调查，并将评价结果报省级药品监督管理部门和卫生行政部门，以及国家药品不良反应监测中心。

国家药品不良反应监测中心应当及时对死亡病例进行分析、评价，并将评价结果报国家药品监督管理局和国家卫生健康委员会。

（二）药品群体不良事件

药物生产、经营企业和医疗机构获知或者发现药物群体不良事件（drug group adverse event）后，应当立即通过电话或者传真等方式报所在地的县级药物监督管理部门、卫生行政部门和药物不良反应监测机构，必要时可以越级报告；同时填写《药物群体不良事件基本信息表》，对每一病例还应当及时填写《药物不良反应/事件报告表》，通过国家药物不良反应监测信息网络报告。

市级、县级药物监督管理部门获知药物群体不良事件后，应当立即与同级卫生行政部门联合组织开展现场调查，并及时将调查结果逐级报至省级药品监督管理部门和卫生行政部门。

省级药品监督管理部门与同级卫生行政部门联合对市级、县级的调查进行督促、指导，对药物群体不良事件进行分析、评价，对本行政区域内发生的影响较大的药物群体不良事件，还应当组织现场调查，评价和调查结果应当及时报国家药品监督管理局和国家卫生健康委员会。

对全国范围内影响较大并造成严重后果的药物群体不良事件，国家药品监督管理局应当与国家卫生健康委员会联合开展相关调查工作。

（三）境外发生的严重药物不良反应

进口药物和国产药物在境外发生的严重药物不良反应（包括自发报告系统收集的、上市后临床研究发现的、文献报道的），药物生产企业应当填写《境外发生的药物不良反应/事件报告表》，自获知之日起30日内报送国家药物不良反应监测中心。国家药物不良反应监测中心要求提供原始报表及相关信息的，药物生产企业应当在5日内提交。

国家药品不良反应监测中心应当对收到的药物不良反应报告进行分析、评价，每半年向国家药品监督管理局和国家卫生健康委员会报告，发现提示药物可能存在安全隐患的信息应当及时报告。

进口药物和国产药物在境外因药物不良反应被暂停销售、使用或者撤市的，药物生产企业应当在获知后24小时内书面报国家药品监督管理局和国家药品不良反应监测中心。

三、药物不良反应报告范围

《药品不良反应报告和监测管理办法》规定：我国药品不良反应报告范围包括：新药监测期内的国产

药品应当报告该药品的所有不良反应；监测期满的药物报告新的和严重的不良反应。进口药品自首次获准进口之日起5年内，报告该进口药品的所有不良反应；满5年的，报告新的和严重的不良反应。药品不良反应的病例报告资料不得作医疗纠纷、医疗诉讼的依据。为避免不必要混乱，报告的内容应予保密。

药品生产企业应当对本企业生产药品的不良反应报告和监测资料进行定期汇总分析，汇总国内外安全性信息，进行风险和效益评估，撰写定期安全性更新报告。设立新药监测期的国产药品，应当自取得批准证明文件之日起每满1年提交一次定期安全性更新报告，直至首次再注册，之后每5年报告一次；其他国产药品，每5年报告一次。首次进口的药品，自取得进口药品批准证明文件之日起每满一年提交一次定期安全性更新报告，直至首次再注册，之后每5年报告一次。定期安全性更新报告的汇总时间以取得药品批准证明文件的日期为起点计，上报日期应当在汇总数据截止日期后60日内。

四、药物不良反应监测方法

药物不良反应的监测方法多种多样，他们各有优缺点，但都是为了能够及时准确地发现药物不良反应。常见的药物不良反应监测方法如下。

（一）自发呈报系统

自发呈报系统（spontaneous reporting system，SRS）是指医务人员在医疗实践中，对某种药物所引起的不良反应通过医药学文献杂志进行报道，或直接呈报给药品不良反应监测机构、制药厂商等。分正式自发呈报和非正式自发呈报两种形式。

正式自发呈报系统主要由国家或地区设有专门的药物不良反应登记处，成立有关药物不良反应的专门委员会或监测中心，收集、整理分析自发呈报的药物不良反应资料，并负责反馈。

非正式自发呈报系统资料来源主要是通过医、药学杂志期刊的报道。文献报道主要是由医生在临床实践中把观察到的不良事件综合起来，加以整理，基本上排除了其他原因，得出的结论较可靠。通过利用文献报道的资料，可进行药物不良反应的综合分析，并得出了一系列有意义的结论，如通过收集分析国内1960年以来医学、药学、医药院校学报等杂志有关抗生素不良反应报道的资料，并与国外同类研究比较，得出一系列有意义的结论，如发现庆大霉素、卡那霉素的过敏性休克在我国发生率较高。

迄今为止，自发呈报系统仍然是上市药品安全性监测的最主要方法，WHO国际药物监测合作计划大多数成员国都采用这种方法。其优点是监测范围广，参与人员多，不受时间和空间限制，可尽早发现罕见的、新的不良反应，以及特殊人群和药物合用发生的不良反应，及早发现潜在的药物不良反应问题的信号，从而形成假说，提出早期警告。由于费用低廉、经济，覆盖面广，容易被管理部门接受。但也有其局限性，如漏报率高，随意性大，新药不良反应报告多、老药报告少，难于确定因果关系，无法计算不良反应的发生率等。还有许多从前不知道的不良反应难于识别，医生报告有困难。例如，普萘洛尔是主要用于治疗心血管疾病的药物，其皮肤及眼睛反应，临床医生很难发现，只是在第一例报告发表后，才有上百例报告接踵而来。

影响自发呈报的因素如下。①不良反应报告率与药品的销售额有关。如西咪替丁及雷尼替丁由于广泛使用而有大量的不良反应报告。②报告率与药品上市时间的长短有关。上市的前几年是不良反应报告的高潮，因为是新的反应，此后虽然继续出现，但报告的不多，由于医生认为已报告过，不愿意再报。③报告率和同类老药的不良反应有关。假如这类药中某个老品种的某种不良反应引起医生注意，则新品种上市后医生就着重注意了这种不良反应，所以报告率自然多。

（二）重点药物监测

重点药物监测主要是对一部分上市新药加强监测，以便及时发现一些未知的或非预期的不良反应，并作为这类药物的早期预警系统。其目的是对新上市药物进行主动监测，以弥补自发呈报系统的不足。在英国又称之为处方事件监测（prescription event monitoring，PEM），是对黄卡系统的有益补充，由英国统计学家David Finney于1965年首先提出，并于1982年正式开始在英国实施。其办法是收集新上市药物的若干个处方，要求处方医生填写问卷回答有关患者的一系列问题，包括任何新的诊断、任何原因的就医或住院、疾病的意外恶化或好转、任何可疑的药物反应或任何需要记入病历的主诉等。其优点是：①能计算药品不良反应的发生率；②由于记录了所有的药物不良事件，能识别其他监测方法难于识别的药物不良反应，如雌激素诱发血栓栓塞就是通过这种途径发现的。

（三）医院集中监测系统

医院集中监测是指在一定的时间、一定的范围内对某一医院或某一地区所发生的药物不良反应及药物利用情况进行详细记录，来探讨药物不良反应的发生规律。这种监测既可以针对患有某种疾病的患者，也可以针对某种药物来进行。前者是以患者为线索，了解用药及药物不良反应情况，后者是以药物为线索对某一种或几种药物的不良反应进行监测。通过对资料的收集和整理，可以对药物不良反应全貌有所了解。如药物不良反应出现的缓急、轻重程度；不良反应出现的部位、持续时间；是否因不良反应而停药、是否延长住院期限、各种药物引起的不良反应发生率以及转归等。

医院集中监测的优点是资料详尽，数据准确可靠，能够计算出药品不良反应的相对发生率，并探讨其危险因素。缺点是由于集中监测是在一定的时间、一定的范围内进行，故得出的数据代表性较差、缺乏连续性，且费用较高，使其应用受到一定限制，除非为某一特别目的而进行。

（四）药物流行病学研究

药物流行病学（pharmacoepidemiology）是运用流行病学的原理和方法，研究人群中药物的利用及其效应（疗效和不良反应）的应用科学。目的是描述、解释、验证和控制一定时间、空间与人群中，某种药物的使用情况和效应分布及其决定因素，并据此制定相应对策，以达到合理用药的目的。药物流行病学研究可以弥补自发呈报系统如难于确定因果关系，无法计算不良反应的发生率等方面的不足。常用的研究方法有病例对照研究（case－control study）和队列研究（cohort study）。

1. 病例对照研究 病例对照研究是对比患有某特定疾病即病例组的患者与未患此病对照组的患者，目的是找出两组对以前所用药物暴露的差异，即将人群中患有拟研究疾病的病例组同没有患该病的对照组相比较，研究前者是否具有假说因素的比例更高。在药物不良反应监测中，拟研究疾病为可疑药物引起的不良反应，假说因素则是可疑药物，可疑药物在病例组的暴露率与对照组比较，如果两者在统计学上有意义则说明假说因素和疾病相关。病例对照研究的优点是样本需要量少、耗时短、效率高、费用低、易组织实施，但易出现资料的偏差，在资料不全时，难以选择对照，因此在进行病例对照研究时，要有很好的设计和正确的解释。如对孕妇曾经使用已烯雌酚预防先兆流产导致子代少女阴道腺癌的病例对照研究，由于设计完善，仅用了8例孕妇及32例对照即得出正确结论，发现使用已烯雌酚预防先兆流产与子代少女发生阴道腺癌的联系。

2. 队列研究 队列研究是将样本分为两个组，一组为暴露于某药物的患者，另一组为不暴露于该药物的患者，进行观察，验证其结果的差异，即不良事件的发生率或疗效。一般分为前瞻性队列研究和回顾性队列研究。

前瞻性队列研究在药物不良反应监测中较常用，与所研究的不良事件同步的，即将每个群组经一致化、特征化分类，一直追踪，测定预定事件或结果。英国西咪替丁的上市后监测是个典型的例子，该药1976年在英国上市，1978年开始进行上市后监测。在英国4个地区共有9928个使用西咪替丁患者和9351个对照者的资料。大多数对象都能被随访1年以上。在此期间，住院或死亡都有记录，这不仅能对西咪替丁不良反应概貌有所了解，又能对迟发性药物不良反应进行研究。通过分析结果，不支持西咪替丁治疗能诱发胃癌，也不认为西咪替丁本身能使患者的死亡率增加。

回顾性队列研究为在开始研究前所研究的药物暴露与事件已发生了，研究收集的病例也是基于暴露与不暴露，如患骨关节炎者伴有胃溃疡与无溃疡患者对某一特定的非甾体抗炎药的对比。

（五）记录联结

人的一生中，发生于个人的事件都有档案并储存于许多地方，例如出生，死亡，婚姻，住院情况和处方等。通过一种独特方式把各种信息联结起来，可能会发现与药物有关的事件，即记录联结（recorded linkage），又称医学记录链。记录联结是监测药物不良反应一种比较好的方法。计算机的应用将有利于医学记录链的实施。典型的例子如孕期子宫照射增加子女发生白血病的危险性，孕期使用己烯雌酚致子代少女阴道腺癌的研究，都是应用记录联结完成的。记录联结的优点是能进行大样本、长时程、各种设计类型的研究，充分利用现有医疗信息资源、缩短研究周期，是药物不良反应监测的发展方向。记录联结前期工作量大，需多部门协作，组织实施复杂；当今计算机的网络化、信息化、智能化将很好地解决这一瓶颈。

（六）记录应用

记录应用（recorded use）是在一定范围内通过记录使用研究药物的每个患者的所有有关资料，以提供没有偏性的抽样人群，从而可以了解药物不良反应在不同人群（老年、孕妇、儿童等）的发生情况，计算药物不良反应发生率，寻找药物不良反应的易发因素。记录应用根据研究的内容不同而规模不一。

案例解析

【案例】罗非昔布（rofecoxib，Vioxx，万络）是由美国默克制药公司研发的选择性环氧酶2（COX－2）抑制剂，于1999年上市，用于治疗关节炎和急性疼痛。患者罗伯特·恩斯特为了缓解手部疼痛而服用“万络”，在连续服用“万络”8个月之后，于2001年5月突发心脏病，在睡梦中离世。患者遗孀一纸诉状把默克公司告上法庭。2005年9月美国法院判决赔偿患者遗孀2400万美元，罚款2.3亿美元。

【问题】为什么患者的遗孀能得到巨额赔款？制药企业在不良反应报告和监测中起哪些作用？

【解析】罗非昔布在研发过程中以及上市后，一些研究数据表明该药可能导致心血管风险增加，默克公司隐瞒了这种风险，未及时向美国食品药品管理局（FDA）提出申请要求修改说明书，致使罗非昔布说明书中存在“警示缺陷”，在这一点上，默克公司有过错，所以法院做出前述判决。

制药企业参与新药研制开发、申请上市以及上市的全过程。大多数国家实行制药企业法定不良反应报告制度。2018年9月，我国国家药品监督管理局发布了《关于药品上市许可持有人直接报告不良反应事宜的公告》。公告中明确了药品上市许可持有人是药品安全的责任主体，即谁持有谁负责。虽然建立药品上市许可持有人直接报告不良反应制度，但不等于要改变我国目前以医疗机构为报告主渠道的特征。

第五节　药物警戒

PPT

一、概述

20世纪60年代初，西方国家出现的“反应停事件”是世界上一次影响非常大的药害事件。这一事件使得西方发达国家对药物的不良反应给予了高度重视，并普遍建立了药物不良反应监测制度。与药物不良反应监测概念相关的另一个重要概念就是药物警戒，1974年由法国科学家首选提出。尽管法国开展药物安全监测比最早建立药物监测体系的欧美国家晚了10余年，但法国人却通过这个概念赋予药物安全监测以新的内涵。药物警戒可以理解为监视、守卫，时刻准备应对可能来自药物的各种危害。随着药害事件不断地发生，药物警戒受到全世界的关注，1996年WHO在日内瓦召开“药物警戒中心的设置与运行专题研讨会”，标志着药物警戒概念在全球的推广和应用。我国作为国际药物监测合作计划的成员国引进了这一先进理念和方式，并于2007年11月在北京召开了第一届中国药物警戒研讨会，2009年和2011年又分别召开了第二届和第三届中国药物警戒研讨会，这对提高我国各界对药物警戒与药物风险管理的认识，增进交流与合作，确保公众用药安全具有重要意义。

药物警戒概念刚提出时，并没有给出明确的定义。几十年来，随着药品监测工作的开展和深化，其概念与内涵也发生了深刻的变化。2002年，WHO对其定义是：是与发现、评价、理解和预防不良反应或其他任何可能与药物有关问题的科学研究与活动。由此可见，药物警戒所涉及的不仅是药物不良反应，还涉及与药物相关的其他问题，如不合格药物的使用、药物治疗错误、缺乏疗效的报告、无科学依据地扩大药物适应证、急性或慢性药物中毒、与药物相关的病死率的评价、药物的滥用与错用、药物与其他化合物或食物间的不良相互作用等。可以说，药物警戒是一个全方位监测用药相关问题的体系。根据WHO的指南性文件，药物警戒涉及的监管范围已经扩展到传统药物和辅助用药、血液制品、生物制品、医疗器械以及疫苗等。

药物警戒的目的是：①评估药物的效益、危害、有效及风险，以促进其安全、合理及有效地应用；②防范与用药相关的安全问题，提高患者在用药、治疗及辅助医疗方面的安全性；③教育、告知患者药物相关的安全问题，增进涉及用药的公众健康与安全。

药物警戒从用药者安全出发，发现、评估、预防药物不良反应。要求有疑点就上报，不论药品的质量、用法、用量正常与否，更多的重视以综合分析方法探讨因果关系，容易被广大报告者接受。药物警戒的主要工作包括：①早期发现未知的药物不良反应或药物相互作用；②发现已知药物不良反应的增长趋势；③分析药品不良反应的风险因素和可能的机制；④对已上市药物进行风险/效益评价和交流，对患者进行培训、教育，并及时反馈发布相关信息，促进药品监督管理和指导临床用药。

从宏观上来说，药物警戒对我国药品监管法律法规体制的完善具有重要的意义，这是仅仅靠进行药物不良反应监测工作所不能达到的。要想合理、安全、经济、有效的使用药物，开展药物不良反应工作是必须的，而要想把药物不良反应监测工作做得更加深入、更有成效，就离不开药物警戒的引导。药物警戒工作做得好，既可以节约资源，又能挽救生命，深入开展药物警戒工作是大势所趋。

二、药物警戒与药物不良反应监测

药物警戒与药物不良反应监测具有很多的相似之处，最主要的在于，它们的最终目的都是为了提高临床合理用药的水平，保障公众用药安全，改善公众身体健康状况，提高公众的生活质量。但事实上，药物警戒与药物不良反应监测工作是有着相当大的区别的，主要有以下两点不同。

第一，由药物警戒的定义可知，药物不良反应监测是药物警戒中的一项主要的工作内容，但是药物不良反应监测不等于药物警戒。药物警戒工作不仅涉及药物的不良反应监测，还涉及与药物相关的其他问题。从监测对象上看，药物不良反应监测的对象是质量合格的药物，而药物警戒涉及除质量合格药品之外的其他药品，如低于法定标准的药物，药物与化合物、药物及食物的相互作用等。从工作内容上来看，药物警戒工作包括药物不良反应监测工作以及其他工作，例如，用药失误；缺乏疗效的报告；无科学依据地扩大药物适应证；急性与慢性中毒病例报告；药物相关死亡率的评价；药物滥用与误用。

第二，药物不良反应监测工作与药物警戒工作本质上的最大不同在于，药物不良反应监测集中在药物不良信息的收集、分析与监测等方面，是一种相对被动的手段。而药物警戒则是积极主动地开展药物安全性相关的各项评价工作，强调药物不良反应的发现、评价、理解和防范，是药物不良反应监测的扩展和延伸，因此对于药物安全性的认识将更加系统和全面。

本章小结

1. 药物具有两重性，除了对人体有益的防治疾病作用外，还具有对人体有害的不良反应。药物不良反应与药物有直接的因果关系，而药物不良事件不一定与该药有因果关系，它最终可能是药物不良反应，也可能是由于不合格药物（如假药劣药）或不合理用药等原因引起。药物不良事件可揭示不合理用药及医疗系统存在的缺陷，是药物警戒关注的对象。

2. 根据药物不良反应与药理作用的关系，将不良反应分为A、B、C三型，即常用的传统ABC分类方法。A型药物不良反应又称剂量相关的不良反应，由于药理作用增强而引起。B型药物不良反应又称与剂量不相关的不良反应，是与正常药理作用无关的异常反应。变态反应、特异质反应属此类。药物不良反应是在药物与机体相互作用下出现的，其发生受药物、机体和药物间相互作用等许多因素影响。

3. 药物不良反应报告和监测是指药物不良反应的发现、报告、评价和控制的过程，是去伪存真的过程。药物不良反应因果关系评价是药物不良反应监测中最关键、也是最困难的问题，目前还没有统一的国际性的评价标准，现在常用的方法有Karch－Lasagna评定方法和Naranjio计分法。由于药物上市前研究的局限性，上市前发现的问题只是“冰山一角”，因此药物不良反应监测是上市后药物安全性评价的重要手段。自发呈报系统是药物不良反应监测的主要方法，记录联结是不良反应监测的发展方向。

4. 药物警戒所涉及的不仅是药物不良反应，还涉及与药物相关的其他问题，药物警戒较药物不良反应监测内涵和外延更为广泛。

练 习 题

题库

一、选择题

1. “WHO”关于药品不良反应定义的叙述，关键的字句是（　　）。
   A. 任何有害的反应　B. 任何与用药目的无关的反应　C. 在调节生理功能的过程中出现
   D. 给予正常剂量药物时出现　E. 在预防、诊断、治疗疾病的过程中出现
2. 下列关于ADR与ADE关系叙述正确的是（　　）。
   A. ADR和ADE的定义是一样的
   B. ADE肯定是ADR，但ADR不一定是ADE
   C. ADR肯定是ADE，但ADE不一定是ADR
   D. ADR与ADE没有任何关系
   E. ADR和ADE均是因果关系确定的反应
3. 药物警戒与不良反应监测，共同关注（　　）。
   A. 药物误用　B. 药物滥用　C. 不合格药物的使用
   D. 合格药品的不良反应　E. 药物与其他化合物或食物间的不良相互作用
4. 下面属于A型不良反应的是（　　）。
   A. 特异质反应
   B. 变态反应
   C. 副作用
   D. 由于患者肝中N－乙酰基转移酶活性低，使用异烟肼引起的多发性神经炎
   E. 先天性血浆胆碱酯酶缺乏，易对琥珀胆碱发生中毒，导致呼吸肌麻痹
5. 下列关于药品不良反应报告叙述不正确的是（　　）。
   A. 药品不良反应报告主体是药品生产、经营企业和医疗机构
   B. 药品不良反应报告评价流程是在线直报，分级评价
   C. 市、县级药品不良反应监测机构评价本行政区域内所有药品不良反应报告
   D. 省级药品不良反应监测机构评价本行政区域内所有药品不良反应报告
   E. 国家药品不良反应监测中心应当及时分析、评价死亡病例
6. 市、县级药品不良反应监测机构对新的、严重药品不良反应的评价时限是几个工作日（　　）。

A. 3　　B. 5　　C. 7　　D. 15　　E. 30

7. 药品生产、经营企业和医疗机构发现或者获知新的或严重的药物不良反应应于发现之日起多少日内报告（　　）。

A. 立即　　B. 5　　C. 7　　D. 15　　E. 30

二、思考题

1. 什么是药物的副作用？副作用和不良反应有区别吗？怎样预防？
2. 药物不良反应因果关系判定依据有哪些？
3. 药物不良反应的监测方法有哪几种？
4. 试述药物警戒与药物不良反应监测的区别和联系。

（付　惠）

第六章

药源性疾病

学习导引

知识要求

1. 掌握　药源性疾病的定义；引起药源性疾病的主要因素。
2. 熟悉　引起药源性疾病的主要药源性药物。
3. 了解　引起药源性疾病的机制。

能力要求

1. 识别导致疾病的药源性药物。
2. 应用所学知识能够预防和处理某些药源性疾病。

课堂互动

1. 如何发现药源性疾病?
2. 作为药师如何预防和管理药源性疾病?

药源性疾病（drug - induced disease，DID）是医源性疾病（iatrogenic disease）的主要组成部分，又称药物诱发的疾病，简称“药物病”，系指药物作为致病因子，引起人体功能或组织结构损害，并具有相应临床经过的疾病。药源性疾病是药物不良反应的延伸。它不仅包括药物正常用法用量情况下所产生的不良反应，也包括因误用、错用、超剂量应用、不合理应用和药物中毒等情况所引发的疾病，一般呈现的反应较严重且持续时间较长，有些伴随终生。

第一节　引起药源性疾病的主要因素

微课　PPT

患者可因几种可改变和（或）不可改变的因素而易患药源性疾病。不可改变的因素包括患者的年龄、性别、种族、妊娠状态、遗传和共病。在给药前评估药源性疾病的风险时，应考虑这些因素。此外，还应尽量减少或消除诱发药源性疾病改变的危险因素，包括吸烟、饮酒、药物 - 药物相互作用（drug - drug interactions，DDIs）、药物 - 食物相互作用和用药错误等。本节概述了已知导致药源性疾病的一些重要因素。

一、机体因素

（一）年龄

1. 药代动力学参数的进行性变化与年龄的增长有关，如肾脏清除率和肝脏清除率的减少、亲脂性药物分布体积的增加。年龄的增长也会影响药物效应，如老年人对影响中枢神经系统的药物会过度敏感。老年患者药源性疾病风险的增加与其生理状态的特殊性相关，因此有必要制订一些特殊指南，指导老年人合理用药，如美国老年医学会的 Beers 标准。

2. 婴幼儿肝肾功能较弱，药物代谢酶活性不足，肾脏滤过及分泌功能也较低，影响药物的代谢和清除；另外婴幼儿血浆蛋白结合药物的能力低，其血浆游离药物浓度较高，容易发生药源性疾病。如新生儿的灰婴综合征（gray baby syndrome）。

3. 儿童处于生长发育期，骨生长、关节等方面特别敏感，主要表现为腕、踝关节痛等骨关节损害、生长发育迟缓等。如喹诺酮类药物用于 16 岁以下青少年，易发生不良反应。

（二）性别

根据有关不良事件报告系统的数据，女性经历的药物不良事件更多，程度也更严重。原因虽尚不明确，但可能与性别相关的药动学参数、药效学的差异，以及性激素有关。例如，女性在接受延长心脏复极的药物治疗时，更易发生药物引起尖端扭转性心律失常，这可能是由性激素特别是雌激素与睾酮间接导致的。

（三）种族

药物遗传学研究已发现影响药物清除、药效的某些遗传基因。携带某种人类白细胞抗原（HLA）变异等位基因的可能性可以根据患者的种族来预测。汉族的 HLA 变异等位基因 *HLA－B*＊1502（rs3909184G＞C 和 rs2844682G＞A）携带率较高。此外，某些事实也证明种族对药物诱导疾病具有影响。非洲裔患者在使用血管紧张素转换酶抑制剂（ACEI）后发生血管水肿风险增加。

（四）妊娠状态

妊娠也增加药源性疾病的风险。在妊娠早期暴露于致畸药物可严重损害胎儿器官发育，而在妊娠晚期接触致畸药物可对新生儿生长、认知和器官功能产生不利影响。因此，各国药监部门均要求在药物开发期间评估药物潜在致畸性，并发布指导孕期用药的指南。

妊娠可改变母体药代动力学参数，降低有些药物吸收速度和程度，增加药物分布容积，增加肾脏药物清除率以及药物代谢酶如细胞色素 P450（CYP）3A4 活性。

二、生活方式

（一）吸烟

吸烟是通过改变药代动力学参数和药效学反应而导致药源性疾病。它对肝药酶有强诱导作用，可影响 CYP1A2 底物的代谢，如茶碱、地西泮、度洛西汀、奥氮平、恩丹司琼等。与非吸烟者相比，吸烟者使用这些药物时需较高剂量。吸烟也会影响药物的药效。女性吸烟者发生心血管不良事件的风险随着口服避孕药的使用而大大增加。因此，35 岁以上重度吸烟的女性不建议使用口服避孕药。

（二）饮酒

许多药物与酒精存在相互作用，可导致重症疾病甚至死亡。酒精在肝脏中主要由乙醇脱氢酶将醇转化为一种高活性的有毒化合物乙醛，它通过与酶或微管结合形成蛋白质加合物，导致组织损伤和肝脏肿大。因此，以肝脏代谢为主的许多药物可能受到影响，导致疗效降低或毒性增加。乙醇也是 CYP2E1 的底物，并诱导自身的代谢。酗酒者的 CYP2E1 代谢活力强，服用 CYP2E1 底物如对乙酰氨基酚时会增加有毒代谢物 N－乙酰－对苯醌亚胺的形成，从而增加肝毒性。

三、合并症

合并症可改变多种药物的药代动力学和药效学特点，是引起药源性疾病的主要原因之一。肝脏和肾脏疾病通过影响药物清除，是最常见的导致药源性疾病的合并症。

（一）肾脏疾病

亲水性药物主要经肾脏排出体外。肾病患者由于肾小球滤过和（或）肾小管分泌减少，导致亲水性药物清除降低。因此，与肾功能正常的患者相比，肾病患者发生药源性疾病的风险可能更高，经肾清除的药物发生不良事件的风险会增加，例如β受体阻断剂、非保钾利尿剂、胰岛素、ACEIs、阿司匹林、华法林和氯吡格雷等。

（二）肝脏疾病

肝脏是负责药物代谢的主要器官。肝功能损伤可对药物代谢和清除产生重大影响，且药物代谢受损的程度取决于肝脏疾病的严重程度。肝功能障碍可导致肝代谢药物的吸收、提取、肝肠循环和血浆蛋白结合的改变。有证据表明，肝代谢药物与肝病期间药源性疾病的风险增加有关，包括咪达唑仑、普萘洛尔、吗啡、美托洛尔、华法林和萘普生等。

（三）其他疾病

心力衰竭、甲状腺疾病和电解质失衡可改变某些药物的药代动力学或药效学特点，使药源性疾病的风险增加。

四、遗传因素

在过去的十年里，人们逐渐意识到基因对药物疗效的作用。药物基因组学也识别到某些药物不良事件的遗传变异，如药物代谢酶、转运体、药物的靶向受体、人类白细胞抗原的基因多态性，这增加了临床医生预测药物反应和不良事件的能力。

五、药物－药物相互作用

药物－药物相互作用可以通过药物的配伍而引起药物理化性质变化，或由于药物代谢动力学和药效学相互影响而导致药源性疾病。详见本书第十章。

六、药物－食物相互作用

食物能延缓胃排空，降低药物的生物利用度，如四环素、卡托普利餐后比餐前服用吸收减少30%～50%。头孢克洛餐前、餐后总吸收相同，但餐后峰浓度仅为餐前的50%～75%且延迟45～60分钟。药物与食物相互作用也会造成机体损害，如苯乙肼等单胺氧化酶抑制剂（MAOI）与富含酪胺的食物如鳄梨、乳酪等同服时，因MAOI影响酪胺的代谢而造成酪胺蓄积，引起血压升高，甚至出现高血压危象。

七、用药依从性

用药不依从性对药源性疾病的作用是通过多种机制发生的。一种情况是患者不依从医嘱，随意增加给药的剂量或频率，从而导致血药浓度增加。依从性差还可间接导致药源性疾病，例如，当患者遗漏药物剂量时，医生通过增加剂量或频率或通过添加辅助药物来加强治疗，从而使患者面临更高的药物毒性风险。

八、用药错误

用药错误是药源性疾病的一个重要原因，通常表现为使用错误的药物、过高的剂量、忽略药物过敏史或潜在的药物相互作用等。

第二节　药源性疾病的预防及处理措施

PPT

（一）提高临床医师的安全用药水平

1. 临床用药前，应该充分了解患者的药物反应史、过敏史、遗传缺陷和家族史等，做到对症用药，切忌随意用药；选择药物要权衡利弊，尽量做到个体化，注意药物的用法与用量。

2. 尽量避免不必要的联合用药，可减少药物不良反应的发生。

3. 针对特殊人群的用药，注意选择适合的药物，预防药源性疾病的发生。

（1）老年人不仅应提醒患者可能出现的药物不良反应，还应注意老年人的器官功能减退，药物在体内的代谢和排泄减弱，而致解毒能力下降，易发生药物不良反应。

（2）小儿尤其是新生儿和婴幼儿，由于其各系统器官功能未发育完全，肝脏对药物的解毒作用及肾脏对药物的排泄功能低下，易发生药物不良反应，所以在用药时，应按体重或体表面积计算其剂量，并加强观察。

（3）孕妇和哺乳期妇女用药应特别慎重，尤其是妊娠初期3个月内应尽量避免使用药物，用药不当有可能致胎儿畸形。哺乳期用药应注意对婴儿的影响。

4. 对于肝病和肾病患者，由于药物在体内的消除速率降低，半衰期延长，血药浓度增高，药物不良反应率将增加。除了注意选用对肝、肾功能无不良影响的药物外，用药剂量也应减少。

5. 使用对器官功能有损害的药物时，须按规定检查器官功能。如利福平、异烟肼使用前应检查肝功能，氨基糖苷类抗生素使用前检查听力、肾功能，氯霉素使用前检查血常规。

6. 用药过程中，若发现药物不良反应的早期症状或迟发反应，应及时停药和处理。

7. 对于中草药、中成药及其制剂应该合理使用，部分中药含有毒性成分时，更应严格遵守用药剂量，防治药物中毒。

（二）加强临床药师的作用

建立健全临床药师制度，发挥临床药师的作用，是减少药物不良反应和药源性疾病的重要环节。

1. 临床药师要深入临床第一线，加强药物安全信息的收集和交流，提供正确的药学信息，指导或协助医生制定合理的给药方案，实施全面的药学监护，预防药源性疾病的发生。

2. 临床药学和临床药理学都是在众多药害事件和药源性疾病的教训下，为安全、合理、高效用药而新发展的学科。临床药师应积极开展保障安全用药的一些检测项目，如血药浓度监测、药物不良反应监测、药物代谢酶和药物作用靶点的基因筛查等，对提高医疗质量，减少药源性疾病的发生是非常必要的。

3. 临床药师应利用自己掌握的专业知识，开展患者用药咨询和用药教育，宣传、普及合理用药的基本常识，避免药源性疾病的发生。

（三）及时停用可疑药物，去除病因

若怀疑所出现的病症是由药物所引起而又不能确定为某一种药物时，原则上如果病情允许，首先停止应用的所有药物。这样做不但可以及时终止致病药物继续损害机体，而且有助于诊断，停药后症状减轻或消失可提示为药源性疾病；然后根据患者病情，采取新的治疗对策。如果病情不允许，则先停用可疑药物，并立即选用替代药物。同时应将致病药物告知患者，防止日后再发生此类药源性疾病。

（四）加强药物排泄，延缓药物吸收

较严重的药源性疾病可能是因为药物在体内的血药浓度维持在较高水平，滞留时间较长所致，故应采取相应措施加强药物排泄，延缓吸收，使药物对机体的损害尽量减轻。

（五）及时使用拮抗剂，消除药源性症状

药源性疾病的治疗中拮抗剂的应用非常重要，因为拮抗剂是通过特异方法拮抗另一种物质毒性的药物，同时如果没有副作用或不会对患者产生很大的危害，则在药源性疾病治疗中将发挥巨大的作用。拮抗剂的作用机制是将药物从受体位置取代或抑制毒性代谢产物的生成，如阿片类药物中毒应用纳洛酮解救等。

（六）遇到过敏反应，应积极处理

过敏性休克是过敏反应中严重且危及生命的一类疾病，必须及时抢救。一旦发生，应立即停用可疑药品，肾上腺素是救治本症的首选药物，并且可以重复应用，直至症状完全缓解。另外，钙剂、维生素

C 也有一定的抗过敏作用。

（七）对药物损害的器官，进行对症治疗

药物引起的器官损害，应去除病因后再进行对症治疗。例如药物引起的麻痹性肠梗阻，一般给予禁食，同时配合胃肠减压、灌肠，并纠正水、电解质紊乱等症状。

第三节　常见药源性疾病

微课　PPT

一、药物引起的免疫系统/皮肤疾病

（一）药物过敏反应及药物超敏反应

药物过敏是指已被证实具有明确的免疫机制的反应。药物超敏反应是指临床类似过敏，但可能受或不受免疫反应介导的不良事件，表 6－1 列举出这两者反应的区别。

表 6－1　药物超敏反应和过敏反应的区别

特点	药物超敏反应	药物过敏
临床表现	多变；红斑皮疹、过敏性反应、Stevens－Johson 综合征和中毒性表皮坏死松解症	多变；输液相关反应如皮肤潮红、类似过敏的严重反应
致敏期	必需；通常为开始使用药物后 5～21 天	非必需；反应可以发生在首剂给药后的数秒至数分钟内
抗体参与	是；IgE，IgG，IgM，或致敏 T 淋巴细胞	未证实；可能由或不由免疫反应介导
机制	药物可以作为完全抗原或半抗原（原药或代谢物）或可能与 T 细胞受体结合来激活免疫反应	药物基于其化学或药理学特性，刺激炎症介质的释放或激活
风险因素	多变；取决于药物或患者（宿主）	多变；取决于药物或患者（宿主）
预处理	不常规推荐；任何给定的抗原药物产生的抗体的产量由于无法预测而不能通过预处理完全拮抗	某些药物建议采用预处理方案；可能推荐用于阻断药物对效应器通路的作用
治疗	取决于反应的体征和症状；包括抗组胺药、肾上腺素和糖皮质激素	取决于反应的体征和症状；可能包括减少剂量，调整输液速率，或用抗组胺药、肾上腺素或糖皮质激素治疗

注：IgE：免疫球蛋白 E；IgG：免疫球蛋白 G；IgM：免疫球蛋白 M

（1）青霉素类、头孢类、磺胺类、四环素类、抗癫痫药物（芳香族）、生物制剂容易导致药物过敏反应。临床表现多样，例如输液导致皮肤潮红、史蒂文斯－约翰逊综合征（Stevens－Johson 综合征）、荨麻疹、血管神经性水肿、水肿等。药物的过敏反应一般是不可预测的，但可采用皮试、基因筛查等方法对部分药物过敏反应进行预防。处理原则取决于过敏反应的体征和症状，临床上常使用抗组胺药、肾上腺素和糖皮质激素等药物治疗过敏反应。

（2）ACEIs、水杨酸、显影剂等可导致药物超敏反应。临床表现多样，如局部红斑皮疹、过敏性反应、Stevens－Johson 综合征和中毒性表皮坏死松解症等。与过敏反应不同，药物超敏反应可在使用前通过采取某些措施进行预防，例如降低万古霉素的给药速度可预防红人综合征，紫杉醇化疗前使用地塞米松等。

（二）皮肤疾病

皮肤对药物的反应可由免疫和非免疫机制引起。阿卡巴韦、别嘌呤醇、卡马西平、拉莫三嗪、华法林等药物可诱导皮肤疾病，包括荨麻疹、血管性水肿、伴有斑丘疹的血清病样综合征、血管炎和严重的皮肤不良反应。基因检测和生物标志物筛查可用来预防过敏介导的严重皮肤疾病。

（三）药物性狼疮

药物性狼疮（Drug - induced lupus，DIL）是指由于服用某种药物后出现类似狼疮样表现的一种临床综合征，主要表现为发热、皮疹、关节痛、肌痛、浆膜炎等。普鲁卡因胺、氯丙嗪、异烟肼、甲基多巴、奎尼丁、米诺环素等药物通过多种机制可导致药物性狼疮。

知识拓展

预防及处理药物性狼疮的主要措施

（1）避免使用已知药源性药物是非常重要的。

（2）在不可避免使用药源性药物时，建议患者每3个月进行一次全血细胞计数、抗炎抗体滴度和血沉检测，定期评估狼疮样综合征的体征和症状。

（3）发生药物性狼疮时及早停用相关药物，并及时治疗。

（四）光敏性

药物诱导光敏性是用来描述紫外线辐射的不良反应。紫外光分为紫外光 A（UVA）和紫外光 B（UVB），其中 UVB 辐射导致红斑，UVA 辐射与晒黑、光老化和药物引起的光敏性有关。氢氯噻嗪、氯丙嗪、异丙嗪、萘普生、酮替芬、四环素类、氟喹诺酮类、磺胺类等是常见导致光敏性的药物。

二、药物引起的神经/精神系统疾病

（一）失眠

α受体激动剂、抗帕金森药物（金刚烷胺、左旋多巴、恩他卡朋、培高利特）、利尿药、β受体阻断剂、大剂量使用糖皮质激素，麻黄素、氨茶碱、抗抑郁药如米帕明（丙咪嗪）、阿米替林、异烟肼、口服避孕药和含咖啡因的药物均可引起失眠。这主要通过延长清醒状态和/或缩短总的睡眠时间而导致的。预防措施主要是教育患者培养良好的睡眠习惯，尽可能避免使用药源性药物。

（二）精神疾病

精神疾病的临床表现主要有妄想、幻觉、言语行为紊乱等。安非他明、哌醋甲酯、唑尼沙胺、左旋多巴 - 卡比多巴、左乙拉西坦、抗胆碱药物、抗疟药奎宁、驱肠虫药哌嗪、氯丙嗪、氟奋乃静、氟哌啶醇及三氟拉嗪等药物可导致精神疾病。药源性精神疾病通常在停止使用致病药物后可自愈，大多数患者症状在停药几小时到几天内得以缓解。

（三）癫痫

癫痫是一种复杂性的神经疾病，癫痫发作是由神经元过度同步和过度活跃放电引起的急性神经系统事件。导致这种神经元活动的确切机制尚不清楚，部分原因是超同步活动有多种原因临床治疗中，因用药不当引起的癫痫发作被称为药源性癫痫。安非他酮、三环类抗抑郁药、氯氮平、干扰素、碳青霉烯类药物等可导致药源性癫痫。由于药物诱发的癫痫发作可通过多种机制发生（表 6 - 2），因此治疗策略应谨慎处理，并应个体化。

表 6 - 2　药源性癫痫发作的机制

药物	机制
5 - 氟尿嘧啶	二氢嘧啶脱氢酶的遗传多态性导致其积累
安非他酮	去甲肾上腺素能活动增加
碳青霉烯类	GABA 拮抗剂；NMDA 激动剂
顺铂	低镁血症，低钾血症，低钠血症

续表

药物	机制
氯氮平	抗胆碱能活性和降低纹状体多巴胺能受体的亲和力
环孢霉素	直接神经毒素
氟喹诺酮	取代 GABA 受体
曲马多	增加神经元的兴奋性
干扰素 α	增加神经元的兴奋性
异烟肼	吡哆醇代谢紊乱
马普替林	去甲肾上腺素能活动增加
哌替啶	代谢物积累，去甲哌替啶，中枢神经系统兴奋活动
甲氨蝶呤	脑血管矿化性微血管病
青霉素类	GABA 拮抗剂
吩噻嗪类	多巴胺拮抗剂活性
茶碱	吡哆醇代谢紊乱
三环类抗抑郁药	去甲肾上腺素能活动增加

注：CNS：中枢神经系统；GABA：γ－氨基丁酸；NMDA：N－甲基－D－天冬氨酸受体

（四）抑郁症

药物诱发的抑郁症与特发性抑郁症表现相似，并具有相似的发病率。干扰素 α（interferon－α）、维A酸、利血平、甲基多巴、托吡酯等药物通过多种机制导致抑郁症，包括生物胺功能的直接改变，下丘脑－垂体－肾上腺 HPA 轴功能的紊乱，激素的急剧变化以及细胞因子水平的升高。

知识拓展

药源性抑郁症的预防

有效预防药源性抑郁症的措施较少，主要通过评估患者情况、权衡药物利弊或在治疗类别内尽量选择其他替代药物进行预防管理。如果患者正接受干扰素 α 或促性腺激素释放激素激动剂治疗，可使用选择性5－羟色胺再摄取抑制剂预处理，同时鼓励健康的生活方式。药源性抑郁症的适当处理需及时识别抑郁症状，尽量停止使用药源性药物，换用相同药理作用的其他药物。轻度抑郁症状患者可进行心理治疗，持续性或中重度抑郁症患者应及时开展抗抑郁药物的治疗。

三、药物引起的呼吸系统疾病

（一）间质性肺疾病/肺纤维化

间质性肺病是300多种相关肺疾病的集合。甲氨蝶呤、胺碘酮、博来霉素、奥沙利铂、吉西他滨等药物可导致肺间质性疾病/肺纤维化，相关机制见表6－3。

表6－3 药源性间质性肺病/肺纤维化发作的机制

药物	机制
呋喃妥因	产生氧自由基
甲氨蝶呤	过敏反应；产生游离氧自由基
博来霉素	免疫细胞激活与炎症级联反应；氧自由基的产生；水解酶活性不足
多西紫杉醇	迟发型过敏性反应
EGFR 抑制剂	肺泡修复功能障碍

续表

药物	机制
奥沙利铂	耗竭谷胱甘肽
吉西他滨	全身释放细胞因子导致内皮功能障碍；放射性增敏物质
胺碘酮	诱导磷脂代谢；通过蛋白C激活和释放毒性氧自由基破坏溶酶体膜
来那度胺	抑制前列腺素和增殖成纤维细胞
HMG－CoA 还原酶抑制剂	诱导磷脂血症

注：EGFR：表皮生长因子受体；HMG－CoA：羟甲基戊二酸单酰辅酶A。

知识拓展

预防及处理药物诱导间质性肺病/肺纤维化措施

预防及处理药物诱导间质性肺病/肺纤维化措施主要包括：

避免合用已知会增加间质性肺病/肺纤维化风险的药物，或在最短时间内以最低剂量治疗。

使用高危药物的患者应定期做肺功能和一氧化碳弥散量检查，建议每3～6个月拍一次胸片，每6个月进行高分辨率计算机断层扫描检查。

早期发现，停用相关药物，以及在某些情况下开始糖皮质激素治疗。

（二）肺水肿

海洛因、镇静催眠药利眠宁、右丙氧芬、乙氯维诺、副醛、地西泮及氯丙嗪、卡托普利、肼屈嗪、间羟胺、普萘洛尔、硝苯地平、地尔硫䓬、维拉帕米、甲氨蝶呤、阿霉素、丝裂霉素、环磷酰胺等均可诱发肺水肿。

（三）哮喘和支气管痉挛

哮喘和支气管痉挛的临床表现有心动过速、喘息、发汗、发绀、呼吸困难、咳嗽、呼吸急促、胸闷等。导致哮喘和支气管痉挛的药物有对乙酰氨基酚、ACEIs、阿司匹林、β受体阻断剂、白细胞介素－2、非甾体抗炎药（NSAIDs）、妥布霉素等。预防药物性哮喘或支气管痉挛的主要策略是避免接触药源性药物。

四、药物引起的心血管系统疾病

（一）心脏疾病

药源性心脏疾病发生率较高，主要表现为心律失常、心功能抑制和心肌病等症状，不加注意可致猝死。

1. 心律失常 抗心律失常药物均有不同程度的致心律失常作用，使原有心律失常加重，也有小部分新发生危及生命的心律失常。环丙沙星、左氧氟沙星、多潘立酮、氟西汀、伊曲康唑、阿米替林、胺碘酮等可致心室复极异常，引起Q－T间期延长，常可导致恶性心律失常，尤其是尖端扭转型室速，室颤的发生率很高。普罗帕酮、维拉帕米、利多卡因、氟卡尼等也可致心律失常，严重时可造成心脏骤停。

知识拓展

尖端扭转性心律失常

预防尖端扭转性心律失常措施如下。

（1）使用延长Q－Tc间期的药物时，肝、肾功能不全的患者需调整经肝代谢或肾脏消除的药物剂量；

（2）使用药源性药物时密切监测并维持血清电解质的浓度；

（3）避免同时服用两种及两种以上延长Q－Tc间期的药物或存在药物相互作用的药物；

（4）对于有先天性长Q－Tc间期综合征、药物诱导TdP病史、LVEF＜20%的患者避免使用延长Q－Tc间期的药物；

（5）如果Q－Tc间隔＞500毫秒或比预处理值增加＞60毫秒则停用延长Q－Tc间期药物。

2. 心绞痛和心肌梗死　非甾体抗炎药（NSAIDs）、口服避孕药，雌激素、可待因、普罗帕酮、恩卡尼、硝酸甘油、硝苯地平、氟尿嘧啶、丝裂霉素、长春碱、顺铂、青霉素、庆大霉素等药物通过加快心率、心肌收缩，进而增加心肌耗氧量，导致心绞痛或心肌梗死，临床表现有胸部压迫感、烧灼感、胸闷等。对于冠状动脉疾病的高风险患者，使用药源性疾病时应注意监测。

3. 心力衰竭　多柔比星，表柔比星，米托蒽醌、非甾体抗炎药、干扰素α、伊马替尼、紫杉醇、阿米替林，卡马西平，氯米帕明，地尔硫䓬、糖皮质激素（glucocorticoid）等药物通过增加前负荷、降低心肌收缩力、增加心脏毒性等机制导致心力衰竭。预防药物性心力衰竭的主要办法是避免使用药源性药物。

（二）高血压

大多数高血压患者（90%～95%）有原发性高血压（也称为中度高血压）。导致药源性高血压的主要药物有安非他命明、环孢素、他克莫司、促红细胞生成剂、糖皮质激素、含雌激素口服避孕药、单胺氧化酶抑制剂等，导致药源性高血压的相关机制见表6－4。

表6－4　导致药源性高血压的机制

药物	机制
安非他明、咖啡因、可卡因、去甲文拉法辛、麦角新碱、二甲麦角新碱、眼用去氧肾上腺素、伪麻黄碱、文拉法辛	交感神经系统活动增强
抗血管内皮素生长因子药物	减少一氧化氮释放和刺激肾素－血管紧张素－醛固酮系统的生长因子释放，从而导致内皮损伤
受体阻断剂、激动剂	突然停药，导致a和/或b受体过度刺激
环孢素、他克莫司	前列腺素分泌增加导致钠、水和钾的排泄减少，导致液体量增加
糖皮质激素、甘草	刺激盐皮质激素受体，引起液体量增加
促红细胞生成剂	血细胞生成增加的超治疗效果，导致体液量增加
含雌激素口服避孕药	增加肝脏血管紧张素原的产生，引起肾素血管紧张素醛固酮系统的刺激
单胺氧化酶抑制剂	通过摄入含酪胺的食物或药物相互作用而增加肾上腺素能物质的产生，从而全面刺激交感神经系统的活动
NSAIDs和COX－2抑制剂	抑制前列腺素，引起血管收缩和肾素血管紧张素醛固酮系统的刺激，导致液体量增加
睾酮	增加液体量，刺激交感神经系统活动

课堂互动

作为临床药师，对常见药源性高血压你有何处理建议？

（三）休克

（1）抗心律失常药物在治疗量时可出现低血压休克。

（2）环磷酰胺、硫唑嘌呤、氟尿嘧啶、氟尿苷、阿糖胞苷和糖皮质激素类药物，长期应用可造成机体严重感染，进而发生药源性感染性休克。

（3）青霉素G及其各种半合成制品、抗白喉马血清、链霉素等药物半抗原，可刺激B细胞产生IgE类亲同种细胞抗体，引起过敏性休克。

五、药物引起的内分泌系统疾病

（一）血糖改变

许多药物通过多种机制影响血糖浓度，例如改变胰岛素分泌、敏感性；改变糖异生或葡萄糖代谢以及对胰腺β细胞的直接细胞毒性作用。糖皮质激素、蛋白酶抑制剂、非典型抗精神病药、烟酸等可导致血糖升高。与药物引起的低血糖有关的药物通常包括胰岛素、磺脲类药物和乙醇单独或同时服用。

知识拓展

药物引起血糖改变的预防及处理原则

药物引起血糖改变的预防及处理原则：主要包括避免合用其他潜在药源性药物或可能发生药物相互作用的药物。使用药源性药物治疗前应记录基线血糖，治疗过程中定期监测空腹血糖浓度。对于服用糖皮质激素的患者，也要监测餐后血糖浓度，尽可能在最短用药时间内使用最低有效剂量。必要时给予药物治疗，并适当评估血糖控制（如监测血糖、糖化血红蛋白）水平。

（二）甲状腺疾病

甲状腺激素调节代谢率，影响整个身体的生长和功能。许多药物可能会影响甲状腺功能。药物性甲状腺疾病是由于甲状腺激素合成、转运、代谢、分泌或功能的改变导致的。导致甲状腺紊乱的药物主要有胺碘酮、干扰素α、索拉非尼、舒尼替尼。药物性甲状腺功能亢进和减退的临床表现通常分别与代谢加速或减慢有关，疾病的严重程度、持续时间和程度因患者而异。所有接受可能引起甲状腺功能障碍药物的患者都应进行基线实验室检查和体格检查，包括甲状腺检查。

（三）其他

抗精神病药物氯丙嗪等可阻断结节－漏斗通路的D_2受体，减少下丘脑释放催乳素抑制因子，因而使催乳素分泌增加，引起乳房肿大及泌乳；抑制促性腺释放激素的分泌，使卵泡刺激素和黄体生成素释放减少，引起排卵延迟或闭经；抑制促皮质激素和生长激素的分泌，引起肾上腺皮质激素分泌减少及生长减慢等。

六、药物引起的消化系统疾病

（一）药源性肝疾病

1. 急性药源性肝损伤

（1）异烟肼、氟烷、酮康唑、甲基多巴、苯妥英钠、对乙酰氨基酚等具有直接或间接肝毒性，造成肝细胞膜结构损伤，进而引起急性肝损伤。其临床表现类似病毒性肝炎，常见乏力、厌食、恶心、呕吐、上腹部不适、轻度黄疸、肝大，但常无发热。

（2）避孕药、白细胞介素-2（IL-2）、无味红霉素、5-氟脱氧尿苷、口服降糖药、抗甲状腺药物引起胆汁分泌障碍，使胆汁不能到达十二指肠而反流入血，引起黄疸。临床表现类似急性病毒性肝炎，有发热、黄疸、皮肤瘙痒、转氨酶升高、胆碱酯酶及胆固醇明显升高等，但消化道症状轻微。

（3）保泰松、对氨基水杨酸等所引起的肝损害介于上述两型之间，兼有肝实质损害和胆汁淤积两种病理特征。

2. 慢性药源性肝损伤　呋喃妥因、异烟肼、氟烷、阿司匹林等可导致肝纤维化或肝硬化。卡马西平可引起慢性肝内胆汁淤积，严重时出现胆管消失综合征（vanishing bile duct syndrome，VBDS）。长期应用生长激素、肾上腺皮质激素等可引起类似于长期饮酒所致的乙醇性脂肪肝样病变和临床表现。

课堂互动

对乙酰氨基酚可导致药源性肝损伤，过量使用引起肝毒性的临床表现有哪些？应如何治疗？

（二）胃肠疾病

1. 急性胃炎　氨苯水杨酸、双水杨酯水杨酸盐等解热镇痛药，奎宁、吗啡、磺胺类、洋地黄、碘剂等刺激胃黏膜、破坏胃黏膜屏障上皮，致胃腔内氢离子反弥散至胃黏膜层内造成炎症，形成急性胃炎。氨苄西林注射液、吡罗昔康可致胃发生逆向蠕动而造成急性胃炎。阿司匹林、吲哚美辛、泼尼松、甲泼尼松等可致胃黏膜急性糜烂性胃炎。

2. 慢性胃炎　阿司匹林可使胃腔内的 H^+ 反弥散而致胃黏膜上皮反复遭受损害，影响胃黏膜的再生，从而造成固有胃腺体不可逆性萎缩甚至消失，形成胃黏膜糜烂。

3. 上消化道溃疡　阿司匹林、双膦酸盐（口服）、克林霉素、氯吡格雷、NSAIDs、糖皮质激素等药物引起上消化道溃疡。预防消化道溃疡的措施有尽可能使用低剂量阿司匹林；使用口服双膦酸盐类药物时要与大量水同服，服药后直立至少 30 分钟；尽可能避免糖皮质激素与非甾体抗炎药或阿司匹林同时使用。使用 NSAIDs 时，根据患者情况考虑添加质子泵抑制剂或米索前列醇进行预防。

4. 上消化道出血　头孢哌啉可抑制肠道内产生维生素 K 的菌群，造成维生素 K 缺乏而致凝血酶合成减少，发生凝血障碍。泼尼松可刺激胃酸和胃蛋白酶的分泌，使胃黏膜抵抗力降低而致出血。NSAIDs 会抑制血小板功能和损害胃、十二指肠黏膜，与口服抗凝药合用，可导致上消化道出血；与肾上腺皮质激素联用，加重原有的消化性溃疡而致黏膜血管糜烂、破裂出血。

5. 小肠吸收不良　四环素等可致肠道内胆盐沉淀，损伤肠黏膜绒毛，影响小肠对营养物质的吸收。胆酪胺可致肠道内胆盐沉淀，阻碍微粒胶的形成，致小肠消化和吸收营养物质的功能减损，发生营养缺乏的综合征群。苯妥英钠、对氨基水杨酸、秋水仙碱等可抑制叶酸吸收。

6. 腹泻　腹泻是一种比较常见的药物不良反应。症状可能是轻微短暂的，也能引起电解质紊乱和脱水，严重会危及生命。碳青霉烯类药物、头孢类、克林霉素、奎诺酮类药物、抗抑郁药、降糖药物、某些化疗药物、镁制剂可导致药源性腹泻。严重的腹泻可导致脱水、电解质异常和休克甚至死亡。预防措施主要有鼓励适当的饮食和补充液体，洛派丁胺或奥曲肽可用于预防化疗药物引起的腹泻，益生菌可用于预防难治性梭状芽孢杆菌相关腹泻。

7. 恶心/呕吐　恶心和呕吐是药物相关胃肠道系统的常见不良反应。化疗药物、神经肌肉阻断剂、抗感染药物、精神疾病药物、铁制剂、二甲双胍、静脉麻醉药、阿片类药物可导致药源性恶心/呕吐。临床上根据药源性药物的种类、致吐风险采取不同的措施进行预防和管理。

8. 便秘　抗生素、抗胆碱药、抗抑郁药、化疗药物、阿片类药物、铁制剂、钙制剂、利尿剂等药物可导致药源性便秘。机制为抑制中枢神经系统乙酰胆碱释放，减少体液等，预防措施主要有增加纤维素的摄取、养成良好的如厕习惯、平衡饮食，摄入充足的水分等。

（三）其他消化系统疾病

抗精神病药物、抗胆碱能药物可致胃动力障碍或胃张力缺乏，造成胃内容物积贮不能及时排空，从而导致胃潴留。肾上腺皮质激素、雌激素、噻嗪类利尿药、硫唑嘌呤、磺胺类药物与扎西他宾、喷他脒联合应用可导致急性胰腺炎。降血脂药、雌激素、口服避孕药可导致胆结石。

七、药物引起的泌尿系统疾病

（一）肾损伤

1. 急性肾损伤（acute kidney injury，AKI） 肾毒性与药物浓度及作用时间有密切关系，长期大量用药者易见肾脏损害，严重者可引起急性肾功能衰竭。主要药物有肾素 – 血管紧张素转化酶抑制剂（ACEI）、血管紧张素受体拮抗剂（ARB）、氨基糖苷类、两性霉素 B、顺铂、NSAIDs、COX – 2 抑制剂、造影剂等。不同种类药物引起急性肾损伤的机制不同，详见表 6 – 5。

表 6 – 5 药物导致急性肾损伤的机制

药　物	机　制
ACEI/ARB	传出性小动脉血管舒张，尤其是肾素 – 血管紧张素 – 醛固酮系统依赖性血管收缩时
阿昔洛韦，磺胺嘧啶，茚地那韦	尿与溶质的过饱和导致晶体生成
氨基糖苷类	氨基糖苷类化合物在近曲小管饱和积累，导致磷脂酶抑制和肾小管细胞死亡
两性霉素 B	传入小动脉血管收缩和肾小管细胞通透性改变导致细胞溶解
顺铂	肾小管细胞毒性继发于与线粒体 DNA 结合，损害细胞功能并诱导细胞凋亡
锂	微小病变的进展和局灶性节段性肾小球硬化
NSAIDs	血流动力学：抑制前列腺素依赖性小动脉扩张； 急性间质性肾炎：T 细胞浸润于肾间质，与免疫反应类似
造影剂	传入小动脉收缩和活性氧介导的肾小管毒性

知识拓展

泌尿系统药源性疾病预防措施

泌尿系统药源性疾病预防措施如下。

（1）肾功能不全的患者应避免或以最低剂量使用肾毒素和其他影响肾脏血流动力学药物。

（2）氨基糖苷类药物（阿米卡星、庆大霉素）给药频率建议为每日一次。

（3）优先使用脂类药物（如两性霉素 B）、非离子、等渗性放射造影剂。

（4）使用具有肾毒性药物时避免过度利尿，建议患者摄入足够的液体，并密切监测高危患者的肾功能。

2. 慢性肾损伤 解热镇痛药长期大量服用会出现慢性肾中毒，阿司匹林和对乙酰氨基酚合用毒性大于单用，马兜铃酸、顺铂、环孢素、异环磷酰胺等药物也可导致慢性肾损伤。药物诱导的慢性肾病的预防包括实时监测肾功能和评估患者与慢性肾病相关的体征和症状。

（二）其他泌尿系统疾病

环磷酰胺治疗非泌尿系统肿瘤时可引起继发性膀胱癌。氨苯蝶啶能引起尿中钙和尿酸浓度升高。膀胱颈部及尿道括约肌的 α 受体被阻断可引起尿失禁。例如 α 受体拮抗剂哌唑嗪、特拉唑嗪、多沙唑嗪、利司培酮、氯氮平和硫利达嗪等，都可引起女性压力性尿失禁。

八、药物引起的血液系统疾病

据世界卫生组织统计，药源性血液病占全部药源性疾病患者的10%，其中以白细胞减少和粒细胞缺乏症的发病率最高。导致药源性血液病的药物各有不同，一般不外于免疫性和非免疫性两方面，前者与用药剂量无关，后者则与长期或大剂量用药有关。

（一）贫血

1. 再生障碍性贫血　甲氨蝶呤、阿糖胞苷、白消安、环磷酰胺等可引起再生障碍性贫血；氯丙嗪、苯妥英钠、卡马西平、阿司匹林、吲哚美辛、氯喹、乙胺嗪等则偶可引起再生障碍性贫血。

2. 溶血性贫血　苯妥英钠、氯丙嗪、吲哚美辛、维生素K、青霉素、链霉素、利福平、对氨基水杨酸、磺胺类、呋喃类等，均可引起溶血性贫血。

3. 巨幼细胞贫血　长期大量使用苯妥英钠、扑米酮、苯巴比妥、甲氨蝶呤、乙胺嘧啶、甲氧苄啶（TMP）、巯嘌呤、阿糖胞苷、氟尿嘧啶、羟基脲及阿司匹林均可引起巨幼细胞贫血。

（二）白细胞或粒细胞改变

（1）磺胺类、吲哚美辛、异烟肼、丙硫氧嘧啶、氯氮平等可引起粒细胞减少。

（2）氯丙嗪、对氨基水杨酸、苯海拉明、苯妥英钠、阿司匹林、氢氯噻嗪、奎尼丁、伯氨喹和乙胺嘧啶偶可引起粒细胞减少。

（3）丙谷胺及西咪替丁等也可引起白细胞减少。

（4）洋地黄类、肾上腺素等，有时则可引起白细胞增多。

（三）血小板减少

（1）阿糖胞苷较易引起，其次为环磷酰胺、白消安、甲氨蝶呤、长春新碱。

（2）氯噻嗪类以及长期使用雌激素也可引起。

（3）奎尼丁、氯喹、奎宁、乙胺嘧啶、磺胺类、氨苄西林、头孢菌素类等偶可引起。

（四）药源性出血

抗凝药、抗血小板聚集药、NSAIDs容易导致药源性出血，临床表现有皮肤淤血、牙龈出血、胃肠道出血等。其诱导机制主要与药物的药理作用有关，见表6－6。

表6－6　药物诱导出血的机制

药物	机制
阿哌沙班、依度沙班、磺达肝癸钠、利伐沙班	凝血因子Ⅹa抑制剂
阿加曲班、比伐卢定、达比加群	直接凝血酶（凝血因子Ⅱ）抑制剂
达肝素钠、依诺肝素	凝血酶和Xa因子的抑制作用
普通肝素	凝血酶和Xa因子的抑制作用
华法林	消耗凝血因子Ⅱ、Ⅶ、Ⅸ、Ⅹ
阿司匹林	抑制环氧化酶以抑制TXA2的产生
西洛他唑	抑制磷酸二酯酶Ⅲ
双嘧达莫	抑制血小板对腺苷的摄取
阿昔单抗、依替巴肽、替洛非班	通过阻断血小板上糖蛋白Ⅱb/Ⅲa受体和纤维蛋白酶原的结合
坎格雷洛、氯吡格雷、普拉格雷、替格瑞洛、噻氯匹啶	二磷酸腺苷受体对血小板的抑制作用
去纤维蛋白多核苷酸	增强组织纤溶酶原激活物功能，降低纤溶酶原激活物抑制剂－1的活性
NSAIDs	阻断COX以抑制TAX2的生成
SSRIs	抑制血小板对5－羟色胺的摄取
阿替普酶、瑞替普酶、替奈普酶	将纤溶酶原激活为纤溶酶降解纤溶蛋白

注：COX：环氧化酶；NSAIDs：非甾体抗炎药；SSRI：选择性5－羟色胺再摄取抑制剂；TXA2：血栓素A2

八、药物引起的骨、关节疾病

（一）骨质疏松和骨软化症

使用糖皮质激素是药物性骨质疏松症最常见的原因。主要通过抑制成骨细胞的增殖分化并促进其凋亡，增加骨细胞（骨之间的沟通细胞）的凋亡，干扰骨自然修复机制，减少骨形成，同时增加骨重吸收，诱导骨质疏松。抗癫痫药物、核苷酸反转录酶抑制剂、抗肿瘤药物、芳香化酶抑制剂、卡格列净、促性腺激素释放激素（GnRH）类似物、质子泵抑制剂等药物也可导致骨质疏松。预防的原则是使用最低有效剂量和最短有效疗程的药源性药物，或使用其他药物或途径替代治疗。

知识链接

不同年龄钙和维生素 D 的推荐摄入量

不同年龄钙的推荐摄入量

年龄（岁）	推荐量
1～3	500mg
4～8	800mg
9～18	1300mg
19～49	1000mg
≥50	1200mg

不同年龄维生素 D 的推荐摄入量

年龄（岁）	推荐量
1～18	400 单位
19～49	400～800 单位
≥50	800～1000 单位
孕妇或哺乳期	400～800 单位

（二）痛风和高尿酸血症

痛风是一种由尿酸盐结晶沉淀在关节和软组织引起的炎症性疾病，伴随强烈的炎症反应。许多药物可改变尿酸盐排泄或增加尿酸的产生，并使伴有或不伴有痛风的患者易患高尿酸血症。利尿剂、乙胺丁醇、低剂量阿司匹林、环孢素、他克莫司等通过减少肾尿酸排泄、增加肾小管尿酸再吸收，导致血液中尿酸水平增高等机制引起痛风。表 6－7 列出了不同药物诱导痛风和高尿酸血症的机制。

表 6－7　药物诱导的痛风和高尿酸血症

药物	机制
别嘌呤醇	尚不明确
低剂量阿司匹林	减少肾尿酸排泄
环孢素	增加肾小管尿酸再吸收，特别是通过降低肾小球滤过、减轻血压升高和间质性肾病
细胞毒性药物	在快速和频繁的细胞转换后释放大量的尿酸
利尿剂	增加肾小管对尿酸的再吸收

续表

药物	机制
乙胺丁醇	减少肾尿酸排泄
乙醇	通过与乳酸竞争减少尿酸的排泄，通过三磷酸腺苷由或抗利尿激素抑制和短暂脱水造成的急速肝衰竭，增加尿酸的产生
非布司他	尚不明确
左旋多巴	尚不明确
烟酸	通过尿酸盐转运体刺激管腔尿酸盐的吸收
吡嗪酰胺	通过尿酸盐转运体刺激管腔尿酸盐的吸收
他克莫司	增加肾小管尿酸的再吸收，特别是通过降低肾小球滤过、降低血压和间质性肾病的风险
特立帕肽	可能与血清中甲状旁腺激素浓度升高有关
尿酸药物	尚不明确

案例解析

【案例】患者李某，既往有高血压病5年，服用苯磺酸氨氯地平5mg，一次/日，近1周服用氢氯噻嗪25mg，一次/日。高尿酸血症8年，按时服用苯溴马隆，控制良好。高胆固醇血症6个月，服用阿托伐他汀40mg，一次/日。今因右足跖趾关节疼痛2日，伴局部红肿，到医院就诊。

体格检查：体温36.7℃，心率83次/分，呼吸20次/分，血压158/98mmHg。体型偏胖，身高173cm，体重89kg。右足第一跖趾关节肿胀，压痛明显，右足青红肿，关节表面不平。实验室检查：血尿酸：UA 815.1mmol/L；血常规：WBC 102×10^9/L，余未见异常；血糖：5.7mmol/L；血脂：TG 3.2mmol/L，TC 7.5mmol/L，LDL－C 4.6mmoL/L；血肌酐Cr：132.6mmoL/L；肌酸激酶CK：436mmol/L；血钠140mmol/L；肝功能检查：ALT 180IU/L，AST 130IU/L。

【问题】医生此次诊断李某为急性痛风。作为药师，你认为患者此次痛风发作的主要原因是什么？

【解析】患者右足跖趾关节疼痛2日，伴局部红肿，是急性痛风的表现。李某原有高尿酸血症，且按时服用苯溴马隆控制良好。患者1周前开始服用氢氯噻嗪，出现急性痛风症状，怀疑是由此药引起的药源性疾病。从药理作用上分析，氢氯噻嗪增加肾小管对尿酸的再吸收，使血液中尿酸升高，继而导致高尿酸血症，故痛风患者慎用噻嗪类利尿剂。应建议李某停止使用或降低氢氯噻嗪剂量，换用氯沙坦和钙通道阻滞剂治疗高血压。

十、药物引起的其他疾病

（一）体重增加

体重增加是一个复杂的过程，涉及环境和遗传因素，最终导致热量摄入和能量消耗之间的不平衡。虽然体重增加通常与生活方式有关，但也可能是由药物导致的。抗癫痫药卡马西平、加巴喷丁、丙戊酸、三环类抗抑郁药、抗精神病药物、锂、激素等药物通过增加食欲和减少基础代谢率导致患者体重增加。所以，在治疗前应考虑患者的基线身高、体重、腰围等因素而选择药物。

（二）发热

也称药物热，抗惊厥药物、某些抗高血压药物、抗心律失常药物和抗生素是最常与药物热有关的药物。抗生素约占病例的三分之一。在抗生素中，青霉素类和头孢菌素类是最常见的。两性霉素B、抗癌药、阿托品、抗组胺药、三环类抗抑郁药、甲状腺激素、奎尼丁、普鲁卡因胺、巴比妥和苯妥英钠等药物均可引起药物热。药物热的复发可通过避免使用药源性药物和尽可能使用替代药物进行预防。因为药物引起的发热不易缓解，停用药源性药物是主要治疗方法。

（三）耳毒性

耳毒性是指某些药物或化学物质对耳蜗、前庭细胞或听神经产生的毒性，这些结构的损伤可导致感音神经性听力损失。与耳毒性有关的症状包括听力丧失、耳鸣、听觉亢进和眩晕。氨基糖苷类、利尿剂、化疗药物、水杨酸等导致耳毒性。预防措施主要有避免静脉输液速度过快、密切监测患者血药浓度、限制治疗疗程和总剂量、进行风险评估等。

本章小结

1. 本章介绍药源性疾病的定义。

2. 引起药源性疾病产生的不可变的因素包括患者的年龄、性别、种族、怀孕状况、遗传和共病。在给药前评估药源性疾病的风险时，应考虑这些因素。此外，还应尽量减少或消除诱发药源性疾病的可变的危险因素，包括吸烟、饮酒、药物-药物相互作用、药物-食物相互作用、用药依从性和用药错误等。

3. 常见药源性疾病可发生在皮肤、神经、精神、呼吸、心血管、内分泌、胃肠道、泌尿、骨骼等生理系统，例如药物引起过敏反应、超敏反应、癫痫、抑郁、间质性肺病、心力衰竭、高血压、血糖过高或过低、药源性肝疾病、药源性急性肾损/慢性肾病、骨质疏松、痛风、体重增加等。

4. 绝大多数药源性疾病是可以避免和预防的。在合理用药的基础上，应以预防为主，最大限度地减少其发生率；一旦发生药源性疾病则需要准确诊断和及时处理，确保患者的生命安全。

练 习 题

题库

一、选择题

1. 以下药物可导致药源性肝损伤的是（　　）。
   A. 布洛芬　B. 对乙酰氨基酚　C. 萘普生
   D. 吲哚美辛　E. 阿司匹林
2. 导致药源性骨质疏松最常见的药物是（　　）。
   A. 糖皮质激素　B. 碳酸钙　C. 卡格列净
   D. 苯妥英钠　E. 碳酸钙
3. 环孢素可导致多种药源性疾病，除了（　　）。
   A. 高血压　B. 血糖升高　C. 慢性肾病
   D. 药源性出血　E. 多毛症
4. NSAIDs 避免用于心血管疾病的患者，原因是（　　）。
   A. 刺激血管收缩和肾素血管紧张素醛固酮系统，导致液体量增加
   B. 增加胃肠道出血风险
   C. 具有抗炎作用
   D. 增加血流速度
   E. 镇痛作用
5. 为避免双磷酸盐（口服）导致的上消化道溃疡，作为药师应给出的用药建议是（　　）。
   A. 餐后半小时用药

B. 早上起床后空腹用大量水服药，用药后半小时内保持直立
C. 睡前用药
D. 与食物同服
E. 睡前服用

6. 马兜铃酸易导致哪种药源性疾病（　　）。
A. 消化道溃疡　　B. 肾损伤　　C. 药源性出血
D. 癫痫　　E. 皮肤疾病

7. 以下哪个是重度吸烟女性（>35 岁）应避免使用的药物（　　）。
A. 对乙酰氨基酚　　B. 茶碱　　C. 右美沙芬
D. 口服避孕药　　E. 阿司匹林

8. 以下不合理用药可能导致药源性疾病，其中与年龄有关的是（　　）。
A. 婴幼儿使用氟喹诺酮类药物　　B. 患者同时服用氟喹诺酮类药物和铁剂
C. 孕妇使用阿托伐他汀　　D. 饭后服用 PPI
E. 氯吡格雷与奥美拉唑联合使用

9. 以下药物可延长 Q－Tc 间期，导致尖端扭转型心律失常，除了（　　）。
A. 胺碘酮　　B. 环丙沙星　　C. 多潘立酮
D. 氨氯地平　　E. 奎尼丁

10. 以下关于药源性疾病预防措施说法错误的是（　　）。
A. 需要加强临床药师的作用　　B. 提高临床医师的安全用药水平
C. 完善药品不良反应监测报告制度　　D. 认真贯彻《药师法》
E. 及时停用可疑药物，去除病因

二、思考题

1. 引起药源性疾病的主要因素有哪些？
2. 作为临床药师，应怎样预防药源性疾病？

（郑玉粉　苗明三）

第七章

循证药学

学习导引

知识要求

1. **掌握** 循证药学的定义，循证药学的实施步骤和证据的分级。
2. **熟悉** 循证药学的应用。
3. **了解** 循证药学的产生及发展。

能力要求

树立循证药学的理念，学会应用其解决药学实践中的具体问题。

课堂互动

1. 古代人们如何确认各种花草的功效？
2. 不同的医生对同一个诊断给出了截然不同的用药或治疗建议，该如何做出最好的决策？
3. 循证药学思维如何助力药学实践？

第一节 概 述

微课 PPT

循证药学（evidence based pharmacy，EBP）是在循证医学（evidence based medicine）的基础上产生和发展起来的。20世纪80年代以前，临床药物治疗方案的选择和治疗效果的评价，大多以医药工作者的经验和推论为基础，常常把一些对动物的实验结果或零散的、非系统的人体研究资料作为临床决策的证据，这些曾帮助解决了许多临床实际问题。然而，随着医学科学的发展与社会的进步，传统的生物医学模式已经向“生物-心理-社会”医学模式转变，单凭经验或不够完善的证据进行诊治已不能满足临床实践需要，在此历史背景下，循证医学应运而生。1992年，加拿大McMaster大学David Sackett教授在长期的临床流行病学实践基础上正式提出循证医学的概念，核心思想是：在临床实践中，应尽量以客观的科学研究结果为证据，为患者制定诊治决策。20世纪末，循证医学以其丰富的科学内涵、创新的理论体系和研究方法开始渗透到医学及相关领域，其与药学学科的结合，则产生了循证药学的概念。时至今日，循证药学已成为解决药学实践问题的重要策略和理念。

狭义的循证药学，是指临床药学的循证实践过程，亦可称为“循证临床药学”，是指药师在药学实践过程中，系统检索、严格评价各类药学研究结果，以获得详细、明确的最佳药学证据，并将这些最佳证据合理地与临床实践技能和经验相结合，同时参考患者意愿，提供符合患者需求的药学服务的过程，服务对象是患者，实践主体是提供药学服务的专业人员，实践领域是围绕患者用药的全部活动，实践方法是借鉴和采用循证医学理念，在临床药学实践中形成循证药学的方法和证据。

广义的循证药学则是运用循证医学的理念与方法解决药学领域各类问题的循证实践过程。实践主体包括所有药学专业技术人员和从事药学相关工作的人员，实践对象是药物的研发、生产、配送、存储、使用、管理和药学教育等全过程，实践方法仍然是借鉴循证医学的理念，在药学实践过程中形成循证的方法和证据。因此，广义的循证药学涉及更为广泛的药学实践领域。

第二节　循证药学的实施步骤

微课　PPT

在药学实践中，存在诸多复杂的临床问题和情况，如何处理与应对，并做出合理的临床决策，是临床药师面对的巨大挑战。循证药学将最佳的研究证据与临床药学实践经验以及患者的意愿完美结合，同时不脱离具体的临床环境和条件，强调证据在临床决策中的重要性和必要性，为解决药学实践中的问题提供重要的策略和方法学支持。循证药学的核心内容在于临床药师如何正确寻找证据（搜集和利用文献），分析证据（判断研究报告中可能存在的偏倚），运用证据（使用科学的评价方法，做出科学合理的用药决策）；主要实施步骤包括确定需要解决的问题、寻找关于问题的最佳证据、证据的评价、证据的使用和结果的分析五个方面；寻证和应用是其实施的基本过程。

一、确定需要解决的问题

提出明确的药学实践问题，是实施循证药学的第一步。关于临床药物治疗问题，包括如何根据临床医生的诊断，考虑患者具体的病理生理情况和药物治疗效果，提出药物治疗过程中的相关问题，如关于药物剂量确定、给药途径、给药间隔、给药疗程、药物不良反应及药物联合应用的合理性等方面的问题。

在循证药学实践中，药师应勤于学习药学专业知识，与临床用药的相关人员（医生、护士和患者等）充分交流，善于在工作中认真观察、发现和提出存在的临床用药问题。通常可将临床问题分解为 PICOSS 六个要素，使其转化为可以回答的形式。①P 表示 patient，population 或者 problem（患者、人群或问题）；②I 表示 intervention（干预措施）；③C 表示 comparison（比较因素）；④O 表示 outcome（结果，即干预措施的影响或评价指标）；⑤S 表示 study design（研究设计）；⑥S 表示 setting（医疗环境）。在构建问题的过程中，应该抓住主要矛盾，突出关键，确定问题的范围和关注患者的关切。提出问题的具体过程可参见本节案例的实例分析。

二、寻找关于问题的最佳证据

循证药学是遵循证据的药学实践，证据及其质量是循证药学的关键。对于证据的来源，不论是大规模、多中心的随机对照试验（randomized controlled trial，RCT），还是建立在临床试验基础上的系统评价（systematic review，SR）或荟萃分析（meta - analysis，Meta 分析），都可以而且应该应用到循证药学实践过程中，为药学实践决策服务。

（一）证据的来源

证据一般来源于信息资料，信息资料一般分为四类：①一级文献，即原始文献，最常见的是期刊论文、学术会议报告；②二级文献，即对分散的一级文献进行筛选、压缩和组织编排而形成的进一步加工产物，是管理和查找利用一级文献的工具，本身并不含有用户需要的详细情报资料；③三级文献，即在合理利用一、二级文献的基础上，进行归纳、综合而写出的文献，如专著、综述、述评、进展报告、数据手册、年鉴、指南、百科全书和教科书等；④文本，计算机化的资料，网上资料等。

药学信息资源非常丰富，包括药学和生物学、医学领域的图书、期刊、信息检索工具、联机药物信息服务系统等。常用信息资源如下。

1. 原始文献和数据　已发表的原始文献；医药实践中实际产生的第一手资料。

2. 药学核心典籍 指在药学信息服务工作中使用最频繁、学术权威性最强的药学著作，包括大全、专著、手册和标准等。①百科类：《雷明登药学大全》（Remington's pharmaceutical sciences）、《中国药学年鉴》；②药品集类：中文的《新编药物学》、《中药大辞典》，英文的《马丁代尔大药典》、《默克索引》；③专著和教科书类；④药品标准类：包括最新版的《中华人民共和国药典》（简称《中国药典》）；⑤工具书类：包括数据手册、辞典和字典等，如《药名词典》、《化学化工词典》以及语言方面的词典。

3. 医药文献检索常用工具 如《中国药学文摘》（Chinese pharmaceutical abstracts，CPA）、《国际药学文摘》（international pharmaceutical abstracts，IPA）、《化学文摘》（chemical abstracts，CA）、《生物学文摘》（biological abstracts，BA）、《医学索引》（index medicus，IM）和《医学文摘》（excerpta medica，EM）等。

4. 数据库资源 MEDLINE、EMBASE、Cochrane Library、中国生物医学文摘数据库（Chinese biomedical literature database，CBM）和《中文生物医学期刊文献数据库》（Chinese medical current contents，CMCC）等。

在数据库资源中，Cochrane 图书馆汇集了关于医疗保健和干预有效性的研究，以电子出版物的形式发表结果，是循证实践的黄金标准，为临床医疗、科研及医疗卫生决策提供可靠的科学依据和最新资讯。Cochrane 图书馆包括了 6 个高质量、独立证据的数据库。

（1）Cochrane 系统评价数据库（Cochrane database of systematic reviews，CDSR） 提供疾病与保健系统性综述与疗效结论全文。

（2）Cochrane 临床对照试验中心注册库（Cochrane central register of controlled trials，CENTRAL） 提供临床试验索引。

（3）Cochrane 协作网方法学文献注册数据库（Cochrane methodology register，CMR） 提供临床试验方法摘要。

（4）疗效评价文摘库（database of abstracts of reviews of effects，DARE） 提供诊断测试、公共卫生、药理学、外科学和心理学等主题的系统性综述摘要。

（5）卫生技术评估数据库（health technology assessment database，HTA） 提供医疗技术评估索引。

（6）英国国家卫生服务部卫生经济评价数据库（NHS economic evaluation database，EED） 提供医疗保健经济性评估摘要。

（二）寻找最佳证据的方法

作为循证药学的核心内容之一，如何系统、全面检索相关资源，搜寻回答药学实践问题的最佳研究证据呢？首先，需要注意掌握正确的文献信息检索方法，利用最新、最全的医药信息资源（medical information retrieval）。其次，需要确定好主题词或关键词，确定检索策略，设计检索式。一方面要考虑回答药学实践问题检索的要求，还要考虑数据库对输入词的要求，尽量使用检索系统提供的标准检索词进行检索，如 PubMed 提供的医学主题词表（medical subject headings，MeSH），同时不能忽视对关键词的检索。

知识链接

医学主题词

《医学主题词表》（MeSH），是美国国立医学图书馆编制的一部规范化的可扩充的动态性叙词表。美国国立医学图书馆以它作为生物医学的标引依据，对文献进行主题分析，编制《医学索引》（index medicus）及建立计算机文献联机检索系统 MEDLINE 数据库。MeSH 在文献检索中的重要作用主要表现在两个方面：准确性（准确揭示文献内容的主题）和专指性。标引人员将信息输入检索系统以及检索者利用系统内信息情报这两个过程中，以主题词作为标准用语，使标引和检索之间用语一致，达到最佳检索效果。

三、证据的评价

严格评价、找出最佳证据是循证药学实施的第三步。并非任何研究结果或者临床知识均可视为循证药学的证据，应从中选取“最佳”证据应用。在采纳或者利用证据之前，应该对其进行分析评价，即考察证据的真实性、重要性及适用性。其中，真实性包括研究的问题是否明确，研究方法是否随机可靠，过程及结果是否真实等。重要性包括研究结果与药学实践问题的相关性以及评价结果的方式及指标，如比值比（odds ratio，OR），相对危险度或危险比率（relative risk，RR），绝对危险度（absolute risk reduction，ARR），需要处理的病例数（number needed to treat，NNT），以及结果是否有统计学意义（P 值），疗效的精确度（置信区间）等。适用性主要指研究对象的具体情况与药学实践问题的产生背景是否相似等。

（一）证据的分级

在评价证据时，常根据证据的类型、研究设计、方案实施的严谨性和统计学分析的质量等内容分成五个等级，可靠性依次降低。一级：所有随机对照试验的系统评价/Meta 分析。二级：单个的样本量足够的 RCT 结果。三级：设有对照组但未用随机方法分组的试验。四级：无对照的病例观察。五级：专家意见。

在证据质量分级中要考虑以下几点：①与过去药学实践中的证据相比，循证药学的证据应该是通过评价所得的最合理的证据；②传统的药学实践经验也是证据之一，但相对不可靠，是低质量的证据；③在证据的评价及应用过程中，应将患者的需求和期望与自身经验相结合，综合考虑各种因素，做出最合适的选择；④不同药学实践问题证据可靠性的评估有不同的标准，但是确定证据分级之后，仍必须根据自己的药学专业知识、临床技能、统计学与流行病学知识等对证据的实用性、科学性、可靠性和有效性进行评价。

（二）证据的评价方法

在药学信息服务中，药师可以将收集到的药学信息运用随机对照试验的系统评价、Meta 分析和描述性系统评价技术对药物的安全性和有效性进行评价，最后得到可靠的结论。其中，系统评价是一种规定了统一标准的文献评价方法，其实质是将具有相同研究目的的多个研究结果进行汇总分析，并评价其合并效应量，为临床提供一个量化的平均效果或联系来回答问题。

系统评价包括定性系统评价（qualitative systematic review）和定量系统评价（quantitative systematic review），后者包含 Meta 分析。系统性评价与传统的叙述性文献综述（narrative review）也有一定的区别，叙述性综述在文献选择方面标准各异，作者常选择支持自己观点的文献；系统评价则应用预先制定好的系统方案，对相关的研究进行收集、整理、评价和整合，尽可能地减少偏倚（bias）和误差（error），获得较为客观的结论，具有良好的重复性。

1. 系统评价　是目前获取循证药学可靠证据的基本方法，实施过程主要有确定目标、收集和分析有关资料、对结果进行分析解释得到结论等环节。

（1）确定目标问题　系统评价的题目均源自药学实践需要。目标问题决定系统评价的结构，并影响评价的全过程。确立目标问题时，应围绕研究问题明确四个要素：①研究对象的类型，如所患疾病类型及其诊断标准、研究人群的特征和场所；②研究的干预措施；③主要研究结果的类型，包括所有重要的结果及严重的不良反应；④研究的设计方案。这些要素对指导查询、筛选和评价各个相关研究，收集、分析数据及解释结果的应用价值十分重要。

（2）制定研究计划　研究计划必须在研究开始之前确定下来，这是保证公正的重要原则。严格遵循这个原则，可以避免研究者在评价过程中受到原始文献数据和结果的影响而更改系统评价的目标或内容，以免出现偏倚。研究计划的主要内容有研究题目、研究背景和研究方法等。

（3）检索原始研究文献　按照计划全面、系统地收集相关原始文献，除发表的原著之外，还应收集其他尚未发表的内部资料以及多语种的相关资料。应清楚地记录检索策略和原始文献的出处，以保证重复检索时获得相同的结果，最大限度地减少各种形式的偏倚。

（4）选择文献　按照预先拟订的纳入和排除标准，从检索到的所有原始文献中挑选出符合标准的文献资料，保证系统评价所分析的原始研究的一致性。

（5）评价文献质量　文献质量的评价应包括三方面的内容：①内在真实性，指单个研究结果接近真值的程度，即受各种偏倚因素的影响情况；②外在真实性，指研究结果是否可以应用于研究对象以外的其他人群，即结果的实用价值与推广应用的条件；③影响结果解释的因素。

（6）收集数据　根据目标问题确定需要从入选原始文献中收集的信息种类和数量，一般通过表格（或者电子表格文件、数据库文件等）的形式收集有关数据资料。表格的主要栏目应包括原始研究的一般资料、原始研究的入选标准（如研究的方案设计、干预措施等构成要素）和原始研究结果等。通常由两人独立进行，即时或先后比对，以减少人为因素产生的收集误差。

（7）分析数据　描述结果采用定性或者定量的方法对收集的数据进行分析，获得相应的结果。定性分析就是对数据表格中每一个原始研究的特征，诸如设计方法、研究对象、干预措施、研究结果和研究质量等进行对比分析，确定纳入研究的情况，对比纳入研究的差异，判断纳入研究是否具备进行定量分析的条件。定量分析主要包括异质性检验（heterogeneity test）和敏感性分析（sensitivity analysis）等过程。

知识链接

异质性检验和敏感性分析

异质性检验是用假设检验的方法检验多个独立研究是否具有异质性，应用于Meta分析等。Meta分析涉及多个研究结果与效应量的合并，在真正效应一致时，由于存在抽样误差也可造成实际结果不一致，但当研究结果差异过大，超出抽样误差所能解释的范围，则应考虑异质性存在，可通过异质性检验来识别。敏感性分析指通过改变纳入标准、排除低质量的研究和采用不同统计模型与方法分析同一资料等，重新估计合并效应量，并与先前结果进行比较，探讨该研究或方法对合并效应量的影响程度，判断该系统评价结果的可靠性和稳定性。如果重新计算后的结果未发生大的变化，说明敏感性低、结果稳定。相反，则提示敏感性高、稳定性低，解释结果和下结论时应慎重；也提示存在偏倚，需进一步分析争议来源。

（8）解释结果　该部分主要包括系统评价的局限性如原始研究的偏倚，系统评价的论证强度如原始研究是否有重大缺陷、合成效应值大小，系统评价的实用性，如从特定人群获得的结论是否适用一般人群，以及系统评价的经济学意义和对今后研究的意义等。

（9）改进与更新　系统评价完成后，定期收集新的原始研究资料，按照上述步骤重新进行分析评价，以及时更新和补充新的信息，获得最新系统评价结论，使系统评价更完善。

从实施过程可以看出，系统评价应与实施者的药学实践经验和专业知识相结合。系统评价有统一的纳入和评估标准，但其评价对象大部分是已经完成的原始研究，结论的真实可靠取决于原始研究的质量。因此，在应用系统评价的结论指导药学实践时，应仔细评估系统评价的质量和实际意义。从系统评价的方法学部分、数据分析部分判断系统评价结果结论的可靠性和普遍适用性，从系统评价的结果部分判断系统评价结果结论的意义。

2. Meta分析　广义上Meta分析也称为系统评价，实际上两者是有区别的。Meta分析是指采用统计方法，将多个独立、针对同一问题、可以合成的研究综合起来进行定量分析，是包括提出研究问题、制定纳入标准和排除标准、检索相关研究、汇总基本信息、综合分析并报告结果等在内的一系列过程，有时又称“荟萃分析”“汇总分析”。系统评价与Meta分析有时交叉使用，当系统评价采用了定量合成的方法对资料进行统计分析时即称为Meta分析。因此，系统评价可以采用Meta分析（定量系统评价），也可以不采用 Meta 分析（定性系统评价）。系统评价与传统评价的区别见表 7-1。

表 7-1 系统评价与传统评价的区别

特征	传统评价	系统评价
提出的问题	涉及面较广	常集中于一个问题
资料的来源及搜索	常无专一方法，可能存在偏倚	资料来源全面，搜索资料措施清晰
证据的选择	常为非特异性，存在偏倚	在批判和评价基础上收集证据
评估	方法变化较大	严格的批判性评估方法
资料综合	常为定性总结	定量总结
推论	有时在证据基础上	常常在证据基础上

案例解析

【案例】 动物实验表明喹诺酮类药物在幼年动物中可诱发不可逆的关节损伤，提示可能对未成年人也有相同的损伤，导致该药物在儿科领域的应用受到严格限制。药品说明书中明确规定左氧氟沙星仅可用于<18 岁炭疽患儿的治疗。为此，全面收集儿童使用左氧氟沙星的安全性研究和相关信息，评价其骨关节不良反应事件的发生情况，对于其超说明书使用具有重要意义。

【问题】

1. 左氧氟沙星在儿童中应用时骨关节不良反应事件的发生率？
2. 左氧氟沙星是否可以超说明书使用？

【解析】

1. 文献检索 在 PubMed、Cochrane 图书馆、OVID、EBSCO、中国维普期刊数据库和万方数据库等检索 1993.01 至 2015.01 相关文献；手工检索中国《药品不良事件信息通报》、WHO Pharmaceutical Newsletter 和 FDA Drug Safety Newsletter，以及美国、中国和欧盟药品监督和管理部门的网站，获得儿童左氧氟沙星全身给药的不良反应事件资料。

2. 文献筛选 按照纳入和排除标准筛选文献，对 RCT 文献进行偏倚风险评价。检索获得 286 篇文献，其中系统评价 11 篇，RCT5 篇，病例系列/报告 6 篇，上市后不良反应事件监测 2 篇。美国 FDA 网站检索到 25 份关于儿童使用左氧氟沙星出现不良反应事件的报告。

3. 结果及分析 基于对纳入文献的分析，儿童应用左氧氟沙星骨关节不良反应事件的发生率较低，但骨关节病例数有限，左氧氟沙星超说明书使用仍需慎重，需充分评估风险和利益，治疗期间及治疗后应严密观察和随访骨关节不良反应事件。

四、证据的使用

应用最佳证据，确定药学实践问题解决方案是循证药学的第四步，即应用证据拟定解决问题方案。正确使用循证药学证据是开展循证药学研究与实践的关键。循证药学中使用的各级证据均应该接受严格评价，包括可靠性最高的一级 RCT 的系统评价/Meta 分析。并非所有的系统评价/Meta 分析结论都是可靠的，在使用证据时，要具体分析其对纳入研究的质量评价是否严格，如果没有质量评价，结论的可靠性应受到质疑；RCT 证据也是高级别的证据，但也并不是所有 RCT 证据都可靠，要从方法描述中判断是否是真正的随机分组等。总之，对证据的使用不能教条化，应确保对证据认识和使用的正确性，减少偏差，更加恰当地进行循证药学实践。

五、结果分析

通过上述四个步骤确定药学实践问题的解决方案，实施后，应关注使用最佳证据指导解决具体实践问题的结果，并对结果进行分析和评价。一个成功的循证药学实践过程，可用于指导进一步药学实践，反之则应分析可能的原因，找出问题，再针对新的问题进行新的循证研究和实践。

案例解析

【案例】患者，男，55岁，近两个月出现忧愁、情绪低落、注意力不能集中和晨间早醒。临床医师诊断为严重抑郁发作，需要服用抗抑郁药盐酸帕罗西汀（一种选择性五羟色胺再摄取抑制剂，SSRI），有报道称该药可能增加出血的风险。而该患者近5年因骨关节炎引起疼痛，一直在服用酮洛芬（一种非甾体抗炎药，NSAIDs）肠溶胶囊。因担心同时服用帕罗西汀和酮洛芬可能增加患者上消化道出血的危险，临床药师建议医生换药。

【问题】

1. 服用SSRI与非SSRI的患者，上消化道出血发生率是否有显著差异？

2. SSRI联合使用NASIDs是否会增加胃肠道出血的风险？

【解析】

1. 确定需要解决的问题　在对患者进行治疗时，需考虑药物作用的双重性，即治疗作用和不良反应，SSRI是否能够联合使用NASIDs？

2. 寻找关于问题的最佳证据　针对上述病例，以PubMed检索为例，检出相关文献34篇，进行筛查，选择Dalton SO等作者的研究作为证据。

3. 证据的评价　针对本案例，将文献中的26005例上消化道患者分为3组。服用SSRI与服用非SSRI患者，上消化道出血发生率的绝对差（RD）及95%CI置信区间分别为3.6（2.7～4.7）和2.3（1.5～3.4），同时还比较了SSRI联合使用NASID对上消化道的影响，其RD及95%CI为12.2（7.1～19.5），研究也发现帕罗西汀的RD及95%CI为3.2（0.4～11.4）。此外，被评价文献的研究对象为17～104岁患者，且排除了癌症，胃溃疡，吐血，食管静脉曲张，肝硬化和饮酒等因素。本案例患者病史情况与研究人群相似。

4. 证据的使用　根据该研究结果，与非SSRI抗抑郁药相比，SSRI引起上消化道出血的危险性增加，尤其是当SSRI与NSAIDs联用时，上消化道出血的危险增加了数倍。

本病例中患者因长期服用NSAIDs，若联合使用SSRI，可能增加上消化道出血的发生率。因此，不应将SSRI作为该患者的一线药物，而应当选择其他类型的抗抑郁药物。

第三节　循证药学的应用

微课　PPT

循证药学作为循证医学的分支，已成为开展药学实践的常用工具，被逐渐应用到新药研发、药物应用评价、合理用药、基本药物遴选、药物经济学（pharmacoeconomics）评价及不良反应评价等药学实践的诸多领域，在现代药学中发挥着非常重要的作用。

一、循证药学与新药研究开发

新药研究开发是一项复杂的系统工程，从大的阶段来说，新药评价可分为临床前评价和临床评价两大阶段。临床前评价要确定一个新的化合物是否具备进入临床试验的条件；临床评价的任务是在人体（患者或健康志愿者）进行系统性研究，确定试验药物的安全性和有效性。临床评价结果决定新药是否可以上市销售并应用。循证药学可为新药的研发和审评提供新思路和高质量的证据。

循证药学可为新药立项提供全面、规范的证据检索与评价，避免新药研发工作在不同地区的重复，并提供已有同类药物的相关证据，以帮助创新；系统检索和评价临床前的研究证据，可为临床前研究阶段提供同类药物的相关研发信息，如动物实验的安全性和有效性等，并进一步帮助判断是否启动临床试验；严格评价临床试验及相关研究，系统分析和权衡新药的治疗效果，可为新药注册和上市审批提供最佳的决策依据；在无法获得新药准入，而需要判断新药的安全性、有效性和经济性的情况下，则可利用循证药学的 Meta 分析方法对现有的研究资料进行分析、评价，获得更客观和准确的证据。

二、循证药学与药物应用评价

药物应用评价（medication - use evaluation，MUE）是一种改进用药行为的方法，着眼于对用药过程的评价和改进，以达到优化治疗方案的目的。应用循证药学模式进行药物应用评价研究，可为临床提供准确的药物信息，从而提高临床用药水平，实现合理用药。

20 世纪 80 年代以前，评价药物的治疗效果多以经验和推论为基础，即根据某一药物对某些临床指标的影响（通常不包括预后指标）来推断对某些疾病的疗效。如硝苯地平经临床观察能降低血压，又无明显的肝、肾毒性，大多数患者也能耐受，被认为是一种安全有效的降压药而广泛用于临床，甚至推广用于治疗不稳定性心绞痛合并心肌梗死等。但是经对照研究和分析表明，硝苯地平虽能有效降压，但可能增加心肌梗死风险和病死率，且用药剂量越大，危险性越大。因此，这个广泛应用了 20 余年的药物，最终被发现其安全性存在问题。

采用循证药学方法进行药物应用评价时，可根据以下一种或几种情况选择待评价的药物：①已知或怀疑该药可能引起不良反应，或与其他药物、食物和诊断方法有相互作用，明显危及健康；②该药是很常见的处方药，其影响面很大；③该药具有潜在毒性或正常剂量下可引起患者不适；④该药是某种特殊疾病、状态或医疗操作中影响治疗的关键因素；⑤处方集中考虑增加、保留或淘汰的药物；⑥昂贵的药物；⑦同类药或不同厂家的相同药物。

确定待评价药物后，按 Cochrane 系统评价的基本原则，应用循证药学方法对药物进行评价，即系统、全面地收集所有已发表的临床研究资料，用统一、严格的标准对报告的研究质量进行客观评价，筛选出质量合格者进行定量或定性分析，得出明确、可靠的结论。除此之外，还可采用以预后指标为终点的多中心、大规模和前瞻性随机对照实验进行评价，即研究对象有明确的纳入和排除标准、随机分组进行同期对照、尽可能采用盲法和安慰剂对照、以满意终点为疗效判断标准，以此来评价药物疗效、治疗方案。

案例解析

【案例】一例高血压Ⅱ级患者，诊断为脑出血后遗症、并发卒中后抑郁，心内科开具硝苯地平缓释片联合可乐定降压，血压尚可控制。

【问题】

1. 服用中枢性降压药可乐定是否会影响对此患者抑郁症的治疗？

2. 患者是否可以继续使用可乐定？

【解析】

1. 确定需要解决的问题　可乐定是否影响患者抑郁症的治疗？

2. 寻找关于问题的最佳证据　通过查阅参考书及相关指南，以 MeSH 关键词检索相关数据库，初步筛选出约 30 篇文献，其中，相关文献 8 篇，分别为“可乐定药效学、药动学、不良反应（镇静、昏睡和便秘等)、高血压病治疗指南、神经性疼痛临床治疗研究”等资料。

3. 证据的评价　证据显示，中枢性降压药直接作用于咪唑啉受体，可对患者卒中后神经性疼痛发挥止痛作用，但是有可能加重患者的抑郁症状，并同时可有口干、昏睡和便秘等不良反应。

4. 证据的使用　将收集到的证据反馈给医生，临床医师权衡后决定继续使用可乐定，同时采用 HAMD 抑郁量表及 Hamilton 焦虑量表对患者抑郁情况进行评分。

三、循证药学与药物经济学

药物经济学是一门应用经济学原理和方法来研究和评估药物治疗成本与效果及其关系的边缘学科。具体地说，药物经济学是运用现代经济学的研究手段，结合流行病学、决策学和生物统计学等多学科的知识，全面地分析药物治疗备选方案（包括非药物治疗方案）的成本、效益或效果，并评价其经济学价值差别的一门科学。

药物经济学把用药的经济性、安全性和有效性放在等同的地位，其目的不仅是为了节约卫生资源，也是为更有利于合理用药，减少药物不良反应和药源性疾病（drug - induced diseases，DID），以及减轻患者的经济负担等。目前，我国进行的药物经济学方面研究多是回顾性分析，采用前瞻性的随机对照试验研究较少，前瞻性研究较好的方法是进行多中心研究，但是耗时长，耗资大。利用循证药学可对药物经济学研究建立合理的评价指南，进行方法学评价，包括研究的设计方法，样本大小及选择，成本测量和估计，结果衡量和估计，贴现率，敏感度分析，偏倚的控制，资料的统计分析和结论的报告，以保证试验结果和结论准确可靠，从而指导药物经济学评价。

案例解析

【案例】一位需要服用硝苯地平缓释片的高血压患者询问药师，国产与进口硝苯地平缓释片哪种疗效好，选哪个更划算？

【问题】

1. 国产与进口硝苯地平缓释片治疗高血压病哪个疗效好？

2. 国产与进口硝苯地平缓释片，选哪个更经济？

【解析】

1. 提出需要解决的问题　国产与进口硝苯地平缓释片治疗高血压病哪个疗效好，哪个更经济？

2. 寻找关于问题的最佳证据　检索中国期刊全文数据库、万方医学数据库及中文科技期刊全文数据库，纳入国产与进口硝苯地平缓释片对高血压病进行治疗的随机对照试验（RCT）。

3. 证据的评价　共有 7 篇随机对照试验文献的研究符合纳入标准，用 Meta 分析法对国产与进口硝苯地平缓释片治疗高血压病的 RCT 进行分析，并用最小成本分析法进行药物经济学评价。结果显示：国产和进口硝苯地平缓释片在总有效率、收缩压和舒张压下降幅度和不良反应发生率方面均无显著性差异（$P > 0.05$）。两组成本比较具有统计学意义（$P < 0.05$）。

4. 证据的使用　结论表明国产和进口硝苯地平缓释片治疗高血压病的疗效相近，国产硝苯地平缓释片具有经济学优势，但二者平稳降压作用尚需进一步研究。

循证药学的最终目的是使患者的治疗效果最佳和经济负担最小，为此临床治疗应充分考虑成本 - 效果的证据，依据药物经济学方法制定科学的成本 - 效果处方，为安全、合理、有效用药及治疗决策提供科学依据。例如，应用血管紧张素转化酶抑制剂（ACEI）治疗慢性充血性心力衰竭（chronic congestive heart failure，CHF）疗效肯定，但需要支付较高的药费。然而，根据循证药学主要关注和评价的一些预后指标，包括主要终点、次要终点、生活质量以及药物经济学结果等进行系统全面分析，采用ACEI疗法既可减少反复住院，又可减少总死亡率，最终结果还是降低了医疗成本，显著延长了患者的存活时间，提高了患者的生活质量。

四、循证药学与基本药物遴选

国家基本药物制度是药品供应保障体系的基础，是医疗卫生领域基本公共服务的重要内容。世界卫生组织（WHO）从1977年开展基本药物目录（essential medicine list，EML）制定工作，全球已有包括中国在内的156个国家在此基础上制定了本国的基本药物目录。2001年前，WHO遴选与调整基本药物目录以专家意见为主，2001年以后主要依据循证原则，强调考虑疾病负担、公共卫生相关性、药品质量、有效性、安全性和比较成本－效果的科学证据。我国于2003年起正式运用循证药学方法进行基本药物的遴选工作。我国原国家食品药品监督管理总局药品评价中心在2002年基本药物调整工作中进行了循证评价的试点。我国基本药物目录遴选程序主要包括：一是从国家基本药物专家库中，随机抽取专家成立目录咨询专家组和目录评审专家组；二是咨询专家组根据循证医学、药物经济学，对纳入遴选范围的药品进行技术评价，提出遴选意见，形成备选目录；三是评审专家组对备选目录进行审核投票，形成目录初稿；四是将目录初稿征求有关部门意见，修改完善后形成送审稿；五是送审稿经国家基本药物工作委员会审核后，授权卫生行政部门发布。

科学合理的评价标准、方法、流程是循证评价与遴选基本药物的技术核心。深入开展疑难品种循证评价研究，逐步探索相对完善的药品循证技术规范，并结合国内部分地区基层用药的研究成果与制定地方基本药物目录的工作经验，制定社区、基层、农村基本药物目录，编制农村、基层常用药品用药手册；同时，逐步把基本药物与标准治疗指南相结合，加强药物经济学研究，以实现药物安全、有效和经济的应用目标，是应用循证药学原理指导基本药物遴选工作未来发展的方向。

知识拓展

基本药物目录遴选和管理措施

《国务院办公厅关于完善国家基本药物制度的意见》（国办发〔2018〕88号）对我国基本药物目录遴选和管理提出以下举措：一是坚持防治必需，以满足疾病防治基本用药需求为导向，基本药物品种数量能够满足常见病、慢性病、应急抢救等主要临床需求，以及儿童等特殊人群和公共卫生防治用药需求。二是强化循证决策，调入和调出并重，突出药品临床价值，以诊疗规范、临床诊疗指南和专家共识为依据，优先调入有效性和安全性证据明确、成本效益比显著的药品品种。重点调出已退市的，发生严重不良反应较多、经评估不宜再作为基本药物的，以及有风险效益比或成本效益比更优的品种替代的药品。三是动态调整目录，对基本药物目录定期评估，动态调整，调整周期原则上不超过3年。对新审批上市、疗效有显著改善且价格合理的药品，可适时启动调入程序。除少数民族地区可增补少量民族药外，原则上各地不增补药品。四是加强上下级医疗机构的用药衔接，适应分级诊疗制度建设需求，推进市（县）域内公立医疗机构集中带量采购，规范基本药物采购的品种、剂型、规格，满足群众需求。

五、循证药学与药学教育

目前，我国的药学教育仍以传统的教育模式为主，即按照教材的顺序和内容，以课堂教学为主、专业实践为辅进行教学。然而，现代社会要求药学工作者具有更强的药学实践能力。因此，传统药学教学模式，逐渐显现出局限性，甚至存在一些误区。随着经验药学模式向循证药学模式的转变，在药学教学中引入循证药学已成必然。引导学生树立循证药学理念，加深学生对于新知识的认知度，提高学生对已知知识的批判性再认识能力，增强学生更好地解决药学实践问题的能力，将为培养现代社会要求的合格药学人才奠定扎实的基础。

在药学教学中实施循证药学教育，重点在于培养学生树立循证药学的理念。与传统药学相比，循证药学强调在解决药学实践问题的过程中应用最佳证据。因此，药学生除了在学习期间充分掌握药学相关理论知识外，在实践课程及进入药学实习阶段后，应以问题为中心，广泛地查阅、收集相关资料，充分利用各种医药资源，获得最全面的证据；进而对证据进行分析评价，应用于相关的药学实践过程中。在教学中，应将循证得到的证据，与教科书有机结合，利用网络教学收集典型案例、图片、标本和各种影像资料等，提高学生对已有知识的批判性再认识，锻炼学生分析循证药学证据和获取新知识的能力，不断巩固开展针对实践中具体问题循证的方法，培养学生循证药学的理念和思维。

六、循证药学与中药疗效评价

中医药经过几千年来不断地发展，临床应用日益广泛，其疗效及合理使用等问题备受关注。近年来，对中药疗效评价的研究取得了一定的进展，但仍存在随机对照试验设计质量不高，缺乏国际认可的诊断标准，缺乏规范化和量化的疗效评价指标，由于历史原因中药注射剂的临床研究不规范、上市后安全性研究以回顾性研究为主，缺乏科学的前瞻性探索等问题。中药要走向世界，就要让世界承认它的疗效，因此，进行随机对照、大样本、多中心的前瞻性临床试验，采用循证药学的方法建立全面、系统、客观的安全性和有效性评价方法体系显得非常必要。

循证药学的提出为中药疗效确定及治疗规范化，提供了重要的研究途径和方法。循证药学对药物的疗效及安全性研究证据有一套严格的分级和评价体系，疗效评价注重终点指标和生存质量，强调从临床有效性、安全性、经济学和伦理学等方面综合评价医疗干预措施的临床疗效，其原理和方法已得到现代医学的广泛接受和认可。应用循证药学的概念与模式对现有的中医药文献以及目前展开的中医药研究进行系统的评价，规范中药临床研究行为，拓展中医药研究方法，可以大大提高中医药研究的科学性，促进中药在临床的合理应用。借鉴循证药学的原理、方法和研究成果，可在中医药治疗中，最大限度地发挥关注终点结果和生存质量的优势和特色，以科学可靠的规范和标准建立其疗效和安全性评价体系，促进中医药的发展。

知识链接

全球首个中医药循证医学中心成立

全球首个中医药领域的循证医学中心“中国中医药循证医学中心”2019年3月在京揭牌成立。世界医学知识与实践的主流模式是以科学证据为核心的循证医学模式，临床证据成为评价医学治疗措施有效性、安全性的主要依据。中医药日益受到世界认可，但“走出去”仍面临临床有效性和安全性证据欠缺等障碍；把循证的方法跟中医药学特点有机结合并付诸临床实践，不仅能极大提高临床诊疗水平，还能为中医药学证明自身医学价值、跻身于世界科学体系提供舞台和机会。中医药循证医学中心的成立，为领域内优势单位共同开展循证中医药学研究、方法共识、标准制订、临床评价、证据样本管理、证据信息服务等搭起了重要的工作平台。

第四节　循证药学的前景与展望

PPT

循证药学作为循证医学的分支，是贯穿药学实践的重要决策方法，是未来临床药学发展的必然趋势。

临床药师应按照循证药学的基本原理与步骤，系统地收集文献，获知药物的安全性、有效性和经济性等资料，进而评估药物研究的相关证据，以此作为临床药物治疗应用的决策依据，可实现临床药物的合理应用。然而，从现状来看，循证药学仍处于起始阶段，其发展仍面临许多问题。

首先，国内外均有学者提出，大量循证药学相关的文献研究都是为临床医生的治疗提供指南服务的，鲜有针对药师群体提供服务的相关文献，给开展循证药学研究增加了困难。其次，在新药准入方面，已经有学者提出可利用循证的方法来完善新药引入，但是将这一理念应用到实际的范例还非常鲜见。另外，在药物不良反应研究方面，循证药学的应用还有待加强。特别是针对中药，有关“不良反应”的概念不确切，经常有文献错误地将药品质量不过关、用量过大、没有辨证施治等问题归结为产生“不良反应”的原因，这显然不符合 WHO 关于药物不良反应的定义。当然，正因为还存在这些问题，才需要我们更深入地学习研究循证药学的方法，更好地开展循证实践。

本章小结

1. 循证药学是药学实践的重要策略，在现代药学中发挥着非常重要的作用。

2. 循证药学的实施步骤主要包括：确定需要解决的问题、寻找关于问题的最佳证据、证据的评价、证据的使用和结果的分析等五个方面。

3. 循证药学的核心内容在于药学工作者如何正确寻找证据，分析证据，运用证据，对药学实践中的问题做出科学合理的决策。

4. 作为循证医学的分支，循证药学已被逐渐应用到新药研发、药物应用评价、合理用药、基本药物遴选、个体化给药、药物经济学评价及不良反应评价等诸多领域。

练习题

题库

一、选择题

1. 循证药学就是（　　）。
   A. 系统评价　　B. Meta 分析　　C. 临床流行病学
   D. 查找证据的药学　　E. 最佳证据、药学实践经验和实际需求的有机结合

2. 运用循证药学的方法，根据证据有效程度由强到弱可将文献信息分为几级（　　）。
   A. 二　　B. 三　　C. 四　　D. 五　　E. 六

3. 循证药学实施的基本过程是（　　）。
   A. 寻证和应用　　B. 传统评价　　C. 系统评价
   D. Meta 分析　　E. 异质性检验

4. 关于循证药学的实质，以下哪种说法最为恰当（　　）。
   A. 循证药学就是进行系统综述和临床药学试验
   B. 循证药学就是临床流行病学
   C. 循证药学就是基于证据进行实践
   D. 循证药学就是检索和评估文献
   E. 循证药学就是为患者提供药学服务

5. 进行 Meta 分析时，在合并各个独立研究结果前应进行（　　）。
   A. 相关性检验　　B. 异质性检验　　C. 回归分析
   D. 图示研究　　E. 标准化

6. 循证药学的实施步骤不包含下面哪项（　　）。

A. 确定需要解决的问题　　B. 寻找关于问题的最佳证据

C. 证据的评价　　D. 证据的使用和结果的分析

E. 流行病学调查

二、思考题

1. 什么是循证药学？广义循证药学、狭义循证药学的内涵分别是什么？
2. 循证药学的主要应用有哪些方面？
3. 什么是系统评价，其实施步骤是什么？
4. 系统评价与传统评价的区别是什么？

（李小强）

第八章

遗传药理学与临床合理用药

微课

学习导引

知识要求

1. 掌握　基因多态性对药物代谢酶、转运体及受体的影响。
2. 熟悉　抗肿瘤药物、抗精神病药物以及心血管治疗药物的遗传药理学。
3. 了解　遗传药理学在个体化治疗及新药研发中的作用。

能力要求

学会结合基因多态性分析药物作用的差异，并对临床用药进行合理调整。

PPT

第一节　遗传药理学概述

同一药物作用于不同个体产生的反应可能存在明显差异，一些患者可以产生良好的治疗效果，而另一些患者可能疗效甚微甚至产生严重的不良反应。导致药物反应个体差异的决定性因素是遗传变异，不同个体 DNA 上的细微差别都有可能导致患者产生不同的药物反应。因此，针对同一疾病的不同个体基因特点，运用不同的治疗方法，可大大提高治疗效果，以此推动由“对症下药”的传统医疗模式向精准医学（precision medicine）模式的转变。

一、遗传药理学的定义

遗传药理学（pharmacogenetics）是研究机体因遗传变异而引起药物反应异常的一门学科；药物基因组学（pharmacogenomics）是随着人类基因组计划的启动被提出并发展起来的，它主要研究人类全基因组中的所有基因对药物反应的影响。这两门学科同属于一个科学范畴，都是研究出现药物反应差异的遗传因素，其研究目的和内容相互交叉重叠，但又各有侧重。遗传药理学主要集中于研究导致药物反应产生个体和群体差异的变异基因，而药物基因组学则强调所有基因的结构和功能对药物的体内代谢、转运以及药效产生的影响，是遗传药理学的延伸和补充，丰富和扩大了遗传药理学的研究范围。

二、遗传药理学的起源与发展

遗传药理学起源于 19 世纪末 20 世纪初。英国内科医生 Archibald Carrod 最早把生物转化过程和遗传联系起来，提出了药物反应具有“先天决定性”，认为遗传物质在个体对药物反应中起决定性作用。20 世纪 50 年代是药物反应异常案例系统研究和遗传药理学学科形成的时期，也是遗传药理学重要的发展时期。三个具有里程碑意义的研究成果印证了遗传药理学的理论：①使用伯氨喹后引起红细胞内谷胱甘肽浓度降低，与红细胞的葡萄糖-6-磷酸脱氢酶（G-6-PD）遗传缺陷有关；②琥珀酰胆碱引起的呼吸暂停与血清胆碱酯酶（ChE）的遗传缺陷有关，并不是由胆碱酯酶含量不足引起；③异烟肼代谢率具有遗传差异。

1959年，Motulsky和Vogel将遗传药理学作为药理学的一门分支学科提出，并首次使用了“pharmacogenetics”一词。从此，遗传药理学的理论逐渐被人们所接受。近20年是遗传药理学发展突飞猛进的时期，各种药物代谢酶、转运体和受体等基因多态性的相关报道层出不穷，尤其是人类基因组测序的完成和人类基因组精细图的公布，大大促进了遗传药理学的发展，并对临床药物治疗模式产生了巨大的影响。

从广义上讲，精准医疗是以基因组学、蛋白质组学、表型组学和其他前沿技术为基础，对大样本人群与特定疾病进行生物标志物的分析、验证与应用，确定疾病原因和治疗靶点，对疾病不同状态和过程进行精确亚分类，最终实现对特定患者的个体化精准治疗。从狭义上讲，精准医疗是根据个体的基因特征，结合环境和生活方式等因素，从遗传药理学和药物基因组学的角度对个体实施精准的药物治疗或干预，以提高药物的安全性、有效性和治疗的经济性。精准医疗的关键支撑技术是遗传药理学、药物基因组和个体化医学，同时，精准医疗的实施也将进一步推进遗传药理学发展。人类医学的临床用药模式在经历了经验用药和循证用药两个阶段后，正向以遗传药理学为指导的精准用药阶段迈进。

三、遗传多态性

多态性是指在一个生物群体中，同时和经常存在两种或多种不连续的变异型或基因型或等位基因，亦称遗传多态性或基因多态性。人类基因多态性通常分为3大类：①DNA片段长度多态性，又称限制性片段长度多态性，是由于单个碱基缺失、插入或重复引起限制性内切酶位点发生变化，导致DNA片段长度的改变；②DNA重复序列多态性，表现为重复序列拷贝数变异；③单核苷酸多态性（SNP），指在基因水平上由单个核苷酸变异导致的DNA序列多态性。人类基因组多态性通过影响药物的吸收、分布、代谢、排泄以及药物与受体的亲和力和反应性，从药物代谢动力学和药物效应动力学两方面，对药物的作用产生影响。

知识拓展

SNP是人类可遗传的变异中最常见的一种，占所有已知多态性的90%以上。一般来说，一个SNP位点只有两种等位基因，即双等位基因。SNP在人基因组中的发生频率比较高，大约平均每1000个碱基中就有一个多态位点；有些SNP位点会影响基因的功能，从而导致生物性状改变甚至致病；且与微卫星等重复序列多态性标记相比，具有更高的遗传稳定性。因此，SNP除用于群体遗传学研究（如生物的起源、进化及迁移等方面）外，还被广泛应用于疾病相关基因的研究，在药物基因组学、诊断学和生物医学研究中具有重要作用。

遗传药理学多态性研究使得临床医生按照基因多态性的特点用药，将会使临床治疗符合个体化的要求。如高血压的治疗，将根据基因多态性的研究选择更具针对性的药物，调整其剂量，而不是不加选择地使用ACEI、钙通道阻滞剂或交感神经受体阻断剂；合并症的防治也会更个体化，更具针对性。

四、遗传药理学的研究任务和内容

遗传药理学旨在发现导致药物反应（治疗效应和不良反应）个体差异的遗传基因，特别是运用基因组顺序和变异的信息来阐明药物反应个体差异的发生机制，即从生物化学、药理学、遗传学和基因组学等多个学科入手，研究与药物反应有关的蛋白质和相关基因，包括药物代谢酶、药物转运体及药物受体等，阐明影响药物反应个体差异的决定性机制。遗传药理学的研究内容涉及以下几个方面。

1. 阐明因遗传变异导致药物治疗出现的各种异常及相关机制。包括遗传变异对药动学、药效学以及不良反应产生的影响。

2. 揭示在决定药物反应个体差异中起作用、最终可能有功能意义的候选蛋白质及其相关基因与基因家族，以及导致药物反应多态性的常见基因多态性。包括药物代谢酶，调控细胞内向和外向通透的转运蛋白，靶受体和靶酶，信号传递复合物；上述系统和物质的控制与调节，以及相互作用和多效反应等。

3. 开发和建立离体、在体和计算机模型，并阐明这些模型的特性，以便用来研究人类基因（包括单基因和多基因）及其多态性，以及它们在药物反应个体差异中的作用。例如，转基因动物模型，有相似遗传机制的其他有机生物体模型，细胞培养和微生物模型，可用于分析功能效应的计算机模型。

4. 基于家系患者和人群进行遗传学和分子生物学方面的流行病学研究，发现和阐明与药物反应变异相关的候选基因。包括系谱连锁分析，同胞配对研究，相关等位基因研究，相关全基因组研究，人群的流行病学研究等。

5. 探讨疾病与药物反应相关蛋白及其基因有关的发病机制。包括影响恶性肿瘤生成的药物反应蛋白和相关基因，与心血管、肺、血液学系统有关的药物反应蛋白和相关基因，环境对药物反应蛋白和相关基因的影响，参与精神疾患和认知障碍治疗的药物反应蛋白和相关基因，可能参与老年人药物不良反应和药物相互作用的药物反应蛋白和相关基因，参与酒精效应或是改变酒精效应的药物反应蛋白和相关基因等。

五、遗传药理学的研究方法

20 世纪 80 年代末，遗传药理学主要以传统的遗传学方法进行描述性研究，包括个体、家系药动学和药效学的改变，以及药动学和药效学的人群分布调查；同时也进行了一定程度的生化研究，如酶的纯化、鉴定和功能研究。在早期研究中，双生子法（twin study）和系谱法（family study）在探索遗传因素对 CYP450 同工酶活性个体差异的调控方面，发挥了十分重要的作用。近些年来，随着基因组测序技术的快速进步以及生物信息与大数据科学的交叉应用，遗传药理学的研究有了突破性进展，逐渐深入到对分子机制的探讨。如阐明药物相关基因的结构和功能，发现有缺失的药物代谢相关蛋白（如药物代谢酶）及引起这些缺损的突变性质，并能建立检测这些突变的简易方法。

（一）临床观察

临床观察（clinical observation）得到的很多典型案例，如全麻药引起体温超过 40℃，琥珀酰胆碱引起长时间的呼吸停止，别嘌醇引起痛风性关节炎，抗凝血药香豆素的耐受性等，这些异常的药物反应都是由于等位基因的单一基因位点变异而引起的。

（二）双生子法与系谱研究

利用同卵双生子（homozygotic twins）完全相同的遗传型与异卵双生子（fraternal twins）部分相同的遗传型，来研究在某些疾病或药物反应表型变异中遗传因素和环境因素影响程度的方法，称为双生子法。通过双生子法可确定表型变异是不同环境对同一表型的作用（在不同环境下生活的同卵双生子）所致，还是同一环境条件下不同基因型的表达所致。

经双生子法研究发现遗传因素可能在表型变异中起重要作用后，可进行系谱研究，查明遗传方式。首先通过对某家族各成员出现的某种遗传表型（genetic phenotype）的情况进行详细调查，再以特定的符号和格式绘制成反映家族各成员相互关系和发生情况的系谱，然后根据孟德尔定律对各成员的表现型和基因型进行分析。早期运用系谱研究，证实双香豆素、去甲替林、保泰松等代谢个体差异的多基因方式遗传。

（三）组织与细胞水平研究

组织与细胞水平研究能够阐明观察因素对药动学或药效学某个环节的单一作用，避免了在整体水平研究时出现的其他因素的干扰。通过组织与细胞水平的研究，可明确某种药物代谢酶、药物转运蛋白或受体变异对药物反应的影响。组织细胞培养研究通常结合药物代谢反应、受体配体结合、酶的抑制、药物转运效率等相关蛋白的功能分析以及基因表达水平进行研究，以阐明基因表达调控机制，探索基因表达与蛋白功能动态变化规律。

（四）分子生物学技术

先进的分子生物学技术现已成为遗传药理学研究的重要技术支撑，包括单链构象多态性（single－strand conformation polymorphism，SSCP）、聚合酶链反应（polymerase chain reaction，PCR）、聚合酶链式反应－变性梯度凝胶电泳（PCR－denatured gradient gel electrophoresis，PCR－DGGE）、核酸分子杂交技术（nucleic acid molecular hybridization technique）、互补DNA（complementary DNA，cDNA）和全基因的表达分析以及全基因组关联分析（genome－wide association study，GWAS）等。近年来，基因分型技术飞速发展，多种用于单核苷酸多态性分型的高通量技术手段已经建立。目前已经应用于遗传药理学的高通量基因分型方法包括焦磷酸测序（pyrosequening）、质谱（mass spectrometry）、微阵列分析（microarray analysis）、5′核酶分析（5′－nuclease assay）和光纤微珠芯片（fiberoptic bead array）等。

六、遗传药理学在新药研发中的应用意义

1. 发现和确认药物新作用靶点 基因组研究表明，人类有3～4万个基因和约300万个SNP位点，其编码的蛋白质中至少有3000～5000个是控制人类疾病和药物作用的潜在靶点，大大超过了现有药物的500多个靶点。由于新的遗传标记物SNP的大量发现，大大加速了新药发现。遗传药理学和药物基因组学的发展，使新药研究不仅把注意力放在可能引起疾病的基因上，而且加大了对药物效应基因的研究力度，这些药物效应基因为新药研究提供了依据。

2. 开发针对特定基因型患者的药物 传统的药物开发是以治疗某一疾病的所有患者为目标，而遗传药理学和药物基因组学的目的则是开发针对特定遗传变异（药物代谢酶异常、受体变异和疾病变异）亚人群的药物。例如，人类表皮生长因子受体－2（human epidermal growth factor receptor 2，HER－2）是影响乳腺癌生长与转移最重要的癌基因，在大约30%的乳腺癌中可出现HER－2基因过度表达。曲妥珠单抗是重组DNA单克隆抗体，可通过与HER－2特异性结合影响生长信号的传递，促进HER－2受体蛋白的降解，对有转移的乳腺癌和经各种化疗、放疗等无效的乳腺癌患者均有较好的疗效。

遗传药理学研究使人们可以根据疾病及其相关基因表达的酶、蛋白质分子，开发对特定疾病治疗更有针对性的新药，同时也可根据基因变异信息，研制针对由基因变异导致的不同基因型人群的新药，这些都可加快新药开发过程和新药开发质量。这种有针对性的药物不仅可使治疗效应发挥到最大限度，而且可以减少对正常细胞的损害，降低药物的不良反应。

3. 提高新药研发的成功率，降低新药研发的成本和患者的医疗费用 在新药研发过程中，运用遗传药理学和药物基因组学的理论和技术，明确影响药动学、药效学和安全性的相关基因及其变异，在基因水平上设计药物分子，筛选出对应基因型作用最好的化合物，可以避免低效、无效、甚至有毒副作用的药物进入临床试验，减少试验费用以及缩短研发周期，最终可提高新药研发的成功率并降低新药研发的成本。由于这种个体化的药物可以减少患者服用药物的品种和治疗时间等，因此将会在很大程度上降低患者的医疗费用。

第二节　药物反应相关基因多态性

PPT

一、药物代谢酶基因多态性

药物的生物转化包括Ⅰ相和Ⅱ相反应。Ⅰ相反应主要通过细胞色素P450酶系、脱氢酶、氧化还原酶和酯酶等，使药物的极性增高易于排出。

（一）细胞色素P450氧化酶

细胞色素P450（cytochrome P450，CYP450）是一类亚铁血红素－硫醇盐蛋白（heme－thiolate protein）超家族，因还原型 CYP450 与一氧化碳复合物在 450nm 处有最大吸收峰，故命名为细胞色素 P450。它是参与药物、致癌物、类固醇激素、脂肪酸等氧化代谢的主要酶系。

知识链接

CYP450 超家族依次可分为家族、亚或次家族和酶个体三级。一般命名通则如下：酶系缩写成 CYP（小鼠和果蝇用 Cyp），CYP（Cyp）正体表示酶，*CYP*（*Cyp*）斜体表示相应的基因。酶蛋白一级结构中氨基酸的同源程度≤40% 者归入不同的家族，家族用阿拉伯数字表示，如 CYP1（Cyp1）。每一家族进一步被区分为亚家族，在哺乳动物的亚家族中，同源性≥55% 者被归入同一亚家族，并用大写英文字母（小鼠和果蝇用小写英文字母）表示，如 CYP1A（Cyp1a）。最后在同一亚家族内，根据酶被鉴定的先后顺序用阿拉伯数字编序用于区分不同的酶个体，如 CYP1A1（Cyp1a1）。

许多 CYP450 酶具有遗传变异和明显的种族或地域差异。CYP450 酶的遗传多态性是一种单基因性状，由同一正常人群的某一 CYP450 酶的特异性基因的等位基因发生改变而引起该基因产物酶的缺失或变异，并在人群中至少有两种表型（或基因型），其中任何一种表型（或基因型）发生频率应在 1% 以上，如果发生率低于 1% 则称为罕见性状，由自发性突变引起。

1. CYP2 CYP2 是 CYP450 酶系中最大的家族，可代谢约 50% 的临床常用药物。CYP2 包括 15 个亚家族（CYP2A 到 2Q），其中 CYP2C 是哺乳动物中最大的亚家族，CYP2A、CYP2C、CYP2D 和 CYP2E 均具有遗传多态性和种族差异。绝大多数功能性遗传多态性发生在其中的 4 个同工酶中：CYP2A6、CYP2C9/10、CYP2C19 和 CYP2D6。

（1）CYP2A6 CYP2A6 是人肝微粒体中最主要的香豆素 7 – 羟化酶，还具有乙氧基香豆素 – O – 去乙基酶的活性。目前已发现 CYP2A6 *1 存在三种突变等位基因：*CYP2A6* *2、*2A6* *3 和 *2A6* *1 基因缺失。CYP2A6 主要对某些前致癌物和致突变物活化起作用，可促进由致癌物导致的癌症的发生。

（2）CYP2C9/10 CYP2C9/10 是 CYP2C 亚家族中的主要成员，占肝微粒体 P450 总量的 20%。CYP2C9 存在三种等位基因 *CYP2C9* *1、*CYP2C9* *2 和 *CYP2C9* *3。该酶催化约 12% 的临床常用药物，如华法林、苯妥英、氯沙坦、依贝沙坦、甲苯磺丁脲、格列吡嗪、氟伐他汀、托塞米、三甲双酮及各种非甾体类抗炎药（NSAID），如双氯芬酸和布洛芬等；还参与一些前药如环磷酰胺（CTX）和异环磷酰胺以及前致癌物质的激活；以及代谢部分激素和内源性物质，如孕酮、睾酮、花生四烯酸和亚油酸等。

体外异源性表达 CYP2C9 变异体显示对 S – 华法林的羟化活性明显降低，尤以 *CYP2C9* *3 更甚，其纯合子酶活性下降 90%，因此，应用华法林治疗患者时应明确 *CYP2C9* 基因型，以预测最佳用药剂量。比如，对 *CYP2C9* *3 纯合子患者只需每天 0.5mg S – 华法林，而对 *CYP2C9* 野生型患者则需每天给 5 ~ 8mg 才能达到治疗目的。除 S – 华法林外，*CYP2C9* *3 基因型还影响苯妥英、甲磺丁脲和氯沙坦的体内清除率。

（3）CYP2C19 CYP2C19 是抗癫痫药 S – 美芬妥英羟化酶。S – 美芬妥英 4′ – 羟化代谢缺陷为常染色体隐性遗传（autosomal recessive inheritance）。迄今已发现 CYP2C19 至少存在 20 余种突变等位基因，且多数突变使酶丧失活性。但 *CYP2C19* *17 可导致酶活性增高，形成超快代谢类型。*CYP2C19* 基因突变也影响 CYP2C19 的可诱导性，如利福平对 CYP2C19 突变体的诱导作用下降。CYP2C19 的底物包括奥美拉唑、普萘洛尔、地西泮、氯胍、丙咪嗪、黄体酮、巴比妥类等。CYP2C19 还介导去甲西泮、阿米替林、氯丙咪嗪、西酞普兰和吗氯贝胺等药物氧化代谢。

（4）CYP2D6 CYP2D6 占肝脏 CYP 总量的 1% ~2%，已知经其催化代谢的药物多达 80 余种，包括多种抗心律失常药、抗高血压药和三环抗抑郁药等。如抗高血压药异喹胍经 CYP2D6 氧化代谢生成 4′ – 羟异喹胍，在人群中可区分为超快代谢者（ultra rapid metabolizer，UM）、强代谢者（extensive metabolizer，EM）、中代谢者（intermediate metabolizer，IM）和弱代谢者（poor metabolizer，PM）；且 PM 表型的发生频率存在种族差异，白种人中 PM 发生率高达 5% ~10%，东方人约为 1%，而非洲黑人中为 0% ~2%。迄今发现的 CYP2D6 等位基因已从 *CYP2D6* *1 到 *CYP2D6* *44，这些突变使该酶活性消失。

CYP2D6 的基因变异可导致药物在正常剂量下产生不良反应或无效。如曲马朵和可待因（codeine）的镇痛作用需 CYP2D6 代谢活化，因此 CYP2D6 慢代谢者的治疗效果较差；而由于超快代谢者的活性代谢产物增高，可产生一些不良反应。

2. CYP3 在肝微粒体中，CYP3A 家族约占所有 CYP450 的 25%，CYP3A 也是肠道内最重要的 CYP 酶；CYP3A 负责大约 50% 细胞色素介导的药物代谢；它还参与一些内源性物质的代谢和前致癌物质的激活。其代谢底物的数量远远多于其他生物转化酶。由 CYP3A 代谢的药物包括大环内酯类抗生素、免疫抑制剂、钙通道阻滞剂、降脂药、肿瘤化疗药、抗抑郁药以及艾滋病毒（HIV）抑制剂等。

确定一种药物是否由 CYP3A 代谢具有重要的意义：①CYP3A 在肠道黏膜上含量丰富，CYP3A 底物由于在肠道的首过消除具有较低的生物利用度；②由于 CYP3A 酶的诱导或抑制可影响 CYP3A 底物的药物间相互作用，例如免疫抑制剂环孢素和抗组胺药特非那定均由 CYP3A4 代谢，而红霉素及酮康唑可抑制 CYP3A4 的活性，因此接受红霉素及酮康唑治疗的患者在应用环孢霉素及特非那定时毒性反应可能加重；③由于 CYP3A 酶含量及催化活性存在较大的个体差异，因此由 CYP3A4 催化的药物代谢动力学可能存在明显的个体差异。人类 CYP3A 亚家族包括 CYP3A4、CYP3A5、CYP3A7 和 CYP3A43 等亚型，均存在多种基因多态性。

（1）CYP3A4　成人肝脏主要表达 CYP3A4，是 CYP3A 亚家族主要的药物代谢酶。已经发现 CYP3A4 基因有 30 多种多态性，其中 *CYP3A4* *1*B* 是最常见的突变，但不会导致 CYP3A4 底物代谢的改变，可能和前列腺癌、继发性白血病和青春期提前有关。

（2）CYP3A5　主要由肾脏表达，是唯一表达于肝脏外的 CYP3A，现已发现的等位基因有 11 个。它的多态性表达可能与某些组织，如肺、肾、前列腺、乳腺等疾病易感性以及类固醇和外源性物质在这些组织的代谢有关。临床研究发现，*CYP3A5* *3 等位基因与免疫抑制药他克莫司体内浓度显著升高有关，因而 *CYP3A5* *1/*3 和 *CYP3A5* *3/*3 突变携带者的所需剂量约为野生型纯合子的 80% 和 60%。

（二）Ⅱ相药物代谢酶

与Ⅰ相代谢酶不同，Ⅱ相代谢酶主要参与体内对致癌物的解毒过程，包括 N－乙酰基转移酶（N－acetyltransferases，NAT）、环氧化物水解酶（epoxide hydratase，EH）、谷胱甘肽转硫酶（glutathione S－transferases，GST）、硫酸基转移酶（sulfotransferase，SULT）、尿苷二磷酸葡萄糖醛酸基转移酶（UDP－glucuronosyltransferase，UGT）等。进入体内的致癌物经以上酶类作用后与尿苷酶、谷胱甘肽等结合形成极性高的水溶性物质而被排出体外。

1. N－乙酰基转移酶　NAT 是参与 II 相乙酰化反应的代谢酶，目前已克隆出三种不同基因，即 *NAT*1、*NAT*2 和假基因 *NATP*。按照新的命名法，*NAT*1 和 *NAT*2 分别称为 *NAT*1 *3 和 *NAT*2 *4。NAT1 表达于人体大多数组织，催化对氨基水杨酸和对氨基苯甲酸（PABA）等物质的乙酰化代谢；NAT2 仅表达于肝脏和肠道，参与异烟肼、普鲁卡因胺、磺胺等 20 多种肼类化合物和具有致癌性的芳香胺和杂环胺类化合物在人体内的 II 相代谢反应。

NAT2 野生型等位基因为 *NAT*2 *4，突变等位基因常见有 9 种。*NAT*2 *14 几乎只存在于黑种人中，其他人种少见。快乙酰化代谢者的基因型为 *NAT*2 *4，慢乙酰化代谢者为各种突变等位基因的组合。

2. 谷胱甘肽 S－转移酶　GST 为一族多功能药物代谢酶，可催化还原型谷胱甘肽和许多亲电子性致癌性物质的结合反应，产生水溶性更高的结合产物硫醚（sulfoether）。GST 的底物包括烷化剂（alkylating agent）和可产生自由基的药物。除解毒外，GST 还直接参与了白三烯（LT）、前列腺素（PG）、睾酮、孕酮的合成，以及酪氨酸的降解。

3. 尿苷二磷酸葡萄糖醛酸基转移酶（UGT）　是人体内最重要的催化Ⅱ相结合反应的酶之一，目前在不同的物种中已发现 35 种以上葡萄糖醛酸基转移酶，人类中目前发现了至少 16 种。UGT 催化底物与尿苷二磷酸葡萄糖醛酸（uridine diphosphate glucuronate，UDPGA）结合，使其亲水性增加，利于排出。

UGT的底物繁多，包括内源性物质（如胆红素、类固醇类物质）和外源性物质（如酚类、NSAID及麦考酚酸等）。

4. 硫酸基转移酶 SULT基因超家族编码蛋白催化许多内源性、外源性物质的硫酸盐结合反应，其底物包括类固醇类激素，如17β-雌二醇、脱氢表雄酮（DEAS）、甲状腺激素和儿茶酚胺等；外源性物质包括N-羟基-2-乙酰氨基芴和异黄酮，以及许多药物如对乙酰氨基酚和米诺地尔。外源性物质的硫酸结合可产生极性高、更易排出的产物，也可产生有活性、潜在致畸、致癌作用的代谢产物。

二、药物转运体基因多态性

药物转运体在药物的吸收、分布和消除过程中具有重要的作用，转运体转运能力的改变可以引起药动学上的改变，进而影响药物的疗效。①根据转运体对底物转运方向的不同，可将其分为摄入转运体和外排系统两大类。摄入转运体主要是将内、外源性物质摄入细胞内，包括有机阴离子转运多肽家族（OATP）、有机阴离子转运体家族（OAT）、有机阳离子转运体家族（OCT）。药物转运外排系统主要包括多药耐药蛋白（ABCB）、多药耐药相关蛋白（ABCC）以及肝脏胆盐外排泵（BSEP）等。②根据转运体的结构，又可将人体内的转运体分为三磷酸腺苷结合盒转运体（ABC转运体）和溶质转运蛋白家族（solute carriers，SLC家族）两类。

（一）ABCB1转运体

目前已发现的人类ABC转运体有7个亚家族，共49个成员，ABCB和ABCC是ABC转运体中参与药物转运的主要转运体家族。ABCB1又名P-糖蛋白（P-gp）、多药耐药蛋白1（MDR1），是一个磷酸化和糖基化的跨膜外向转运蛋白。它最早在肿瘤细胞中发现，是导致肿瘤细胞对抗肿瘤药物出现多药耐药现象的主要原因。当肿瘤细胞与抗肿瘤药物接触，脂溶性药物随浓度梯度进入细胞，ABCB1即与药物分子结合并连接ATP位点，形成1个磷酸化和糖基化ATP-结合盒蛋白的药物大分子，当ATP水解，释放的能量将已进入细胞内的药物从胞内泵出胞外，使肿瘤细胞内药物浓度降低。至今，对不同人群ABCB1的基因多态性分析已发现了超过50个SNP和3个插入或缺失突变。

（二）有机离子转运体

1. 有机阴离子转运多肽家族 OATP属于SLC超家族，其编码基因统称为SLCO基因。OATP1A2是最早发现的OATP转运体，其次是OATP1B1，目前该家族拥有11个成员。OATP家族转运的底物广泛且有重叠性，除胆汁酸等内源性物质外，还参与多种药物等外源性物质的转运。

（1）OATP1A2 OATP1A2是一种肝内介导胆酸盐和磺溴酞钠转运的钠离子非依赖性转运体，与抗组胺药非索非那定等药物的肠道吸收有关。

（2）OATP1B1 在OATP家族中，OATP1B1和OATP1B3特异性分布于肝细胞基底膜，可从门静脉系统吸收与转运多种内源性物质和药物进入肝脏进行代谢和清除，包括羟甲基戊二酸单酰辅酶A（hydroxy methylglutaryl coenzyme A，HMG-CoA）还原酶抑制剂、内皮素受体拮抗剂和利福平等。由于OATP1B1是他汀类药物肝摄取的主要转运体，所以SNP导致的OATP1B1转运功能下降，可使肝细胞内药物浓度降低和体循环中药物浓度异常增高，产生横纹肌溶解症（rhabdomyolysis）等毒副作用。

2. 有机阳离子转运体家族 OCT包括OCT1、OCT2和OCT3，三者的体内分布差异较大。OCT1主要分布在肝细胞的基底膜，与肝细胞对有机阳离子底物的摄取有关；OCT2主要分布在近端肾小管细胞，与从血中摄取有机阳离子底物进入肾上皮细胞有关，是肾脏排泄毒物的主要转运体；OCT3分布于全身多种组织器官，以胎盘组织分布最高。由OCT转运的药物包括：抗震颤麻痹药如金刚烷胺，口服降糖药如二甲双胍，抗肿瘤药如奥沙利铂，抗组胺药如西咪替丁和雷尼替丁，抗心律失常药物如普鲁卡因胺，肌松药，β-受体阻断剂如阿替洛尔，以及一些内源性生物胺活性物质如多巴胺、胆碱等。

3. 有机阴离子转运体家族 OAT家族成员主要分布于肾脏，此外在肝脏和脑组织也有分布。目前普遍认为，OAT转运体与抗生素或抗病毒药物引起的肾毒性关系密切。尚无证据表明，OAT的基因多态性可对临床药物的应用产生显著影响。

（1）OAT1 和 OAT3　主要分布于近端肾小管的基底外侧膜，可将血中的有机阴离子如甲氨蝶呤（methotrexate，MTX）、抗病毒药、β-内酰胺类抗生素和 NSAID 转运到近端肾小管细胞，进而影响肾脏对外源性物质和代谢废物的排泄。此外，OAT3 还分布于脑组织脉络丛细胞刷状缘。

（2）OAT2 在肝细胞基底外侧膜含量丰富，负责肝细胞对有机阴离子底物如水杨酸盐和吲哚美辛的摄取。

三、药物受体基因多态性

药物和毒物等外源性活性物质进入体内经代谢后与相应受体结合，从而引起一系列的作用过程，最后导致药理或毒理效应。绝大多数受体的化学本质是蛋白质，人群中表达受体的结构基因或影响结构基因表达的调节基因在序列结构上通常呈遗传多态性，表现为一定比例的个体在受体的数量结构和功能等方面存在不同形式的变异，有可能影响到相应受体所介导的药理或生理效应。受体基因多态性可以从多个方面影响与之作用的特异性药物的效应：①改变受体与药物的亲和力；②改变受体的稳定性和受体的调节；③改变受体与信号传导系统的耦合或与靶基因的结合；④受体之间的相互调节，如一些细胞内激素受体的靶基因就是受体基因，前者的功能性遗传变异将影响后者的表达。

（一）肾上腺素受体

肾上腺素受体的内源性配体是交感神经递质去甲肾上腺素（NA）和肾上腺髓质分泌的肾上腺素，它在机体内介导多数器官的功能调节。肾上腺素受体是 G 蛋白耦联受体，由 α 和 β 两个亚家族组成，α 受体分为 α_1 和 α_2 两种类型，其中 α_1 受体又可进一步分为 α_{1A}、α_{1B}、α_{1D} 三种亚型，α_2 受体则进一步分为 α_{2A}、α_{2B}、α_{2C}。β 受体分为 β_1、β_2 和 β_3 三种亚型。人群中肾上腺素受体的遗传多态性比较常见，现已在 α_{2A}、β_2 和 β_3 等亚型受体基因上发现多种多态性突变的存在，其中有些突变与疾病发生和药物效应相关联。目前在肾上腺素受体各亚型中，研究最为深入的是 β_2 受体的遗传多态性。

1. β_2 肾上腺素受体基因多态性　目前已检测出 9 个多态性位点，有 5 个是同义突变，第 46、79、100 和 491 位产生编码氨基酸的改变，相应出现了 Arg16Gly、Gln27Glu、Val34Met 和 Thr164Ile 的多态性。其中，第 16 和 27 位氨基酸多态性较为常见，第 34 位氨基酸的改变为无功能性突变，因此较多集中于对 Arg16Gly、Gln27Glu 和 Thr164Ile 三个多态性的研究。

（1）A46G/Arg16Gly 多态性　β_2 受体基因上的 46A→G 突变导致受体蛋白第 16 位氨基酸发生 Arg16→Gly 的改变，该突变位于受体在膜外的氨基端，不影响 β_2 受体与 G 蛋白的偶联，因而也不影响细胞内腺苷酸环化酶（adenylate cyclase，AC）的水平。但该多态性位点与受体的调节功能有关。由于机体内存在内源性的 β_2 受体激动剂肾上腺素和去甲肾上腺素，可导致具有 Gly16 型受体的个体其支气管、血管等处的平滑肌中胆碱能神经容易占优势，从而使相应的一些器官、组织具有较高的反应性。如 Gly16 受体与重症支气管哮喘的发生有关，并且具有 Gly16 受体的哮喘患者容易出现夜间严重呼吸困难。除了与疾病发生有关外，具有 Gly16 的个体因 β_2 受体下调明显而容易对相应药物的治疗产生耐受。

（2）C79G/Gln27Glu 多态性　此突变发生在第 79 位碱基的 C→G，引起受体蛋白第 27 位氨基酸发生 Gln27→Glu。与 Arg16Gly 一样，Gln27Glu 也发生在受体膜外氨基端，并且不影响激动剂与受体的结合以及受体与腺苷酸环化酶的偶联。Gln27Glu 的功能与 Arg16Gly 刚好相反，Glu27 突变型受体对 β_2 受体的下调表现为完全抵抗。Glu27 受体能减弱支气管收缩因素对支气管的影响，表现为具有 Glu27 受体的哮喘患者对甲基胆碱所诱发的支气管收缩作用减弱。因此，β_2 受体的遗传多态性可能是影响心血管疾病的发病程度、药物治疗效果与预后的重要遗传因素之一。

（3）C491T/Thr164Ile 多态性　此突变是由于 491C→T 而导致受体蛋白第 164 位氨基酸发生 Thr164→Ile，该突变在人群中的发生率较低，突变等位基因的频率为 2.5%～3%，人群中罕见突变纯合子个体。体外细胞重组表达研究发现，Thr164Ile 不影响激动剂所致的受体下调，但它使 β_2 受体与一些激动剂的亲和性下降，也影响受体与腺苷酸环化酶的偶联。

2. 其他肾上腺受体的遗传多态性

（1）β_3 肾上腺素受体基因多态性　β_3 受体主要分布在脂肪组织细胞，其生理功能是参与调节体内脂肪分解。β_3 受体基因上至少有两个位点可发生单核苷酸多态性，其中 381C→T 为无义突变，不引起受体蛋白氨基酸改变。190T→C 为功能性变异，导致受体蛋白第 64 位发生 Trp64→Arg。近几年研究表明 Trp64Arg 多态性可能与体重增加、胰岛素耐受、2 型糖尿病以及冠心病发病等有关。

（2）α_{2A}肾上腺素受体基因多态性　人 α_{2A}肾上腺素受体基因位于 10q23 ~ 25 区。α_{2A}受体遗传多态性主要是不同限制性内切酶的酶切位点多态性，即限制性片段长度多态性（RFLP）。在 α_{2A}受体基因启动子区域至少存在 Msp Ⅰ和 Hha Ⅰ两种酶的 RFLP，其中缺乏 Msp Ⅰ酶切位点的 M/M 基因型在高血压患者中较在正常人群中明显增多，而 Hha Ⅰ酶切位点的有无并没有明显影响 α_{2A}受体的数量及其与配体的亲和力。目前所发现的 α_{2A}受体基因多态性大多与高血压的发病无显著关联。

（二）阿片受体

阿片受体与痛觉形成及传导、镇静催眠、精神活动、循环及呕吐等多种生理功能和反应相关，阿片类药物是临床上重要的中枢镇痛药。阿片受体主要分为 3 型，即 μ 受体、δ 受体和 κ 受体，它们的氨基酸序列同源性约 60%。三者均可进一步分为 μ_1 和 μ_2亚型，δ_1和 δ_2亚型，κ_1、κ_2和 κ_3亚型。研究阿片受体的遗传多态性可了解机体内阿片受体的生理作用、阿片类药物的临床效应，且对解决阿片类的成瘾性问题具有重要价值。现已发现的多态性突变发生在 μ 受体基因和 δ 受体基因上，有关 κ 受体的基因多态性尚未发现。

1. μ 受体基因多态性　μ 受体基因上有 5 个位点可发生 SNP：C17T、G24A、A118G、G779A 和 G942A。其中 A118G 多态性导致 Asp40→Asn。Asp40Asn 不改变 μ 受体对大多数阿片肽和阿片类生物碱的亲和力，但 Asn40 受体与 β - 内啡肽的亲和性可较 Asp40 受体大 3 倍。相应地，β - 内啡肽对 Asn40 受体中 G 蛋白耦联钾离子通道的激活强度也大 3 倍。因此 Asp40Asn 可以改变受体的结合特性并影响信号传导，具有一定的生理病理意义。G779A 突变导致受体蛋白发生 Ser268Pro 多态性，引起受体与 G 蛋白或钙调素耦联的功能明显减弱。

2. δ 受体基因多态性　δ 受体基因编码区第 307 个核苷酸可发生 T→C，但未导致氨基酸序列的变化；该基因的第一个外显子可发生 80T→G，导致第 27 位氨基酸发生 Phe→Cys 多态性。

（三）血管紧张素受体

肾素 - 血管紧张素系统（RAS）既存在于循环系统中，也存在于血管壁、心脏、中枢、肾脏和肾上腺等组织中，共同参与对靶器官的调节。正常情况下，它对心血管系统的正常发育、心血管功能稳态、电解质和体液的平衡及血压调节均有重要的作用。血管紧张素Ⅱ（Ang Ⅱ）是该系统的重要体液因子，其受体有Ⅰ型（AT_1）、Ⅱ型（AT_2）、Ⅲ型（AT_3）和Ⅳ型（AT_4），其中 Ang Ⅱ 90% 以上的效应由 AT_1介导。AT_1在肝、肺、肾中均有表达，编码 AT_1的基因位于染色体3q21 ~ q25，AT_1存在微卫星 DNA（microsatellite DNA）和 SNP。

1. 微卫星 DNA　又称短串联重复（short tandem repeats，STR），是重复单位为 2 ~ 6 个核苷酸的串联重复序列，其重复数不同导致多态性的形成。AT_1存在微卫星 DNA 多态性，位于 3′非翻译区，是长度不等的 CA 序列的重复。该多态性与高血压发生频率密切相关。

2. 单核苷酸多态性　AT_1基因还存在 T573C、A1062G、A1166C、G1517T 和 A1878G 5 个 SNP，这 5 个 SNP 位于非编码区，因此均不导致受体氨基酸变异。目前只对 A1166C 单碱基突变有所研究，该多态性突变与受体对内源性配体的反应性关联。1166CC 等位基因携带者的主动脉环对 Ang Ⅱ的反应性明显高于 1166AA/1166AC 等位基因携带者，且在非高血压患者中，C 等位基因与收缩压较高有关，呈现 AA、AC、CC 基因型个体收缩压逐渐升高趋势。AT_1 A1166C 多态性与内分泌疾病（如糖尿病）的临床表现有关。1166C 等位基因是糖尿病患者发生糖尿病肾病的危险因素，它在糖尿病肾病的形成中与糖控不良起协同作用。此外，携带 C 等位基因的糖尿病患者，发生视网膜病变的相对危险度明显高于携带 A 等位基因的糖尿病患者。

（四）组胺受体

组胺是自体活性物质之一，在体内由组氨酸脱羧基而成。组织中的组胺是以无活性的结合型存在于肥大细胞和嗜碱性粒细胞的颗粒中，以皮肤、支气管黏膜、肠黏膜和神经系统中含量较多。当机体受到理化刺激或发生过敏反应时，可引起这些细胞脱颗粒，导致组胺释放，与组胺受体结合而产生生物效应。组胺受体主要分为 H_1、H_2、H_3和 H_4四类。

1. H_1受体 主要与 Gq/11 蛋白耦联并通过蛋白激酶 C（PKC）依赖的磷酸肌醇水解途径，导致细胞内 Ca^{2+}浓度改变而产生生理效应。

2. H_2受体 与 Gs 蛋白耦联并通过激活腺甘酸环化酶系统，导致细胞内 cAMP 浓度增加而产生有关效应。目前已发现 H_2受体基因多种单核苷酸多态性。A649G 可导致 H_2受体第 3 个细胞内环（与 G 蛋白耦联的重要结构域）中氨基酸序列的改变；而 G543A 和 C826T 并不导致相应氨基酸序列的改变；A592G 和 G1019A 则分别位于 H_2受体基因的启动子和增强子区域，因而可能影响 H_2受体基因的表达。G543A、A592G 和 G1019A 则与精神分裂症的易感性不相关。

四、其他药物作用靶点的基因多态性

（一）血管紧张素转化酶

血管紧张素转化酶（ACE）是 RAS 的关键酶，催化 Ang Ⅱ的生成。ACE 还催化了缓激肽等肽类扩血管物质的降解，降低缓激肽水平，减少一氧化氮（NO）和前列腺素（PG）的生成，从而参与多种心血管疾病的发生和发展。血管紧张素转化酶抑制剂已广泛应用于高血压、心力衰竭、冠心病、心肌梗死的治疗和高危人群的二级预防。

ACE 基因位于染色体 17q23.3，长 21kb，有 26 个外显子和 25 个内含子。目前已鉴别了 ACE 基因编码区和非编码区的 160 多个位点的遗传多态性，其中大部分是 SNP，34 个位于编码区，错义突变的有 18 个。早期发现的该基因的多态性是位于 16 号内含子上长 287bp 的一个插入/缺失（I/D）突变。DD 型 ACE 的活性是Ⅱ型的两倍，ID 型的活性介于两者之间。目前，大量研究对 ACE I/D 基因多态性与血压、动脉粥样硬化、冠心病、脑卒中以及糖尿病肾病的相关性进行了分析，其中较为明确的是 ACE 水平的增高确实能够引起肾炎，ACE 基因功能与糖尿病肾病的因果关系尚未被证实。

（二）环氧化酶

环氧化酶（cyclooxygenase，COX）是一种双功能酶，具有环氧化酶和过氧化氢酶活性，是催化花生四烯酸转化为前列腺素的关键酶。目前发现环氧化酶有两种同工酶，即 COX－1 和 COX－2，前者为结构型，主要存在于血管、胃、肾等组织中，参与血管舒缩、血小板聚集、胃粘膜血流、胃黏液分泌及肾功能等的调节，其功能与保护胃肠黏膜、调节血小板聚集、调节外周血管阻力和调节肾血流量分布有关；后者为诱导型，各种损伤性化学、物理和生物因子激活磷脂酶 A_2（phospholipase A_2，PLA_2）水解细胞膜磷脂，生成花生四烯酸，然后经 COX－2 催化加氧生成前列腺素。

人 COX－1 基因位于染色体 9q32～q33.3，迄今已发现 227 个 SNP，位于编码区的有 23 个，其中 14 个导致氨基酸的改变，分别是：8R→W、17P→L、53R→H、108Q→R、149L→R、185K→T、230G→S、237L→M、348E→V、359R→K、430V→A、443V→I、467E→K 和 481I→V。其中，8R→W、53R→H、185K→T、230G→S 和 237L→M 导致酶代谢能力降低，17P→L 和 230G→S 导致对 NSAID 的抑制作用更敏感。位于转录调控区的 A842G 的突变导致阿司匹林抵抗患者的发病频率显著增高。此外，还发现 COX－1 有 3 种可变剪切形式：COX－3、$pCOX_{1a}$和 $pCOX_{1b}$，三者都是以糖基化的形式存在，但只发现 COX－3 具有活性。对 COX－1 和 COX－2 无抑制作用的安替比林（antipyrine）、氨基比林（amidopyrine）、非那西汀（acetophenetidine）等 NSAID 对 COX－3 却有抑制作用；传统的 COX－1 和 COX－2 抑制剂二氯芬酸、对乙酰氨基酚、布洛芬和阿司匹林对 COX－3 表现出更强的抑制作用，提示 COX－3 很可能参与了疼痛的发生。

（三）HMG－CoA 还原酶

HMG－CoA 还原酶是肝细胞合成胆固醇的限速酶，他汀类药物通过抑制 HMG－CoA 还原酶能够阻碍胆固醇合成。HMG－CoA 还原酶位于染色体 5q13.3～q14，有 20 个外显子和 19 个内含子。基因编码区的多态性有 3 个，其中两个是同义突变，分别位于 1 号和 17 号外显子。位于 15 号外显子的第 638 位氨基酸可发生 Ile638Val 突变，其功能尚不清楚。在靠近 HMG－CoA 还原酶基因的 Alu 中度重复序列的位置检测

到一个 $(TTA)_n$ 重复多态性。

在高胆固醇和低胆固醇的2组儿童中，TTA重复10次以上的多态性频率存在显著的组间差异，因此认为该重复序列可作为高胆固醇遗传检测的一个标记。在HMG－CoA还原酶的第二个内含子上还存在一个ScrFI多态性，在美国白种人中存在酶切位点的A基因型频率为55%，存在酶切位点a的频率是45%，而在我国汉族人中的频率分别是44%和56%。此外，发现AA基因型糖尿病患者和冠心病患者的血浆极低密度脂蛋白（very low density lipoprotein，VLDL）水平显著高于aa型患者，aa型患者服用辛伐他汀（simvastatin）降低VLDL的效果也更显著。

第三节　常用药物的遗传药理学

PPT

一、抗肿瘤药物

肿瘤的临床治疗药物包括两大类：传统的化疗药物和新型靶向药物。传统的化疗药物虽占主导地位但也存在一定的缺陷，即对肿瘤细胞缺乏足够的特异性，在杀伤肿瘤细胞的同时，对正常组织细胞也产生一定程度的伤害，因此这种毒性反应成为化疗药物用量受限的关键因素。随着遗传分析技术的进步和遗传药理学、药物基因组学的发展，越来越多涉及药动学和药效学的基因突变被发现，这些突变可以解释一些肿瘤药物的敏感性、耐药性以及严重的毒副作用的发生。同时，恶性肿瘤发生发展的分子机制也得以深入研究，目前已经发现了一系列的关键异常分子。以这些分子作为靶点的药物称为分子靶向药物（molecular targeted drugs），此类药物只作用于其特异性的靶点，与传统的化疗药物相比具有更明确的指向性，对正常的细胞或组织损伤较小，不良反应少。

（一）影响抗肿瘤药物疗效的遗传因素

1. 细胞膜上药物转运体的变异　如多药耐药转运蛋白（MDR1），可导致肿瘤细胞内药物浓度低。

2. 与药物代谢相关的酶活化或失活　如CYP、巯嘌呤甲基转移酶、尿苷二磷酸葡萄糖醛酸转移酶，受影响的药物有巯嘌呤、氟尿嘧啶、鬼臼毒素、喜树碱、蒽醌类抗生素和铂类等药物。

3. 与药物作用相关的蛋白表达量和功能的改变　如表皮生长因子受体、干细胞生长因子受体、胸苷酸合成酶和核糖核苷还原酶。

4. 药物作用靶分子下游信号转导蛋白的表达和功能的改变　如K－ras、B－raf下游的磷脂酰肌醇－3－激酶。

5. DNA修复系统变化　如敲除修复交叉基因1、着色性干皮病基因D。

6. 识别细胞损伤和启动或抑制细胞凋亡信号通路的完整性改变　如p53和B细胞淋巴瘤/白血病－2因子（Bcl－2）。

（二）遗传因素对肿瘤化疗敏感性的影响

1. 药物靶标在不同患者肿瘤组织中的表达水平

（1）一些在肿瘤发生发展中具有重要作用的分子靶标，如果在药物治疗期间组织表达量低，尽管这些药物靶标能够被药物饱和，但治疗效果并不一定满意；或靶标蛋白高表达，表明肿瘤的发生发展可能依赖靶标的特定功能，此时应用抗肿瘤药物抑制靶标蛋白，能有效地杀死肿瘤细胞。

（2）如果药物靶标不涉及肿瘤的转化或进展，同时它是一种核苷酸合成酶，且在药物治疗期间表达量低，那么它将被饱和，这将导致高效抗肿瘤细胞毒性作用；如果在药物治疗期间该酶表达量高，则不易被药物饱和，使部分细胞存活，导致药物抗肿瘤作用降低。

2. 靶标蛋白的亲和力　突变可能降低药物和靶标蛋白的亲和力，使肿瘤组织中存在游离的靶标蛋白，可导致耐药的产生；但较少情况下可能使药物和靶标蛋白的亲和力增加，提高药物的细胞毒性和肿瘤敏感性。

（三）抗肿瘤药物常见的遗传因素

1. 化疗药物及其代谢酶基因多态性

（1）氟尿嘧啶（fluorouracil，5 – FU）是尿嘧啶5位的氢被氟取代的衍生物，是目前使用最为广泛的抗肿瘤药物之一，可使部分患者得到缓解，但常伴有严重的胃肠道和血液毒性，甚至导致治疗失败。5 – FU在体内大部分经过二氢嘧啶脱氢酶（dihydropyrimidine dehydrogenase，DPD）代谢失活，少部分经过胸苷磷酸化酶（thymidine phosphorylase，TP）代谢成活性产物2 – 脱氧 – 5 氟尿嘧啶磷酸盐（2′ – dFUMP）。5 – FU 的治疗效果存在个体差异的主要原因是代谢酶DPD、药物靶标蛋白胸苷酸合成酶（thymidylate synthetase，TYMS）和亚甲基四氢叶酸还原酶（methylene tetrahydrofolate reductase，MTHFR）的基因变异及酶表达量的改变等。

（2）甲氨蝶呤　甲氨蝶呤通过还原型叶酸转运体（reduced folate carrier，RFC）进入细胞并且被多聚γ谷氨酸合成酶（folylpolyglutamate synthase，FPGS）激活。在体外培养的肿瘤细胞药敏实验中，发现有些肿瘤细胞对甲氨蝶呤具有抗性，可能的因素有：①FPGS基因3′非翻译区C829T SNP导致FPGS活性下降；②多聚谷氨酸缺乏；③RCF的表达量降低；④二氢叶酸还原酶的表达量升高。

2. 靶向药物及其靶标的基因多态性

（1）吉非替尼、厄洛替尼吉非替尼与厄洛替尼均用于治疗局部晚期或其他方案无效的非小细胞肺癌（non small cell lung cancer，NSCLC），其作用靶点均为人表皮生长因子受体（epithelial growth factor receptor，EGFR）。该类药物在体内同ATP竞争性地与EGFR胞内的酪氨酸激酶（tyrosine kinase，TK）结构域结合，从而抑制EGFR的活性和胞内磷酸化过程而发挥抗肿瘤的作用，因此称为EGFR – TK抑制剂（EGFR – TK inhibiter，EGFR – TKI）。

案例解析

【案例】患者，女，83岁，因咳嗽、憋气1月余入院。查体：一般情况可，心率65次/分，呼吸23次/分，左肺呼吸音低，余正常。CT报告：左肺上叶占位，考虑周围性肺癌可能性大，穿刺活检病理示：非小细胞肺癌，基因检测报告：EGFR基因21号外显子序列*L858R*突变。入院确诊后给予药物化疗，具体方案：培美曲塞 + 顺铂，化疗1个周期后，患者不耐受，恶心呕吐明显，随即停止化疗。改为特罗凯150mg/d，1个月后复查CT，肿块较前明显减小，病情稳定后出院。

【问题】

1. 肺非小细胞肺癌的常用化疗方案是什么？

2. 该患者在常规化疗失败后，改用分子靶向药物特罗凯治疗有效的原因是什么？

【解析】

1. 培美曲塞联合顺铂是治疗肺非小细胞癌较好的化疗方案，培美曲塞属于抗叶酸制剂，通过破坏细胞内叶酸依赖性的代谢过程，抑制细胞复制，从而抑制肿瘤的生长。顺铂属于细胞周期非特异性药物，具有细胞毒性，可抑制癌细胞的DNA复制过程，此化疗方案毒性作用轻微，耐受性通常良好，但老年患者体质差，耐受性差，效果不明显。

2. 本例患者基因检测为“EGFR基因21号外显子序列L858R突变”，也就是EGFR蛋白的第858个氨基酸从L（亮氨酸）突变成了R（精氨酸），突变引起EGFR下游通路的激活，细胞的生长不受控制，从而导致肿瘤的发生。特罗凯，即盐酸厄洛替尼，是一种高效、高特异性、可逆的表皮生长因子受体酪氨酸激酶抑制剂，为口服靶向治疗药物，可用于EGFR突变人群的治疗，适应证为既往接受过至少一个化疗方案失败后的局部晚期或转移的非小细胞肺癌（NSCLC）。此患者用药后疗效明显，且副作用小，适合长期治疗。

（2）西妥昔单抗、帕尼单抗　西妥昔单抗是免疫球蛋白 IgGI 鼠源性嵌合型 EGFR 单克隆抗体，帕尼单抗是新一代 EGFR 人源化单克隆抗体。两者均用于治疗对化疗无效的直结肠癌和头颈鳞状细胞癌，能够延长总生存时间和无进展生存时间，且对生活质量无影响。此类药物通过抗原抗体反应可与 EGFR 特异性结合，抑制 TK，从而抑制了癌细胞的增殖并诱导其凋亡，减少血管内皮生长因子的产生，最终抑制肿瘤生长。

（3）曲妥珠单抗　是以乳腺癌 HER－2 为靶点的重组 DNA 人单克隆抗体，其机制是通过与 HER－2 受体结合，影响生长信号的转导；促进 HER－2 受体蛋白的内化降解；通过抗体依赖细胞介导的细胞毒性作用（antibody－dependent cell－mediated cytotoxicity，ADDC），聚集免疫细胞攻击并杀伤肿瘤细胞；下调血管内皮生长因子和其他血管生长因子活性，最终抑制肿瘤细胞生长。该药对有转移的乳腺癌和经各种化疗、放疗等无效的乳腺癌患者均有较好的疗效，也用于消化道肿瘤的治疗。

HER－2 基因是乳腺癌的主要致病相关基因，20%～30% 的乳腺癌患者存在 HER－2 过度表达。HER－2阳性的乳腺癌患者对常规化疗和内分泌治疗反应差，肿瘤组织浸润性强，预后较差。曲妥珠单抗对 HER－2 阳性患者具有较好的疗效，且与 HER－2 基因表达水平密切相关。高表达 HER－2 患者对该药敏感性高，对低表达患者则疗效较差。

二、抗精神病药物

精神分裂症的发生与机体的多巴胺功能亢进有关，此外，与神经递质乙酰胆碱（ACh）、NA、和 5－羟色胺（5－hydroxytryptamine，5－HT）也有一定关系。抗精神病药（又称神经安定药）的作用机制主要是阻断脑内的多巴胺受体和 5－HT 受体，不同患者对于抗精神病药物的反应不同，这种差异受多种因素的影响，但主要是由于药物代谢酶基因或药物靶点基因的遗传变异所造成。

（一）遗传因素对典型抗精神病药不良反应的影响

长期服用典型抗精神病药的患者中，约有 20% 会出现迟发性运动障碍，可能与其药效学和药动学相关的基因变异有关。

1. 药物代谢酶　CYP1A2、CYP2D6 和 CYP3A4 参与抗精神病药物代谢。CYP1A2 是氯氮平、奥氮平和氟哌啶醇等抗精神病药物的主要代谢酶，具有基因多态性，*CYP1A2*＊1*F* 变异与药物引起的迟发性运动障碍有关。

2. 多巴胺 D_3 受体　长期服用抗精神病药，因阻断多巴胺受体，可通过反馈作用导致多巴胺功能上调，如使基底节的多巴胺递质功能亢进及 D_2 样受体（包括 D_2、D_3 和 D_4 受体）密度升高，其中 D_3 受体与迟发性运动障碍密切相关。激动 D_3 受体对运动产生抑制作用，D_3 受体阻断药可使运动增强，应用典型抗精神病药治疗的精神分裂症患者在基底节的 D_3 受体可明显增加。

（二）遗传因素对氯氮平药理作用的影响

临床上，典型抗精神病药和非典型抗精神病药氯氮平对精神分裂症患者的疗效相差悬殊，在 30%～40% 对经典药物疗效较差的患者中，氯氮平有显著的疗效，但不同患者之间对药物的反应变化范围较大。

1. 对药动学的影响　氯氮平在体内主要经 CYP1A2 代谢为去甲氯氮平，治疗药物监测中发现 CYP1A2 抑制剂氟伏沙明（选择性 5－HT 再摄取抑制剂）可导致氯氮平血药浓度增高 510 倍，故 CYP1A2 代谢表型及基因型与氯氮平血药浓度个体差异有密切的关系。

2. 对药效学的影响

（1）D_4 受体　氯氮平与 D_4 受体具有高亲和力，其编码基因是 *DRD4*。与其他多巴胺受体不同，D_4 受体主要分布于额叶前部的皮层，此部分被认为与精神分裂症的认知缺陷有密切关系。

（2）5－HT 受体　5－HT 系统与精神分裂症和其他精神失常的情绪障碍有关。5－HT 受体具有 7 种亚型（5－HT_{1-7}），每种亚型受体又存在不同的亚亚型。5－HT_{2A} 受体与氯氮平有较高的亲和力，其编码基因是 *HTR2A*，该基因多态性包括编码区 T102C，H452T 以及启动子区 G1438A，均与氯氮平反应效果有一定关系。

三、心血管疾病治疗药物

心血管系统疾病如高血压、冠心病、心肌梗死及心衰等多数与遗传因素有关，研究遗传变异对药物反应的影响对心血管疾病的诊断和治疗具有重要意义。目前，已发现与心血管疾病有关的变异基因有100余种，包括药物代谢酶、药物受体、离子通道、信号转导分子等。因此，通过基因检测可以指导心血管疾病药物治疗。

（一）β受体阻断剂

美托洛尔、丁呋洛尔、噻吗洛尔、普萘洛尔等大多数β受体阻断剂为脂溶性，在体内几乎完全被代谢清除。由于不同个体的CYP450酶系活性存在差异，许多β受体阻断剂在不同个体的代谢有较大差别，因此导致血药浓度及药效上的明显个体差异。

某些β受体阻断剂的代谢属单基因控制，在人群中表现遗传代谢多态性。美托洛尔、丁呋洛尔、噻吗洛尔、普萘洛尔和卡维地洛等药物的代谢受具有遗传代谢多态性的CYP2D6所调控，CYP2D6弱代谢者因不能有效氧化代谢药物而导致血药浓度增高、半衰期延长和药物作用增强且延长。由于CYP2D6缺失发生率因人种而异，这些药物在不同人种的患者中应用时，其效应会因强代谢者和弱代谢者的不同发生率而出现种族差异。由遗传因素决定的药物氧化代谢多态性，成为不同种族患者对这些药物所需剂量不同的重要原因。

（二）钙通道阻滞剂

硝苯地平（nifedipine）的药动学存在明显的种族差异，主要归因于遗传所致的药物代谢酶活性存在差异。硝苯地平的代谢主要由CYP3A4介导，不同人种的CYP3A4活性差异导致了其血药浓度的时间-曲线下面积（area under curve，AUC）与消除半衰期（half life，$t_{1/2}$）的变化。

四、口服降糖药

糖尿病（diabetes mellitus）是一种常见的代谢性疾病，是由遗传和环境因素共同作用引起的。糖尿病分为1型糖尿病和2型糖尿病，其中2型占90%以上。其治疗除胰岛素外，主要有口服降糖药，包括促泌剂（磺酰脲类、格列奈类）、双胍类、噻唑烷二酮类增敏剂和α-葡萄糖苷酶抑制剂。药物代谢酶、转运体和受体的遗传多态性对口服降糖药的药动学和药效学有重要影响。

（一）磺酰脲类

磺酰脲类药物如甲苯磺丁脲、格列吡嗪，主要由CYP2C9代谢；格列美脲（glimepiride）代谢中CYP3A4则占50%，CYP2C9占30%。*CYP2C9**3突变可显著降低酶对磺酰脲类药物的代谢活性，使血药浓度升高，在增强疗效的同时，也增加了低血糖发生的危险性。

（二）格列奈类

格列奈类氧化代谢主要由CYP2C8和CYP2C9催化，*CYP2C8**3变异者CYP2C8酶活性增加，但体内与体外研究结果不一致，需要进一步研究；*CYP2C9**3变异者那格列奈的清除率显著降低。

有机阴离子转运多肽OATP1B1参与格列类药物转运，其编码基因*SLCO1B1*的基因多态性是造成瑞格列奈药动学个体差异的主要原因。

（三）二甲双胍

有机阳离子转运蛋白（OCTs）包括主要在肝细胞基侧膜表达的OCT1和主要在肾上皮细胞基侧膜表达的OCT2。OCT2会影响二甲双胍的重吸收，其基因突变中*SLC22A2* 808G→T突变可显著影响二甲双胍的体内过程，*SLC22A2* 808TT突变纯合子高乳酸血症发生率比GG基因型高。

MATE1蛋白由*SLC47A1*编码，位于肝细胞的胆小管膜和肾上皮细胞的刷状缘上，使二甲双胍经由胆汁和尿液排出。研究表明*SLC47A1*突变对二甲双胍药动学没有影响，但该变异增加服用二甲双胍后HbA1C的下降程度。因此，携带*SLC47A1* rs229669A等位基因的患者可考虑优先选择二甲双胍治疗。

（四）噻唑烷二酮类

噻唑烷二酮类降糖药包括罗格列酮、吡格列酮、曲格列酮等。罗格列酮主要由 CYP2C8 代谢，而极少量经 CYP2C9 代谢，CYP2C8 基因多态性对其血浆清除率有影响。

噻唑烷二酮类通过结合并激活过氧化物酶体增生因子激活的受体 γ（PPARγ）而发挥降糖作用。PPARγ 识别区域的多态性对药物的药效有一定影响。

第四节　以遗传药理学为基础的精准医疗

PPT

“要在正确的时间，给正确的人以正确的治疗，并且要次次如此。”精准医疗是因人因病而异、更加精确的个体化医疗，为疾病患者提供更具针对性和有效性的防治措施。遗传药理学和药物基因组学证实了药物反应的个体差异和发病机制，为精准医疗的发展提供了充分的基础和支撑，使传统的“千人一药、千人一量”用药模式向“量体裁衣、因人施药”、以个体化药物治疗为核心的精准药物治疗的新模式转变；使根据患者的基因结构，有针对性地选择适合患者的药物及剂量成为现实。精准药物治疗将在很大程度上减少临床用药不当现象，提高疗效及降低医疗费用。

课堂互动

1. 基因导向的精准药物治疗从哪些方面指导用药方案的制定？
2. 传统的药物治疗模式向精准药物治疗模式转变，我们需要哪些理念和技术上的准备？

一、基因导向的精准医疗

药物选择和剂量确定通常是以大样本人群的群体数据为依据，然而由于存在个体间的差异，给予相同药物和相同剂量治疗必然会导致一部分患者治疗无效或发生毒性反应，因此需要医生凭经验和治疗效果进一步调整用药方案，才能最终找到合适的药物种类和给药剂量，此种药物治疗模式势必会错失最佳治疗时机，同时又会增加患者经济负担。WHO 的调查报告显示，目前临床上正在使用的药物中约有 50% 存在使用不当的问题，每天都会出现由于用药不当而导致死亡的案例。由此可见，传统的药物治疗模式急需向精准治疗模式转变。现阶段，临床已经开始遗传检测，进行基因导向个体化药物治疗，并取得更为安全有效的临床效果。

“药物基因型检测”在众多预测性基因检测项目中最具有实际应用价值。针对人体发病基因片段设计靶向药物，并应用大数据分析药物可能产生的反应、药效、敏感性以及毒副作用的情况。利用患者的信息（遗传或生物学特征）和检测方法相结合，筛选出最佳个体化用药方案，包括：①针对患者基因型选择合适药物；②针对患者的基因型选择个体化剂量；③早期发现疾病的遗传性易感因子，尽早预防发病和采取有效治疗。

二、精准药物治疗的原则

（一）根据患者的基因型选择合适的药物

一些基因变异对药物的效应或毒性反应具有决定性作用，因此，这些突变的存在与否决定了某些药物的应用。例如，CYP2D6 将可待因代谢为吗啡而发挥镇痛作用，在 CYP2D6 弱代谢者中，因该酶活性低下而不能将可待因代谢成吗啡，所以，这类患者不能使用可待因镇痛；吉非替尼是晚期非小细胞肺癌治疗中有效的分子靶向药物，其作用机制是抑制 EGFR TK 的活性，EGFR 基因发生突变时，吉非替尼疗效显著增加，因此携带这类突变的患者应选择此药物治疗。

案例解析

【案例】患者因乏力、呼吸困难、发烧、咳嗽 3 天，临床给予头孢曲松、克拉霉素、伏立康唑、可待因进行治疗。住院几天后，患者突然意识模糊，无反应，出现了急性肾衰竭。

经检查，血浆吗啡浓度 80μg/L，严重高于正常参考范围 1 ~ 4μg/L；可待因 – 6 – 葡糖苷酸 361μg/L，低于正常参考范围 700 ~ 1670μg/L；吗啡 – 3 – 葡糖苷酸 580μg/L，高于正常参考范围 8 ~ 70μg/L；吗啡 – 6 – 葡糖苷酸 136μg/L，高于正常参考范围 1 ~ 13μg/L，患者发生了可待因中毒反应。

进一步检测，患者的 CYP2D6 为 UM 型。

【问题】

1. 该患者治疗中为何会出现急性肾衰竭？

2. 从本例中我们能得出何种启示？

【解析】

1. 可待因在体内主要经 CYP3A4 代谢转变为去甲可待因，少量经 CYP2D6 代谢转变为吗啡；去甲可待因和吗啡可进一步发生葡萄糖醛酸化结合反应，分别生成可待因 – 6 – 葡糖苷酸、吗啡 – 3 – 葡糖苷酸和吗啡 – 6 – 葡糖苷酸。

该患者服用的药物克拉霉素和伏立康唑可抑制 CYP3A4 活性，可待因无法大量通过 CYP3A4 转化，因此转变为去甲可待因减少，只能主要通过 CYP2D6 代谢转化。但患者 CYP2D6 为 UM 型，导致具有药理活性的吗啡大量产生，Ⅱ相葡萄糖醛酸化的代谢产物难以及时通过肾脏清除，从而造成急性肾衰竭。

2. 本例中患者需要联合应用多种药物进行治疗，其诊疗经过提示联合用药除考虑传统的药物相互作用、患者生理状态和疾病等因素之外，还要注意结合患者的遗传因素，以达到安全用药、精准治疗。

（二）根据患者的基因型确定给药剂量

药物代谢酶、转运体和药物靶点的基因突变对其功能的影响通常符合基因剂量效应原理。

1. 根据多态性药物代谢酶的基因型确定药物剂量 不同的突变可导致代谢酶活性增加、失活或改变酶蛋白与底物的亲和力，用药后这些不同表型的血药浓度会有相应的改变，因此，在药物剂量选择时可据此规律调整用药剂量。例如，S – 华法林的羟化代谢与 CYP2C9 密切相关，CYP2C9 变异体的活性明显下降，在应用华法林治疗患者时应明确 CYP2C9 基因型，以预测最佳用药剂量。

2. 药物代谢酶和药物靶点的基因均发生突变时剂量的确定 当药物代谢酶和药物靶点的基因均发生突变且对药代和药效均有显著的改变时，则应综合考虑两者的影响以制定个体化的给药方案。如美托洛尔经 CYP2D6 代谢，CYP2D6 的不同基因型改变了美托洛尔的血药浓度；同时，美托洛尔的降压效果又受到 β_1 受体基因多态性的影响。因此需综合考虑 CYP2D6 和 β_1 受体基因多态性的影响来确定患者的给药剂量。

本章小结

1. 基因是药物反应的决定性因素，其变异可引起药物反应的异常。目前已发现了多种导致药物反应

（药动学和药效学）个体差异的遗传基因，包括药物代谢酶、药物转运体及药物受体等，以阐明影响药物反应个体差异的决定性机制。

2. 以遗传药理学为基础，根据同一疾病的不同个体基因特点，选择不同的药物和剂量，制定个体化的治疗方案，可大大提高治疗效果，以此推动由“对症下药”的传统医疗方式向个体化治疗的精准医疗模式的转变。

3. 本章首先介绍了遗传药理学的目的和任务以及主要研究内容和研究方法；重点讲述了药物代谢酶基因多态性，药物转运体基因多态性以及药物受体基因多态性和其他药物作用靶点的基因多态性。

4. 常用治疗药物的遗传药理学，包括肿瘤化疗药物、抗精神病药物、心血管疾病治疗药物和口服降糖药的遗传药理学；引入了“精准医疗”的相关内容，精准医疗是人类医学的变革，遗传药理学和药物基因组学的发展已为精准医疗提供了充分的基础和支撑。

题库

练 习 题

一、选择题

（一）单选题

1. 遗传药理学是研究（　　）。
   A. 遗传病的药物和基因治疗　　B. 药物对基因的影响
   C. 遗传变异对药物反应的影响　　D. 遗传因素对药动学及药效学的影响
   E. 药物代谢酶对药动学及药效学的影响
2. 遗传药理学发展为以下哪种治疗模式提供支撑（　　）。
   A. 经验用药　　B. 相同群体，相同剂量　　C. 规范用药
   D. 随意用药　　E. 基因导向的个体用药
3. CYP2C 亚家族中的主要成员是（　　）。
   A. CYP1A2　　B. CYP2C9　　C. CYP2D6　　D. CYP3A　　E. CYP3A2
4. 茶碱在体内主要由以下 CYP 催化代谢（　　）。
   A. CYP1A2　　B. CYP2C9　　C. CYP2D6　　D. CYP3A　　E. CYP3A2
5. 以下哪项是引起 β－R 阻断药个体差异的主要因素（　　）。
   A. CYP450　　B. NAT　　C. ADH　　D. ALDH　　E. C6PD
6. β_1 受体的内源性配体是（　　）。
   A. 乙酰胆碱　　B. 肾上腺素　　C. 儿茶酚胺　　D. 多巴胺　　E. 5－HT
7. 仅占肝脏中总量的 1%～2%，但催化代谢的药物却多达 80 余种的 CYP 是（　　）。
   A. CYP1A2　　B. CYP2C9　　C. CYP2D6　　D. CYP3A　　E. CYP2C19
8. 遗传药理学的药物代谢类型中不包括（　　）。
   A. 零代谢　　B. 慢代谢　　C. 中代谢　　D. 快代谢　　E. 极快代谢
9. S－美芬妥英羟化酶是指（　　）。
   A. CYP1A2　　B. CYP2C9　　C. CYP2D6　　D. CYP3A　　E. CYP2C19
10. 遗传药理学不良反应是指（　　）。
    A. 年龄、性别等因素而引起的药物代谢过程受阻
    B. 药物的相互作用而造成的药物不良代谢
    C. 基因遗传原因而造成的药物不良代谢
    D. 肝功能病变而引起的药物代谢减少

E. 药物经肝脏代谢后毒性增加而引起的不良反应

11. 哮喘患者易出现夜间严重呼吸困难是由以下哪种受体的基因多态性引发的（　　）。

A. M　　B. N_1　　C. β_1　　D. β_2　　E. β_3

12. 参与体内对致癌物的解毒过程的Ⅱ相代谢酶不包括（　　）。

A. N－乙酰基转移酶　　B. 尿苷二磷酸葡萄糖醛酸基转移酶

C. 谷胱甘肽转硫酶　　D. 硫酸基转移酶

E. 乙醛脱氢酶

（二）多选题

1. 人类基因组多态性会影响药物的（　　）。

A. 吸收　　B. 分布　　C. 代谢　　D. 排泄　　E. 药物与受体的亲和力

2. CYP2C19 主要代谢的药物包括（　　）。

A. 奥美拉唑　　B. 阿米替林　　C. 卡托普利　　D. 地西泮　　E. 苯乙双胍

3. 经 CYP2D6 催化代谢的药物有（　　）。

A. 地西泮　　B. 普萘洛尔　　C. 曲马多　　D. 可待因　　E. 奥美拉唑

4. CYP2C9 主要参与激活的前药包括（　　）。

A. 黄曲霉素　　B. 环磷酰胺　　C. 异环磷酰胺　　D. 华法林　　E. 依那普利

5. ABCB1 是磷酸化和糖基化的外向转运蛋白，又名（　　）。

A. 蛋白转运体　　B. P－糖蛋白　　C. 跨膜转运蛋白

D. 多药耐药蛋白 1　　E. 膜蛋白

6. Ⅱ相代谢酶包括（　　）。

A. N－乙酰基转移酶（NAT）　　B. 环氧化物水解酶（EH）　　C. 谷胱甘肽转硫酶（GST）

D. 硫酸基转移酶（SULT）　　E. 乙醛脱氢酶（ALDH）

7. 药物的摄入转运体包括（　　）。

A. 有机阴离子转运多肽家族（OATP）　　B. 有机阴离子转运体家族（OAT）

C. 有机阳离子转运体家族（OCT）　　D. 多药耐药蛋白（ABCB）

E. 多药耐药相关蛋白（ABCC）

8. 受体基因多态性从哪些方面影响药物的效应（　　）。

A. 改变受体与药物的亲和力

B. 改变受体的稳定性

C. 改变受体与信号传导系统的耦合或与靶基因的结合

D. 影响受体之间的相互调节

E. 改变受体的调节

二、思考题

1. 简述遗传药理学和药物基因组学的概念。
2. 简述基因多态性对药动学和药效学的主要影响。
3. 遗传因素对肿瘤化疗药物有哪些影响？
4. 简述遗传药理学在新药研制和开发中的作用。
5. 精准医疗是医学未来的发展方向，请思考遗传药理学在精准医疗实施中起到怎样的作用？

（张晓京　孙　懿）

第九章

时间药理学与临床合理用药

学习导引

知识要求

1. **掌握** 时间药理学的定义和研究内容，时间药理学的临床应用。
2. **熟悉** 机体节律性对药动学和药效学的影响。
3. **了解** 药物毒性的时间节律性，药物对人体节律的影响。

能力要求

1. 掌握应用时间药理学原理指导临床合理用药的技能。
2. 学会应用时间药动学和时间药效学原理解决临床用药实际问题，提高临床合理用药水平。

课堂互动

药物的作用受多种因素的影响，如患者的年龄、性别、病理状态、遗传因素、剂量、给药途径、反复用药、药物相互作用等，机体的生物节律对药动学和药效学有影响吗？

自然界中从最简单的单细胞生物到高等动植物以至人类的生命活动，都会随着时间的推移而呈现某种规律性地反复改变，此即生物周期现象，又称生物节律（biological rhythm），即生物的生命活动呈周期性变化的规律。生物节律是生物界的一种普遍现象，是生命活动的基本特征。

知识链接

人的生物节律，有按年、按月、按周变化的低频周期，如育龄妇女的月经周期，又称为月周期；有按日变化的中频周期，如体温、血压、血细胞数、糖皮质激素、代谢水平等均呈昼夜周期变动，又称日周期；还有周期短于 1 天的高频周期，如呼吸周期、心动周期等。

时间药理学（chronopharmacology）又称时辰药理学，是研究机体的生物节律对药代动力学和药效动力学影响的一门学科。其主要研究内容包括两方面：一方面研究机体的生物节律对药代动力学的影响，称时间药动学（chronopharmacokinetics）；另一方面研究机体的生物节律对药效动力学的影响，称时间药效学（chronopharmacodynamics）。它是自 20 世纪 50 年代开始研究，近年来得到迅速发展的一门交叉学科，既属于药理学的范畴，也是时间生物学（chronobiology）的一个分支。其将生物节律的基本原理运用于药理学的研究，在有机体与自然环境协调统一下考虑药物的作用。用时间药理学原理制订的给药方案与传统的每日定时定量给药有很大不同，可以获得最佳疗效、最小不良反应。因此，时间药理学的发展对临床药物治疗具有重大的指导意义。

PPT

第一节　时间药动学

药物代谢动力学的研究对象主要涉及四个环节，即药物的吸收、分布、代谢（或生物转化）和排泄，这些过程受机体生理功能昼夜节律变化的影响，使许多药物的一种或几种药动学参数出现昼夜节律性改变。因此，药物在一天内不同时间给药，其体内过程存在差异，血药浓度发生变化，进而导致疗效不同，甚至引起严重的不良反应。

一、机体节律性对药物吸收的影响

影响口服药物吸收的因素有：药物的理化性质、胃肠内 pH、胃排空速度和肠蠕动、胃肠血流量等。胃液 pH、胃排空时间、胃肠蠕动强度及胃肠血流量等均存在昼夜节律性，从而导致药物吸收的差异，如早上 08：00 口服茶碱和晚上 20：00 口服茶碱比较，峰浓度（C_{max}）早晨高于晚上，达峰时间（T_{max}）低于晚上。采用静脉注射途径给药证明了茶碱血药浓度的昼夜变化不是在消除方面，而是在吸收方面。人体对多数脂溶性药物，如吲哚美辛、呋塞米等，在早晨吸收较快，傍晚吸收较慢。健康人 07：00 口服吲哚美辛的血药浓度值比 19：00 要高得多，且机体在晚间对吲哚美辛的感受性降低，因此，晚间酌情加量，既可使患者易于耐受，又可保证药物在晚间有足够的血药浓度。

除口服外，肌内注射、透皮给药、眼部外用药的吸收也受昼夜节律的影响。如哌替啶在上午 06：00～10：00 肌内注射较晚间 18：30～23：00 的吸收速率高 3.5 倍。

二、机体节律性对药物分布的影响

药物与血浆蛋白结合是影响药物分布的主要因素之一，血浆蛋白浓度具有昼夜节律性，故血浆蛋白结合率高且表观分布容积较小的药物，其分布具有昼夜节律性。地西泮与血浆蛋白结合率可达99%，研究发现健康人口服地西泮，09：00 给药较 21：00 给药 C_{max} 高且 T_{max} 明显短，但 $t_{1/2}$ 及 $AUC_{0\to\infty}$ 则无差别；禁食者口服给药，这种差别仍然存在；静脉注射地西泮，09：00 给药组 4 小时后血中地西泮浓度均显著高于 21：00 给药组，表明 C_{max} 的变化与血浆蛋白含量的昼夜节律性有关。

除药物与血浆蛋白结合外，影响药物分布昼夜变化的因素还有：①血容量和组织血流量的昼夜节律性，活动期血流量和局部血流量比休息期增多；②组织细胞膜通透性的昼夜节律性，脂溶性药物在血浆、肺和脑组织中的浓度具有暗期高，明期低的特点；③细胞外液 pH 的昼夜变化，夜间睡眠时细胞外液 pH 降低，酸性药物在细胞外液非解离型增加，更多的药物分子进入细胞内，导致分布容积增加。

三、机体节律性对药物代谢的影响

肝脏是药物代谢的主要器官，药物在肝脏的代谢主要取决于肝脏的血流量和肝药酶的活性。人体肝血流量表现出昼夜节律性，08：00 肝血流量最高，14：00 最低，肝血流量的昼夜变化是引起一些消除速率高的药物，如普萘洛尔和利多卡因等血药浓度、清除率变化的主要原因。

肝药酶的昼夜节律变化对药物转化的影响一直是研究的重点领域。研究测定鼠肝药酶 - 细胞色素 p450 总量、NADPH - 细胞色素 C 还原酶和二甲基亚硝胺脱甲基酶三项指标在 24 小时中 8 个不同时间点的变化，发现其峰值在晚上 21：00～00：00，03：00 下降，至 06：00 达最低，此后缓慢上升，傍晚 18：00 后明显上升，21：00 时达峰值，三个酶指标具有昼夜节律性变化。大鼠肝中环己巴比妥（cyclobarbital）氧化酶活性在 22：00 最强，该酶是环己巴比妥的主要代谢酶，此时给予环己巴比妥诱导大鼠睡眠的时间最短。

此外，药物在肝脏的羟化反应也存在昼夜节律。

四、机体节律性对药物排泄的影响

肾脏是许多药物及其代谢产物排泄的主要器官，肾排泄率因肾血流量、肾小球滤过率和尿液 pH 的节律变化而呈明显的昼夜节律性。肾血流量和肾小球滤过率在机体活动期处于较高水平，此时肾脏的排泄功能较高，因此人在白天肾排泄率较高。庆大霉素 99% 以上从尿中排泄，不同时间点（00：00、08：00、16：00）肌内注射比较，00：00 给药清除率（CL）显著降低，$t_{1/2}$ 显著延长，$AUC_{0\to\infty}$ 明显增大；08：00 和 16：00 之间药动学参数几乎没有差别。机体节律性对庆大霉素药物动态（特别是 CL）的影响，与活动和休息时机体功能昼夜节律性相关联。

尿液 pH 通常在 4.5 ~ 8.0 之间变化，除受饮食影响较大之外，昼夜变化对其也有影响，表现为活动期 pH 升高，休息期降低。有些药物的排泄受尿液 pH 影响较大，如苯丙胺是弱碱性药物，白天尿液 pH 高时，其尿药排泄率低，夜间 pH 低时，其尿药排泄率高；酸性药物则相反。

五、机体节律性对重复多次给药时药动学的影响

一次给药时机体昼夜节律性对药动学的影响在重复多次给药、血药浓度已达稳态浓度时同样存在。丙戊酸钠及其他抗癫痫药的药动学存在昼夜节律，测定药动学参数值时应加以考虑，在多次重复给药时，可提高血药浓度预测的准确性。

综上所述，时间药动学对指导临床药物治疗的意义在于：有助于发现药物体内过程的时间节律性，为临床合理用药和设计给药方案提供思路和方法；有助于打破将全天药量均分成若干份，以相等的时间间隔分次用药的传统方法，取而代之的是根据机体的生物节律调整给药时间；有利于评价药物制剂的时间生物利用度，为设计、研究和评价具有节律性给药特点的药物新剂型提供依据和方法。

知识拓展

时间药动学与给药系统

根据时间药理学和时间治疗学原理设计的自动脉冲输液泵，将黄体生成素释放激素和促性腺激素释放激素制成能够模拟生理频率和幅度、以生理脉冲形式间隙注射的给药系统，代替内源性黄体生成素释放激素和促性腺激素释放激素的脉冲式分泌。将平喘药、心血管药、激素替代药、抗癌药等制成新型的脉冲控释制剂，定时定量脉冲式释放药物，符合人体昼夜节律的变化。用于糖尿病患者的血糖敏感给药系统，将具有生理活性的糖基化胰岛素与伴刀豆球蛋白 A（concanavalin A，CoA）结合，包封于 2 - 聚甲基丙烯酸羟乙酯半透膜内，制成血管内给药制剂，当血糖高于正常值时，发挥降低血糖的作用；当血糖水平降低时，即停止释放胰岛素。用于抗癌药物靶位给药的智能给药系统，根据癌症患者的时辰节律特征，通过外部施加物理刺激，使热敏聚合物胶囊中的抗癌药物脉冲式释放，从而提高抗癌效果，减少机体耐药性产生。

第二节　时间药效学

药理效应与剂量（或浓度）在一定范围内成比例，此即量效关系。大多数情况下，此观点是正确的。但越来越多的时间药理学研究证据表明，给药时间不同，即使使用相同剂量，机体对药物的反应性也会有差别，即存在药效的差别。

药物对机体的作用，包括治疗作用和毒性反应，不仅取决于其理化性质、剂量及药动学，还受到机体各种因素的影响，其中包括生物节律的影响。机体生理、生化功能的节律性变化，如血容量、组织器官供血量、血浆蛋白含量，尤其是肝肾功能都呈昼夜节律性变化，会使药物的药动学过程呈昼夜节律性改变，从而影响药物在血中甚至靶组织中的浓度，进而产生药效的差异。但在许多情况下，药物在血中甚至靶组织中的浓度并无明显的改变，但药物的疗效或毒性却存在差异，提示这种差异的产生还与机体对药物敏感性的时间节律有关。

一、与敏感性有关的药物效应节律性

许多药物效应的时间节律性与机体对药物敏感性的时间节律性有关。

1. 中枢神经系统的药物效应节律性 此类药物研究较多的是巴比妥类药物，在不同时间给药后，睡眠中血及脑内戊巴比妥浓度变化没有明显差异。给药时间不同，肝脏的代谢率有所不同，但脑内药物浓度没有差别，只是在睡眠时间上有差别，提示用药时间不同所引起的睡眠时间不一致，与脑内药物浓度变化关系较小，是由于脑组织对药物的敏感性存在着24小时节律变化所致。

疼痛患者对吗啡的需求量有明显的昼夜节律，其峰值在09：00，谷值在03：00，造成吗啡白天的用量比晚上高15%，说明患者对吗啡的敏感性存在时间差异。

2. 心血管系统的药物效应节律性 充血性心力衰竭患者在04：00对强心苷的敏感性比其他时间强40倍，此时给予小剂量即可取得明显效果；在暴风雨和气压低时，人体对强心苷的敏感性显著增强，如在早晨或遇有暴风雨时应减少强心苷用量，否则易出现毒性反应。

普萘洛尔在08：00和12：00使用可明显降低心率，而在02：00使用不能有效抑制心动过速。有机硝酸酯类药物在上午使用可明显扩张冠状动脉，而在午后使用相同剂量的药物却无法扩张冠状动脉。

3. 呼吸系统的药物效应节律性 呼吸道对乙酰胆碱及组胺的反应峰值在00：00～02：00，哮喘患者常在夜间及清晨发作。抗组胺药在07：00口服较19：00口服作用发生慢而弱，但维持时间较长。

4. 消化系统的药物效应节律性 胃酸在夜间有一分泌高峰，H_2受体拮抗药睡前服药可有效降低夜间及第二天的胃酸分泌。

5. 内分泌系统的药物效应节律性 生理性肾上腺皮质激素分泌的高峰时间在08：00～10：00，此时给予糖皮质激素，对垂体－肾上腺轴抑制最小，可防止肾上腺皮质萎缩。胰岛素在04：00分泌量最低，此时患者对药物的敏感性最高，给予小剂量即可获得满意效果。

6. 免疫系统的药物效应节律性 人体免疫系统功能在早晨最强，对病毒或易致过敏物质的抵抗力最强，此时抗组胺药物对免疫系统的抑制作用减弱。

二、与敏感性有关的药物毒性节律性

时间节律不仅体现在药物效应方面，许多常用药物的毒性同样存在时间节律性。

1. 急性毒性的时间节律性 许多药物的急性毒性具有时间节律性。大量研究表明，同一药物不同给药时间的LD_{50}有极大差别。例如：小鼠腹腔注射异环磷酰胺，05：00测得的LD_{50}为792mg/kg，17：00为596mg/kg；小鼠腹腔注射普萘洛尔，11：00测得的LD_{50}为129.4mg/kg，19：00为98.5mg/kg。一天中测定的时间不同，得到的LD_{50}可能完全不同。而且不同药物的毒性并无共同的高敏时间或低敏时间，例如巴比妥类药物腹腔注射的最小LD_{50}在暗期，而水合氯醛、地西泮等对小鼠的最小LD_{50}在明期。

除昼夜节律外，药物的毒性还受近月节律和近年节律的影响。例如，将温度、光照控制在恒定的条件下，小鼠腹腔注射dl－苯丙胺，发现1月份03：00毒性最强，12：00毒性最小；7月份00：00毒性最强，9：00和15：00毒性最低。

2. 亚急性及慢性毒性的时间节律性 药物的亚急性毒性及慢性毒性也有昼夜节律差异。庆大霉素大剂量给药（200mg/kg）测定30天内动物体重下降率会发现，白天给药组动物体重下降明显快于夜间给药组。许多抗癌药对动物造血系统的损伤、消化道毒性等，都存在昼夜节律性差异。庆大霉素的耳毒性与体温的昼夜性节律有关，给大鼠注射庆大霉素100mg/(kg·d)，连续给药28天，结果发现在体温高峰期给药的大鼠的听阈在实验第14天和28天都无明显改变，而在体温低谷期给药的大鼠的听阈在实验第14天提高5dB～25dB，第28天提高80dB～90dB，听力几乎丧失。

3. 其他药物反应的时间节律性　机体对药物产生的变态反应和对某些药物的成瘾性等也都存在着时间节律性。皮试反应最重时刻在暗中期（午夜），明中期（正午）反应最轻。

课堂互动

机体的生物节律对药物的作用产生影响，反过来药物会对机体节律产生影响吗？

第三节　药物对人体节律的影响

机体的生物节律对药物的作用产生影响，而某些药物通过干扰生物钟或其他神经内分泌系统也能对多种生理（或病理）节律发生影响。人体的一些疾病是由于病理改变等原因导致正常生理节律紊乱，从而产生疾病症状，此时合理应用药物可使紊乱的节律恢复正常。

胰岛素降低血糖后可改变垂体－肾上腺系统的分泌节律，引起皮质醇分泌，在24：00注射胰岛素引起的血浆皮质醇浓度上升幅度比10：00注射明显增加。早期阿尔茨海默病患者长期服用氟哌啶醇后静止－活动周期完全紊乱，且认知障碍明显加重；改用氯噻平治疗后，静止－活动节律恢复，临床症状改善。精神分裂症患者也出现相似的药源性时间生物学改变。健康男性服用曲唑酮后，慢波睡眠时间延长；服用丙咪嗪后，快动眼睡眠和慢波睡眠时间缩短，快动眼潜伏期延长，但两种抗抑郁药对睡眠的趋向无影响，只是使昼夜节律滞后。

时差引起的生物节律变化需要一定时间才能恢复正常。体温节律需要4天左右才恢复，垂体－肾上腺的周期性、睡眠及某些精神和心理上的节律则需10天左右才能恢复，时差的较大改变可加重精神疾病患者的病情。应用药物可调节时差改变所致的节律变化，如应用替马西泮治疗洲际飞行航班乘务员白天休息期出现的急性失眠，而该药对其他生理功能的节律变化没有影响。

课堂互动

在实际药物治疗中，应用时间药理学原理在哪些疾病的治疗中取得了良好的效果？

第四节　时间药理学的临床应用

传统的用药方案，通常是将一天的药量等量的分几次服用。但是按照时间药理学原理，可以根据药物疗效、毒性及其药动学的时间节律选择最佳用药时间。理想的用药时间是在药物疗效最高、毒性最低的时间，以实现临床安全合理用药的目的。在实际药物治疗中，应用时间药理学原理，选择最佳时间进行治疗，以提高疗效、减少不良反应的治疗方法，称为时间治疗（chronotherapy）。近几年的实践证明，时间治疗在许多疾病的治疗中取得了良好的效果。

一、心血管系统疾病的时间治疗

1. 高血压的时间治疗 人的血压在一天24小时中有明显的波动，这种波动具有昼夜节律性，呈现两峰一谷，高峰出现在08：00～9：00及17：00～18：00，低谷出现在02：00～03：00。根据高血压患者血压变化的昼夜节律性，选择合适的药物和适当的时间给药，可24小时控制血压，维持正常的血压水平。

药物的降压作用一般在服药0.5小时后出现，2～3小时达高峰。半衰期（$t_{1/2}$）短、一天需多次服药的药物如卡托普利、尼群地平等宜在09：00及18：00两个血压峰值前2小时给药，因上午的为主峰，故上午用药量应略大，使药物的达峰时间正好与血压自然波动的两个高峰期吻合。轻度高血压患者切忌晚上入睡前服药，中、重度高血压患者只能服白天量的1/3，因夜间为生理性低血压，服药易使血压过低，导致脑供血不足。一天服药一次的缓释片制剂多在早晨07：00给药为宜。α－受体阻断药如哌唑嗪等因会引起体位性低血压，可睡前给药。不同类型的降压药对24小时血压的影响不同，β受体阻断药主要降低白天的血压和心率。

2. 缺血性心脏病的时间治疗 缺血性心脏病的发作具有明显的时间节律，稳定型心绞痛的发作高峰为06：00～10：00；不稳定型心绞痛07：00～10：00为发作高峰；变异型心绞痛02：00～06：00为发作高峰；急性心梗的发作高峰在06：00～12：00。因此，在进行药物治疗时，需根据发病规律的时间节律性和药物的药动学特征，选择最佳给药时间，更好地发挥药物的治疗作用，减少不良反应的发生。硝酸甘油是临床常用的预防和控制心绞痛发作的药物，其疗效具有昼夜节律性。在06：00给药可有效地预防患者运动性心绞痛的发作及心电图异常，但在15：00给药效果很差，因为硝酸甘油扩张冠状动脉的作用在早上强而下午弱；地尔硫䓬有类似的作用。普萘洛尔作用相反，它可加重早上的病情。硝苯地平对心绞痛的疗效存在昼夜节律的差别，日平均80mg的硝苯地平对心肌缺血有明显的改善作用，几乎可以完全取消06：00～12：00发生的心肌缺血高峰，对21：00～24：00的心肌缺血虽然也有一定作用，但强度不如前者。

小剂量阿司匹林可抑制血小板聚集，对冠状动脉和脑血管的血栓形成具有预防作用，大样本随机、双盲、安慰剂对照临床研究结果显示，隔日口服阿司匹林325mg可明显抑制上午06：00～09：00的心肌梗死发作高峰，使该时间的发作率降低59.3%，其他时间的发作则降低34.1%。

3. 充血性心力衰竭的时间治疗 与充血性心力衰竭有关的生理变化如血压、心率、儿茶酚胺释放和血小板聚集等均有昼夜节律性，其活性高峰出现在早晨和上午。充血性心力衰竭患者对洋地黄、地高辛和毛花苷C等强心苷类药物的敏感性在凌晨04：00左右最高，此时用药效果比其他时间强40倍，但按常规剂量给药易引起中毒，故需要考虑药物的剂量和毒性反应。地高辛上午08：00～10：00服用，血浆峰浓度稍低，但生物利用度和效应最大；14：00～16：00服用，血浆峰浓度高而生物利用度低，故上午服用地高辛能增加疗效，降低不良反应。

4. 高脂血症的时间治疗 胆固醇的合成受机体节律性的影响存在昼夜节律性变化。HMG－CoA还原酶是体内合成胆固醇的限速酶，其活性在深夜达峰值，随后逐渐下降，白天保持较低水平，故胆固醇主要在夜间合成。HMG－CoA还原酶抑制剂（他汀类）是目前临床最常用的降血脂药，其通过抑制HMG－CoA还原酶，抑制肝内胆固醇的合成，同时还可增强肝细胞膜低密度脂蛋白受体的表达，使血清胆固醇水平降低。根据时间药理学原理，此类药物晚间服用降低胆固醇的作用强，故采用晚间顿服比每天3次服药效果更好。

二、疼痛的时间治疗

研究发现人类对电刺激、伤害性刺激和化学性刺激引起的疼痛的敏感性在暗期高，明期低。牙痛的谷值在15：00～18：00，胆绞痛、顽固性疼痛的峰值在夜晚，类风湿性关节炎疼痛的峰值在凌晨。到目前为止，人类对各种疼痛的反应没有统一的时间节律。

多数镇痛药的药动学、药效及毒性具有时间节律。疼痛患者对吗啡的需求有明显的昼夜节律，峰值在09：00，谷值在03：00，早晨吗啡用量比晚上高15%。哌替啶的药动学参数表现出昼夜节律性，导致其镇痛作用的昼夜差异。白天给予哌替啶镇痛效果明显且与血药浓度呈正相关，夜间镇痛效果差，常需增加剂量。

三、哮喘的时间治疗

哮喘、支气管炎及肺气肿患者的呼吸困难症状在23：00～05：00最为严重，故哮喘患者常在夜间或凌晨发病或病情恶化，其原因与以下因素有关：①夜间呼吸道对乙酰胆碱和组胺的敏感性增高；②呼吸道对抗原敏感性夜间增高；③夜间血中糖皮质激素和肾上腺素水平下降；④支气管哮喘患者β受体反应性低下等。

氨茶碱早晨服药吸收快，血药浓度最高，晚间吸收慢，而哮喘患者常在夜间或凌晨发病或病情恶化，故氨茶碱晚上给药的剂量应增加（尤其是缓释制剂），最好睡前加服1次。β受体激动剂可采用晨低夜高的给药方法，有利于药物在清晨呼吸道阻力增加时达到较高的血浆浓度。糖皮质激素类药物，如常用于吸入治疗的丙酸倍氯米松、布地奈德等，局部抗炎作用强，全身不良反应小，08：00给药1次，晚上睡前给药1次，可使哮喘患者在1天内得到较好的控制。当哮喘急性发作、病情较重或皮质激素吸入治疗无效时，应尽早全身给药，防止病情恶化。可使用泼尼松或泼尼松龙，采用每日清晨或隔日清晨1次给药的方法，减少皮质激素对垂体－肾上腺轴的抑制作用。

四、肾上腺皮质激素与时间药理学

微课

肾上腺皮质激素是一类在临床上广泛应用的药物，长期应用会引起多种不良反应，其中最严重的是抑制垂体促肾上腺皮质激素（ACTH）的释放而引起医源性肾上腺皮质功能低下。产生这种不良反应的原因主要是因为传统的用药方法扰乱了机体自身肾上腺皮质激素释放的昼夜节律。

肾上腺皮质激素是最早发现的分泌具有昼夜节律的激素，ACTH与皮质醇（氢化可的松）的分泌具有相同的昼夜节律，分泌的峰值在早晨08：00左右，此后分泌量减少，至午夜分泌量最少。皮质激素类药物在早上给药比午夜给药对肾上腺皮质分泌的抑制作用小，氢化可的松、泼尼松及地塞米松等皮质激素类药物，在早上一次给予，对垂体ACTH释放的抑制程度，比传统的平均分3～4次给药方法轻得多。如果在远离峰值的夜间给药，则严重抑制ACTH释放，使其在第二天仍处于很低的水平。如皮质激素用量过大，对ACTH释放的抑制可持续2天。以上是单次给药的结果，如果长期每日3～4次给予皮质激素，则垂体－肾上腺皮质轴处于持续的抑制状态。

在治疗某些慢性疾病需长期服用肾上腺皮质激素时，可采用两种给药方法：①可的松、氢化可的松等短效药物，每日清晨给药1次；②泼尼松、地塞米松等中长效制剂，可将两天的总药量隔日一次，于清晨给药。这样可以减轻对下丘脑－垂体－肾上腺皮质系统的过度抑制，从而减少肾上腺皮质功能下降甚至萎缩的不良后果。

五、胰岛素与时间药理学

糖尿病患者在空腹时的血糖和尿糖都有昼夜节律性，糖耐量实验也呈昼夜节律性，非糖尿病患者则无此节律。无论健康人或糖尿病患者对胰岛素及降糖药的敏感性都有昼夜节律性，上午05：00～09：00对胰岛素最敏感。但糖尿病患者的致糖因子在早晨有一峰值，而且其作用增强的程度较机体对胰岛素的敏感性增强的程度大，故糖尿病患者早晨胰岛素的用量应增加。糖尿病患者尿钾排泄较多，其昼夜节律的峰值较正常人约延迟2小时，有视网膜病变并发症的患者还要再延迟2小时。在用胰岛素“控制住”血糖4～5天后，此昼夜节律才恢复正常。因此有人主张用胰岛素“控制住”血糖后，继续用药观察，以节律正常作为“控制住”的指标。

案例解析

【案例】患者，男，35岁，反复水肿4个月。辅助检查：蛋白尿+++，尿糖+，24小时尿蛋白定量7920mg，总蛋白36.4g/L，白蛋白15.2g/L，尿素氮9.66mmol/L，血肌酐79.4mmol/L，胆固醇21.2mmol/L，三酯甘油4.04mmol/L。诊断：肾病综合征。治疗：给予抗凝、降脂、护肾药物并口服皮质激素治疗。

【问题】

1. 降脂选用何种药物？何时用药？

2. 选用何种皮质激素治疗？采用何种疗法？为什么？

【解析】

1. 该患者胆固醇21.2mmol/L，明显高于正常值（2.32～5.62mmol/L），可选用主要抑制胆固醇合成的他汀类降血脂药物，因胆固醇主要在夜间合成，故晚上顿服效果好。

2. 该患者患肾病综合征，需长期应用皮质激素类药物，故选用中效的泼尼松或泼尼松龙较好，可采用隔日疗法，将两天的总药量隔日一次，于清晨给药。可以减轻对下丘脑－垂体－肾上腺皮质系统的抑制，从而减少肾上腺皮质功能下降甚至萎缩的不良后果。

六、消化性溃疡的时间治疗

人体胃酸分泌从中午开始缓慢上升，至20：00左右急剧升高，22：00达高峰，此时处于非进食状态，胃内pH低，是胃黏膜最易受损的时间，对抗酸药的治疗效果最好。雷尼替丁300mg每晚1次和150mg每日2次疗效相似，推荐每晚睡前给药1次，十二指肠溃疡的治愈率高达95%。胃酸分泌抑制剂如H_2受体拮抗剂西咪替丁、雷尼替丁等，质子泵抑制剂如奥美拉唑、泮托拉唑等，全天量睡前顿服与分次服药相比，效果相同或更好。

七、肿瘤的时间治疗

不同类型肿瘤对化疗药物的敏感性有时间差异，即在一日中某一时刻相同剂量的药物可以杀灭的肿瘤细胞比其他时间多。另外，正常人体组织对化疗药物毒性的耐受程度也存在时间差异。肿瘤的时间化疗应根据机体、肿瘤、药物代谢三者的生物节律，选择合理用药时相，提高疗效，减少毒性，提高患者生存质量。目前，人们已掌握了30多种抗肿瘤药物疗效和毒性的时间节律，兼顾肿瘤细胞和正常细胞生物节律的变化，结合抗肿瘤药物本身的药动学特征，可获得最优化的治疗方案。

具有时间药理学用药特点的抗代谢类抗肿瘤药物有甲氨蝶呤、阿糖胞苷、氟尿嘧啶、巯嘌呤等。氟尿嘧啶治疗膀胱癌时，04：00机体可耐受高剂量且药物毒性较低。甲氨蝶呤06：00给药毒性最大，24：00给药毒性最小，12：00～20：00给药为宜。具有时间药理学特点的抗肿瘤抗生素有多柔比星、柔红霉素、博来霉素等。多柔比星早晨08：00给药比晚上20：00给药毒性低1倍。植物来源的抗肿瘤药长春瑞滨、紫杉醇、三尖杉酯碱，其他抗肿瘤药顺铂、卡铂等均存在时间药理学特征。

本章小结

1. 时间药理学又称时辰药理学，是研究机体的生物节律对药代动力学和药效动力学影响的一门学科。其主要研究内容包括时间药动学和时间药效学。

2. 时间药动学研究机体的生物节律对药代动力学的影响。药物的吸收、分布、代谢和排泄各个过程都呈昼夜节律性改变，从而影响药物在血中甚至靶组织中的浓度，进而产生药效的差异。

3. 时间药效学研究机体的生物节律对药效动力学的影响。药效的差异与药动学的时间节律和机体对药物敏感性的时间节律有关。

4. 按照时间药理学原理制定给药方案，在许多疾病的治疗中取得了良好的效果，如高血压、缺血性心脏病、充血性心力衰竭、高脂血症、哮喘、糖尿病、消化性溃疡、肿瘤等。

题库

练 习 题

一、选择题

1. 口服药物，何时服用 C_{max} 高（　　）。
   A. 上午　B. 下午　C. 中午　D. 晚上　E. 任何时间都一样
2. 血浆蛋白含量的昼夜性变化影响药物的（　　）。
   A. 吸收　B. 分布　C. 代谢　D. 生物转化　E. 排泄
3. 受机体生物节律影响的体内过程是（　　）。
   A. 吸收　B. 分布　C. 代谢　D. 排泄　E. 吸收、分布、代谢和排泄
4. 一天服药 1 次的缓释片治疗高血压在何时用药（　　）。
   A. 07：00　B. 12：00　C. 14：00　D. 18：00　E. 睡前
5. 西米替丁 800mg 一天一次治疗消化性溃疡，推荐给药时间是（　　）。
   A. 07：00　B. 12：00　C. 14：00　D. 18：00　E. 睡前
6. 呼吸道对乙酰胆碱及组胺的反应峰值在（　　）。
   A. 00：00 ~ 02：00　B. 04：00 ~ 06：00　C. 08：00 ~ 10：00
   D. 12：00 ~ 14：00　E. 16：00 ~ 18：00

二、思考题

1. 何为时间药理学？其研究内容有哪些？
2. 机体节律对药动学有哪些影响？
3. 心血管系统哪些药物的效应具有时间节律性？在临床实践中如何应用？
4. 根据时间药理学原理肾上腺皮质激素应采用何种给药方法？
5. 肿瘤的时间化疗应依据哪些生物节律制定给药方案？

（王　蕾）

第十章

PPT

药物相互作用

学习导引

知识要求

1. **掌握** 药物相互作用的基本概念，与药动学、药效学有关的药物相互作用的规律和特点。
2. **熟悉** 常见不良相互作用发生的机制和预防措施。
3. **了解** 体外药物相互作用的类型及注意事项。

能力要求

1. 熟练掌握临床合理的联合用药技能。
2. 学会应用药物相互作用知识解决审核临床不合理应用处方。

为了达到多种治疗目的，或利用药物间的协同作用（synergism）以增加疗效、或利用药物间的拮抗作用（antagonism）以减轻不良反应、或延缓机体耐受性及病原体耐药性的产生，临床常采用两种或两种以上药物联合用药。而在联合用药中往往由于药物间的不良相互作用（adverse interaction）而出现疗效降低或毒理效应，即不良反应增强，甚至出现新的不良反应。

在我国，药物的相互作用不仅存在于西药的联合用药，中西药结合诊疗疾病和联合应用中西药，扩大了药物相互作用的机会，使药物相互作用更有其独特的内容。医生、药师是药物治疗的执行者，对合理用药肩负重任，在专业上需具备药物作用、毒副反应、相互作用机制等方面的知识，在工作中需做到医、药、护、患密切配合，才能实施正确有效的联合用药。

第一节　概　　述

一、基本概念

（一）联合用药

联合用药（drug combination）是指为了达到治疗目的而采用的同时或间隔一定时间使用两种或两种以上药物。临床上联合用药的目的是提高疗效，减轻不良反应，减缓耐受性或耐药性，治疗多种或复杂的病症。在合理用药的情况下，联合用药的治疗效果往往优于单一药物的治疗。如治疗肿瘤时，联合用药和序贯疗法可提高患者的生存率。据统计，单一用药时，儿童急性淋巴细胞白血病的缓解率仅为40%～50%，而在使用三种以上药物时，缓解率可增加到94%～95%；在治疗结核病时，联合用药可以降低复发率，防止耐药性发生。

但是，并非所有的联合用药都能够获得有益的治疗作用，不合理的联合用药反而会出现单独用药未有的不良反应或增加药物不良反应发生率。如氨基糖苷类与头孢菌素类抗生素或依他尼酸合用后，药物的肾毒性和耳毒性均会增加；华法林的抗凝效果可因同时使用肝药酶抑制剂西咪替丁而增强，进而产生自发性出血；青霉素与大环内酯类药物合用时，可拮抗青霉素的杀菌作用等。在美国，服用5种以上慢性病药物的患者被列为需要提供药物治疗管理（medication therapy management，MTM）的患者群。

（二）药物相互作用

药物相互作用（drug interactions）是指联合用药引起的药物疗效变化或产生的药物不良反应。临床表现为药物作用的增强或减弱。作用增强包括疗效提高或毒性增加，作用减弱包括毒性减弱或疗效降低。疗效提高和毒性减小为临床期望得到的药物相互作用（clinically desirable drug interactions），毒性增加和疗效降低为不良的药物相互作用（adverse drug interactions）。在不良的药物相互作用当中，必须注意防止一些严重的不良反应发生，如心律失常、高血压危象、低血压休克、呼吸麻痹、惊厥、出血、低血糖昏迷或肝、肾和骨髓等器官的损伤等。

在药物相互作用中，药效发生变化的药物称为目标药物（object drug，index drug）；引起其他药物发生变化的药物称为相互作用药物（interaction drug）或促发药物（precipitating drug）；能够引起药物效应变化的两个药物称为相互作用对（interaction pair）。

二、药物相互作用性质

药物相互作用可以发生在体内，也可以发生在体外。狭义上的体内药物相互作用，是指两种或两种以上药物同时或先后（后一种药物在前一种药物应用后的5个$t_{1/2}$内）应用时所发生的相互影响。由于药物之间或药物-机体-药物之间的反应，改变了药物原来的体内过程、理化性质或组织对药物的敏感性，从而产生药物效应强度的变化，或产生非预期不良反应。在广义的体内药物相互作用中，“药物”可以包括治疗药物、诊断药物，或者摄入的食物和饮料，甚至烟、酒和毒品等。由于它们之间或它们与机体之间的作用，改变了药物原有的理化性质、体内过程或组织对药物的敏感性，也会改变药物的药理效应或毒性效应。

药物相互作用的主要形式有3个方面：①药动学相互作用，即影响药物的吸收、分布、代谢和排泄的过程；②药效学相互作用，即在药动学没有明显改变的情况下，药物的药理效应发生了改变，如改变受体的敏感性、离子通道的开关等；③体外药物的相互作用，即药物制剂之间可以发生物理化学反应。

课堂互动

哪些原因可导致药液出现沉淀或变色呢？

第二节　体外药物相互作用

一、表现类型与发生原因

体外药物相互作用是指药物进入机体之前，药物间由于理化性质相互影响而使药物性质或药效发生变化。其中配伍禁忌是最为常见的一种形式。

向静脉输注液中加入药物是临床常用的治疗措施，但不是任何药物都可随意加入任何静脉输注液中。配伍禁忌（incompatibility）是指向输液瓶内加入一种或多种药物，药物之间或药物与输注液体之间发生反应。肉眼可见的配伍变化包括溶液浑浊、沉淀、结晶及变色；肉眼不可见的配伍变化包括水解反应、效价下降、聚合变化等。

1. 沉淀

（1）注射液溶媒组成改变　为了使药物溶解或制剂稳定，某些注射剂内含有非水溶剂，若把这类药物加入水溶液中，由于溶媒性质的改变而析出药物产生沉淀。如地西泮、氯霉素、复方丹参、去乙酰毛花苷、氢化可的松等易出现沉淀、结晶。氯霉素注射液（含乙醇、甘油等）加入5%葡萄糖注射液中析出氯霉素沉淀。尼莫地平注射液是脂溶性药物，主要辅料是乙醇，应缓慢加入氯化钠或葡萄糖输液中，室温不能太低，与乙醇不相溶药物不能配伍，配好后仔细检查有无沉淀析出。

（2）电解质的盐析作用　两性霉素B、乳糖酸红霉素（erythromycin lactobionate）、胰岛素、血浆蛋白等加入到某些强电解质注射液如氯化钠、氯化钾、乳酸钠、钙剂时可析出沉淀。氟罗沙星、依诺沙星等，遇强电解质如氯化钠、氯化钾会发生同离子效应而析出沉淀，因而禁与含氯离子的溶液配伍。

（3）pH改变　在不适当的pH条件下，有些药物会产生沉淀或加速分解，如5%硫喷妥钠加入5%葡萄糖注射液中，由于pH下降而产生沉淀。青霉素稳定的pH为6.0～6.5，5%葡萄糖注射液pH为3.2～5.5，因此，青霉素不可与葡萄糖注射液配伍。

（4）直接反应　普鲁卡因与氯丙嗪或异丙嗪配伍可发生化学反应；头孢菌素类与Ca^{2+}、Mg^{2+}等形成难溶性螯合物析出沉淀；四环素与含钙盐的输液在中性或碱性下产生沉淀；四环素与亚铁离子形成红色螯合物；四环素与铝离子形成黄色螯合物；四环素与镁离子形成绿色螯合物。

2. 变色　是由于化学作用产生新的有色产物所致。酚类化合物或含酚基的药物，受空气氧化都能产生有色物质。如异烟肼或维生素C与氨茶碱等合用可导致颜色改变。葛根素与碳酸钠配伍颜色变黄。

3. 效价下降　配伍制剂之间产生离子作用或者由于配伍后pH改变，导致药物效价下降。乳酸根离子加速氨苄西林的水解，混合4小时后可损失20%。乳糖酸红霉素在等渗氯化钠中（pH约6.45）24小时分解3%，在糖盐水中（pH约5.5）24小时则分解32.5%。

二、常见药物配伍变化与注意事项

（一）不宜混合使用的药物

1. 酸性药液与碱性药液合用　如盐酸氯丙嗪注射液同异戊巴比妥钠注射液混合，可造成两药或两药之一沉淀。

2. 输注液体pH的改变　如20%磺胺嘧啶钠注射液（pH＝9.5～11）加入5%葡萄糖注射液（pH＝3.5～5.5）中，由于输注液pH明显改变，使磺胺嘧啶钠析出结晶，这种结晶由静脉进入微血管，有可能造成栓塞。

3. 药物溶解度的改变　如氢化可的松注射液是50%的乙醇溶液，当与其他水溶性注射液混合时，可因增溶剂乙醇的稀释，使氢化可的松溶解度下降，发生沉淀；再如肝素与阿米卡星、胺碘酮、地西泮、红霉素、庆大霉素、卡那霉素、吗啡、喷他佐辛、哌替啶、多黏菌素、异丙嗪等在注射器内混合后，导致药物溶解度下降，进而产生沉淀。

（二）药物配伍时的注意事项

当两种药物在静脉输注液中或同一注射器内混合，可能其中一种药物使另外一种药物失效，从而得不到预期的治疗效果。①维生素C与pH大于6的碱性药液混合后，维生素C注射液在液体中易被氧化。②各种氨基酸营养液中不得加入任何药物，某些不稳定的酸性药物在氨基酸营养液中易被降解。氨基酸营养液可能与青霉素形成变态反应性结合体。③脂肪乳和血液中不得加入任何药物。④葡萄糖溶液中不能加入下列药物：氨茶碱、维生素B_{12}、红霉素、氢化可的松、卡那霉素、新生霉素、可溶性磺胺类、华法林；某些药物只在滴注不超过规定的时间方可加入，如氨苄西林在滴注4小时以内；甲氧西林在滴注不超过8小时等。⑤0.9%氯化钠注射液或葡萄糖氯化钠溶液中不得加入两性霉素B。⑥复方氯化钠溶液中不得加入两性霉素B、四环素、促皮质激素（ACTH）、间羟胺、去甲肾上腺素。⑦甘露醇中不得加入电解质、促皮质激素、可溶性巴比妥类、去甲肾上腺素、间羟胺、四环素和琥珀胆碱。

课堂互动

药物在胃肠道的吸收方式是什么？哪些因素可影响药物在胃肠道的吸收？

第三节　药物代谢动力学的相互作用

微课

药物代谢动力学的相互作用，是指联合用药后，由于一种药物（包括食物、吸烟、饮酒等）能使另一种药物的吸收、分布、代谢和排泄等环节发生变化，从而导致该药物的血药浓度发生改变，进而引起可利用药量的增减变化，一般药理效应的类型并不改变。这种相互作用引起血药浓度发生的变化可以根据每个药物的药动学特点、血浆药物浓度检测或通过对患者的临床体征加以预测。

一、影响药物的吸收

药物通过不同的给药途径被吸收进入血液循环，因此药物在给药部位的相互作用将影响其吸收，多数情况下表现为吸收减少，少数情况下表现为吸收增多。

（一）影响药物在胃肠道吸收的相互作用

由于药物的相互作用，可导致其中一种药物在胃肠道吸收速度或吸收量变化。药物的理化性质及机体的生理状态等均可影响药物的吸收，如药物的脂溶性、分子大小、解离度以及与其他物质的络合与吸附、胃肠道的pH、药物转运体、胃肠道蠕动、血液循环或某些食物等。

1. 改变胃肠道pH　药物在胃肠道的吸收以简单扩散为主，药物吸收的快慢与药物的脂溶性和解离度有关。脂溶性大、解离度小的药物吸收快。因为大部分药物呈弱酸性或弱碱性，其解离程度取决于环境的pH及药物本身的解离常数（pKa）。弱酸性药物在酸性环境中或弱碱性药物在碱性环境中的解离程度低，非解离型多，脂溶性高，容易被吸收。反之，弱酸性药物在碱性环境中，或弱碱性药物在酸性环境中解离程度高，解离型多，脂溶性低，吸收减少。如应用抗酸药后，提高了胃肠道的pH，此时如果同服弱酸性药物，水杨酸类、酮康唑、呋喃妥因、磺胺类、某些巴比妥类等，则弱酸性药物的吸收减少。由于抗酸药升高胃肠道pH的作用时间多比较短暂，因此可间隔2～3小时后再服用弱酸性药物，以减弱这种影响。

2. 吸附、螯合作用

（1）吸附作用　活性炭、氢氧化镁、考来烯胺和三硅酸镁等具有吸附能力或结合能力，在肠道内可妨碍同时使用的其他药物的吸收。如活性炭影响对乙酰氨基酚的吸收，考来烯胺可吸附甲状腺素、华法林及地高辛等。

（2）螯合作用/离子作用　含有二、三价金属阳离子（Ca^{2+}、Fe^{2+}、Mg^{2+}、Al^{3+}、Bi^{2+}、Fe^{3+}）的药物在胃肠道内可与某些药物发生相互作用，形成难溶性络合物。例如四环素类在胃肠道内能与金属离子（如钙、镁、铝和铁）形成难吸收的络合物；胃黏膜保护剂硫糖铝和抗酸药氢氧化铝、铝碳酸镁等均含高价阳离子，可与喹诺酮类发生络合反应，妨碍其吸收。临床合用时，应先服用喹诺酮类或其他类药物，2小时后再服用硫糖铝，以减少相互作用带来的影响。

3. 改变胃肠道的运动　由于药物的吸收部位主要在小肠，所以改变胃排空或肠蠕动速度能影响药物到达小肠和在小肠滞留的时间，从而影响其他口服药的吸收。胃肠蠕动速度快，药物很快通过胃进入小肠，药物起效快，但在小肠滞留时间短，可造成药物吸收不完全；反之，胃肠蠕动速度慢，药物进入小肠时间延迟，药物起效慢，但在小肠滞留时间长，药物吸收可能更完全。如阿托品、阿片类药物可延缓胃排空，使合用药物的达峰时间延长；地高辛的崩解度、溶解度均低，它的吸收有赖于足够的肠内滞留时间，由于甲氧氯普胺促进胃肠蠕动，二者联合用药时，可使地高辛在肠内时间减少，吸收量及血药浓度下降；普鲁本辛抑制胃肠平滑肌的作用强且持久，与地高辛合用时，可增加地高辛在小肠的停留时间，进而增加吸收量，使地高辛血药浓度提高30%左右，药物作用明显增强；甲氧氯普胺（metoclopramide）能加速胃排空，使对乙酰氨基酚的吸收加快。

4. 改变肠吸收功能 有些药物可损害肠黏膜的吸收功能，从而减少合用药物的吸收。如新霉素、对氨基水杨酸钠、细胞毒类药物，包括环磷酰胺、长春新碱、长春碱、博来霉素等，能损害肠黏膜的吸收功能，从而减少合用药物的吸收。新霉素与地高辛合用时，导致地高辛的吸收减少，血药浓度降低；对氨基水杨酸可使合用的利福平血药浓度下降50%；甲氨蝶呤、卡莫司汀和长春碱可以使合用的苯妥英钠或维拉帕米的吸收减少50%。环磷酰胺使合用的β-乙酰地高辛吸收减少，血药浓度降低。

5. 改变肠道菌群 长期服用广谱抗菌药物，如红霉素等可抑制肠道菌群，使维生素K合成减少，进而加强香豆素类的抗凝血作用；部分细菌可将肠道内地高辛分解，如肠道菌群被抑制后，对地高辛的分解减少，地高辛的吸收增加，作用增强。

6. 食物的影响 一般情况下，食物可延缓药物的吸收速度，较少影响药物的吸收程度。但有的药物在进食情况下吸收却增加，如进食时同时服用螺内酯，其吸收量明显高于空腹用药。食物中的脂肪含量可影响脂溶性药物的吸收，如高脂肪饮食可明显增加灰黄霉素的吸收量。

（二）影响药物在注射部位吸收的相互作用

在局麻药中加入适量肾上腺素可收缩血管，减慢局麻药的吸收速度，预防局麻药中毒，延长局麻作用时间，减少出血。但肾上腺素不延长局麻药在黏膜的麻醉作用时间。

（三）影响药物在肺部吸收的相互作用

吸入性麻醉药的摄取与血气分配系数、肺泡通气量、心输出量和肺泡与静脉血中麻醉药的气体分压差有关。麻醉前过量应用巴比妥类或过早给肌松药，都能降低肺泡通气量，延长肺泡内麻醉药达到有效浓度的时间。支气管扩张药降低气道阻力，改善通气和血流比值，加快吸入性麻醉药的吸收。

二、影响药物的分布

药物被吸收后，可迅速由血液运送到机体各个部位，产生药理效应。药物的血浆蛋白结合率、组织血流量、药物对组织的亲和力、各种组织屏障等因素均可影响药物的组织分布。

（一）竞争蛋白结合部位

大部分药物均有不同程度的血浆蛋白结合，这种结合是可逆性的。与血浆蛋白结合的药物称为结合型药物，未结合的药物称为游离型药物，结合型与游离型药物之间保持动态平衡。结合型药物具有不呈现药理活性、不能通过组织屏障、不直接被肝脏代谢灭活、不易被肾脏排泄的特性。所以，只有游离型药物才能起药理作用。

当血浆中游离型药物浓度因分布和消除而下降时，结合型药物即可释出游离型药物，保持原有结合比率不变。两种药物合用时，结合能力强的药物（强力结合药，相互作用药）可使结合能力弱的药物（被置换药，目标药物）从血浆蛋白结合位点上置换出来，使结合力弱的药物在血中游离型浓度增高，作用增强，同时中毒的危险也增加。在结合位点上发生置换后，是否产生明显的临床意义，主要取决于目标药物的血浆蛋白结合率高低、治疗窗大小及表观分布容积的大小。只有结合率高（>90%）、治疗窗狭窄、表观分布容积小（<0.15L/kg），且半衰期较长的药物在被置换后，药理活性才会明显增强，甚至发生严重的不良反应。如华法林的血浆蛋白结合率在98%~99%，表观分布容积较小，如有1%~2%被置换出来，则血浆中游离型药物浓度可增加1~2倍，因而引发严重的出血。丙戊酸可将苯妥英钠从蛋白结合位点置换下来，并能抑制苯妥英钠的代谢，从而使苯妥英钠的血药浓度增加，但苯妥英钠表观分布容积较大，从血浆蛋白结合位点置换下来后，游离型药物很快分布到其他组织，血中游离型药物浓度变化较小，不会发生明显的药效改变。血浆蛋白结合率较高的药物包括保泰松、水杨酸类、华法林、地西泮、苯妥英钠、青霉素、丙磺舒、硫喷妥钠、吲哚美辛、甲苯磺丁脲、氯丙嗪、普萘洛尔、阿米替林、克林

霉素、甲氨蝶呤、氯磺丙脲、磺吡酮、二氮嗪、依他尼酸、替尼酸、甲芬那酸、氟芬那酸、磺胺类、氯贝丁酯等。

如果患者血浆蛋白含量过低（如严重肝脏疾病、肾病综合征等），会导致药物的结合容量减少，在应用常规剂量的药物时，也会使其游离型药物浓度增加。如血浆蛋白含量低于2.5g/dl时，患者应用泼尼松的不良反应发生率比正常者高1倍。因血浆蛋白置换而引起的药物相互作用见表10-1。

表10-1 因血浆蛋白置换而引起的药物相互作用

被置换药	置换药	临床后果
磺酰脲类降糖药	水杨酸类、保泰松、磺胺药	低血糖
华法林	水杨酸类、氯贝丁酯、水合氯醛	出血
甲氨蝶呤	水杨酸类、磺胺药	粒细胞缺乏症
硫喷妥钠	磺胺药	麻醉时间延长
奎宁	乙胺嘧啶	金鸡纳反应、粒细胞减少
卡马西平、苯妥英钠	维拉帕米	两药毒性增强

（二）改变组织分布量

1. 竞争组织结合位点 与药物在血浆蛋白上的竞争置换相似，药物间竞争结合位点的现象也可以发生在其他组织。目标药物被置换下来后可回到血液，从而提高血药浓度。药物间发生组织置换的现象较血浆蛋白置换要少。如奎尼丁能从组织结合处置换出地高辛，提高地高辛血药浓度，引起地高辛毒性反应。

2. 改变组织血流量 能够影响心输出量和组织血流分布的药物，均可影响其他药物传递速率和总量。如去甲肾上腺素使肝脏血管收缩、肝血流量下降，导致同时应用的利多卡因在肝脏中的分布和代谢减少，进而使利多卡因的血药浓度增加；反之，异丙肾上腺素能松弛肝脏血管，使肝脏血流量增加，导致同时应用的利多卡因在肝脏中的分布及代谢增加，进而使利多卡因的血药浓度降低。

三、影响生物转化过程

肝脏是药物进行生物转化的主要器官，肝微粒体酶是代谢药物的主要酶系，即肝微粒体的细胞色素P-450酶系（CYP450），也称肝药酶。肝药酶使脂溶性药物转化为极性较高的水溶性产物，再经肾脏排出体外。

目前发现的细胞色素同工酶有数百种，比较重要的同工酶是CYP1A2、CYP2B6、CYP2C9、CYP2C19、CYP2D6、CYP2E1和CYP3A4等。人体内以CYP3A4的含量最高，约50%的药物由其催化代谢。CYP450可受遗传、年龄、机体状态、营养、疾病、吸烟和饮酒等各种因素影响，其中药物对肝药酶活性的影响最为显著。一种药物可通过干扰肝药酶的数量或活性，引起肝药酶的诱导或抑制，进而影响其他药物的代谢，改变其疗效。

（一）诱导肝药酶活性

一些药物反复应用后，可加速肝药酶合成或减慢其降解，诱导肝药酶活性增加，称肝药酶诱导作用（或称酶促作用）。具有肝药酶诱导作用的常见药物包括：巴比妥类、苯妥英钠、利福平、卡马西平、奥美拉唑和异烟肼等。肝药酶诱导作用可以使相应的药物代谢失活加速，甚至包括引起酶促作用药物本身的代谢加快，使药物生成无效的代谢物而灭活，导致药物作用减弱或作用时间缩短。如患者在口服华法林时加服苯巴比妥，后者使前者的血药浓度降低，抗凝作用减弱，表现为凝血酶原时间缩短；服用糖皮质激素控制哮喘发作的患者加服苯巴比妥后，使糖皮质激素的代谢加快，导致患者哮喘发作次数增加；器官移植患者在应用环孢素A时加用利福平后，环孢素A的代谢加快，使机体出现排斥反应。如将具有酶促作用的药物与前药合用，则前药的生物转化作用增强，药理作用也增强。

知识链接

饮酒对药物疗效的影响

酒中含有乙醇。乙醇是肝药酶诱导剂或抑制剂，可与许多药物产生相互作用，使药效降低或不良反应增多，甚至出现严重的毒性反应。所以饮酒前后服用有关药物可能会增高不良反应的发生率，需要引起我们的重视。

大量饮酒对安眠药如巴比妥类、眠尔通，抗凝血药如肝素、双香豆素等有影响，大量饮酒因高浓度乙醇对肝药酶的抑制使这些同服的药物在体内的半衰期延长，而产生蓄积中毒。

乙醇是一种肝药酶诱导剂，可使肝药酶的活性增强，促进药物代谢加快，药效降低。如癫痫患者服用苯妥英钠期间饮酒，不能有效控制癫痫的发作，就是乙醇通过肝药酶诱导作用加速苯妥英钠代谢的结果。乙醇通过肝药酶诱导作用还可加速甲磺丁脲的代谢，但乙醇与胰岛素、口服降糖药在作用上是协同的，这是由于乙醇与降糖药都具有抑制糖异生作用，两者协同，会引起严重的低血糖反应和神经系统病变。

停用具酶促作用的药物后，肝药酶活性需经几周才能恢复正常。这一时间的长短，与诱导剂的剂量大小和诱导剂的 $t_{1/2}$ 长短有关。药物与肝药酶诱导剂合用，应充分考虑药物的剂量和使用间隔，有条件应进行血药浓度监测，及时增补药量，以保证有效血药浓度。酶促作用引起的药物相互作用见表 10－2。

表 10－2　酶促作用引起的药物相互作用

酶促药物	作用时间缩短、药物效应减弱的药物
巴比妥类	香豆素类、糖皮质激素、洋地黄毒苷、苯妥英钠、睾酮、孕酮、灰黄霉素
利福平	糖皮质激素、奎尼丁、香豆素类、口服避孕药、酮康唑、环孢素、茶碱、地高辛、地西泮、维拉帕米、维生素 D、西咪替丁、苯妥英钠
苯妥英钠	糖皮质激素、维生素 D、香豆素类
格鲁米特、灰黄霉素	香豆素类
乙醇（长期）、卡马西平	苯妥英钠、甲苯磺丁脲、雌二醇、氢化可的松、雄甾烷二酮、戊巴比妥、茶碱、香豆素类、口服避孕药、糖皮质激素

（二）抑制肝药酶活性

有些药物可减少肝药酶合成或加快其降解，产生抑制肝药酶活性的作用（酶抑作用）。常见具有酶抑作用的药物有氯霉素、西咪替丁、三环类抗抑郁药、胺碘酮、红霉素、甲硝唑、咪康唑、利他林、磺吡酮、别嘌呤、奎尼丁等。酶抑作用的后果是导致其他药物的代谢减慢，从而使血药浓度增加或延长药物作用的时间，进而使其活性延长或加强。临床上，由于对肝药酶的抑制作用而引起的药物相互作用远远比由于酶诱导引起的常见，后果也更为严重。例如，口服甲苯磺丁脲的患者在同服氯霉素后发生低血糖休克；氯霉素和华法林合用，导致华法林的代谢减慢，抗凝血作用明显增强，引起出血。西咪替丁抑制肝药酶的氧化性代谢作用，能增加经由这种方式代谢的药物的效应，如卡马西平、苯妥英钠、茶碱、华法林及多数苯二氮䓬类药物。雷尼替丁对肝脏氧化性酶的亲和力比西咪替丁小得多，因此，雷尼替丁发生上述临床上的相互作用的可能性比较小。法莫替丁和尼扎替丁不抑制氧化性代谢途径，因此不影响经由氧化性代谢方式生物转化药物的代谢过程。

肝药酶被抑制后是否引起合用药物产生明显临床意义，取决于肝药酶是否参与该药的主要代谢途径。如异烟肼抑制药物的氧化，当它与主要代谢途径为氧化的卡马西平合用时，后者的血浆总清除率降低 45%，血药浓度提高 85%；对乙酰氨基酚的主要代谢途径为结合而不是氧化，与异烟肼合用时，血浆总清除率只降低15%，不会引起毒性反应。酶抑作用引起的药物相互作用见表10－3。

表10－3　酶抑作用引起的药物相互作用

酶抑药物	作用时间延长、药物效应增强的药物
西咪替丁	华法林等抗凝血药、苯二氮䓬类（氯硝西泮、奥沙西泮除外）、茶碱、乙醇（急性）、环孢素、苯妥英钠、卡马西平、普萘洛尔
酚噻嗪衍生物	华法林、地西泮、氯氮䓬、氨基比林、茶碱
乙醇（急性）	地西泮、氯氮䓬、劳拉西泮、对乙酰氨基酚
氯霉素、异烟肼	苯妥英钠、甲苯磺丁脲等口服降糖药、口服抗凝血药
口服避孕药	哌替啶、氯丙嗪、红霉素、糖皮质激素、茶碱
红霉素	糖皮质激素、茶碱
保泰松	甲苯磺丁脲、口服抗凝血药
异烟肼	苯妥英钠（慢乙酰化者）、卡马西平
对氨基水杨酸	异烟肼、苯妥英钠
胺碘酮	地高辛、钙拮抗剂、苯妥英钠、华法林
香豆素类	异烟肼、苯妥英钠、甲苯磺丁脲
别嘌呤醇	硫唑嘌呤、巯嘌呤

（三）抑制肠道CYP450酶的活性

肠道上皮细胞中含有CYP450酶，包括CYP3A4、CYP3A5 、CYP1A1、CYP2C9和CYP2D6等，其中含量最丰富的是CYP3A4。对肠道CYP3A4具有抑制作用的药物或食物可显著提高经CYP3A4代谢的药物的生物利用度。如葡萄柚汁（西柚汁）对肝脏CYP3A4无影响，但对肠道CYP3A4有明显抑制作用。葡萄柚汁可使非洛地平等20多种药物的生物利用度增加，血药浓度提高5%～80%，从而诱发不良反应，这些药物包括尼莫地平、奎尼丁、维拉帕米、地尔硫䓬、硝苯地平、胺碘酮、苯二氮䓬类、卡马西平、阿苯达唑、环孢素、HMG－CoA还原酶抑制剂、红霉素、吡喹酮和丁螺环酮等。

四、影响药物的排泄

影响药物排泄的相互作用主要发生在肾脏，尤其那些在体内代谢较少、以原形经肾排出的药物。因影响肾小球滤过的药物相互作用较少发生，且肾小管重吸收和肾小管分泌作用对药物经肾小球的排泄量具有部分补偿作用，故涉及药物及其代谢产物经肾脏排出的相互作用方式主要发生在肾小管重吸收和肾小管分泌的过程。

（一）影响肾小管分泌的药物相互作用

肾小管的药物分泌属于主动转运过程，需要特殊的转运载体，这些载体包括弱酸性药物载体和弱碱性药物载体。当两种弱酸性药物或两种弱碱性药物合用时，可相互竞争转运载体，进而出现竞争性抑制现象，导致其中一种药物由肾小管的分泌减少，药物在体内蓄积，药物效应增强或发生毒性反应（表10－4）。例如青霉素约75%以上的原型药物经肾脏排出，其中只有10%经肾小球滤过，其余为肾小管分泌排泄。当青霉素与同为弱酸性药物的丙磺舒合用时，丙磺舒可竞争性抑制青霉素与弱酸性转运载体的结合，使青霉素排泄减慢、作用时间延长，有利于治疗难治愈的病原体感染。双香豆素能抑制氯磺丙脲的排泄，增高其血药浓度，因而易诱发低血糖反应。非甾体抗炎药，如阿司匹林、布洛芬、吲哚美辛、萘普生等通过抑制甲氨蝶呤在肾小管的分泌而易产生致命的甲氨蝶呤毒性反应；非甾体抗炎药还可以抑制前列腺素合成，从而降低肾脏血流灌注，导致血清甲氨蝶呤的浓度增加。

表 10－4 肾小管分泌过程中竞争抑制的药物

药物	被竞争抑制的药物
丙磺舒	青霉素类、头孢菌素类、吲哚美辛、氨苯砜、萘普生、对氨基水杨酸、甲氨蝶呤
水杨酸类	丙磺舒、保泰松、吲哚美辛、甲氨蝶呤、磺胺苯吡唑
双香豆素类	氯磺丙脲
保泰松	乙酰苯磺酰环己脲、醋磺己脲、格列本脲、甲苯磺丁脲
羟基保泰松	青霉素

（二）影响肾小管重吸收的药物相互作用

肾小管的重吸收过程主要以简单扩散方式进行，药物的脂溶性和解离度对该过程具有重要影响。其中，药物的解离度取决于药物的 pKa 和肾小管滤液的 pH。由于分子状态的非极性药物比离子状态的极性药物容易跨膜转运，所以，弱酸性药物在酸性尿液环境中，离子型较少，药物多以分子型存在，易被肾小管重吸收，因此，从尿中排出较少；相反，弱酸性药物在碱性尿液中，分子型少，药物多以离子型存在，所以重吸收少，从尿中排出较多（表 10－5）。弱碱性药物则与弱酸性药物相反。因为多数弱酸性和弱碱性药物在通过肾脏排泄之前被代谢成无活性的物质，所以尿液 pH 的改变并不影响其消除。对于那些部分以原型经肾脏排泄的药物则不同，如弱酸性药物苯巴比妥、阿司匹林及其他水杨酸类，在与抗酸药或碳酸氢钠合用时，可降低这些药物的血清浓度；在苯巴比妥和水杨酸类过量时，可以静脉输入碳酸氢钠，提高尿液 pH，促进苯巴比妥的排泄。

表 10－5 尿液 pH 对药物排泄的影响

尿液 pH	排泄量增加的药物
碱性尿	水杨酸类、苯巴比妥、呋喃妥因、磺胺类、香豆素类、对氨基水杨酸、萘啶酸、链霉素
酸性尿	吗啡、哌替啶、抗胆碱药、美加明、氨茶碱、氯喹、奎尼丁、阿米替林、丙米嗪

五、与药物转运蛋白有关的相互作用

许多药物转运蛋白不同程度地参与了药物相互作用，从而改变了药动学过程。如 P－糖蛋白（P－glycoprotein，P－gp）、多药耐药相关蛋白（multidrug resistance protein，MRP）、有机阴离子转运多肽（organic anion－transporting polypeptide，OATP）、有机阳离子转运子（organic cation transporter，OCT）、有机阴离子转运子（organic anion transporters，OAT）等转运体可因药物作用而发生改变，进而影响通过这些转运蛋白转运的药物的处置过程。

（一）P 糖蛋白

P－gp 存在于肾小管表面、肠和胎盘上皮细胞、肝细胞小管表面及淋巴细胞亚群表面等处。P－gp 可转运很多化学物质，在肝脏可将药物排泄到胆汁，在消化道黏膜细胞可以将药物排泄到肠腔，在肾脏可以将药物排泄到肾小管。这些过程可以减少药物的吸收速率，加快药物的消除。抑制 P－gp 可以增加药物的吸收速率，减少药物的消除速率。

案例解析

【案例】 患者，75 岁，女性，服用地高辛（每天 250μg）治疗慢性心功能不全 4 年余，近日因支原体肺炎加服红霉素（250mg，2 次/日），3 日后，出现恶心呕吐、色视等症状，心电图提示室性早搏，化验结果显示，血清地高辛浓度为 4.2nmol/L（正常值 <2.56nmol/L）。诊断：地高辛中毒。

【问题】引起该患者地高辛中毒的原因是什么？

【解析】导致该患者强心苷中毒的因素：①强心苷治疗窗狭窄，有效治疗量接近中毒量的60%；②老年患者因肝肾功能下降，对强心苷的代谢和排泄能力有限；③红霉素作为广谱抗菌药物抑制了肠道中的寄生菌，使强心苷的分解代谢减少，吸收增加，生物利用度提高，血药浓度可升高20%以上；④红霉素可以抑制肠黏膜上皮细胞的P－pg，减少地高辛的消除速率。

该患者地高辛中毒的依据：①地高辛用药史和加用红霉素的联合应用史；②临床症状符合强心苷中毒表现；③心电图出现室性早搏；④血清地高辛浓度超出正常值。

处置方案：①停用地高辛，待血清地高辛浓度降至出正常值以下时，给予常用量的1/2，根据血清地高辛浓度及临床治疗效果调整剂量；②停用红霉素，改用对治疗支原体肺炎有效，且没有P－pg抑制作用的环丙沙星。

（二）有机阴离子转运多肽

许多组织和器官的细胞膜上存在有机阴离子转运多肽（OATP），它的转运底物包括内源性的化合物（如胆汁酸、甲状腺素、类固醇）及某些药物（如地高辛、普伐他汀、甲氨蝶呤和非甾体类抗炎药）。OATP主要调节药物的摄入量，从而改变肠壁和肝脏对药物的吸收。通常，抑制肠道的OATP会降低底物的血药浓度，而抑制肝脏的OATP会升高底物的血药浓度。

（三）有机阴离子转运体

现已鉴别出6种有机阴离子转运体（OAT），这些蛋白参与肾脏、肝脏和大脑中的内源性物质和药物的吸收和分布过程（表10－6）。有机阴离子转运体的作用可被某些药物抑制，如丙磺舒、普伐他汀、西咪替丁、头孢菌素、噻嗪类利尿剂、乙酰唑胺和某些非甾体类抗炎药。丙磺舒通过抑制由OAT－1介导的肾脏转运，降低西多福韦引起的肾毒性。丙磺舒还降低OAT底物齐多呋定的清除率，延长其脑内半衰期。

表10－6　与P－pg、OATP、OAT转运蛋白相互作用的药物

转运体	底物	抑制剂	诱导剂
P－gp	氯丙嗪	克拉霉素	地尔硫䓬
	西咪替丁	氢化可的松	红霉素
	环丙沙星	环孢霉素	葡萄柚汁
	顺铂	地昔帕明	茚地那韦
	秋水仙碱	双嘧达莫	尼卡地平
	环孢霉素	双硫仑	硝苯地平
	地塞米松	多塞平	丙磺舒
	地高辛	红霉素	利福平
	地尔硫䓬	尼乐地平	利托那韦
	多潘立酮	氟奋乃静	沙奎那韦
	雌二醇	葡萄柚汁	圣·约翰草
	芬太尼	氟哌啶醇	他克莫司
	依曲康唑	酮康唑	
	利多卡因	甲氟喹	
	氯沙坦	尼卡地平	

续表

转运体	底物	抑制剂	诱导剂
P-gp	洛伐他汀	硝苯地平	
	诺氟沙星	利福平	
	去甲替林	利托那韦	
	奥美拉唑	辛伐他汀	
	苯妥英	他克莫司	
	普伐他汀	三苯氧胺	
	普萘洛尔	睾丸素	
	奎尼丁	特非那定	
	雷尼替丁	三乙酰竹桃霉素	
OATP-A	地塞米松	西柚汁	
	非索非那定	橙汁	
OATP-C	环孢霉素 A	环孢霉素 A	
	还原酶抑制剂	利福平	
OATP-8	地高辛	利福平	
	阿昔洛韦	倍他普隆	
	阿德福韦	先锋霉素类	
	血管紧张素转换酶抑制剂	丙磺舒	
	米诺环素	丙磺舒	
	血管紧张素转换酶抑制剂	先锋霉素类	
	布美他尼	丙磺舒	
	β-内酰胺类抗生素	非甾体抗炎药	
OAT1	阿昔洛韦	倍他普隆	
	阿德福韦	头孢菌素	
OAT3	布美他尼	丙磺舒	

知识拓展

受体调节

受体虽是遗传获得的固有蛋白，但并不是固定不变的，受体的调节是维持机体内环境稳定的一个重要因素，其调节方式有脱敏和增敏两种类型。受体脱敏（receptor desensitization）是指在长期使用一种激动药后，组织或细胞对激动药的敏感性和反应性下降的现象。如仅对一种类型的受体激动药的反应性下降，而对其他类型受体激动药的反应性不变，则称之为激动药特异性脱敏（agonist-specific desensitization）；若组织或细胞对一种类型激动药脱敏，对其他类型受体激动药也不敏感，则称为激动药非特异性脱敏（agonist-nonspecific desensitization）。

受体增敏（receptor hypersensitization）是与受体脱敏相反的一种现象，可因受体激动药水平降低或长期应用拮抗药而造成。如长期应用β受体拮抗药普萘洛尔时，突然停药可致“反跳”现象，这是由于β受体的敏感性增高所致。若受体脱敏和增敏只涉及受体密度的变化，则分别称之为下调（down - regulation）和上调（up - regulation）。

因此，长期应用受体阻断药后，使受体上调，同时使用激动药可使激动药的敏感性和反应性增高。相反，如长期应用受体激动药后，可引起受体下调，从而对同时服用的激动药的敏感性和反应性下降，使机体表现出耐受性。

第四节　药效学的药物相互作用

药效学的药物相互作用是指两种药物合用时，一种药物对另一药物的药动学过程无明显影响，但可改变后者的药理效应。药物效应的发挥，可视为它与机体的效应器官、特定组织、细胞、受体或某种生理活性物质（如酶等）相作用的结果。两种药物作用于同一受体（或结合位点）或同一生化过程中，就可发生相互作用，产生效应的变化。这些效应变化可以表现在竞争受体、改变组织或受体的敏感性、对神经递质的影响和改变电解质平衡等方面。

一、对受体的直接作用

两种药物合用时，如果两药均作用于同一受体，且均产生激动作用或拮抗作用，则合用后的药物作用明显增强。如阿托品与氯丙嗪合用时，因二者均可阻断M胆碱受体，可引起胆碱能神经功能过度低下的中毒症状；氯丙嗪具有α受体阻断作用，可翻转肾上腺素的升压作用；使用氯丙嗪过量而致血压过低的患者，若用肾上腺素升压，则因α受体阻断而仅仅体现肾上腺素的β受体激动效应，反会导致血压进一步下降。当使用氯丙嗪发生低血压时，可用去甲肾上腺素（NA）对抗氯丙嗪的α受体阻断作用而使血压回升。

两种药物合用时，如果两药均作用于同一受体，但两药对受体的作用相反，则合用后的药物作用明显减弱。如阿托品可拮抗M胆碱受体激动剂的腺体分泌作用；普萘洛尔可拮抗β受体激动剂的心率加快作用；酚妥拉明可拮抗α受体激动剂的收缩血管作用；纳洛酮可以拮抗吗啡的呼吸抑制作用等。

二、改变组织或受体的敏感性

一种药物可使组织或受体对另一种药物的敏感性增加或减弱。如排钾利尿药可使心脏对强心苷敏感化，易发生心律失常；应用胍乙啶后，由于神经递质释放减少，可导致肾上腺素受体数目增加，即受体上调，从而使具有直接作用的拟肾上腺素药如去甲肾上腺素或肾上腺素的升压作用增强。同样原理，长期应用受体阻断药后，可使受体对激动药的敏感性和反应性增高，突然停药可发生反跳现象。相反，如长期应用受体激动药后，可引起受体数目减少，即受体下调，从而对激动药的敏感性和反应性下降，使机体表现出耐受性。如长期应用β_2受体激动剂可使气道的β_2受体对β_2受体激动剂的反应性降低，导致患者对β_2受体激动剂产生耐药性。

案例解析

【案例】男性，45岁，患“哮喘病”30余年。近日因呼吸困难加重急诊入院。查体：心率130次/分，呼吸30次/分。用药情况：倍氯米松气雾剂4喷，每日3次；必要时加沙丁胺醇气雾剂2喷。1周前，倍氯米松用完，将沙丁胺醇的使用频率提高到每3小时1次。

入院后，给予特布他林皮下注射后症状无明显缓解，再次特布他林 0.5mg 皮下注射后，心率增加至 145 次/分。改用甲泼尼龙静脉注射，1 小时后给予沙丁胺醇雾化吸入 5mg 三次，症状有所改善。次日，停用甲泼尼龙，改为泼尼松口服，加用选择性 β_2 受体激动剂沙丁胺醇雾化吸入。7 天后病情稳定。

【问题】

1. 患者停用倍氯米松增加沙丁胺醇用量后为什么出现病情加重？

2. 改用甲泼尼龙后患者哮喘症状得到改善的原因是什么？

【解析】

1. 长期患支气管哮喘病的患者，支气管平滑肌上的 β 受体数目减少，单独应用 β 受体激动剂时治疗效果不佳。

2. 慢性支气管哮喘时，支气管平滑肌上的 β 受体敏感性降低。糖皮质激素可以恢复 β 受体－腺苷酸环化酶－cAMP 依赖性蛋白激酶系统功能，从而提高 β 受体的敏感性。因此，只有在应用糖皮质激素的前提下，β 受体激动剂才能体现对支气管平滑肌的舒张作用。

三、对神经递质的影响

（一）干扰神经递质的摄取

儿茶酚胺类神经递质合成速度相对缓慢，但神经递质释放后可以依赖突触前膜的胺泵主动转运进入神经末梢，即再摄取。胍乙啶、倍他尼定、异喹胍等由胺泵主动转运进入神经末梢，阻止神经递质的再摄取，导致 NA 耗竭，使血压下降。氯丙嗪、氟哌利多和三环类抗抑郁药能够抑制去甲肾上腺素能神经末梢突触前膜的胺泵，阻止胍乙啶进入神经末梢，使之不能发挥降压作用。

（二）影响神经递质的平衡

长期应用或使用较大剂量的氯丙嗪治疗精神分裂症时可引起多巴胺受体阻断效应，使锥体外系多巴胺能与胆碱能神经功能失衡。苯海索具有中枢抗胆碱作用，使锥体外系多巴胺能与胆碱能神经功能达到新的平衡，因而可减轻氯丙嗪引起的锥体外系反应。

（三）抑制代谢酶

单胺氧化酶抑制剂（MAOI）优降宁可抑制 NA 在神经末梢中的灭活，导致 NA 在肾上腺素能神经元内积聚，使促 NA 释放药物的作用增强，发生高血压危象和心律失常。拟肾上腺素药，如麻黄碱、间羟胺，或合成 NA 的前体物，如酪胺、左旋多巴可促进递质的释放，若与 MAOI 合用，可使 NA 从贮存部位大量释放，引起血压升高，甚至发生高血压危象。三环类抗抑郁药可阻止 NA 的再摄取，使突触间隙递质浓度增加，在与 MAOI 合用后，导致 NA 在突触间隙堆积，也可引起高血压危象。

食物中的酪胺由肠壁及肝中单胺氧化酶代谢，当单胺氧化酶被抑制后，酪胺累积，使 NA 释放增多。应用 MAOI 的患者，在摄入酪胺含量高的食物和饮料（如奶酪、扁豆、蘑菇、腊肉、腌鱼、香肠、动物肝脏及啤酒等）后，导致肾上腺素能神经末梢释放大量的 NA，引起血压升高，甚至发生高血压危象，称“奶酪反应”。

四、改变电解质平衡

排钾利尿药如呋塞米、依他尼酸和噻嗪类在发挥利尿作用时可引起低血钾，使心肌对强心苷的敏感性增高，增加强心苷的心脏毒性，因此将排钾利尿药和强心苷合用于治疗心衰时，应注意补钾。

五、对受体以外部位的影响

药物相互作用也可以与受体无关。例如镇静催眠药的中枢抑制作用，可被同时应用的抗组胺药、麻醉性镇痛药、吩噻嗪类抗精神病药物及抗抑郁症药增强；磺胺类抑制二氢叶酸合成酶，甲氧苄啶抑制二氢叶酸还原酶，两药合用双重阻断细菌叶酸代谢，使磺胺类的抗菌作用明显增强。利尿药、麻醉药、中枢神经系统抑制剂和β受体阻断药能增强抗高血压药物的降压作用。

甲氧氯普胺与阿托品联合应用，在药效上直接拮抗，作用相互抵消。阿托品与氯丙嗪合用时，可因抗胆碱作用的协同而引起胆碱能危象。呋塞米、依他尼酸具有耳毒性，如与氨基糖苷类抗生素合用，则加快耳聋的出现。利福平和异烟肼合用，可防止结核杆菌产生耐药性，但二者均具有肝毒性，两者并用可加重肝损伤。红霉素和阿司匹林均为偶致轻微耳鸣的药物，各自单独应用时毒性并不显著，如将二者联合应用，则毒性增强，易致耳鸣、听觉减弱等。非选择性β受体阻断剂普萘洛尔可抑制肝糖原的代偿性分解，因此可掩盖降糖药物引起的低血糖反应，增加了发生虚脱反应的危险性。氯丙嗪、抗帕金森病药苯海索或三环类抗抑郁药阿米替林联合应用后，常可出现过度的抗胆碱能效应，老年患者中这种相加效应可加剧精神病症状及痴呆症状，并且加速记忆损害。相加或协同作用产生的严重不良反应见表10－7。

表10－7　相加或协同作用产生的严重不良反应

A药	B药	相互作用结果
抗胆碱药	抗帕金森氏病药、丁酰苯类、吩噻嗪类、三环类	抗胆碱作用增强、麻痹性肠梗阻、中毒性精神病
抗高血压药	抗心绞痛药、吩噻嗪类	降压作用增强、直立性低血压
强心苷	维拉帕米、地尔硫䓬、受体阻断药	窦性心动过缓、房室传导阻滞、心跳骤停
中枢神经抑制药	乙醇、镇吐药、抗组胺药、镇静催眠药、抗惊厥药	损害神经运动功能、降低灵敏性、困倦、木僵、呼吸抑制、昏迷、死亡
甲氨蝶呤	复方新诺明、乙胺嘧啶	巨幼细胞贫血
神经肌肉阻断药	氨基糖苷类、多黏菌素类、全麻药、静注硫酸镁	增强神经肌肉阻滞、延长窒息时间
补钾药	氨苯蝶啶、螺内酯、ACE抑制剂、AT_1受体阻断剂	高血钾

第五节　常见的严重药物不良相互作用

临床上发生不良药物相互作用情况比较多见，涉及机体的各个系统，尤其那些治疗窗狭窄或需要维持一定血药浓度的药物（如抗凝血药、抗惊厥药、抗感染药、细胞毒药、降压药、降血糖药、强心苷及免疫抑制药等）更应提高警惕。虽然临床上异常严重的药物不良反应发生率低，但一旦发生，后果严重。

一、心血管系统的不良反应

（一）心力衰竭

两种具有抑制心肌收缩力的药物联合应用时，可明显减弱心肌收缩力，甚至发生心力衰竭，如β受体阻断剂与维拉帕米合用时，因二者均可减弱心肌收缩力，其效应发生相加，使心输出量急剧减少，对心脏储备能力下降者可诱发心力衰竭。

（二）心律失常

1. 强心苷与其他药物的合用　强心苷与排钾利尿药或糖皮质激素合用时，因后两类药可促进钾离子排出，引起低血钾，使心脏对强心苷更加敏感，易发生心律失常。如需合用，应监测血钾和血镁浓度，或加用保钾利尿药螺内酯等。强心苷与钙盐合用（尤其是注射钙盐）时，因血钙升高，使心脏对强心苷的敏感性增强，易发生心律失常。强心苷与维拉帕米或奎尼丁合用时，强心苷的血药浓度明显增加，易引起心律失常。

2. 奎尼丁与其他药物的合用 奎尼丁不宜与氯丙嗪合用，氯丙嗪对心脏具有奎尼丁样作用，两药合用可致室性心动过速。奎尼丁与氢氯噻嗪等碱化尿液的利尿药、某些抗酸药、碱性盐类合用，由于尿液碱化，可促进奎尼丁由肾小管重吸收，提高其血药浓度，引起心脏毒性反应。

3. β受体阻断剂与维拉帕米合用 β受体阻断剂与维拉帕米合用易出现心动过缓、房室传导阻滞、血压下降、心力衰竭，甚至心脏停搏。

4. 茶碱与其他药物的合用 茶碱与红霉素、H_2受体阻断剂西咪替丁、钙通道阻滞剂合用时，可使茶碱消除速度减慢，血药浓度升高。因茶碱的治疗窗狭窄，易导致心动过速，甚至呼吸、心跳停止等严重不良反应。

（三）高血压危象

单胺氧化酶抑制剂与拟肾上腺素药，如麻黄碱、间羟胺和哌醋甲酯、去甲肾上腺素合成前体物（酪胺、左旋多巴）、三环类抗抑郁药、胍乙啶及同类抗高血压药合用时，会引起去甲肾上腺素大量堆积释放，产生高血压危象。三环类抗抑郁药与胍乙啶合用时，三环类抗抑郁药能抑制神经末梢上的胺泵，阻碍胍乙啶进入神经元内，减弱其降压作用，导致血压升高。

（四）严重低血压反应

普萘洛尔不宜与氯丙嗪或哌唑嗪合用，因为普萘洛尔可以阻断β受体，氯丙嗪与哌唑嗪可阻断α受体，两类药物合用后降压作用明显增强，易引起严重的低血压反应。氯丙嗪不宜与氢氯噻嗪、呋塞米和依他尼酸等利尿药合用，这些药物均有明显的降压作用，可以明显增强氯丙嗪的降压反应，引起严重的低血压。

二、血液系统的不良反应

（一）严重的骨髓抑制

甲氨蝶呤不宜与水杨酸类、磺胺类、呋塞米合用，后者可与甲氨蝶呤竞争血浆蛋白结合部位，使血液中游离型甲氨蝶呤浓度升高，增强甲氨蝶呤的骨髓抑制作用，导致血细胞减少。非甾体类抗炎药可抑制 PGE_2的生成，使肾血流量减少，导致甲氨蝶呤由肾小球滤过减少，尤其保泰松和水杨酸盐可竞争性抑制甲氨蝶呤在肾小管的分泌，在两种机制的作用下，使甲氨蝶呤的清除速度明显降低，产生蓄积效应；此外，保泰松与甲氨蝶呤均可抑制骨髓，若同时使用，产生作用相加，引起严重的骨髓抑制。别嘌呤醇抑制黄嘌呤氧化酶，使硫唑嘌呤、巯嘌呤的代谢减慢，合用后血药浓度提高，对骨髓抑制作用加强。

（二）出血

香豆素类抗凝药与阿司匹林、广谱抗生素、保泰松、奎尼丁、甲苯磺丁脲、甲硝唑、西咪替丁等合用时，后者可与香豆素类竞争血浆蛋白结合部位，使香豆素类血药浓度增加，增强其抗凝作用，导致出血。肝素与阿司匹林、双嘧达莫合用时，因后者可抑制血小板聚集，合用后抗凝作用明显增强，引起出血。

三、严重的低血糖反应

口服降血糖药甲苯磺丁脲不宜与水杨酸类、保泰松和呋塞米等药物合用，后者可与甲苯磺丁脲竞争结合血浆蛋白位点，使血中游离甲苯磺丁脲浓度升高，降血糖作用明显增强，引起低血糖反应。氯霉素、保泰松能明显抑制肝药酶对甲苯磺丁脲的代谢，使甲苯磺丁脲的血药浓度升高，降血糖作用明显增强。降血糖药不宜与普萘洛尔合用，由于普萘洛尔抑制肝糖原的代偿性分解，并阻断心率加快，因此可掩盖降糖药物引起的低血糖反应，因而危险性更大。

四、呼吸系统的不良反应

（一）呼吸肌麻痹

氨基糖苷类抗生素具有神经肌肉阻滞作用，与全身麻醉药、普鲁卡因、琥珀胆碱或硫酸镁等药物合用时产生协同作用，引起呼吸麻痹。利多卡因可以加强琥珀胆碱的骨骼肌松弛作用，合用时也可引起呼吸麻痹。环磷酰胺可降低假性胆碱酯酶的活性，使琥珀胆碱不易失活，从而加强其骨骼肌松弛作用，两药合用可导致呼吸麻痹。

（二）呼吸抑制

吗啡与水合氯醛、喷他佐辛、苯妥英钠、苯海拉明、乙醇、全身麻醉药、吩噻嗪类、三环类抗抑郁药、巴比妥类合用时，可增强镇痛效果，同时也可引起呼吸抑制。

五、神经系统的不良反应

卡马西平与红霉素、异烟肼不宜合用，红霉素对代谢卡马西平的酶有高亲和力，异烟肼为肝药酶抑制剂，二者均可使卡马西平的代谢受到抑制，引起卡马西平血药浓度增加，出现中毒症状。单胺氧化酶抑制剂可增加中枢5－羟色胺浓度，如果与哌替啶合用可引起中枢兴奋、肌强直等症状，甚至出现呼吸抑制和低血压。依他尼酸、呋塞米、万古霉素与氨基糖苷类抗生素合用，可使耳聋的发生率明显增高，尤其对肾功能不良者，危险性更大。氨基糖苷类抗生素不宜与苯海拉明或茶苯海明合用，因为抗组胺药可掩盖氨基糖苷类抗生素听神经毒性症状，不易及时发现。红霉素与阿司匹林均可引起耳鸣，常规剂量单独应用时不易出现，但两药合用，耳毒性增强。

第六节　有害药物相互作用的预测

一、药物相互作用预测的意义

多种药物联合应用常引起不良反应增加甚至诱发药源性疾病，因此，正确掌握各种药物性能，合理地联合应用药物，在保障药物安全性的前提下，充分发挥药物的有效性，是医药工作者需要解决的重要任务。进行药物相互作用的预测和研究，熟悉和了解药物相互作用及其发生机制，对治疗窗狭窄的药物提高预警，对临床药物治疗具有重要意义。

二、药物相互作用的测定方法

用于药动学相互作用的研究方法和手段主要是化学－酶反应法、紫外光谱法、高效液相色谱法（high performance liquid chromatography，HPLC）、气相色谱－质谱联用仪（gas chromatography－mass spectrometer，GC－MS）、液相色谱－质谱联用法（liquid chromatography－tandem mass spectrometry，LC－MS/MS）以及磁共振等技术。用于药效学相互作用的研究方法主要是采用免疫组化、流式细胞术以及微生物培养法等技术，在酶活性和分子细胞水平上进行研究。近年来应用较多的肠道菌群、网络药理学、聚合酶链式反应（polymerase chain reaction，PCR）及蛋白质检测技术进行基因和蛋白表达研究，可以进一步阐明药物相互作用的发生机制。一般先进行体外实验预测相互作用的可能性，再根据实际需要进行体内试验，进一步确证药物相互作用的结果。

（一）体外检测方法

通常是利用肝、肾的薄组织切片、分离培养的肝细胞、膜囊、肝微粒体、重组人DNA转染细胞、纯化的CYP450及重组人CYP450酶等，估测CYP及药物转运体对药物相互作用的影响。

（二）个体预测法

药物相互作用是否会发生及严重程度如何，取决于很多因素，预测时需注意以下问题。

1. 给药次序　先使用相互作用药，待病情稳定后，给予适当剂量的目标药，除非停用相互作用药，否则不会出现明显的药物相互作用。例如，患者已先服用西咪替丁，然后开始华法林治疗，则不会有相互作用。但如果在华法林剂量稳定后停用西咪替丁，则需要增加华法林剂量。

2. 剂量 有的药物相互作用须在一定剂量下显现，如水杨酸类在大剂量情况下可抑制丙磺舒的尿酸排泄作用。

3. 疗程 有些药物相互作用需治疗一段时间才显现，如锂制剂与卡马西平联合用药后，神经毒性的出现较晚。

本章小结

1. 联合用药是指两种或两种以上药物同时或先后应用。联合用药的结果可以产生协同作用或拮抗作用。在药物相互作用中，药效发生变化的药物称为目标药物；引起其他药物发生变化的药物称为相互作用药；能够引起药物效应变化的两个药物称为相互作用对。

2. 药物相互作用的主要形式有3种：①药动学相互作用；②药效学相互作用；③体外药物的相互作用。

3. 影响药物吸收的相互作用主要发生在胃肠道，如改变胃肠道pH；改变胃肠道运动及肠吸收功能或通过吸附作用影响药物的吸收；改变肠道菌群或进食某些特殊食物也可影响药物在胃肠道的吸收。

4. 影响药物分布的相互作用主要与药物的血浆蛋白结合率、组织局部结合位点的竞争及局部组织血流量的改变有关。药物通过竞争蛋白结合部位而发生置换，导致目标药物的游离浓度增高。目标药物的血浆蛋白结合率、治疗窗及表观分布容积，是置换后药物是否发生不良反应的主要因素。

5. 影响药物生物转化的相互作用主要发生在肝脏，通过改变肝药酶（CYP450酶）活性，影响目标药物代谢的速率。

6. 影响药物排泄的相互作用主要发生在肾脏，通过竞争肾小管的药物转运载体使目标药物的排出减少；通过改变尿液的酸碱度使目标药物的离子化程度改变而影响其排泄。

7. 一种药物可通过作用于同一受体；通过使组织或受体对另一种药物的敏感性增加或减弱；通过改变神经递质的生成、储存和释放；通过改变电解质平衡，以及通过对受体以外部位的影响而影响目标药物的作用强度。

8. 常见的严重药物不良相互作用可导致心血管系统的不良反应、血液系统的不良反应、严重的低血糖反应、呼吸系统的不良反应以及神经系统的不良反应。

练 习 题

题库

一、选择题

（一）单选题

1. 药物配伍后产生浑浊与沉淀的原因不包括（　　）。
   A. pH改变　B. 发生水解　C. 复分解产生水解
   D. 药物氧化、还原　E. 生物碱盐溶液沉淀

2. 下列哪种选项不属于化学配伍变化（　　）。
   A. 溴化铵与利尿药配伍产生氨气
   B. 麝香草酚与薄荷脑形成低共熔混合物
   C. 水杨酸钠在酸性药液中析出
   D. 生物碱盐溶液与鞣酸产生沉淀
   E. 维生素 B_{12} 与维生素C制成溶液，维生素 B_{12} 效价下降

3. 四环素类药物与铋剂、铁剂合用时影响吸收、降低其抗菌效果是因为（　　）。

A. 生成单体　　B. 生成化合物　　C. 生成混合物
D. 生成络合物　　E. 生成抗体

4. 氨基糖苷类药物与氢氯噻嗪合用造成不可逆耳聋的药物相互作用，氢氯噻嗪的作用是（　　）。
A. 抑制氨基糖苷类药物的代谢　　B. 促进氨基糖苷类药物的吸收
C. 干扰氨基糖苷类药物从肾小管分泌　　D. 影响体内的电解质平衡
E. 促进氨基糖苷类药物从肾小管重吸收

5. 关于药物和血浆蛋白结合错误的是（　　）。
A. 结合型药物是运载药物到达作用部位的方式
B. 结合型药物是药物的储备形式
C. 血浆蛋白结合率低，药效往往持久
D. 药物与血浆蛋白结合有竞争性
E. 药物与血浆蛋白结合有可逆性

6. 关于双香豆素的代谢正确的是（　　）。
A. 在酸性尿液中排出增多　　B. 奥美拉唑可能促进其吸收　　C. 血浆蛋白结合率高
D. 可促进苯妥英钠的代谢　　E. 药酶诱导药和药酶抑制药均不影响其代谢

7. 不属于联合用药目的的是（　　）。
A. 提高机体耐受性　　B. 治疗出现在一个患者身上的多种疾病或症状
C. 提高疗效　　D. 减轻药物不良反应
E. 改善患者顺应性

8. 异烟肼与利福平联用治疗结核病的原因是（　　）。
A. 长时间单一用药易引起耐药性　　B. 病原菌未查明的严重感染
C. 单一抗菌药难以控制的混合性感染　　D. 减轻毒性反应
E. 单一抗菌药难以控制的重症感染

（二）多选题

1. 药物相互作用的广义为（　　）。
A. 药物在体内的药理配合变化　　B. 药物在体内疗效配合变化
C. 药物在体外的物理化学配合变化　　D. 药物在体内的物理化学配合变化
E. 配伍禁忌

2. 药物相互作用而导致药物在胃肠道吸收发生改变的主要原因是（　　）。
A. 改变胃肠道菌丛　　B. 改变胃肠道吸收功能
C. 改变胃肠道酸碱度　　D. 药物间产生络合与吸附
E. 改变胃肠道运动机制

3. 药效动力学方面的药物相互作用可以通过下述哪几种方式改变其药理效应（　　）。
A. 受体部位进行竞争　　B. 作用于不同受体
C. 改变受体部位的其他成分　　D. 影响不同部位的生理系统
E. 作用于同一受体

4. 下列食物中可影响药物代谢酶的有（　　）。
A. 烟草　　B. 酒精　　C. 糖类　　D. 葡萄柚汁　　E. 油脂

二、思考题

1. 在影响药物吸收的相互作用中，哪些因素可对另一药物吸收产生影响？
2. 在具有酶促作用或酶抑作用的联合用药中，如何设计给药方案？
3. 常见严重药物不良相互作用的发生机制及处置方法有哪些？

（刘　颖　吴云明）

第十一章 药物滥用与药物依赖性

PPT

微课

学习导引

知识要求

1. **掌握** 药物滥用、药物依赖性的定义和分类；常见致依赖性药物的分类。
2. **熟悉** 常见致依赖性药物的依赖性特征及其脱毒治疗方案。
3. **了解** 药物滥用造成的危害及对药物滥用的管制与防治。

能力要求

1. 熟练掌握药物滥用及依赖性表现的判定。
2. 学会应用各类致依赖性药物的脱毒治疗方法解决实际的戒毒治疗相关案例。

药物滥用（drug abuse）是指非医疗目的使用具有依赖性特性或依赖性潜能的精神活性物质的行为。用药者采用反复的自身给药方式，导致药物依赖性，造成对用药个体精神和身体的损害。药物滥用在全球范围的蔓延，已成为危害社会稳定与安全、影响社会发展的严重公共卫生问题。

案例解析

【案例】 36岁男性患者，滥用毒品一年余，间断性服用“小马”，最大量每次20片。复吸后言行紊乱加重，出现幻觉、妄想等精神症状。入院时患者意识清晰，接触交谈差，对所有问题均回答“不知道”，否认有病，情绪不稳，易激惹，无自知力，精神检查不合作。

诊断：使用精神活性物质所致精神及行为障碍。

【问题】

1. 什么是精神活性物质？
2. 患者服用的精神活性物质与其临床症状之间有何关联？

【解析】 精神活性物质即成瘾物质。患者滥用毒品，“小马”是冰毒片剂，属于苯丙胺类兴奋剂，是现在普遍流行的新型毒品。患者最大量用到每次20片，显示对药物有明显耐受性。反复滥用亦显示对该药物已形成精神依赖性，并显现精神障碍的慢性中毒症状。

第一节　药 物 滥 用

一、基本概念

精神活性物质（psychoactive substance）是指摄入后能够显著影响人的心境、情绪、行为，改变意识状态，并有导致依赖作用的化学物质。精神活性物质又称成瘾物质或致依赖药物，包括精神药品、麻醉药品和烟草、酒精、挥发性溶剂等其他类型，具有以下共同的药理学特性：①驱使用药者连续用药的潜能，称为强化作用（reinforcement）；②连续反复地应用导致机体对其产生耐受性（tolerence）；③连续反复地应用后，机体对其产生一种特殊毒性，表现为依赖性（dependence）。

过度使用精神活性物质的行为即是滥用，特征是：①尽管认识到对身体有害仍使用；②已造成社交、职业、心理或躯体方面的问题并使问题恶化，仍继续使用。滥用强调的是不良后果，滥用者没有明显的戒断症状。

知识链接

滥用（abuse）在国际疾病分类系统（ICD－10）中称为有害使用（harmful use），是对健康引起损害的一种精神活性物质的使用类型，损害可能是躯体性的或精神性的。

与滥用抗生素、滥用激素、滥用保健品等“滥用”概念截然不同，后者指医疗上的不合理用药行为，是在临床治疗过程中因用药指征不当或无明确适应证、剂量过大或疗程过长等过度药物治疗的不合理现象，导致出现相关的药物有害反应。

药物滥用在许多国家中广泛流行，其产生的不良后果涉及医学及社会学诸多方面，影响着国民生产力和社会安全，构成严峻的社会病态，成为全球性极端严重的社会性毒害。因此，社会学概念中的药物滥用就是“吸毒”，“毒品（illegal drugs）”则是非法使用的精神活性物质。在我国，毒品的概念是以法律形式规定的，1997 年《中华人民共和国刑法》第 357 条毒品释义，指鸦片、海洛因、甲基苯丙胺（冰毒）、吗啡、大麻、可卡因以及国家规定管制的其他能够使人形成瘾癖的麻醉药品和精神药品。

据国家药物滥用监测中心报告，我国非法成瘾物质使用者的主要特点为：男性多于女性（标准化一生中曾用率的男女性别比为6.8∶1.0）；35 岁以下人群为药物滥用主体，且年轻化趋势明显；其他高发因素有文化程度较低、无稳定婚姻关系、无稳定职业和经济收入较高等；医疗用药品滥用处于较低水平，略有抬头倾向。

二、药物滥用的原因

药物滥用已蔓延至世界各国，并波及所有社会阶层。造成药物滥用的原因主要有社会因素、心理因素和生物学因素。

社会因素有：①无论是合法渠道还是非法途径总是可以获得滥用物质；②家庭影响，如家庭矛盾、单亲家庭、家庭成员间交流差、家庭成员犯罪或吸毒是形成青少年吸毒的重要危险因素；③同伴影响、同伴间压力等环境因素导致群体性药物滥用行为。

心理因素有：①好奇心或者追求刺激的心理驱使，又缺乏有效的防御机制；②因为工作生活的压力而追求解脱，服用药物使人能暂时性地逃避问题或回避挫败感、消沉和空虚的感觉；③人格的易感性，如反社会人格者，情绪控制和自我调节能力较差，容易出现心理不稳定，导致通过寻求药物来帮助摆脱心理危机。

生物学因素有：①脑内的“奖赏系统（reward system）”与药物依赖形成机制关联，已证实控制情绪反应的中脑－边缘多巴胺系统（masolimbic dopamine system，MLDS）是奖赏系统的中枢所在，药物摄入后在脑内建立多巴胺（dopamine，DA）通路的奖赏机制，即形成了用药后的欣快感。②药物代谢速度的不同，对精神活性物质的耐受性就不同，依赖的易感性也不同。如天生缺乏乙醛脱氢酶的个体，饮酒后乙醇变成了乙醛，但乙醛不能继续转变为乙酸，乙醛蓄积，导致出现呕吐、濒死感等严重的不良反应，从而阻碍继续饮酒，就不可能成为酒精依赖者。③大量有关酒精与药物依赖的遗传或家族性研究已证明，动物对某些药物依赖的形成具有显著的遗传性。

知识链接

大脑的奖赏系统涉及：MLDS、中脑－皮层DA系统、黑质－纹状体DA系统、海马－杏仁核DA系统等，其中基础的是MLDS。成瘾性行为（吸毒、酗酒、赌博、网络沉迷等）均通过MLDS获得奖赏效应而得以持续。中脑－皮层DA系统参与行为的意识觉察、情绪调节、计划和执行控制等高级认知功能。随着药物滥用和成瘾程度加深加重，该系统的神经环路受到损伤，神经可塑性发生改变，导致对吸毒行为失去控制、对负性情绪和应激过于敏感、再适应能力削弱，因而难以戒瘾，易于复吸。黑质－纹状体DA系统、海马－杏仁核DA系统分别参与行为习惯化、运动控制、记忆和学习、情绪唤醒与激活等重要过程，在成瘾行为的发生发展中具有同样的重要作用。

三、药物滥用的方式

微课

药物滥用的获得方式有医源性和非医源性途径。

（一）医源性滥用

在医疗机构管理层面，麻醉精神类药品属于特殊管理药品，阿片类药物在临床上主要作为癌症等多种疾病及手术治疗后中、重度疼痛患者的首选，所有的阿片类药物均存在不同程度的滥用风险，是全球各国严格管控的药物。由于临床医生缺乏药物滥用的相关培训并对控制药物成瘾缺乏足够的药品管理，往往导致疼痛患者阿片类药物滥用风险被忽视。另一方面，随着我国老龄化的进程，老年人群存在失眠、慢性精神疾病和痴呆症的比例较青年人群高，会更多使用镇静类药物或治疗失眠的苯二氮䓬类（Benzodiazepines，BZDs）药物。但长期应用此类药物，不良反应较多，且易形成依赖性。这也造成在老年人群中形成滥用风险。

根据我国《国家药物滥用监测年度报告（2016年）》显示，滥用医疗用药品50余种，数量前5种药品依次为美沙酮口服液/片、吗啡（含吗啡控/缓释片）、地西泮、曲马多和复方地芬诺酯，可见因医疗目的使用麻醉、精神药品导致的滥用风险依然存在，需要引起关注。

（二）非医源性途径

这类途径占有绝对比例。被滥用药物种类中仍以海洛因为主，绝对数量大，但是其增长比例比以前减少，增长趋势已得到控制。目前使用冰毒、氯胺酮、摇头丸等新型毒品的人群比例在不断扩大，且以青少年为主体。药物滥用方式仍以静脉注射和烫吸为主，特别是静脉注射使用比例逐年增长，造成AIDS、结核病、传染性肝病、性病等传染性疾病在滥用者群体中的高危流行。

知识拓展

以毒品流行的时间顺序来划分，新型毒品是相对鸦片、海洛因等传统毒品而言，主要指人工化学合成的致幻剂、兴奋剂类毒品。目前在我国流行滥用的冰毒、摇头丸等新型毒品多发生在娱乐场所，所以又被称为“俱乐部毒品”“休闲毒品”“假日毒品”。

第二节　药物依赖性

一、基本概念

药物依赖性（drug dependence）是指药物长期与机体相互作用，使机体在生理机能、生化过程和（或）形态学发生特异性、代偿性和适应性改变的特性，停止用药可导致机体的不适和（或）心理上的渴求。依赖性分为生理依赖性（physiological dependence）和精神依赖性（psychological dependence）。

生理依赖性又称躯体依赖性、身体依赖性，是机体对长期使用致依赖性药物所产生的一种病理性适应状态，包括耐受性的发展和停药后的戒断症状（with－drawl syndrome/abstinence syndrome）。戒断症状表现为停药后相继出现一系列以中枢神经系统反应为主的严重症状和体征，戒断者承受着十分痛苦的感受和明显的生理功能紊乱，甚至可能危及生命。戒断症状的出现标志着生理依赖的形成。滥用药物的类别不同，戒断症状的临床表现存在差异性。

生理依赖性是一种药理学反应，因此依赖性倾向可以在动物或人体的药物研究过程中反映出来。非临床药物依赖性研究可为临床提供药物依赖性倾向的信息，获得的非临床试验数据有利于指导临床研究和合理用药，警示滥用倾向。

知识拓展

在新药研究中，为发现候选药物是否存在潜在的依赖性，以下情形的药物应按照《药物非临床依赖性研究技术指导原则》进行药物依赖性的试验：①与已知具有潜在依赖性化合物结构相似的新的化合物；②作用于中枢神经系统，产生明显的镇痛、镇静、催眠及兴奋作用的药物；③复方中含有已知较强依赖性成分的药物；④直接或间接作用于中枢阿片受体、大麻受体、多巴胺受体、去甲肾上腺素受体、5－羟色胺受体、N－胆碱受体、γ－氨基丁酸受体、苯二氮䓬受体等的药物；⑤已知代谢物中有依赖性成分；⑥拟用于戒毒的药物；⑦原认为不具依赖性，而在临床研究或临床应用中发现有依赖性倾向的药物。

精神依赖性指药物对中枢神经系统内奖赏系统反复刺激作用所产生的一种特殊的精神效应，使用药者产生一种愉悦满足的或欣快的感觉，驱使使用者为寻求这种感觉而表现对药物的强烈渴求和强迫性觅药行为。精神依赖形成的标志不如生理依赖明显可见，但是一旦产生则很难去除，即是人们熟知的“心瘾难除”。不同种类的致依赖性药物，其精神依赖性的强弱是不同的。

躯体依赖与精神依赖可能同时存在，也可能有分离，如兴奋剂通常表现为精神依赖，躯体戒断症状并不明显。

课堂互动

52岁美裔白人女性，既往有术后疼痛病史，因使用“杜冷丁”形成医源性药物依赖。无法获得“杜冷丁”处方后，用咳嗽糖浆（含有可待因）代替药瘾，滥用二十余年，最严重时服用最大量每天70瓶（200ml/瓶）。表现言行紊乱、幻觉、严重失眠等精神症状，伴有心悸、肌肉震颤、全身疼痛等身体症状。经过近5年的戒毒治疗，已经逐渐脱离药物的控制，身体各项功能也有所恢复。

18岁非裔美籍男性，14岁首次接触大麻，滥用咳嗽糖浆（含有可待因）以及大麻，最大量一次可用至15瓶咳嗽糖浆。一次聚会中，饮用了10瓶糖浆，混合烈性酒，并吸食大麻，导致中毒死亡。

【问题】 试从药物依赖性和多药滥用角度解释这两个案例所呈现的不同结局。

二、致依赖性药物的分类

通常将具有依赖性的药物分为以下三大类。

（一）麻醉药品

麻醉药品（narcotic drugs）是指对中枢神经有麻醉作用，连续使用后易产生生理依赖性，能形成瘾癖的一类药物。

1. 阿片类 包括天然来源的阿片粗制品（opium）及其有效成分如吗啡、可待因（codeine），以及人工合成或半合成的海洛因、哌替啶、美沙酮、芬太尼、曲马多等。

2. 可卡因类 包括古柯叶及其有效成分可卡因。

3. 大麻类 包括大麻烟、大麻油、大麻脂、大麻浸膏等粗制品及其活性成分四氢大麻酚（tetrahydrocannabinol，THC）。

课堂互动

对大麻的药用价值开发已有数千年，华佗的“麻沸散”中就有大麻入药。临床研究显示：大麻在治疗一系列疾病方面卓有成效，比如多发性硬化症引起的肌肉疼痛、化疗引起的恶心、难治性癫痫和成人的慢性疼痛。

因为植物中的大麻素类似于人体产生的内源性大麻素分子，能够参与调节身体的一切，从疼痛到情绪、食欲、压力、睡眠和记忆。目前已超过30个国家将医用大麻合法化。

【问题】 大麻使用监管放松是否适当？可否为了医疗目的使大麻合法化？

【背景知识】 国际药物条约在技术上允许医用大麻，然而负责监督国际毒品条约执行情况的国际麻醉品管制局（INCB）在其报告中始终认为医用大麻计划监管不力，并谴责将大麻泄漏给消遣娱乐的使用者。

（二）精神药品

精神药品（psychotropic substances）是指主要作用于中枢神经系统，引起兴奋或抑制，反复使用即产生依赖性的药品。

1. 中枢抑制剂 用于镇静、催眠、治疗焦虑解除肌肉痉挛、控制癫痫发作的处方药物——镇静催眠药和抗焦虑药，主要分为两大类：巴比妥类和苯二氮䓬类。

2. 中枢兴奋剂 包括苯丙胺、右苯丙胺、甲基苯丙胺（MA，冰毒）、亚甲二氧基甲基苯丙胺（MDMA，摇头丸），以上均为苯丙胺类兴奋剂（ATS），是一类人工合成的化学物质；还有咖啡因等。

3. 致幻剂 是一类在不影响意识的前提下改变人的知觉、思维和情感活动的药物。如麦角二乙胺（LSD）、二甲基色胺、苯环利定（PCP，天使尘）、氯胺酮（“K”粉）等。

（三）其他

包括烟草、酒精、挥发性有机溶剂等。

三、常见致依赖性药物的滥用与依赖

（一）阿片类

阿片类作为强效镇痛剂在临床使用可追溯至两千多年前，也是被滥用最早的药物，其中合成类药物海洛因是当前滥用最为严重的品种之一，芬太尼和曲马多正在成为类阿片危机。

1. 依赖性　本类药物具有严重的精神依赖性和生理依赖性，发展很快，其欣快感使人情绪松弛、忘乎所以；耐受性明显；同类药物可交叉耐受；纳洛酮可诱发戒断症状。

2. 戒断症状　阿片类成瘾者一旦停药，即产生明显的戒断综合征。吗啡停药6～8小时出现戒断症状，24～72小时达高峰，5天后逐渐减轻。海洛因停药8～12小时即出现戒断症状，36～72小时症状继续加重达顶峰，7～10天后逐渐缓解。哌替啶停药3小时后出现戒断症状，8～12小时达高峰，4～5天后渐缓解。初期戒断症状主要表现为紧张不安、哈欠、流泪流涕、大汗、食欲不振等自主神经系统功能亢奋症状；以后症状加重，瞳孔散大、自感发冷发热、呕吐、四肢与腹部疼痛，肌肉抽搐、痉挛蜷缩、翻滚不已，呈极度痛苦状态；并伴有食欲丧失、失眠、呼吸急迫、血压、血糖及体温升高；同时主观反应严重。一般说来，症状缓解需要1周以上时间，3～6个月始恢复至正常，期间还有顽固性失眠、焦虑、四肢关节和肌肉疼痛等稽延性戒断症状，因此极易造成戒断后复吸。

3. 中毒反应　海洛因过量中毒的典型表现为中毒三联征，即昏迷、呼吸深度抑制、针尖样瞳孔；还伴有嘴唇和指甲发绀、肌肉痉挛、血压下降等，最后可能呼吸衰竭而死亡。

（二）可卡因

可卡因是古柯树叶的有效成分，南美土著人有咀嚼古柯叶以解除疲劳并获得欣快感的习俗，19世纪作为第一个局部麻醉药用于临床，因其毒性太大，现已不作临床使用。

1. 依赖性　本品对中枢神经系统具有明显的兴奋作用，因此精神依赖性显著，其欣快感使人心情愉快，自感体力超人，进而发展为情绪压抑，产生幻觉、妄想等精神障碍，甚至失去自我控制能力；大量的滥用亦可造成生理依赖性，无明显的耐受性。

2. 戒断症状　停药后出现轻度的戒断综合征，如疲乏、嗜睡、精神抑郁、心动过缓、过度摄食等。

3. 中毒反应　躯体症状有瞳孔扩大、心动过速、血压升高、呼吸变促、体温上升、肢体震颤、反射亢进、肌肉抽搐、癫痫大发作、不眠及极端紧张等，甚至心律失常、心血管衰竭、呼吸衰竭而死亡；精神症状为怀疑、偏执妄想，尤见迫害妄想甚至攻击行为，可出现谵妄状态和大量幻觉，尤以幻触为特征性症状。患者感到皮肤内虫行蚁走，奇痒难忍，有针刺样疼痛，这种知觉障碍特别强烈且难受，以致患者不惜用刀切开皮肤取“虫”，而留下瘢痕累累（故又命名为“可卡因虫”），甚至断肢自残。

（三）大麻类

大麻系桑科草本植物，也是世界上最广泛种植和使用的非法药物。2017年，地球上几乎每个国家都生产大麻。现在被广为滥用的是印度品种，其花瓣、叶中四氢大麻酚（THC）含量较高，常将其加入烟叶中吸食。

1. 依赖性　对人体产生明显的精神依赖性，但无生理依赖性，会很快产生耐受性，消失亦快。

抽吸大麻后产生欣快感并伴有痴笑或大笑，对空间产生不真实感，定向障碍；时间感消失，视、听、触或味觉增敏，伴有栩栩如生幻象；短暂记忆受损，情绪反常。加大剂量可引发幻觉与妄想，思维紊乱、焦虑不安；滥用者会发展出情绪淡漠、记忆障碍、精神不能集中、思维联想障碍，甚至形成偏执意念，人格变异明显。

2. 戒断症状　本品无典型的戒断症状，停药后可表现为烦躁、神经过敏、食欲不振、焦虑、抑郁、震颤、畏寒等，4～5天后逐渐平息。

3. 中毒反应　大麻的毒性作用突出表现为对中枢神经系统和心血管系统的作用。中毒症状为幻觉、幻视、焦虑、妄想、抑郁、思维混乱崩溃、呆滞，也可发生攻击行为或自杀意愿；对心血管方面作用表现为心率加快、血压上升、诱发冠心病、运动耐量下降等。

（四）巴比妥类和苯二氮䓬类

巴比妥类和苯二氮䓬类是临床常用的中枢抑制类药物，用于镇静催眠、抗焦虑、控制癫痫发作等，临床应用有过多过滥倾向，容易造成医源性滥用而导致依赖性。

1. 依赖性　具有严重的生理依赖性和精神依赖性，依赖性的产生较慢，如苯二氮䓬类药物连续使用

4个月以上呈现明显的躯体依赖性；其耐受性与依赖性平行发展，且同类药间交叉耐药性显著。

2. 戒断症状 苯二氮䓬类停药36小时后出现头痛、失眠、心悸、烦躁、运动失常、肌肉震颤，甚至强直性或阵挛性惊厥等，严重者可导致死亡，5～15天后逐渐消退；巴比妥类与之类似，但症状更为严重，停药2～3天后出现。

3. 中毒反应 主要表现为中枢神经系统的抑制——不同程度的呼吸抑制，伴有低血压、低体温、肺水肿等。严重依赖者呈现药物的慢性中毒状态：思维和记忆力衰退、情绪不稳、语言含糊，躯体活动出现共济失调。

（五）苯丙胺类

苯丙胺类（ATS）最初用于发作性嗜睡症及抑制食欲治疗肥胖症。用药后使人情绪愉悦、精力充沛、沉醉于幻想中，有明显欣快感，引起强烈的精神依赖性，如甲基苯丙胺（冰毒）使用一次便会产生精神依赖性，短期内又不会产生像海洛因成瘾后那种极度难忍的戒断症状，具有很大的诱惑性，因此成为流行最快、滥用最为广泛的中枢兴奋剂，也是我国目前最流行的滥用药物之一。

1. 依赖性 精神依赖性严重，生理依赖性较轻，使用过程中可引起精神失常；可产生耐受性。

2. 戒断症状 戒断症状较轻，可有紧张、抑郁、厌倦、淡漠、饥饿、动作缓慢而刻板、疲乏无力、嗜睡而多梦等，一般不引起严重的生理功能紊乱，再次使用药物的渴求感非常明显。

3. 中毒反应 急性中毒的典型症状表现为面部发红、出汗、心率加快、心律失常、血压升高、心肌缺血、精神亢奋、刺激性欲、焦躁不安、震颤、惊厥、暴力行为、偏执妄想、精神错乱等。精神障碍常见于长期滥用的慢性中毒者。大剂量使用可致中毒性精神病，医学上命名为苯丙胺精神病。其基本特点是援引观念、被害妄想或夸大妄想，并在意识清晰的状态下出现幻视、幻听，症状表现与偏执型精神分裂症相似。

（六）致幻剂

致幻剂又称拟精神病药物，尽管使用这类药物不一定都会产生幻觉，但这类药物在不影响意识和记忆的情况下，能改变人的知觉、思维和情感，当达到一定剂量时引起幻觉和情绪障碍，能引起视幻觉、幻听，使人感觉脱离现实，进入梦幻般的仙境。其代表药物有麦角二乙胺（LSD）和氯胺酮（“K”粉）。

1. 依赖性 本类药物精神依赖性较强，躯体依赖性较弱，有明显的耐受性。

2. 戒断症状 LSD作用短暂，躯体依赖性较轻，因此停药后无明显戒断症状。氯胺酮通常在停药后12～48小时后可出现烦躁不安、焦虑、抑郁、精神差、疲乏无力、皮肤蚁走感、失眠、心悸、手震颤等戒断症状；戒断症状的高峰期和持续时间视氯胺酮滥用情况而不同。

3. 中毒反应 滥用LSD导致记忆力受损，呈现幻觉、梦境、偏执，出现抽象思维障碍，产生特殊的心理效应——用药者心境易变，如忧郁变快乐或安全感变恐惧感，导致突发事故及自杀的危险。

氯胺酮急性中毒在使用过程中或使用后很快发生，出现心悸、血压升高、眩晕、大汗、强直性痉挛、共济运动失调等躯体症状，以及焦虑、紧张、惊恐、烦躁不安、幻觉、濒死感等精神症状。滥用后导致躯体损害和情绪障碍，严重者致昏迷或死亡。

（七）酒精

饮酒是一种颇为悠久而普遍的生活习惯和社会风俗，但是过度饮酒仍然会造成对躯体和精神的损害，酒精滥用往往带来不良的社会后果，如今已经成为重要的世界性公共卫生问题。有害使用酒精是导致200多种疾病（包括一系列精神和行为障碍、肝硬化等非传染性疾病）和损伤病症的因素之一；酒精消费在生命相对较早的时期就会导致死亡和残疾，在20至39岁这一年龄组，所有死亡者中约有25%因酒精造成；最近在酒精滥用和结核病等传染病发病率及艾滋病毒/艾滋病病程之间也已确立了因果关系。

1. 依赖性 乙醇具有很强的精神依赖性、生理依赖性和耐受性。

2. 戒断症状 震颤是酒精依赖患者典型的戒断症状之一，通常在患者停止饮酒后7～8个小时出现，这种震颤会随着情绪的激动加重。还包括自主神经系统的亢进（出汗、心率加快、发热）、失眠、恶心、呕吐、食欲不振、抑郁焦虑、烦躁易怒、妄想、运动亢进、诱发癫痫大发作等。戒酒后2～5天症状达高峰，以后慢慢缓解。

3. 毒性反应　急性酒精中毒的表现为情绪兴奋、语言增多、精力充沛、运动失调、震颤等，此为兴奋期；当血中乙醇浓度达 0.1% 时，表现为平衡失调、语无伦次、行为失常甚至攻击性伤害行为等；当血中乙醇浓度达 0.2% 时，可致酩酊大醉，此为共济失调期；当血中乙醇浓度达 0.4% 以上，开始出现知觉意识丧失、面色苍白、皮肤湿冷、呼吸缓慢、瞳孔散大，严重者昏迷不醒、抽搐、呼吸衰竭甚至死亡。

长期大量饮酒出现慢性中毒反应，表现为精神方面的异常，常见幻觉、幻听（在夜晚加重）、震颤、妄想、人格衰退。严重者出现痴呆及严重的抑郁症状、人格改变。多数合并躯体损害，以心、肝、神经系统为明显，最常见的是肝硬化、周围神经病变和癫痫性发作、酒精中毒性脑病（典型患者可表现为眼肌麻痹、意识障碍和共济失调）。

知识链接

药物依赖性形成的机制

药物依赖性形成的机制：①代谢耐药性和细胞耐药性理论；②受体学说；③戒断综合征的废用性增敏假说；④生物胺学说。

例如γ-氨基丁酸（GABA）是中枢神经系统主要的抑制性神经递质，其通过调节 GABA 受体的活性参与多种药物依赖性发生发展进程，吗啡、甲基苯丙胺、酒精等引起的奖赏、戒断作用与 GABA 受体的激动或抑制密切相关。例如苯丙胺类药物影响 GABA 受体活性，与 GABA 竞争受体的结合位点，导致 GABA 潜在浓度降低。GABA 受体活化减少多巴胺能神经递质的传递，而当 GABA 受体被抑制后，多巴胺能神经活性增强。因此该受体在抵抗苯丙胺类药物戒断中也发挥作用。

第三节　药物滥用的危害

药物滥用及由此产生的药物依赖性对用药者和社会都有极严重的危害，全球性的流行态势使之成为世界各国共同关注并联合治理的严重社会问题。

一、对个人的危害

（一）滥用药物摧残个体的身体和心智健康

大剂量长期使用致依赖性药物，可损害人体的重要组织、器官，干扰、破坏正常的新陈代谢，病死率高。药物滥用者自我意识减退、判断力下降、责任感丧失，甚至人格改变、道德沦丧，身心遭到严重摧残。

（二）滥用药物引发多种传染性疾病

药物滥用者免疫力下降，躯体器官功能受损，极易并发各种病毒或细菌感染性疾病，如结核病、艾滋病、丙肝等。联合国毒品和犯罪问题办公室发布的《2020 年世界毒品报告》显示，2007 年至 2018 年间，归因于吸毒的全球残疾调整寿命年数增加了 17%。全球艾滋病毒感染约有 10% 是注射吸毒造成的，但不同滥用方式的海洛因滥用者均有 HIV/AIDS 感染病例（主要通过性传播方式），因吸毒死亡的有一半死于丙型肝炎引起的肝病。由此可见，药物滥用加重了传染病的传播和风险。

二、对社会的危害

（一）药物滥用问题损害国民经济发展

药物滥用者劳动能力严重降低，几乎成为社会的寄生虫，尤其涉毒人群中主要是年轻人，使他们失去了为国家和社会创造财富的能力，因而造成了社会劳动力的巨大损失。还有用于禁毒扫毒的费用、治疗吸毒所产生各种并发症的费用等都成为发展中国家沉重的经济负担。

（二）药物滥用问题致社会犯罪率上升

与毒品有关的违法犯罪活动十分常见。第一种表现为与吸毒本身有关联的暴力型犯罪，如滥用者有难以自控的狂暴行为；第二种表现为经济驱动型犯罪，源于滥用者为支持毒品消费而实施盗窃、欺诈和抢劫等犯罪活动；第三种表现为系统反应型犯罪，例如因争夺“毒品地盘”或者交易不和而引发的区域性暴力事件。总体而言，涉毒犯罪造成高昂代价，严重干扰社会稳定和国际经济发展。

（三）药物滥用问题引发生态环境问题

滥用药物的非法制造和处置使这些物质及其前体化合物、化学废物等随污水排入地表水、地下水中，又进一步沉淀到植物组织、水生生物中，导致重大环境污染；古柯树和罂粟的非法种植常常导致一大片森林的清空，而且对周围环境的生物多态性产生破坏性影响，包括森林退化以及可种植粮食的土地损失。

第四节　戒毒治疗

一、戒毒治疗的概念

戒毒是指在躯体、心理上基本脱离对毒品的依赖，并不再使用毒品。这是一个医学概念，也是一个社会学概念。现代医学认为药物依赖是一种慢性、复发性的精神障碍型疾病，依赖行为的形成与毒品的特性有关，还与个体的心理、生理、遗传因素及社会因素密切相关。因此，药物依赖的治疗需要采取综合治疗措施，其中包括中止滥用毒品并治疗其戒断症状的脱毒阶段，以期初步摆脱成瘾者对毒品的依赖，然后再实施一系列的社会康复措施，对依赖行为进行矫正，防止复吸。由此形成了现代戒毒治疗的完整过程，即脱毒治疗、康复治疗和社会帮教。

脱毒阶段：时间 1 个月，主要是治疗戒断症状，消除对毒品的生理依赖性，准备进一步接受行为矫正、心理治疗等，为下一步康复创造条件。

康复阶段：时间 6 个月以上。在常规的脱毒治疗后，戒断者生理依赖被基本消除，但是其心理、神经内分泌功能、身体状况尚未恢复，病态行为还未得到矫正，这些都是导致复吸率极高的因素。因此，在此阶段内将接受不同内容的心理行为矫正、技能训练、接受辅导人员的个别辅导以及康复小组活动，提高其生活能力，纠正其心理行为障碍，使之克服对毒品的精神依赖性。

社会帮教：时间 1 ~ 3 年或更长时间。在国外又称为后续随访照管。该阶段是为戒毒者回归社会以后，建立一系列监督、扶持、支持系统，使之接受职业培训、接受重返社会的教育、接受拒绝毒品的训练以及心理、行为方面的支持和帮助，使其能最终作为一个正常人适应并融入正常社会生活。

脱毒治疗是戒毒治疗的第一阶段，以下重点讨论脱毒阶段的临床实践。

二、脱毒治疗

脱毒治疗是指在隔绝毒品的条件下，通过药物和（或）非药物手段，以消除或减轻药物依赖者的急性戒断症状。脱毒治疗过程中应针对不同个体的具体情况确定治疗方案，以期最有效地控制戒断症状、治疗并发症，使脱毒过程安全、顺利。

常见的脱毒治疗方法有以下三种。

（一）自然脱毒法

指不用任何药物及其他治疗手段，强制患者不吸毒，让戒断症状自行消失的一种方法。从生物医学的角度看待精神活性物质依赖性的问题，可以说脱毒是一个自限性过程，绝大多数依赖者在脱离成瘾物质后的3～10日内，机体的各项基本功能便可逐渐恢复。因此此法简单、时间短；但是由于不用药物，患者会出现明显的戒断症状，非常痛苦，所以该法仅适用于身体素质较好、年轻的轻度依赖者。

（二）药物脱毒法

指利用各种药物减轻戒断症状，逐渐消除躯体依赖性的方法。此法应用广泛，患者更加容易接受。

根据我国药物滥用监测数据报告显示，以海洛因为主的阿片类药物仍是我国药物滥用的主要物质，在药物滥用监测人群中的滥用率为66.8%；另外合成毒品滥用呈逐年上升趋势，“冰毒”为主要滥用物质。本节将主要讨论目前较为成熟的阿片类药物依赖的药物治疗方法，苯丙胺类兴奋剂滥用与依赖的药物治疗方案，以及戒酒戒断症状的药物治疗。

1. 阿片类药物依赖的药物脱毒治疗　随着基础医学和生物心理学研究的不断深入，药物依赖是一种极易复发的慢性脑疾病的概念已被普遍接受，因此对于麻醉品依赖的治疗理念发生了根本性变化。正如高血压、糖尿病等需要药物长期甚至终身维持治疗一样，阿片类药物依赖的治疗主要采用美沙酮维持治疗方案（MMT）。

美沙酮系合成的长效阿片类药物，其药理作用类似吗啡，但作用持续时间长、镇痛效力强、口服有效。作为替代药物，美沙酮最重要的特点是在使用充分剂量时可以减少或消除对阿片类药物的渴求。同时美沙酮与同类药物有交叉耐受性，可使随后使用的阿片类药物的作用降低，因此在服用美沙酮期间可防止再度使用海洛因。美沙酮具有稳定的耐受性，一旦调整至合适的维持剂量，可以长期服用相同剂量，很多接受维持治疗者用药20年，仍始终使用相同剂量。另外，美沙酮的药物不良反应较少，对个体的情绪和对于正常疼痛的感受影响极小，因而适用于维持治疗。

（1）维持治疗的实施方案

1）临床适应证　阿片类物质成瘾。

2）用药剂量

①等效剂量：1mg美沙酮＝2mg海洛因＝4mg吗啡＝20mg哌替啶（杜冷丁）。

②首次剂量与引入：首次剂量的适合与否，直接影响着患者能否顺利进入维持治疗程序。首次剂量不足患者会出现戒断症状，导致偷吸毒品和使用其他戒毒药物，造成患者脱失或出现意外；首次剂量过大会导致美沙酮过量中毒，甚至死亡。因此，首次剂量的确定和用药方法十分重要，建议治疗开始的剂量为15～30mg，为安全起见，初始使用剂量不应超过40mg，第1天用药总量原则上不得超过50mg。每5～10天调整5～10mg，可以达到每天60～80mg或更高。剂量调整是根据缓解戒断症状的程度和减轻渴求的程度增加用药剂量，此即为引入期。

③维持剂量：指经过一段时间（通常为20～30天）调整完成引入后，经医生处方、能理想控制戒断症状、可抑制渴求感、不影响意识活动和职业功能、不出现明显毒副作用的患者接受的每日美沙酮用药剂量。维持剂量通常应当在每天80～200mg，因人而异。个体化给药是维持治疗必须遵守的原则，只凭医生经验或患者的主观感受用药，往往会导致剂量偏高而出现过量中毒。

④剂量调整：维持治疗是一个长期的治疗过程。进入稳定的维持状态后，维持剂量还会受合并滥用毒品、合并滥用其他药物、合并使用治疗其他疾病的药物，以及患者在维持治疗中的治疗状态等的影响。因此，应注意依据当时的具体情况，适当调整剂量以保证最适合的维持剂量。

⑤减量与停药：维持治疗一段时间后，随着患者的躯体状况、职业功能、家庭功能和社会功能等会逐渐得到改善和趋于稳定，部分患者和家属会主动提出减少美沙酮用药量，甚至停药的要求。应该注意的是，此要求是合理的。只要患者尿检阴性和没有使用非法药品，可以考虑逐渐减量、低剂量维持或缓慢停药，但患者仍应保留在治疗程序中继续接受其他方面的治疗。

（2）维持治疗的目的和作用　美沙酮维持治疗的目标可概括为三个方面：①避免戒断症状的出现；②减轻对毒品的渴求；③预防重新滥用毒品。

MMT有助于实现以下社会期望目标：

1）为依赖者提供一种方便、合法、医学上安全有效的药物，以替代非法服用麻醉药品，从而减少了非法药物的使用（研究显示，维持治疗的第一年非法药物使用可减少60%，第二年可减少85%）。

2）减少静脉吸毒和共用注射针具的机会，预防经血液传播的各种疾病。

3）减少违法犯罪行为　美沙酮维持治疗中因为隔绝了毒品，可一定程度上减少暴力犯罪事件；服用的美沙酮药品由政府支付提供，同样有效降低了毒品交易类经济犯罪案件的发生。

4）恢复患者各种功能　与维持者保持联系，及时为他们提供预防疾病的咨询和健康教育，以及医疗服务、心理干预和社会支持，使其能够像常人一般的工作和生活，就业率提高，个人功能、家庭功能和社会功能均可得到改善。

美沙酮维持治疗并非单纯地使用美沙酮控制戒断症状，而是以此为基础将患者保留在治疗程序中，置于专业人员的管理、干预与监督之下，对患者进行有目的、有计划、有方法和分阶段的系统治疗，最终达到通过治疗改变患者行为，减少毒品危害和需求的目的。治疗还包括：咨询与辅导；认知－行为治疗；行为矫正；家庭治疗；就业咨询和培训指导等。

我国先后制定了《戒毒药物维持治疗工作管理办法》、《戒毒药物维持治疗机构基本要求》、《戒毒药物维持治疗延伸服药点基本要求》和《戒毒药物维持治疗方案》等文件，以规范管理戒毒药物的维持治疗工作。

除 MMT 外，丁丙诺啡维持治疗（BMT）也是国际上通用的脱毒治疗方法。丁丙诺啡是阿片受体的部分激动剂，其舌下片被批准用于阿片类依赖的脱毒治疗。丁丙诺啡活性强，2～4mg 就相当于美沙酮 20～40mg 的替代剂量，且其呼吸抑制、便秘作用轻，安全性较高，但和美沙酮一样存在一定的滥用风险。复方组合短效阿片受体拮抗剂纳洛酮，不仅不会产生欣快感，反而会立即引发强烈的戒断症状，因此采用丁丙诺啡复方治疗既保留了丁丙诺啡用于阿片类依赖治疗的全部优点，又可以有效防止依赖者的注射滥用行为，使患者能够更好地坚持维持治疗。

2. 苯丙胺类兴奋剂依赖的治疗方案　甲基苯丙胺长期滥用使机体及其精神受到严重损害，停止服用药物后的戒断症状使依赖者的健康状况进一步恶化，但是当前对 ATS 戒断症状的控制尚没有可以推荐的替代药物。对于轻度依赖者，如能保证足够睡眠和营养，大部分患者可以采取自然戒断方法，几日后症状可逐渐消失。戒断症状严重者采用对症治疗模式。

对于抑郁情绪严重的患者可使用三环类抗抑郁药，如氯米帕明；或选择性 5－HT 再摄取抑制剂，如氟西汀。

戒断患者出现中枢神经系统毒性症状时，如幻觉、妄想，建议使用抗精神病药物，如氟哌啶醇、地西泮。

戒断过程中心血管症状可选用如 β 受体阻断剂类的抗高血压药物治疗，酚妥拉明或硝普钠对该类药物诱导的高血压危象有效。

苯丙胺类药物具有极强的精神依赖性，因此脱毒治疗中同样需要配合认知治疗、行为矫正治疗、家庭治疗等心理和社会治疗手段。

课堂互动

本章服食“小马”案例中的患者应该如何对其进行脱毒治疗？

3. 酒精依赖戒断症状的治疗　目前认为戒断症状的发生是由于长期的酒精中毒影响到了神经递质系统所致，脱毒治疗首选替代药物为苯二氮䓬类药物，如地西泮、奥沙西泮，能较好地缓解戒酒过程中出现的颤抖、抽搐、焦虑不安，且具有抗惊厥的特性，而且还能预防可能发生的震颤谵妄、戒断性癫痫发作。脱瘾阶段时若产生戒断性幻觉、妄想症状，一般持续时间不长，可用小剂量抗精神病药物治疗。酒精依赖患者常常以酒代饭，导致营养不良，维生素缺乏，因此应及时补充营养，维持水电解质平衡，进行支持疗法有利于减轻戒断症状。

案例解析

男性，33岁，饮酒15余年，嗜酒近10年，不分时段，逢酒必醉，不喝会手抖、出汗，醉酒后行为紊乱；已无法料理个人生活，饮食差，夜眠差。

【问题】该患者是否属于酒精依赖？可对其进行怎样的脱毒治疗？

【解析】按照中国精神疾病诊断标准（CCMD－3）诊断为使用酒精所致精神及行为障碍。酒精依赖性表现明显。

【治疗】患者已无法生活自理，需配置精神病护理；酒精依赖的脱毒治疗首选替代药物为苯二氮䓬类药物，可采用奥沙西泮替代递减治疗；酒精所致精神及行为障碍，应用喹硫平控制并消除精神症状，度洛西汀改善情绪；对症支持治疗；补充营养，维持水电解质平衡；辅以心理治疗以利于脱毒。

（三）物理脱毒法

指利用各种物理手段（针灸、戒毒仪等）减轻患者戒断症状的一种方法，此法对部分急性戒断症状和部分稽延性戒断症状的控制有一定辅助治疗作用。

完成脱毒治疗仅是进行了戒毒治疗的第一阶段，仅仅意味着受治者躯体症状的基本消除，而更多的诸如行为、情绪、态度、思维、社会适应等方面的问题还有待于随后的康复治疗、社会帮教中加以解决。总之，戒毒治疗是一个连续的、长期的、个人－家庭－社会综合参与的系统工程，必须付出艰苦的努力方能取得较好的效果。

第五节　药物滥用的管制与防治

一、国际药物滥用管制战略

早在1912年1月，中、美、英、法、德等国就签订了海牙《国际阿片公约》，建立对麻醉药品管制的国际合作关系，从那以后人类社会一直在不懈努力，以期加强对全球性药物滥用趋势蔓延的遏制。1981年联合国大会通过了“国际药物滥用管制战略”（lnternational Drug Abuse Control Strategy）的决议，对全球性药物滥用问题所应采取的国际与国家行动提出了总的战略措施：①改进药物管制系统；②在合理用药目标下使麻醉药品和精神药物的供需达到平衡；③根除非法来源的药物供应；④减少药品的非法贩运；⑤防止不恰当或非法使用合法药品；⑥使药物滥用者得到治疗和康复，并能重建与社会的关系。

知识拓展

联合国三大毒品控制公约：《1961年麻醉品单一公约》（后经1972年修订）、《1971年精神药物公约》、1988年《联合国禁止非法贩运麻醉药品和精神药品公约》构成了现行国际毒品管理体系的核心。迄今已有接近200个国家加入公约，成为缔约国。公约要求对麻醉药品及精神药物须采取严格管制措施，只限定应用于医疗和科研，禁止非法生产、供给、需求、贩运和分销，明确规定毒品洗钱犯罪的概念，要求缔约国必须开展国际禁毒合作，严惩国际毒品犯罪。

二、我国药物滥用的管制

我国政府为维护社会和谐稳定，保护公众健康安全，积极采取系列措施，加强对毒品的管制，努力遏制药物滥用问题在我国蔓延。我国于20世纪80年代先后制定了《麻醉药品管理办法》和《精神药品管理办法》，2005年11月又颁布了《麻醉药品和精神药品管理条例》，2007年12月颁布实施《中华人民共和国禁毒法》，2014年6月发布了《中共中央国务院关于加强禁毒工作的意见》，2019年5月1日起，国家对芬太尼类物质整类列管，列管品种达到25种，超过了联合国规定管制的21种。上述系列法律法规的实施加强了我国对麻醉药品和精神药品的管理，加强建设药物滥用监测，不断完善我国药物滥用的综合治理体系。

三、药物滥用的防治

严峻的药物滥用形势要求社会专门拨出资源，开展基于证据的预防、教育和干预措施是有效遏制药物滥用的基础。预防药物滥用主要由三个部分组成：减少供应策略；减少需求策略；缓解药物滥用对个人和社会造成负面后果的策略。减少供应指通过禁毒执法，根除毒品原植物的种植，打击毒品的制造、贩运，达到减少毒品供应及其在社会上的可获得性；减少需求指通过药物滥用的预防、治疗和流行病学调查等，达到减少药物滥用人群数量及社会上对违禁毒品的消费需求。理论上，减少乃至消除人群中对违禁药物的需求是禁毒的最终目标，而药物滥用防治则是实现这一目标的重要内容。在当今全球毒品流行蔓延势头仍十分严峻的形势下，加强我国的药物滥用防治工作，建立有效的药物滥用防治体系具有重要的战略性意义。

（一）药物滥用的三级预防

根据公共卫生三级预防理论，做好药物滥用的预防，就可以防止产生新的吸毒人群，降低药物滥用发病率，减少危害。①药物滥用的一级预防，是对有药物滥用潜在危险的社区与人群，特别是青少年和其他易感人群，进行禁毒预防的普及宣传教育。目的是让人们不要去错用、误用和试用毒品。②药物滥用的二级预防，是对处于药物滥用高度影响下的社区和存在的药物滥用人群，进行禁毒预防的集中宣传教育。目的是对这部分人早期发现、早期干预和早期控制。③药物滥用三级预防，是积极防止和消除由于药物滥用所带来的对身体和社会的危害。

（二）加强药物滥用的预防教育

我国始终坚持把药物滥用预防教育作为治本之策，不断探索运用新渠道、新平台、新手段，开展形式多样的系列社会性宣传教育活动，使公众熟悉滥用药物危害的知识和信息，理解我国政府对药物滥用行为及制、贩毒行为的法律法规，自觉抵制毒品，提高广大人民群众的禁毒意识。

新生滥用药物人群呈现年轻化的特点，因此需重视和加强在青少年群体中的有效宣传和预防教育，使其从小树立防范药物滥用的意识，减少尝试非法药物的动机，锻炼抵制使用药物诱惑的能力，建立家庭、学校和社区以及专业机构、专业工作者、警方的联动合作机制，提供关爱、咨询和支持，切实关心青少年健康成长。

知识拓展

国际麻醉品管制局（简称麻管局）每年都会选择一个热点问题作为年度报告的主要内容并希望就此引起国际社会的广泛关注。中国国家禁毒委每年发布年度中国毒品形势报告，介绍当前中国禁毒工作和毒品形势相关情况。请阅读当年的《国际麻醉品管制局报告》《中国毒品形势报告》以了解世界和中国在应对毒品问题方面出现的多种严峻挑战，以及为此做出的重大努力。

本章小结

毒品、艾滋病和贫穷是当今全世界面临的三大难题，其中毒品问题排在首位。药物滥用流行的全球化趋势及毒品问题给国家安全、社会稳定和公共卫生带来了严重危害。可以预见，药物滥用问题将会在一个相当长的时期内存在。

1. 药物滥用的概念、滥用药物的三种类别及其依赖性特征；导致滥用的原因有社会、心理及生物学因素，而滥用药物对个体、对社会均产生不可估量的损害。

2. 在药物依赖的治疗应用方面，全面介绍了生物–心理–社会医学模式下的治疗原则和综合措施，其中重点讨论了目前在人群中普遍流行的阿片类、苯丙胺类药物依赖性的药物治疗实践，也简要介绍了酒精依赖性的治疗方法。

3. 药物滥用问题还是社会性问题，因此需要认识到药物滥用防治是有效减少药物滥用及相关行为的不良后果的重要内容，特别是在低龄人群中应加强预防青少年毒品犯罪的切实有效的措施。

练习题

题库

一、选择题

（一）单选题

1. 关于药物的生理依赖性，下列哪项表述不正确（　　）。
   A. 停止用药后出现戒断症状
   B. 停止用药后一般不出现躯体戒断症状
   C. 停止用药后使人非常痛苦甚至有生命威胁
   D. 停止用药后产生一种强烈的躯体方面的损害
   E. 停止用药后产生一系列精神和躯体的特有症状

2. 以下哪一种不属于阿片类药物（　　）。
   A. 美沙酮　B. 芬太尼　C. 可待因　D. 哌替啶　E. 可卡因

3. 药物滥用造成的依赖性包括（　　）。
   A. 生理依赖性和精神依赖性　B. 药物耐受性和患者依从性
   C. 中枢兴奋性和精神依赖性　D. 药物耐受性和生理依赖性
   E. 中枢兴奋性和成瘾性

4. 下列哪种情况属于药物滥用（　　）。
   A. 错误地使用药物　B. 不正当地使用药物
   C. 社交性使用药物　D. 出于好奇心理或盲从性使用药物
   E. 强迫性地有害使用药物

5. 同一个人可以对几种药物产生依赖性（　　）。
   A. 1 种　B. 1～2 种　C. 3 种　D. 1 种以上　E. 2～3 种

6. 生理依赖性是指中枢神经系统对反复使用什么药物所产生的适应性（　　）。
   A. 中枢抑制剂　B. 致依赖性药物　C. 中枢兴奋剂
   D. 致幻剂　E. 酒精

7. 哪个药品停药后会产生明显的戒断症状（　　）。
   A. 芬太尼　B. 阿司匹林　C. 苯巴比妥

D. 甲基苯丙胺　　E. 地高辛

8. 阿片类麻醉品过量中毒使用什么药物救治（　　）。

A. 喷他佐辛　　B. 洛贝林　　C. 纳曲酮

D. 尼克刹米　　E. 肾上腺素

9. 阿片类成瘾的重要临床标志是（　　）。

A. 抑郁　　B. 食欲增加　　C. 嗜睡

D. 脉搏变慢　　E. 出现戒断症状

（二）多选题

1. 吗啡急性中毒表现包括（　　）。

A. 昏睡　　B. 躁狂　　C. 针尖样瞳孔

D. 体温下降　　E. 呼吸减慢

2. 关于地西泮下列表述正确的有（　　）。

A. 长期服用可产生依赖性　　B. 突然停药可出现戒断症状

C. 能增加其他中枢抑制剂的作用　　D. 饮酒对其作用没影响

E. 不宜长期用药

3. 连续反复使用致幻剂（　　）。

A. 可引起耐受性和依赖性　　B. 只引起耐受性而无依赖性

C. 只引起依赖性而无耐受性　　D. 只引起生理依赖性而无精神依赖性

E. 依赖性发展较慢

二、思考题

1. 药物滥用的概念与“滥用抗生素”“滥用激素”的“滥用”概念有何区别？
2. 具有依赖性特性的药物可分为哪几类？分别说明其主要的临床表现。
3. 试述药物成瘾者的戒毒治疗应遵循的原则和综合措施。
4. 阿片类药物依赖的脱毒主要采用什么药物治疗方案？
5. 预防药物滥用的策略主要是什么？

（翁稚颖）

第十二章

妊娠期和哺乳期妇女用药

微课

学习导引

知识要求

1. 掌握　妊娠期药代动力学特点，妊娠期、分娩期、哺乳期临床合理用药原则。

2. 熟悉　胎盘对药物转运和代谢的影响；胎儿药物代谢动力学特点、用药注意及药物对胎儿的损害。

3. 了解　药物的乳汁转运特点。

能力要求

1. 熟练掌握对妊娠期、分娩期、哺乳期妇女临床安全选药、合理用药的技能。

2. 学会应用妊娠期、分娩期、哺乳期妇女生理学改变及药动学、药效学特点解决临床实际用药存在的问题。

课堂互动

妊娠期妇女机体会发生变化吗？有哪些变化？这种变化会影响药物的体内过程吗？

第一节　妊娠期药物代谢动力学特点

PPT

妊娠是卵子与精子结合至分娩的约40周的生理时期，在此期间胎儿孕育在母体中，因此也称为胎儿期。妊娠期分为3个时期：妊娠12周以前为妊娠早期，第13~27周为妊娠中期，第28周至分娩为妊娠晚期。妊娠期间母体新陈代谢、消化系统、呼吸系统、心血管系统、神经系统、内分泌系统功能发生变化，使妊娠妇女药物体内过程明显不同于非妊娠妇女；同时药物可通过母体进入胎儿体内，对其产生特殊影响，有时甚至会对新生儿造成危害。因此，准确了解相关治疗药物在妊娠妇女体内药动学过程及药物对妊娠妇女、胎儿及新生儿的安全性，具有至关重要的意义。

一、药物的吸收

1. 胃肠道给药　①早孕时期由于存在妊娠反应，频繁恶心、呕吐，往往使口服药物的吸收受到影响；临产孕妇口服给药后，由于胃排空延长，胃内残留药物量较多而影响吸收，故早孕及临产孕妇不宜胃肠道给药；②妊娠期间雌激素、孕激素分泌增加，使孕妇胃酸、胃蛋白酶分泌减少而肠黏液分泌增加，导致胃、肠pH增高；同时胃肠道平滑肌张力减退、蠕动减弱，使胃肠排空时间延长。以上变化使经胃吸收的弱酸性药物如水杨酸钠等经口服吸收延缓、吸收量减少，血药浓度达峰时间推后，峰浓度下降，生物利用度下降；而弱碱性药物如镇痛药、催眠药等的吸收较非孕妇增多；③由于药物在小肠内停留时间延长，使经小肠代谢的药物如氯丙嗪代谢增加，进入体循环药量减少，作用降低。

2. 注射给药 孕妇心输出量明显增加，外周血管扩张，血流量和组织血液灌注量增加，因此肌内注射或皮下注射给药，药物的吸收量可能增加。而妊娠末期及分娩时，下肢静脉血流速度明显减慢，如果进行臀部肌内注射，药物的吸收可能减慢。

3. 呼吸道给药 孕妇耗氧量增加，机体出现生理性肺通气过度，肺潮气量和肺泡交换量增加，尤其是每分通气量由非孕时的8L增加至足月妊娠时的11L，再加上心输出量的增加，妊娠期间使用吸入性药物如麻醉气体、支气管扩张剂等其吸入量比非孕妇明显增加。

4. 其他给药途径 孕妇皮肤尤其是手、足部位的血流量显著增加，这有利于一些皮肤用药如控释贴片、酊剂、搽剂及膏剂等的透皮吸收；孕妇黏膜局部毛细血管扩张，滴鼻、阴道等黏膜给药时药物吸收明显增加。另外，孕妇硬膜外腔血管形成增多，因此，硬膜外腔给药可加速药物吸收，如注射哌替啶（pethidine）后，其吸收较非孕妇快，血药浓度相当于静脉注射给药。

二、药物的分布

药物分布在妊娠期间主要受血浆容量增加和血浆蛋白浓度降低两大因素影响。妊娠期孕妇的血容量明显增加，最多可较非妊娠状态增加30%～50%，增加的主要是血浆。随着子宫、乳腺及胎体等的增加，体液总量也增加，尤其是细胞外液，增加可达8L之多。体液容量的扩大，使水溶性药物分布容积增加，药物浓度下降，在靶器官往往达不到有效血药浓度，尤其是表观分布容积较小的药物，一般单就此因素考虑，孕妇的药物需要量较非妊娠期要高。

血浆蛋白浓度变化也会影响妊娠期药物的分布。一些药物进入机体后可与血浆蛋白（主要是白蛋白）结合，结合型药物分子量较大，不能通过毛细血管，暂时失去药理活性，只有游离型药物才能发挥药理作用。妊娠期由于循环血容量的增加，血清白蛋白浓度逐步降低，特别是妊娠15周后降低明显；与此同时，妊娠期很多蛋白结合部位被血浆中内源性的甾体激素及肽类激素等物质占据，药物与血浆蛋白结合减少，游离型药物增多，易转入至各房室，使分布容积增大。游离型药物的增多，亦可增强药物作用，尤其是血浆蛋白结合率较高的药物；同时也增加了药物经胎盘向胎儿的转运，进而对胎儿造成危害，如地西泮、苯妥英钠、苯巴比妥、利多卡因、哌替啶、地塞米松、普萘洛尔、水杨酸等。

另外，妊娠期孕妇脂肪储存增加，以皮下脂肪为例，可增加20%～40%，从而脂溶性药物分布容积显著增加，易导致药物蓄积。

三、药物的代谢

肝脏是药物代谢的主要器官。妊娠时，心搏出量增加，肝脏血流量会有所增加，但对药物代谢影响不大。妊娠期间雌激素和孕激素水平明显增高（主要由妊娠黄体及胎盘分泌），可刺激肝微粒体酶，使其活性增强，因此使一些药物，如苯妥英钠等肝清除率增加；但同时孕酮、雌二醇本身也经肝代谢，可与某些药物竞争微粒体酶的氧化作用，产生竞争性抑制，从而降低药物的清除率，如司来吉兰等。此外，高雌激素水平可使胆汁淤积，胆囊排空能力降低，一些从胆汁排泄的药物如利福平的排出减慢，因而肝清除速率减慢。

四、药物的排泄

药物排泄的主要器官是肾脏。妊娠期孕妇由于心搏出量的增加，肾血流量增加约35%，肾小球滤过率增加约50%，肌酐清除率相应提高，但肾小管的重吸收功能不变，因此，许多由肾脏排泄的药物如硫酸镁、地高辛、碳酸锂、庆大霉素、氨苄西林等的清除率明显增加。妊娠高血压综合征的孕妇其全身小动脉及冠状动脉处于痉挛状态，心肌供血不足，周围血管阻力较大，心脏负担加重，心排出量减少，肾血流量也相应减少；同时肾血管处于收缩状态，肾小球的滤过率降低，药物的排泄反而减慢，容易导致药物蓄积。另外，在妊娠晚期，可能由于孕妇长时间处于仰卧位，肾血流量减少，药物的清除率会降低。

经胆汁排泄的药物会形成肝肠循环，而妊娠期葡萄糖醛酸转移酶活性降低，结合型药物减少，导致在肝肠循环中被重吸收的药量增多，药物半衰期延长。

课堂互动

1. 母体用药会对胎儿带来损害吗？为什么？
2. 妊娠期需要禁用所有药物吗？如何来解决此问题？

第二节　药物对胎儿的影响

PPT

胎儿在子宫中发育，需要从母体中汲取营养，代谢产物也需要排出。胎血和母血并不是直接相通，而是借助于胎盘这一特殊结构，母体与胎儿之间的物质包括药物进行转运。胎盘的功能复杂，不但具有气体交换、营养物质供应、排出胎儿代谢产物等功能，还具有一定的防御及合成功能。孕妇用药时，一方面，药物可以通过胎盘，进入到胎儿体内起直接毒性作用；另一方面，药物作用于母体，通过影响胎盘的功能而间接影响胎儿生长发育。

一、胎盘对药物的转运

胎盘是妊娠期间由胚膜和母体子宫内膜联合形成的母胎间交换物质的器官。药物在胎盘的转运部位是血管合体膜（vasculo－syncytical membrane，VSM），其由合体滋养细胞、合体滋养细胞基底膜、绒毛间质、毛细血管基膜和毛细血管内皮细胞组成的 5 层薄膜。VSM 对药物的透过具有一定的阻抗性，称之为胎盘屏障（placental barrier）。药物转运与 VSM 厚度呈负相关，与绒毛膜表面积呈正相关。

（一）胎盘转运药物的方式

胎盘对药物的转运主要包括被动转运（主要的转运方式）、主动转运、易化扩散、胞饮作用及膜孔转运。另外还存在一些比较特殊的方式，即转运底物通过胎盘的转化代谢后再进入胎儿体内，如维生素 B_2（核黄素）通过胎盘时先将其代谢为黄素腺嘌呤二核苷酸，随后裂解出游离的核黄素而释放入胎儿血中；维生素 C 在胎盘代谢为脱氢维生素 C 后，扩散进入胎儿循环，然后再还原成维生素 C。

（二）影响药物胎盘转运的因素

胎盘为生物膜，影响药物通过胎盘的因素与影响药物通过其他生物膜的因素具有相似之处，主要包括以下几个方面。

1. 药物的脂溶性　脂溶性大的药物易经胎盘转运，如硫喷妥钠、全麻药等，能很快通过胎盘扩散；而一些水溶性的药物如肝素、筒箭毒碱等，通过胎盘的速度较慢。

2. 药物分子的大小　分子量小的药物易经胎盘转运。分子量为 250～500 的药物易透过胎盘，分子量在 700～1000 的通过较慢，大于 1000 的则通过较少。

3. 药物的解离程度　非离子型药物易经胎盘转运。因此，离子化程度低，不带电荷的小分子物质经胎盘的渗透速度较一些带电荷的小分子物质（如 Na^+、K^+、Cl^-）快。

4. 药物与蛋白的结合率　药物与蛋白结合后分子量增大，不易通过 VSM。因此，蛋白结合率较高的药物进入胎儿体内的量较少。如甲氧西林和双氯西林的结合率分别为 40% 和 90%，前者较后者通过胎盘要快；治疗甲状腺功能亢进的丙基硫氧嘧啶（PTU）和甲巯咪唑比较，PTU 胎盘的转运量相对较少。

5. 胎盘血流量　药物扩散的速度与胎盘血流量呈正比。当孕妇所患疾病影响胎盘血流量时，透过胎盘进入到胎儿体内的药量受到影响。如妊高征时，全身的小动脉痉挛，胎盘供血量减少，药物转运减慢。

孕妇患有感染性疾病或者合并有糖尿病、心脏病等疾病时，胎盘屏障有时会被破坏，一些正常情况下不能通过的药物可能会变得容易通过。

6. 胎盘的发育 随着妊娠的进展，胎盘绒毛膜会逐渐变薄，表面积逐渐增加，使药物更容易通过。妊娠28周以后，几乎所有药物均能通过胎盘。

二、胎儿药物代谢动力学特点

虽然在母体及胎儿之间存在胎盘屏障，但此屏障功能较弱，不能完全保护胎儿免受药物的影响，大多数药物可经过胎盘进入胎儿体内，而胎儿各器官功能处于发育阶段，也极易造成损害。另外胎儿药动学特征与成人具有较大差异，药物经胎儿代谢后可能会形成有害物质，而致胚胎死亡或畸形。

（一）胎儿的药物吸收

药物可经胎盘进入胎儿体内，其吸收的多少与胎盘转运有关。同时药物还可经羊膜进入羊水中，而羊水中蛋白含量较低，为母体的1/20～1/10，因此结合型药物减少，大多数药物以游离型存在，羊水中游离型药物可通过胎儿皮肤被吸收。妊娠12周后，胎儿具有吞咽功能，药物可随羊水被胎儿吞咽进入胃肠道并吸收入胎儿血液循环，代谢后随胎尿排出进入羊水，排出的部分代谢物又被胎儿再次吸收进入胎儿血液循环，进而形成“羊水肠道循环”。

（二）胎儿的药物分布

药物在胎儿体内的分布主要受胎儿体液、脂肪含量和器官血流量的影响。妊娠12周前，胎儿体内体液含量较高而脂肪含量较少，水溶性药物分布容积较大，体液中药物分布较多，脂溶性药物分布容积较小，虽不易形成脂肪蓄积，但易形成较高血药浓度。随着胎龄的增长，胎儿体内细胞外液逐渐减少而脂肪组织逐渐增加，致使脂溶性药物在脂肪组织分布逐渐增多。胎儿血浆蛋白含量较母体低，游离型药物浓度高，故药物易进入组织中。另外胎儿的肝、脑等器官占身体的比例较大，再加上来自胎盘的血液中有两支经脐静脉入肝，致使肝脏血流量非常丰富，经脐静脉转运的药物中有60%～80%进入到胎儿肝脏，使得肝脏药物浓度相对较高；胎儿血－脑屏障（blood－brain barrier，BBB）尚未发育完善，药物易进入中枢神经系统。比较特殊的是，胎儿静脉导管未闭合，来自胎盘的血液一部分可通过静脉导管直接经下腔静脉到达右心房，药物可不通过胎儿肝脏直接到达心脏以及中枢神经系统，故在母体静脉快速给药时尤其需要注意。

（三）胎儿的药物代谢

胎儿药物代谢的主要器官为肝脏、胎盘和肾上腺。虽然胎儿肝脏功能还未发育完善，但肝脏仍然是代谢的主要器官。妊娠早期，胎儿肝内缺乏多种酶，如葡萄糖醛酸转移酶等，像胆红素这类物质只能小部分在胎儿肝内结合排泄，大部分要依靠胎盘排出，再由母体排泄出去；由于肝代谢能力较低，某些药物胎儿的血药浓度高于母体。例如，肌内注射青霉素1小时测胎儿的血药浓度，发现胎儿的血药浓度是母体的3倍。从妊娠12～16周起，胎儿肝脏代谢能力增强，但与成年人比较仍明显不足。跟成人一样，大多数药物通过胎儿肝脏代谢之后活性下降，但也有某些药物例外，比如苯妥英钠进入胎儿肝脏后，经胎儿肝微粒体酶的作用，生成对羟基苯妥英钠，其可干扰叶酸代谢，竞争核酸合成酶，出现致畸作用。尤其是合用肝药酶诱导剂苯巴比妥后，苯妥英钠的转化量增多，致畸作用增强。胎盘也具有物质代谢功能，其代谢能力虽较肝脏弱，但对肝脏代谢药物具有一定的补充作用。胎盘对药物代谢也具有一定的作用，也含有多种药物代谢酶系统，对一些药物发挥代谢作用，尤其是对多种内源性及外源性甾体的代谢，可使母体中类固醇激素经过胎盘屏障时被代谢为活性较低或无活性的代谢产物，保护胎儿免受妊娠期间母体血液高浓度类固醇激素的影响；另外有些药物（如维生素C）需要在胎盘经过代谢转化，才能成为容易经胎盘输送的物质。

（四）胎儿的药物排泄

妊娠11～14周，胎肾已有排泄功能，但肾小球的滤过率较低，药物排泄较慢，即使药物被排泄至羊膜腔中，还可被胎儿吞咽形成“羊水肠道循环”再进入体内，因此通过胎盘向母体转运是胎儿体内代谢物排泄的最终途径。体内药物被代谢后其极性和水溶性增强，较难通过胎盘屏障向母体转运，因而易在胎儿体内蓄积造成损害，甚至产生严重后果。如沙利度胺，就是因为在胎儿体内形成水溶性代谢物无法排除，进而在胎儿体内蓄积，干扰胎儿的肢体发育而导致畸形。

三、药物对胎儿的损害

孕妇罹患疾病，可影响子宫内胚胎或胎儿的生长发育，使用药物治疗使母体尽早痊愈虽有利于胚胎或胎儿，但有时药物使用不当，可能带来损害，导致胎儿的畸形或发育不良（表12－1）。

表12－1　对胎儿有致畸作用及其他有害作用的药物

药物分类	药物名称	对胎儿的损害作用
激素类药物	炔诺酮	妊娠早期应用，可引起女婴男性化，轻则阴蒂增大，重则假两性畸形
	丙酸睾酮	女婴男性化
	甲状腺素	甲状腺萎缩
抗甲状腺药	丙基硫氧嘧啶	甲状腺肿、甲状腺功能低下、先天性黏液性水肿
	^{131}I	妊娠早期应用，可引起畸形、甲状腺功能不足、甲状腺瘤
抗癌药	甲氨蝶呤	妊娠早期应用，可引起脑积水、流产、唇裂、脑膜膨出、腭裂、四肢畸形
	苯丁酰氮芥	多发畸形
	环磷酰胺、6－巯基嘌呤	肾及输尿管缺损、多种畸形
维生素类	维生素A	大量应用可导致胎儿骨骼异常
	维生素D	大量应用可导致新生儿血钙过高、智力障碍、高血压等
	维生素K_3	妊娠晚期可引起溶血、高胆红素血症
解热镇痛抗炎药	阿司匹林	黄疸、高血糖、凝血酶原过低症、出血倾向
	对乙酰氨基酚	肝肾损害、贫血、新生儿出血、黄疸
利尿药	氢氯噻嗪	新生儿血小板较少症
抗菌药	氯霉素	大剂量可导致流产、灰婴综合征、血小板减少、死胎
	四环素	妊娠早期应用，可引起手指畸形、先天性白内障、骨生长障碍、牙齿黄染、釉质发育不全；妊娠晚期，可引起溶血性贫血、黄疸
	新霉素	高胆红素血症、肝功能障碍
	卡那霉素	听力障碍，肾功能障碍
	红霉素	先天性白内障、四肢畸形等
	呋喃妥因	溶血、新生儿黄疸
抗癫痫药	苯妥英钠、扑米酮	唇裂、腭裂、骨骼畸形，“婴儿妥因综合征”
抗疟疾药	磷酸伯氨喹、	溶血、黄疸
	奎宁、氯喹	视网膜及第八对脑神经损害、四肢缺陷
降糖药	氯磺丙脲、甲苯磺丁脲	多发性畸形、新生儿低血糖
抗凝血药	香豆素类	胚胎病变，中枢、骨骼、颜面畸形
抗组胺药	苯海拉明、氯苯那敏	黄疸、新生儿呼吸抑制、低血压、畸形
其他	咖啡因	可增高血中胆红素浓度
	乙醇	大剂量导致畸形增加2～3倍
	沙利度胺	海豹肢体畸形
	碳酸锂	心血管畸形

（一）药物对胎儿非致畸性损害

许多药物在妊娠期使用不当或致畸药物在妊娠中、晚期使用，虽然不导致胎儿畸形，但可能会给胎儿带来不可避免的有害影响。这些损害包括胎儿出现器官功能异常、中枢神经系统抑制、免疫功能抑制、造血功能障碍等，引发胎儿宫内生长发育迟缓、新生儿低血糖、低血钙、低血钠、红细胞增多症、呼吸窘迫综合征等，如氯丙嗪可诱导胎儿宫内发育迟缓。另外，有些药物在大剂量应用时可引起胎儿致死、致畸，小剂量时亦具有致胎儿生长发育迟缓的作用，如乙醇、苯妥英钠、抗癌药、香豆素等；降压药、麻醉药、血管活性药、利尿药等可降低胎盘血流量，影响胎儿的血氧供应进而影响胎儿生长发育，故应慎用或禁用。由于导致胎儿发育迟缓的诱因是非特异性的，治疗时应主要针对诱发因素及并发症进行防治。

（二）药物对胎儿致畸性损害

药物致畸是药物对胎儿有害影响中最重要的一种，目前占胎儿出生缺陷的2%～3%。其致畸机制包括基因突变、胚胎细胞脱氧核糖核酸（DNA）及核糖核酸（RNA）合成受干扰、染色体畸变、代谢抑制等。许多药物或其代谢产物都可成为致畸源，但并非每个致畸源都必然引起胎儿的某种畸形，畸形的产生及其程度与孕期用药早晚、持续时间、剂量大小及遗传基因等有关，如丙戊酸钠可致胎儿畸形，但应用的孕妇仍有95%的机会分娩正常的婴儿；畸形也不仅表现在各组织器官的形态和结构上，也可能表现在生理功能或生化反应以及行为活动方面。绝大多数药物有各自的致畸阈值，母血药物浓度在阈值以下无致畸危险，在阈值以上危险增加。妊娠前3个月尤其8周内是致畸高危期，用药危险最大，剂量大、时间长、重复用药则危险更大，严重者出现多器官综合畸形，甚至胎儿死亡。

（三）药物致畸性评价

造成胎儿畸形的原因较多，也可能是多方面综合作用的结果，因此，要确定畸胎是否由药物造成比较困难。1973年，伊藤提出确定药物致畸作用的5点标准，分别为：①所产生的畸形是少见的、奇特的；②母体用药时间与胎儿器官畸形的时间吻合；③胎儿畸形与母体所患某些疾病之间的关系可能性极小；④文献有同样的资料报道；⑤动物实验证实药物与胎儿畸形有关。判定药物致畸作用不可能在孕妇身上做实验，动物实验对于药物致畸作用的评定具有一定参考价值，一般会引起人类畸形的药物，在动物中也有类似的致畸作用，如异维A酸。

有些药物在动物实验中大剂量应用会引起畸形，而人类应用相应的剂量可能并不引起畸形，例如大剂量的糖皮质激素或地西泮引起动物唇裂，人类应用相应剂量并无这种影响；水杨酸盐等在动物中引起心脏畸形，在人类中无这种影响。流行病学调查也可了解药物的致畸作用，这需由专门的机构如国际畸形信息服务机构来组织，将服药孕妇与未服药对照组进行比较研究，以获得药物的致畸信息。

1979年美国食品药品管理局（FDA）根据动物实验和临床实践经验及对胎儿的影响，将妊娠期使用的药物分为A、B、C、D、X五类。

A类：妊娠初3个月用药，经临床对照观察未发现药物对胎儿有损害，妊娠中、晚期应用亦无危险证据，对胎儿的损害极小，孕妇应用较为安全。属于A类的药物较少，大约占整个临床用药的0.7%。如维生素、甲状腺球蛋白等。但维生素A较为特殊，正常剂量范围内维生素A属A类药物，而大剂量的维生素A，每日剂量2万IU，即可致畸，而成为X类药物。

B类：在动物生殖实验中未显示对胎仔有损害或经动物生殖实验显示对胎仔有损害，但尚未在妊娠早期临床对照试验中得到证实，妊娠中、晚期亦无危险证据。属于B类的药物占整个临床用药的19%，如所有的青霉素类及绝大多数的头孢菌素类药物、克林霉素、林可霉素、红霉素、呋喃妥因等抗菌药物，洋地黄类的地高辛、毛花苷C等，肾上腺皮质激素等，此类药物孕妇应用也较为安全。

C类：在动物实验中证实对胎畜或胎仔有致畸作用或引起胚胎发育异常，但缺乏临床对照观察资料；或者缺乏动物实验和临床对照观察资料。C类药物占整个临床用药的66%，这一类药物或者应用时间不长或者较少在孕妇中应用，在妊娠早期对胎儿是否会造成损害尚无报道，故难以有比较确切的结论。如喹诺酮类、拟胆碱药、抗胆碱药等。C类药物孕妇应用仍安全，但临床仍要等待有更多的报道以证实其无害，所以对C类药物的应用要谨慎，如果有可以替代的安全药物则选用替代药，否则需权衡利弊后决定是否应用。

D类：临床资料显示药物对胎儿有损害，只有在孕妇生命危险或患有严重疾病非用不可时方可使用。属于D类的药物占整个临床用药的7%，如四环素类、氯霉素、多数抗肿瘤药物、多数抗癫痫药等。D类药物在妊娠期特别是在妊娠早期尽可能不用。

X类：动物和临床研究中已证实对胎儿危险性大，在临床应用中弊大于利。属于X类的药物占整个临床用药的7%。如己烯雌酚、沙利度胺、氟西泮、氟硝西泮、利巴韦林等。该类药物禁用于妊娠或将妊娠的妇女。

课堂互动

妊娠各期如何合理应用药物？分娩期如何正确使用药物？

知识拓展

己烯雌酚事件

在20世纪60年代，已烯雌酚是一种被广泛用于治疗先兆流产的药物。但此药物应用期间，美国波士顿市妇科医院短时间内先后发现多名少女阴道癌患者，大大超过了自然情况下此病在少女人群中的发病率。深入流行病学调查显示，此疾病的发生与患者母亲妊娠期间服用已烯雌酚存在因果关系，其相对危险度高达132倍。之后其他医院也陆续报道，至1972年，各地收到约91例8～25岁的阴道癌患者的报告，其中49例患者的母亲在妊娠期间均服用过已烯雌酚。因此，已烯雌酚目前已不用于预防流产，并且使用说明中“妊娠”也由原来存在于“适应证”中改到了“禁忌证”中。

第三节　妊娠期妇女用药

PPT

妊娠时机体形成一个复杂多单元的结构，包括母体、胎盘和胎儿。一方面，孕妇罹患疾病的时候，会影响到子宫内的胚胎或胎儿，需要尽快治愈；另一方面，孕妇所用的药物对胚胎或胎儿又可能造成一定的损害。药物对胎儿影响程度主要与胎儿的胎龄、药效、所用药物及剂量有关。因此应注意妊娠不同阶段药物对孕妇及胎儿的影响，合理用药。

一、妊娠期合理用药的基本原则

1. 明确疾病诊断，把握用药指征，尽量避免用药。为了确保不会对胎儿造成伤害，所有用药要在医生指导下进行。
2. 如必须用药时，用药前需详细阅读《药物说明书》，不使用标有“孕产妇慎用”和“孕产妇禁忌”标识的药物。尽量选择对孕妇及胎儿无害或毒性小的药物，且采用适当剂量、正确的给药途径及合适的给药间隔，最好进行血药浓度监测，以更好地调整用药剂量。
3. 权衡所用药物对孕妇疾病的治疗与药物对胎儿可能导致的损害之间的利弊，若在治疗危及孕妇健康或生命的疾病时，即使药物对胎儿可能产生伤害，也应根据病情随时调整剂量或及时停药，有时甚至需先终止妊娠，再用药。
4. 用药还需了解孕周，严格掌握剂量，及时停药。
5. 尽量避免使用新药或孕妇自用偏方、秘方，因无足够证据表明其对胎儿及新生儿是否有影响。

二、妊娠早期合理用药

受精后1周内，受精卵尚未着床，一般不受孕妇用药的影响；受精后8～14天内，受精卵刚着床于子宫内膜中，胚层尚未分化，这个时期对药物高度敏感，如果受到药物严重损害，可造成极早期的流产，如果只是受到部分损害，可能会通过补偿功能，胚胎继续发育而不发生后遗问题。因此这个时期致畸可能性很小，影响是“全”或“无”的，可短疗程的服用某些相对安全的药物。

妊娠3～12周是“致畸敏感期”，此阶段是胚胎各器官分化形成时期，最易受药物和外界环境的影响，用药后可能导致流产、明显的先天畸形，或者引起一些永久的、出生时不易察觉后来才被发现的缺陷。如孕妇应用一些抗肿瘤药物如甲氨蝶呤（MTX），胎儿会出现宫内发育迟缓、下颌增生、腭裂、颅骨发育不全、耳缺损、足畸等畸形。因此妊娠3～12周用药要特别慎重，尽可能避免用药（包括保健品），尤其是已确定或怀疑有致畸作用的药物；因疾病确实需要用药时，应选择同类药物中最安全的。应禁用甲氨蝶呤、环磷酰胺（CTX）等抗癌药物；甲基睾丸素、己烯雌酚等激素类药物；水杨酸类、非那西丁类解热镇痛类药物；苯妥英钠、卡马西平（CBZ）等抗癫痫药；地西泮、氟哌啶醇等镇静安定类药物；苯海拉明、氯苯那敏抗过敏药及放射性碘等。

三、妊娠中、晚期合理用药

妊娠12周后，各器官已分化完成，孕妇用药引起畸胎的可能性明显降低，但是牙、神经系统和女性的生殖系统还在继续分化发育，某些药物可能会导致上述组织发育迟缓或者功能异常。如四环素可透过胎盘与钙结合并聚集沉积在胎儿骨骼和牙齿，致牙齿永久黄染、易患龋齿及牙釉质发育不良、骨生长迟缓，因此，孕期应尽量避免使用四环素。有些药物可能没有导致胎儿畸形，但会引起某些代谢或者功能缺损，这种缺损不一定都表现在新生儿期，而是在若干年之后才表现出来。例如孕妇服用己烯雌酚导致阴道腺癌，到青春期才明显表现出来。另外，胎儿的代谢和排泄功能比较有限，药物容易在胎儿体内蓄积，可能也会产生某些不良反应。这个时期虽然用药致畸的可能性比较小，但也应慎重。

四、分娩期合理用药

分娩是指胎儿脱离母体成为独立存在个体的这段时期和过程，虽属于正常生理过程，但在分娩中也可能会产生并发症，如产后大出血、胎儿宫内窘迫、产后伤口感染等，因而常需使用镇痛药、子宫平滑肌兴奋药或松弛药、解痉药、镇静药、强心利尿药、血管扩张药及抗菌药等。

1. 分娩过程中镇痛药的应用 不宜使用吗啡类及鸦片制剂，此类药物具有强大的胎儿呼吸抑制作用。最常用的分娩镇痛药是哌替啶，肌内注射50～100mg镇痛作用可持续4小时，血中最高浓度在用药后2～3小时出现，应用时为使其对胎儿呼吸抑制的不良反应降至最低程度，应计算好注射药物到胎儿娩出的时间，使胎儿娩出时避开药物的体内浓度高峰，故在胎儿娩出前1小时内或4小时以上使用较为恰当；或于胎儿娩出潜伏期应用，可降低胎儿心率，不致造成胎儿窘迫，同时能增强宫缩频率与强度，调整不协调宫缩，改善孕妇的一般状况，利于胎儿娩出。

2. 子宫收缩药和子宫收缩抑制药的应用 胎儿娩出前不使用麦角制剂，如麦角新碱，因其可导致子宫强直性收缩；垂体后叶素能升高血压，有妊娠高血压综合征及合并高血压的孕妇禁用。常用的诱发宫缩（引产）和促进分娩的方法是静脉滴注缩宫素，但大剂量缩宫素可导致子宫强直收缩，故在使用时应加强监护，注意调整药物用量及静滴速度，保持子宫的节律性收缩。子宫收缩抑制药可预防和治疗早产，常用的药物有直接抑制子宫收缩药，如硫酸镁、硝苯地平、沙丁胺醇，另一类是前列腺素合成酶抑制剂，如吲哚美辛等。

3. 防治子痫抽搐及先兆子痫药物的应用 子痫常发生于妊娠晚期、临产时或新产后，对母胎的危害均很大，是产科的危、急、重症。子痫首选防治药物为硫酸镁，镁离子可抑制运动神经末梢释放乙酰胆碱，阻断神经－肌肉接头的传导，从而使骨骼肌松弛；可使血管内皮合成前列环素（PGI）增多，血管扩张，痉挛解除，血压下降；可恢复镁依赖的ATP酶功能，有利于钠泵的运转，进而消除脑水肿，降低中枢神经细胞兴奋性，制止抽搐。

案例解析

【案例】孕妇35岁，既往无高血压和肾脏病史，G1P0（G代表怀孕次数，P代表生产次数），孕36周，浮肿（++），血压160/110mmHg，蛋白尿（++），1天前出现头痛、恶心。诊断：重度妊娠高血压综合征、先兆子痫。

【问题】现应首选何药治疗？治疗过程中应注意哪些问题？

【解析】妊娠高血压综合征，又称妊高征（pregnancy - induced hypertension syndrome，PIH）。先兆子痫目前首选的治疗药物为硫酸镁，可采用肌内注射或静脉注射、静脉滴注。但硫酸镁的治疗浓度和中毒浓度相近，故在使用过程中应严密观察其毒性作用，控制给药量，滴速以1g/h为宜，不超过2g/h。同时监测以下指标：①腱反射，腱反射消失提示中毒；②呼吸，不少于16次/分；③尿量，不少于25ml/h；尿少提示肾脏排泄功能受到抑制，镁离子蓄积。应随时备好10%葡萄糖酸钙，一旦中毒应缓慢给予钙制剂解毒。

五、妊娠期妇女临床常用药物评价

（一）抗微生物药物

1. 抗菌药　大部分抗菌药属于A类或B类，一般来讲对胚胎、胎儿的危害小，可安全应用。但有些抗菌药对胎儿的不良影响要引起足够重视。如链霉素、庆大霉素、卡那霉素对听神经有损害；氯霉素可导致“灰婴综合征”；四环素可致乳牙色素沉着和骨骼发育迟缓；呋喃妥因和磺胺类药物可能导致溶血或新生儿黄疸。这些药物妊娠期不宜应用。

2. 抗真菌药　妊娠期阴道pH增高，防御能力下降，易感染真菌引起真菌性阴道炎，可用克霉唑、制霉菌素治疗，未见其对胎儿有明显不良影响。灰黄霉素可致连体双胎；酮康唑可对动物致畸，虽无人类证据，如孕妇确有应用指征（如真菌性败血症危及孕妇生命），需衡量利弊做出决定，并且酮康唑可自乳汁分泌，增加新生儿胆红素脑病的概率，应慎用。

3. 抗病毒药　病毒感染目前还没有特效的治疗药物。病毒颗粒较小，母体一旦感染，很容易通过胎盘进入胎儿体内，如风疹病毒、巨细胞病毒等感染可引起胎儿宫内感染、死胎、畸胎、胎儿宫内发育迟缓等。研究发现妊娠晚期合并有病毒性肝炎的孕妇，死产概率是48%，早产概率是43%，新生儿窒息率是15.7%，故肝炎病毒对胎儿的影响非常大。目前肝炎的治疗以对症支持治疗为主，抗病毒药应用较少，对重型肝炎的孕妇应该考虑终止妊娠。其他一些病毒感染如果发展到全身性的重症病毒感染，可以使用利巴韦林（病毒唑）、阿昔洛韦、阿糖腺苷、更昔洛韦等抗病毒药物，但这些药物在妊娠期使用的临床经验不多，应考虑其安全性，如果病情严重，对胎儿的影响较大时，需终止妊娠。

（二）抗寄生虫病药

滴虫阴道炎在妊娠期间较为常见。应用的药物主要为甲硝唑、替硝唑等硝基咪唑类药物，目前对于此类药物的致畸作用还存在着争议。甲硝唑在动物有致畸作用，临床未得到证实，1987年Rosk报道1020例孕早期应用甲硝唑，未发现不良反应，认为其安全性大，将其归为B类药物。但目前还是主张在孕早期不宜使用，孕中、晚期可以选用。抗疟原虫的奎宁致畸作用较肯定，属于D类药物，应禁用。氯喹的安全性相对较大，在疟疾高发区用的机会多，利大于弊，但长期使用也可导致耳聋、智力障碍等。

（三）作用于心血管系统疾病的药物

1. 强心药和抗心律失常药　此类药物大多数对胎儿是安全的，常用的洋地黄制剂，能迅速经胎盘进入胎儿体内，一般治疗量尚未见有对胎儿不良影响的报道。近年开始用地高辛及抗心律失常药物如奎尼丁、利多卡因等治疗胎儿宫内心动过速、心律失常并取得疗效。

2. 抗高血压药 一线抗高血压药中，利尿药妊娠期一般不主张使用，一方面有致畸可能，另一方面会引起水、电解质平衡紊乱，给孕妇带来更大的负担。β受体阻滞剂如普萘洛尔常用于治疗妊娠期心动过速，迄今无致畸报道；阿替洛尔、美托洛尔等药孕妇及胎儿的安全性临床资料缺乏。钙通道阻滞剂如硝苯地平及血管舒张剂如肼屈嗪属C类药物。血管紧张素转化酶抑制剂如卡托普利在动物中有杀胚胎作用，孕期应用可致畸或致胎儿生长迟缓，同时可能影响胎儿的肾功能，应禁用。新型的不含巯基的血管紧张素转换酶抑制剂如螺普利既是一线降压药，也是治疗心衰的一线药物，孕期慎用。中枢性抗高血压药如甲基多巴、可乐定等列为C类药，孕期慎用。

（四）抗惊厥、抗癫痫药

患有癫痫的妊娠期妇女，服用抗癫痫药后所生婴儿患有腭裂、心脏及头面部或视觉异常、指甲和手指增生、智力障碍的概率明显增加。胎儿畸形的危险因素既与癫痫发作频率和严重程度有关，也与应用抗癫痫药物相关。常用的抗惊厥药中水合氯醛，未发现不良反应；适量应用硫酸镁治疗妊娠高血压症，未见对胎儿有不良影响，但必须严格掌握剂量，或对其进行血药浓度监测，否则可出现中枢神经抑制及神经肌肉传导阻滞。临床最常用的抗癫痫药苯妥英钠有一定争议，一方面实验室及临床资料均证明，其长期用药可致畸，分娩过程对新生儿有不同程度的抑制作用；另一方面应用此药抗癫痫可获得显著疗效，故要权衡利弊决定用否。苯妥英钠、卡马西平或苯巴比妥可致维生素K缺乏，宫内接触过这些药物的新生儿出现新生儿出血的危险性较大，孕妇产前一个月口服或新生儿出生后肌内注射维生素K可避免。

（五）平喘药

氨茶碱类是临床治疗哮喘的常用药，属于C类药，应注意用药剂量和用药时间。近年应用的β拟交感药如特布他林疗效较满意，对胎儿相对安全，属B类药。当哮喘急性发作时，短期皮下注射肾上腺素未见明显不良影响，但要及时停药，不可长期应用。

（六）降血糖药

妊娠期由于母体抗胰岛素物质明显增多，加上胎盘分泌的一些激素在周围组织中有抗胰岛素作用，母体对胰岛素的需要量约较非妊娠期增加一倍。另外，妊娠糖尿病患者易并发酮症酸中毒。糖尿病的孕妇本身发生畸胎、死胎的概率比较高，新生儿死亡的概率也较高，因此要积极加以控制。大多数口服降糖药有致畸作用，或对胎儿有其他不良影响，或缺乏药物安全性的临床资料，妊娠糖尿病患者一般不用口服降糖药，除了饮食控制外，药物治疗首选胰岛素。胰岛素属于B类药，安全性大，不能通过胎盘，动物实验也未发现有致畸作用。

（七）糖皮质激素

目前临床上常于临产前数日用糖皮质激素以促进胎儿肺成熟，或用其治疗某些妊娠合并症，如自身免疫性血小板减少性紫癜、支气管哮喘等，以上大多数属于短期用药，不良反应不明显，但过量长期用药可能会导致过期妊娠、死胎或胎儿宫内发育迟缓。另外，长期使用糖皮质激素对免疫系统有一定的抑制作用，孕妇可能更容易发生感染。如果病情需要长期应用，原则上应该尽量使用较小维持剂量。在药物选择方面，泼尼松、泼尼松龙属于B类药物，比较安全。地塞米松在动物实验中发现有致腭裂畸形，临床应用中未发现对胎儿有致畸作用。

（八）性激素药

妊娠期间雄性激素和女性激素均应不用，因可引起女婴男性化或男婴女性化，孕早期用己烯雌酚可致出生的女孩青春期后发生阴道腺癌、透明细胞癌。口服避孕药常用的是雌激素与孕激素的复方制剂，对胎儿性器官的发育会产生不利影响，可使胎儿发生脊柱、四肢和心血管等多发性畸形。口服避孕药中的雌激素，会使患乳腺癌的可能性增大。国外研究报道，母亲在孕期服用了雌激素或口服避孕药，导致其女婴阴道癌发病率增高；停用口服避孕药3个月内便受孕的妇女，检查其流产胎儿，发现染色体畸变较多。因此，采用口服避孕药避孕的妇女，最好停药3个月后再受孕。习惯性流产应通过测基础体温或测定孕酮等确定是否由于孕酮不足而引起流产，如应用天然的孕激素黄体酮保胎，剂量不宜过大，时间也不宜过长。

（九）止吐药

目前有学者认为妊娠期呕吐是胎儿本身的一种保护机制，是胎儿为了避免有毒物质的侵害而进行的一种自卫反应。如果不是特别严重的话，一般不主张用药治疗。但有些孕妇妊娠呕吐剧烈，甚至可能威胁生命，需要治疗。止吐药偶尔短期应用危害不大，但要选择合适的药物，D类药禁用；C类药如氯丙嗪、异丙嗪等应慎用；B类药美克洛嗪和赛克利嗪为哌嗪衍生物，流行病学调查及动物实验均未发现致畸作用。

（十）抗甲状腺药

病情轻者，一般不用抗甲状腺药物治疗；病情重者需继续应用抗甲状腺药物治疗。抗甲状腺药物能通过胎盘，如用药剂量过大，可引起胎儿甲状腺激素生成和分泌不足，导致甲状腺功能减退和甲状腺肿。丙基硫氧嘧啶每天保持在200mg以下，甲巯咪唑在20mg以下，胎儿发生甲状腺肿的可能性很小，比较安全。哺乳期和孕期禁用放射性同位素碘治疗，因其能通过胎盘和乳腺到达胎儿和乳儿体内，破坏其甲状腺功能。

六、胎儿宫内药物治疗

用药在对胎儿造成危害的同时，也可对胎儿疾病起到治疗作用，母体应用某些可以通过胎盘的药物预防、减轻或控制某些新生儿疾病是胎儿宫内药物治疗的途径之一。这是一个比较新的课题，目前已广泛用于围产儿疾病的预防和控制，如治疗胎儿宫内发育迟缓、预防新生儿呼吸窘迫综合征、早产儿颅内出血、胎儿宫内感染等，较为常用如下。

1. 应用肾上腺皮质激素（地塞米松），能促进胎儿肺分泌表面活性物质，促进胎肺成熟，用于预防早产儿呼吸窘迫综合征和透明膜病。如从妊娠第10周开始给予孕妇地塞米松口服，能抑制胎儿的肾上腺皮质增生，预防先天性肾上腺皮质增生的女婴外阴男性化。

2. 母体服用地高辛可治疗胎儿室上性心动过速；给孕妇间断吸O_2并用药治疗胎儿的心律失常。

3. 静脉给予孕妇维生素B_{12} 5mg/d，可使母体维生素B_{12}浓度升至正常6倍以上，治疗甲基丙二酸血症，减少畸形发生率。

第四节　哺乳期妇女用药

PPT

母乳为婴儿最理想的食物，它除含有各种营养成分外，还可提供多种抗病物质，提高婴儿免疫力并促进其生长发育，同时母乳喂养也是母婴间感情沟通的最好方式，因此母乳喂养已被世界卫生组织大力推荐宣传。但哺乳妇女授乳期无论应用何种药物，都会或多或少地分布到乳汁中，被乳儿吸收，有些药物还可能影响乳汁的分泌和排泄，故哺乳期临床合理用药对母体和乳儿十分重要。

药物通过母乳进入新生儿体内的量主要与两方面因素有关：一是药物分布到乳汁中的量；二是新生儿从母乳中摄入的药物量。虽然进入乳母血液循环的药物均可进入乳汁，但一般认为母乳中的药物浓度并不高，含量很少超过摄入药量的1%，不至于对乳儿产生不良影响。但值得注意的是，对于已被胃肠道吸收的药物，即使乳汁中药物浓度不高，也可能会使乳儿吸收相当多的药物，因为乳儿一般每天约能吸吮800～1000ml的乳汁。乳儿尤其是早产儿，体内血浆白蛋白含量少，与药物的结合率低，造成被乳儿吸收的具有药理活性的游离型药物增多，可为成人或年长儿的1～2倍；加之乳儿肝功能尚未完善，葡萄糖醛酸转移酶的活性较低，影响了对多种药物的代谢；此外，乳儿肾小球滤过率低，对药物及其代谢产物的清除率也较低，易导致药物在体内的蓄积。

课堂互动

经母乳喂养的婴儿，母亲所用药物是否会对其造成损害？为什么？临床用药应该如何注意？

一、药物的乳汁转运

药物从母体血液到乳汁，必须通过血 - 乳屏障（blood - milk barrier），即药物经毛细血管内皮，透过基底膜、细胞膜进入细胞内，然后再从腺上皮细胞的尖端细孔转运至腺腔乳汁中，这一转运过程受以下因素影响。

（一）乳汁的成分

人乳为含有蛋白质、无机盐、糖及混悬有脂肪颗粒的溶液。人乳中蛋白质的含量为9mg/ml，理论上这些蛋白质均可与药物结合，将药物在乳汁中传输。人乳中脂肪含量为31 ~ 33mg/ml，其悬浮于内含蛋白质 - 乳糖 - 无机盐的溶液中，形成乳 - 脂肪颗粒，并含有脂蛋白膜。在脂肪形成过程中，药物可通过与脂蛋白膜或包裹在乳 - 脂肪颗粒中而被转运至乳汁。

（二）母体血药浓度

乳汁中药物浓度变化与母体血药浓度呈正相关，是导致药物自母体向乳汁转运的重要决定因素。

（三）药物的脂溶性

乳汁中脂肪含量比血浆含量高，脂溶性高的药物，如红霉素、地西泮、巴比妥类和磺胺类等，容易通过生物膜转运到乳汁中。

（四）药物分子量大小

药物分子量越小，越容易转运。如果分子量小于200Da，药物在血浆与乳汁中浓度接近。

（五）药物血浆蛋白结合率

药物血浆蛋白结合率越低，游离型药物浓度越高，药物浓度梯度越大，从高浓度到低浓度动力越强。

（六）药物的解离度

正常乳汁 pH 略低于血浆，弱酸性药物在血浆中的浓度高于乳汁中的浓度，反之，弱碱性药物在乳汁中浓度高。通过药物 M：P 值可对药物向乳汁的转运做出评估，不同药物其 M：P 比值不同（表12 -2）。

知识链接

M：P 的意义及计算公式

药物 M/P（milk to plasma ratio，M：P）值表示药物在母乳中的浓度与血药浓度的比值。若比值小于1，表明仅有少量药物进入乳汁，大于1则有较多量药物转运入乳汁。

对于弱酸性药物：

$$M:P=\frac{[1+10^{(pH_m-pK_a)}]}{[1+10^{(pH_p-pK_a)}]}$$

对于弱碱性药物：

$$M:P=\frac{[1+10^{(pH_a-pH_m)}]}{[1+10^{(pH_a-pK_p)}]}$$

pH_m、pH_p分别为乳汁和血浆的 pH。

表 12-2　常用药物的 M∶P 比值

药物	M∶P	药物	M∶P
头孢氨苄	0.09	法莫替丁	1.5
头孢曲松	0.04	阿司匹林	0.06
青霉素 G	0.37	对乙酰氨基酚	1.0
红霉素	0.41	吲哚美辛	0.37
克拉霉素	0.25	可待因	2.16
环丙沙星	2.17	美沙酮	0.45
庆大霉素	0.17	苯妥英钠	0.18～0.54
四环素	0.58	卡马西平	0.24～0.69
甲硝唑	0.99～1.1	苯巴比妥	0.4～0.6
西咪替丁	1.7～5.8	氯硝西泮	0.33
雷尼替丁	2.5	丙戊酸钠	0.01～0.05

二、哺乳期妇女临床合理用药

（一）药物对泌乳的影响

1. 中枢神经系统的递质和药物　催乳素能促进已发育的乳腺分泌乳汁，并维持泌乳。儿茶酚胺类如多巴胺直接作用于垂体抑制催乳素分泌；多巴胺受体激动剂如溴隐亭抑制催乳素分泌；左旋多巴、优降宁等可提高多巴胺的浓度，从而可抑制催乳素分泌。

2. 雌激素类药　已烯雌酚等小剂量可增加乳腺导管和腺泡的生长发育，并通过刺激垂体前叶合成和释放催乳素，大剂量应用能反馈性抑制乳腺泌乳，引起乳汁分泌减少。雌二醇是由卵巢成熟滤泡分泌的天然雌激素，能促进乳腺的发育，但较大剂量可干扰催乳素对乳腺的作用，减少乳汁的分泌。而克罗米芬等抗雌激素药物，亦具有抑制乳汁分泌的作用。

3. 口服避孕药　该类药可引起乳房胀痛、乳汁分泌减少，故应于产后半年开始服用。

（二）哺乳期临床合理用药原则

为了婴儿的健康，乳母患病时应在医生指导下用药，并注意以下几点。

（1）应严格用药指征，掌握用药适应证，尽可能选择已明确对乳儿安全的药物。

（2）除哺乳期禁用药物外，其他药物在乳汁中的排泄量很少超过乳母用药量的1%，此量一般不会对婴儿带来危害，可不中断哺乳。

（3）可调整哺乳时间，减少婴儿吸入的药量。如：乳母应在哺乳后立即服药，并尽可能推迟下次哺乳时间，至少要间隔 4 小时哺乳，以便有更多的药物排出体外，减少乳汁中的药物含量。

（4）若哺乳妇女应用的药物剂量较大或疗程较长，有可能对乳儿产生不利影响时，应对乳儿的血药浓度进行监测。

（5）若哺乳妇女必须使用未证实对乳儿安全的药物时，可暂停哺乳，停止用药后再恢复哺乳。

（6）若哺乳妇女应用的为治疗乳儿某种疾病药物时，可不影响哺乳。

（7）哺乳期绝对禁止使用放射性核素，如碘、锝等；禁止使用致依赖性药物，如大麻、海洛因、可卡因等。

（三）哺乳期临床用药评价

一般来说，常用的药物如青霉素、头孢菌素和一些止痛、退热、镇静药等在乳汁中浓度很低，乳母常用剂量不致对婴儿产生毒性作用。但目前已知一些药物通过乳汁进入新生儿体内可造成不良影响，应禁用或慎用。

1. 抗肿瘤药 毒性大，副作用多，如硫唑嘌呤、呋喃氟尿嘧啶、环磷酰胺、甲氨蝶呤等抑制乳儿机体免疫和骨髓造血功能，应禁用。

2. 抗菌药 氯霉素进入乳汁，可致乳儿灰婴综合征或骨髓抑制；卡那霉素可导致婴儿中毒，发生耳鸣、听力减退及蛋白尿；磺胺类药物可导致新生儿黄疸；喹诺酮类药物经动物实验证明，能影响幼龄动物的软骨生长，致婴幼儿软骨病变，并有中枢神经毒性作用，哺乳期妇女应禁用，以免影响乳幼儿的正常生长发育；异烟肼为一线抗结核药物，乳汁中药物浓度高于血中浓度，其代谢产物干扰维生素 B_6 的代谢，如果母体不补充维生素 B_6，乳汁中异烟肼浓度足以引起婴幼儿发生维生素 B_6 缺乏，引起中枢神经系统的损害，导致婴儿脑病、癫痫发作或反应迟钝，婴幼儿肝肾功能发育不完善；甲硝唑、替硝唑等，常用于治疗滴虫性阴道炎及厌氧菌感染，在乳汁中的浓度与血浆浓度相似，能使细菌基因突变率增加，可能具有致畸和致癌作用，对乳儿的安全性尚未肯定，最好不用。

3. 抗甲状腺药物 乳母口服甲基硫氧嘧啶、丙基硫氧嘧啶等能引起婴儿甲状腺肿大和暂时性甲状腺功能低下，^{131}I 可致永久性甲状腺功能低下，哺乳期禁用。

4. 镇痛药 吗啡或哌替啶属成瘾性镇痛药，出生后6个月内婴儿呼吸中枢对此类药非常敏感，即使吮入含药量低微的乳汁，也易造成婴儿呼吸浅慢甚至呼吸停止，故乳母应禁用此类药物；阿司匹林、吲哚美辛在乳汁中含量多，小剂量安全，长期大量应用易引起乳儿出血、黄疸、酸中毒和惊厥。

5. 镇静催眠药和抗癫痫药 哺乳期妇女服用苯巴比妥、苯妥英钠等抗癫痫药，会使婴儿出现高铁血红蛋白血症，致血液缺氧，应慎用；服用地西泮可使新生儿体重下降和发生高胆红素血症，应禁用。

6. 激素类药物 大剂量雌激素可抑制哺乳母亲的乳汁分泌，小剂量则可引起乳儿的内分泌改变，故乳母应禁用激素类药物。

7. 利尿药 氯噻酮进入乳汁，可致乳儿利尿；氢氯噻嗪进入乳汁，可致乳儿血小板减少。

8. 抗哮喘药物 糖皮质激素如吸入常规剂量布地奈德对婴儿影响较小，哺乳期间可继续使用，泼尼松、泼尼松龙、甲泼尼龙安全性较大，哺乳期哮喘急性发作可用，而地塞米松对垂体-肾上腺素的抑制作用较大，如有可替代药物不推荐使用；β_2 受体激动剂沙丁胺醇、特布他林吸入剂型相对安全，哺乳妇女可以使用；氨茶碱可破坏和抑制乳婴的骨髓功能，应慎用。

9. 抗凝血药 哺乳妇女应用肝素可引起新生儿凝血机制障碍，发生出血。

10. 作用于心血管系统的药物 培哚普利、喹那普利、非洛地平、尼卡地平、尼莫地平在哺乳期应禁用；美西律、普罗帕酮、吲达帕胺应慎用。

11. 作用于消化系统的药物 西咪替丁可导致乳儿出现胃酸分泌减少，降低药物代谢，哺乳期应禁用。

本章小结

1. 妊娠期由于孕育胎儿，受机体循环血容量、激素水平等的影响，孕妇药物代谢动力学发生明显改变且变化复杂。

2. 胎盘可将母体药物转运入胎儿体内，其转运受药物分子量、脂溶性、解离度、药物与血浆蛋白结合率、胎盘血流量和胎儿发育的影响。

3. 药物可经胎盘和羊膜被胎儿吸收，通过羊膜吸收的药物存在“羊水肠道循环”，使药物反复进入胎儿体内，进而导致毒性作用。胎儿体液多、脂肪少、血浆蛋白含量低，因此脂溶性药物浓度高，易中毒；血浆蛋白结合率高的药物，如果游离型药物浓度高，易中毒；胎儿体内药物的代谢和排泄能力较低。

4. 进入到胎儿体内的药物易造成胎儿损害，按对胎儿影响程度将药物分为A、B、C、D、X五类，各类都有其评定标准。临床应用的多数药物属于C类。

5. 妊娠期用药时必须明确用药指征、权衡利弊，并且要清楚孕周。妊娠3~12周是“致畸敏感期”，此时用药应特别慎用，尽可能避免用药。

6. 药物经乳汁可进入乳儿体内，药物的乳汁转运受母体血药浓度、药物脂溶性、分子量、解离度、药物与血浆蛋白结合率的影响。哺乳期妇女用药时应注意：需严格用药指征，尽可能选择已明确对乳儿安全的药物；可调整哺乳时间，减少婴儿吸入的药量；如可能对乳儿产生不利影响时，应对乳儿的血药浓度进行监测或暂停哺乳；绝对禁止使用放射性核素和致依赖性药物。

练习题

题库

一、选择题

1. 妊娠期药代动力学特点是（　　）。
   A. 口服药物吸收缓慢　B. 药物分布减小　C. 药物与血浆蛋白结合率增加
   D. 药物代谢无变化　E. 药物排泄无改变
2. 不符合妊娠期合理用药原则的是（　　）。
   A. 尽量联合用药以减少每种药物的剂量
   B. 能用疗效肯定的老药就避免用尚难确定对胎儿有无不良影响的新药
   C. 能用小剂量药物就避免用大剂量药物
   D. 早孕期间避免使用C类、D类药物
   E. 若病情必需，在妊娠早期孕妇必须应用对胎儿肯定有害甚至可能致畸的药物，则应该先终止妊娠，然后再用药
3. 药物在乳汁中排泄的影响因素不包括（　　）。
   A. 药物的溶解度　B. 药物与蛋白结合力　C. 药物的酸碱度
   D. 药物的解离度　E. 药物的代谢酶
4. 影响胎盘对药物转运的因素不包括（　　）。
   A. 药物的脂溶性　B. 药物分子大小　C. 药物解离度
   D. 药物与血浆蛋白的结合率　E. 胎儿血管与绒毛膜间的厚度
5. 药物对胎儿致畸作用最敏感的时期为（　　）。
   A. 妊娠晚期　B. 妊娠3～12周　C. 妊娠1～3周
   D. 分娩期　E. 妊娠24～40周
6. 下列有关胎儿的药动学特点不正确的是（　　）。
   A. 胎儿体内药物存在羊水肠道循环　B. 肝内药物浓度高
   C. 药物在肝脏代谢速度较母体慢　D. 药物经肾排泄的速度较母体快
   E. 极性和水溶性药物难以通过胎盘向母体转运

二、思考题

1. 妊娠期药物代谢动力学特点是什么？
2. 妊娠期妇女用药应注意哪些问题？
3. 哺乳期妇女用药应注意哪些问题？
4. 影响药物经胎盘转运的因素有哪些？
5. 根据药物对胎儿的影响可将现使用的药物分为哪几类？其判断的依据是什么？

（王　浩）

第十三章

PPT

新生儿及儿童用药

微课

学习导引

知识要求

1. **掌握** 新生儿、婴幼儿药代动力学特点；新生儿用药特有的反应；儿童期用药特点及儿童用药原则。

2. **熟悉** 早产儿、新生儿抗菌药物的应用；婴幼儿慎用或禁用的药物。

3. **了解** 母亲用药对新生儿的影响，新生儿需进行血药浓度监测的药物及儿童给药量的计算方法。

能力要求

1. 掌握新生儿、婴幼儿、儿童期合理用药的技能。

2. 学会根据不同年龄段儿童的生理特点、对药物反应的特殊性和儿童的用药特点，解决新生儿及儿童临床用药实际问题，保证儿童用药安全、有效。

儿童正处于生长发育时期，各组织器官系统逐渐长大并发育完善，各项生理功能逐步成熟，不同年龄段儿童在解剖、生理、生化、病理、免疫等方面都各有其特点，尤其是新生儿、婴幼儿，并非成年人的缩影，对药物的吸收、分布、代谢和排泄都与成年人不同，即使在小儿各年龄组中也有相当大的差异，不能完全照搬成人的用法、用量。只有根据不同年龄段儿童的生理特点及对药物反应的特殊性，研究儿童的用药规律，才能做到合理用药。

知识链接

儿童发育分期

根据解剖和生理特点，将不同年龄段儿童分为以下六期。①新生儿期（neonatal period）：出生后28天内，此期患病率和死亡率高。出生7天内为新生儿早期，7～28天为新生儿晚期。②婴儿期（infancy）：又称乳儿期，出生后1个月到满1周岁。③幼儿期（toddler's age）：1周岁到3周岁。④学龄前期（preschool age）：3周岁到6～7周岁。⑤学龄期（school age）：又称青春期前，女6～7周岁到11～12周岁，男6～7周岁到13～14周岁。⑥青春期（adolescence）：又称少年期，女11～12周岁到17～18周岁，男13～14周岁到18～20周岁。因生长发育为一连续的过程，以上各期之间并无严格的界限，而且相互之间有密切联系。

课堂互动

新生儿期迅速变化的生理特点决定了其有哪些不同于其他年龄组儿童的药动学和药效学特点？

第一节　新生儿合理用药

新生儿期是指从脐带结扎到生后28天内的婴儿。胎儿从母体娩出后，停止了与母亲的直接联系，脱离母体开始独立生活。为适应新的环境，新生儿的生理功能需要进行利于个体生存的重大调整，约在1个月内功能逐步趋于稳定和完善。这个时期，新生儿在解剖生理上发生一系列重要变化，如血液循环的改变、肺呼吸的建立、消化及排泄功能的启动等，迅速变化的生理过程是新生儿的显著生理特点。

新生儿各器官系统功能发育不全，肝药酶系统发育尚未完善，肝脏对药物的代谢能力低，肾脏对药物的排泄能力也低。随出生体重、胎龄及生后日龄的增加，药物代谢及排泄速度变化很大。在病理情况下，新生儿各项功能均降低，且不同个体间存在较大差异。鉴于以上特点，新生儿所用药物剂量、给药途径、给药间隔等，应随新生儿成熟程度与病情不同而异，只按体重大小给药或简单地将新生儿当作成人按比例的缩小都是不全面的。

一、新生儿药代动力学特点

新生儿期迅速变化的生理特点决定了其对药物的吸收、分布、代谢、排泄等体内过程不同于其他年龄组的儿童，有其自身的特点。

（一）药物的吸收

1. 经胃肠道给药　刚出生的新生儿由于胃中有碱性羊水，胃酸过低或缺乏，出生24～48小时内，胃液pH降为1～3，10天左右又逐渐升至6～8，接近中性，随后胃酸分泌增加，至2～3岁达到成年人水平。对酸不稳定的药物如青霉素G、氨苄西林等，因胃液pH高，破坏减少；新生儿肠管长，肠壁薄，黏膜血管丰富，通透率高，药物吸收增加，生物利用度增加，血药浓度比成年人高，吸收率超过60%，而成年人的吸收率只有30%。弱碱性药物如氨茶碱、奎尼丁等解离度下降，分子型药物多，易于透过细胞膜，胃内吸收较好；弱酸性药物如阿司匹林、磺胺类、苯巴比妥、萘啶酸等解离度增加，胃内吸收较少，生物利用度降低。新生儿胆汁分泌较少，脂肪消化能力不足，脂溶性维生素吸收较差。鉴于新生儿消化道的特点，新生儿口服药物吸收的量较难预测，胃肠道吸收功能存在较大的差异，某些药物口服吸收量较成人增加，有些则较成人减少。

2. 胃肠道外给药

（1）皮下或肌内注射　新生儿肌内组织和皮下脂肪少，局部血流量少，皮下注射给药吸收不良，增加药物容量或浓度均可能损害邻近组织，故新生儿不宜采用皮下注射给药。较大的新生儿局部血流丰富，可用肌内注射，但不宜较大剂量多次注射。

（2）静脉给药　当新生儿口服药物生物利用度过低，常选用静脉注射给药；急症、病情危重的新生儿，尤其是需要监护的新生儿，静脉给药途径为首选。宜从头皮或四肢静脉滴注，但应注意有时可产生血栓性静脉炎。通常不采用脐静脉和脐动脉给药，前者可引起肝坏死，后者可致肾或肢体坏死。静脉注射高渗药物有引起高渗血症的危险，为预防医源性高渗血症对新生儿的损伤，在用药时应了解所使用药物的渗透压，尽量避免在短期内重复、大剂量使用多种高渗药物，有条件应对新生儿血渗透压进行监测。

（3）其他给药途径　新生儿角质层薄，皮肤嫩，黏膜血管丰富，药物易于吸收，某些药物可通过皮肤或黏膜给药，如小儿口腔黏膜剂、喷雾剂、微型灌肠剂、通过直肠黏膜吸收的栓剂、通过皮肤吸收的贴敷剂及经皮给药制剂。新生儿直肠给药简便易行，吸收快，如地西泮溶液直肠灌注，数分钟后即可达到有效的血药浓度，效果确切。当皮肤黏膜炎症或破损时给药，药物吸收快，作用增强，甚至引起中毒，如大面积使用硼酸制剂可致全身中毒或死亡；长期使用皮质激素软膏影响生长发育。如果新生儿先天部分缺乏葡萄糖-6-磷酸脱氢酶（G-6-PD），穿戴用樟脑球保存的衣物，可因萘经皮吸收而导致溶血性贫血。

（二）药物的分布

根据新生儿的生理特点，药物在其体内的分布除与药物的脂溶性、体液 pH、组织器官血流量有关外，主要还与以下因素有关。

1. 体液与细胞外液容量 新生儿体液量大，脂肪量少。早产儿与足月儿体液总量占体重的87%和77%，直到青春期才接近成年人水平（55%）；细胞外液容积与体重的比分别为50%和45%，一个月月龄时为40%，是成人（20%）的两倍。由于体液量大，使水溶性药物的分布容积增大，峰浓度降低，药物最大效应减弱；消除减慢，药物作用时间延长。同时，由于新生儿细胞内液较少，药物在细胞内浓度较成人高，使水溶性药物能较快输送至靶细胞。但是，新生儿脂肪含量低，早产儿脂肪含量占体重的3%，新生儿脂肪含量占体重的12%。体脂含量的多少影响脂溶性药物的分布与再分布，脂肪含量少，脂溶性药物分布容积降低，血浆中药物浓度升高，易引起中毒。新生儿脑组织富含脂肪，血－脑屏障尚未发育完善，使脂溶性药物易分布入脑，发生神经系统不良反应。

2. 药物与血浆蛋白结合 新生儿血浆蛋白含量少，血浆蛋白与药物的亲和力低，体内存在着较多的内源性与血浆蛋白竞争性结合的代谢物，如由母体经胎盘进入新生儿体内的大量游离脂肪酸、激素、胆红素等竞争血浆蛋白结合位点，导致新生儿血浆蛋白结合率低，从而使游离药物浓度增高，药理作用增强，易引起不良反应甚至中毒。因此，当使用一些血浆蛋白结合率高的药物，如苯巴比妥、苯妥英钠、苯二氮䓬类、青霉素类等时，应适当减少剂量。另外，磺胺类、阿司匹林和人工合成的维生素 K_3 能与胆红素竞争血浆蛋白结合位点，将与血浆蛋白结合的胆红素游离出来，血浆中游离胆红素浓度增高，透过血－脑屏障而引发新生儿胆红素脑病（核黄疸），故出生1周内新生儿禁用上述药物。天然的维生素 K_1 不引起竞争性置换，仍可用于新生儿。

3. 血－脑屏障发育未全 新生儿尤其是早产儿血－脑屏障发育不完善，另外，小儿在酸中毒、缺氧、低血糖和脑膜炎等病理状况下，亦可影响血－脑屏障功能，使药物较易进入脑组织。例如用抗菌药物治疗细菌性脑膜炎时，由于上述原因，药物易通过血－脑屏障达到治疗浓度。

（三）药物的代谢

药物主要在肝脏代谢，其代谢速度取决于肝脏的大小及其酶系统的代谢活力。新生儿肝脏占体重的4%（成人为2%），相对较大，但其肝细胞酶系发育尚未成熟，有些酶完全缺失。催化Ⅰ相反应（氧化、还原、水解）的酶是细胞色素 P450 混合功能氧化酶（肝药酶），新生儿该酶活性较低；Ⅱ相反应主要是结合反应，以与葡萄糖醛酸结合为主要途径，新生儿葡萄糖醛酸转移酶的活性仅为成人的1%～2%，至2个月才达正常水平。因此，需经氧化代谢的药物如苯巴比妥、地西泮、苯妥英钠、利多卡因等，或需与葡萄糖醛酸结合代谢的药物如氯霉素、吲哚美辛、水杨酸盐等，在新生儿体内代谢率均低，半衰期（$t_{1/2}$）延长，若不调整剂量，可造成药物蓄积中毒。如给予新生儿一般剂量的氯霉素，与葡萄糖醛酸结合少，新生儿肾功能发育不完善，排泄的少，使血中游离药物浓度增高，导致新生儿呼吸及循环衰竭，即"灰婴综合征（gray baby sydrome）"。新生儿的硫酸结合能力强，有时可对葡萄糖醛酸结合力不足起补偿作用。

有些药物在新生儿体内不仅转化速度与较大儿童或成人不同，而且转化途径及转化产物也存在差别。如在新生儿有相当数量的茶碱转化生成咖啡因，因此，新生儿应用茶碱时，除茶碱作用外，尚需考虑咖啡因的作用，而在成人并无此变化。另外，茶碱在两者的消除速率差异很大，半衰期分别为24～36小时和3～9小时。

新生儿肝药酶的活性受肝药酶诱导剂和抑制剂的影响。临床上给产前母体或给新生儿用苯巴比妥防治新生儿黄疸，就是通过肝药酶的诱导作用，加速胆红素的代谢。

（四）药物的排泄

肾脏是药物的主要排泄器官。新生儿肾血流量仅为成人的20%～40%，肾小球滤过率为成人的30%～40%，肾小管的药物分泌率为成人的20%，早产儿更低。由于发育不成熟，肾功能较差，因此，主要以原型经肾小球滤过排泄的药物如地高辛、庆大霉素等，和经肾小管分泌排泄的药物如青霉素等，在新生儿比年长儿或成年人排泄慢，血浆半衰期明显延长，特别是休克或肾功能不全的新生儿，更应注意肾排泄缓慢引起药物蓄积而导致中毒。由于肾功能不足，新生儿肾脏对酸、碱、水及电解质的调节能力差，应用利尿药时易出现酸、碱及电解质平衡失调。

案例解析

【案例】 患儿，女，25 天，鼻出血 1 天。查体：鼻衄，四肢瘀点、瘀斑。实验室检查：凝血酶原时间（PT）>100 秒，白陶土部分凝血酶原时间（KPTT）（PT）>100 秒。

诊断：维生素 K 缺乏。给予维生素 K_1 静脉注射治疗。患儿用药 1 分钟后出现气促、喘憋，15 分钟后出现红色皮疹。停药后，不良反应症状、体征消失。

【问题】 患儿静脉注射维生素 K_1 后为什么会出现上述反应？

【解析】 患儿静脉注射维生素 K_1 后出现上述反应是因为给药途径错误。维生素 K_1 说明书提示，新生儿维生素 K_1 需采用肌内或皮下注射，特殊情况下可使用静脉注射。静脉注射宜缓慢，给药速度不应超过 1mg/min。静脉注射过快（超过 5mg/min）可引起面部潮红、出汗、心动过速、低血压等。虽静脉注射作用迅速，疗效确实可靠，但并不是所有的药物或所有的疾病都能或需要静脉给药。

二、新生儿用药的特有反应

新生儿和早产儿用药，不仅药代动力学过程与大龄儿或成年人有很大差别，而且可能引起不同的用药后果，出现某些新生儿特有的反应。

（一）超敏反应

新生儿中枢神经系统尚未健全，对中枢神经系统的药物敏感，用吗啡可引起呼吸抑制；常规量的洋地黄即可出现中毒。对酸、碱和水、电解质平衡的调节能力差，过量的水杨酸盐可致酸中毒，应用氯丙嗪易诱发麻痹性肠梗阻，使用糖皮质激素时间长可诱发胰腺炎。

（二）新生儿溶血、黄疸和核黄疸

新生儿出生 2~3 天后出现生理性黄疸，大约 2 周自然消退。新生儿应用某些药物可使血中游离胆红素浓度升高，加重黄疸，甚或诱发胆红素脑病或核黄疸。

1. 易引起新生儿溶血或黄疸的药物　见表 13-1。

表 13-1　易引起新生儿溶血或黄疸的药物

药物	溶血或黄疸
解热镇痛药	
阿司匹林	一般新生儿不引起溶血
抗疟药	
伯氨喹、戊烷喹、扑疟喹	敏感新生儿易致溶血和出现黄疸
阿的平、奎宁	敏感新生儿大剂量应用时可致溶血和出现黄疸
抗菌药	
尤其是长效磺胺（磺胺异噁唑等）	兼有肝毒素和使胆红素与白蛋白分离的作用；可引起溶血、脑核性黄
呋喃妥因、呋喃他酮、呋喃唑酮	疸、黄疸和变性血红蛋白血症
氯霉素、四环素、青霉素、头孢	肝毒素，可引起溶血和新生儿黄疸
菌素、利福平	肝毒素，可致新生儿黄疸，大剂量可引起敏感者溶血
中枢神经抑制药	
氯丙嗪、地西泮、苯巴比妥、水合氯醛、乙醇	肝毒素，可引起新生儿黄疸和溶血

药物引起黄疸或溶血的途径可能有以下几个方面。①溶血：缺乏红细胞 G-6-PD 的新生儿发生溶血的几率高。此类新生儿应用水溶性维生素 K、磺胺类、萘啶酸、呋喃唑酮和噻嗪类利尿药后，因还原型辅酶Ⅱ（NADPH）缺乏，致红细胞还原型谷胱甘肽（GSH）水平低，红细胞膜和血红蛋白的巯基与含巯基酶受上述药物的氧化性损害所致。②影响肝细胞处理胆红素的能力：胆红素代谢过程中肝细胞膜上特异受体能摄取未结合胆红素，并由载体蛋白将其转运至内质网，在葡萄糖醛酸转移酶催化下生成葡萄糖醛酸结合型胆红素。利福平竞争肝细胞膜特异受体，新生霉素有抑制葡萄糖醛酸转移酶的作用，两者均使游离胆红素水平增高。③增加胆红素自肠道再吸收：应用减少肠蠕动的药物或杀灭肠道菌群的药物，一方面使胆红素在肠内吸收量增多，另一方面使胆红素不能被正常菌群还原为尿胆原，结合胆红素又被葡萄糖醛酸酶水解，再吸收入血。另外肝功能损害如用依托红霉素，可使肝脏处理胆红素的能力下降。以上均可造成血清胆红素水平升高。

2. 胆红素脑病的发病机制 多数研究表明，血清游离胆红素水平升高或血 - 脑屏障通透性降低与发病有关，因此能影响这两个因素的药物，有可能促使胆红素脑病的发生。头孢噻唑、头孢曲松和头孢哌酮钠等药物在体内竞争白蛋白结合位点，可致血清游离胆红素浓度增高；静脉滴注脂肪制剂，体内游离脂肪酸增多，而游离脂肪酸也有竞争白蛋白结合位点的能力，故新生儿期慎用上述药物，可选用羧苄西林、哌拉西林钠、萘夫西林及头孢唑林、头孢噻肟、头孢唑肟和头孢他啶等与白蛋白无竞争力的药物。快速静脉滴注高渗葡萄糖或碳酸氢钠可使患者血浆渗透压达到或超过 345mmol/L，动物实验表明此数值的血浆渗透压可致胆红素沉积于脑组织诱发胆红素脑病，故临床用药常以 5% 葡萄糖作为稀释液。

某些药物孕妇应用后可通过胎盘进入胎儿体内产生影响。文章报道分娩时孕妇应用地西泮，其娩出的新生儿胆红素水平超过 205.2μmol/L 者达 20%，机制不清。硬膜外麻醉注射丁卡因者娩出的新生儿胆红素水平高，可能与该药使红细胞变形能力下降、红细胞膜破坏有关。孕妇应用头孢噻啶、头孢噻吩钠、氨苄西林、异烟肼、利福平、苯妥英钠等药物可引起免疫性溶血，并产生 IgG 抗体，该抗体可经胎盘进入胎儿体内使胎儿红细胞致敏，出生后新生儿如用相同药物则可能发生药物免疫性溶血，使黄疸加深加重。

3. 新生儿黄疸的药物治疗

（1）酶诱导剂 可诱导肝细胞微粒体，增加葡萄糖醛酸转移酶的合成，使未结合的胆红素与葡萄糖醛酸的结合力增加，肝清除胆红素的能力提高，血清游离胆红素水平下降，一般用药后 2 ~ 4 天开始显效。常用药物有苯巴比妥和尼可刹米，苯巴比妥还可增加肝细胞内蛋白含量，使肝细胞膜的通透性增高，从而增加肝细胞摄取未结合胆红素的能力。单独应用苯巴比妥比单用尼可刹米好，两药联合应用可提高疗效。

此外，还可应用琼脂稳定胆红素于水溶液，阻止胆红素被细胞氧化，且琼脂具有轻泄作用，阻断胆红素循环，减少胆红素的再吸收，减轻黄疸程度。10% 活性炭溶液能减少肠壁对未结合胆红素的吸收，亦可作为辅助治疗。

（2）抑制溶血过程 对于免疫性溶血所致的黄疸可给予糖皮质激素治疗，常用药物为泼尼松和氢化可的松。

（3）减少胆红素形成 近年发现锡 - 原卟啉与胆红素结构相似，能抑制微粒体胆红素加氧酶，降低血清胆红素水平，用于新生儿 ABO 溶血也有效。

为减少游离的未结合胆红素，还可输注白蛋白，1mg 的白蛋白可与 10mg 胆红素联结，因而用白蛋白可减轻游离未结合胆红素对细胞的损伤，预防黄疸发生。但有的白蛋白制剂中含有防腐剂，防腐剂本身就可能具有夺位作用（如苯甲酸钠），近年生产的白蛋白制剂中不含防腐剂者，则无此弊病。

（三）高铁血红蛋白血症

新生儿红细胞内的 G-6-PD 和谷胱甘肽还原酶不足，致使亚铁血红蛋白易被氧化成高铁血红蛋白；红细胞内高铁血红蛋白还原酶和触酶（catalase）活性低下，不能使高铁血红蛋白还原逆转，若服用具有氧化作用的药物，往往引起高铁血红蛋白血症。新生儿对诱发高铁血红蛋白血症的药物非常敏感，如应用长效磺胺、亚甲蓝、苯佐卡因及与其类似的局麻药、硝酸盐、次硝酸铋和经皮吸收的含苯胺或氯苯胺化合物等具有氧化作用的药物，有诱发高铁血红蛋白血症的可能，应慎用。此外，新生儿体内胃酸含量低，使还原硝酸盐的微生物能在胃肠道迅速生长，而使硝酸盐转化为可引起变性血红蛋白症的亚硝酸盐。

（四）出血

新生儿肝功能未发育完善，凝血功能不健全，用药不当易引起出血。如服用阿司匹林等非甾体类抗炎药、抗凝血药等可引起消化道出血；应用皮质激素类、三氟拉嗪、氯丙嗪、庆大霉素、卡那霉素、多黏菌素、青霉素、磺胺类药、环磷酰胺、秋水仙碱、肝素等，甚至静脉输注高渗溶液均有可能导致颅内出血、出血性坏死性肠炎。

（五）灰婴综合征

氯霉素应用于新生儿，可能出现厌食、呕吐、腹胀，进而发展为循环衰竭，全身呈灰色，称为“灰婴综合征”，其死亡率很高，尤其是剂量超过每日100mg/kg时发生此症概率更高，故氯霉素曾一度被禁用于新生儿。近来由于耐氨苄西林的流感嗜血杆菌出现，氯霉素在新生儿中再度被启用，但强调必须进行血药浓度监测，其治疗药物范围为10～20mg/L。如无血药浓度监测，除非无其他抗菌药可供替代与选择时，绝不可应用氯霉素。

（六）神经系统毒性反应

新生儿的神经系统仍处在发育阶段，且血－脑屏障发育尚未成熟，药物易通过血脑屏障并直接作用于较脆弱的中枢神经系统而产生不良反应，如吗啡类药物易引起呼吸抑制；抗组胺药、氨茶碱、阿托品可致昏迷及惊厥；皮质激素易引起手足抽搐；庆大霉素、卡那霉素等氨基糖苷类抗生素易引起第8对脑神经损伤；呋喃妥因不但引起前额头痛，还可能引起多发性神经根炎；四环素、维生素A等可致颅内压增高、囟门隆起等。

（七）其他

新生儿对泻药和利尿药特别敏感，易致失水、电解质平衡紊乱，因而对某些药物耐受性差。新生儿体内有来自母体的一些免疫球蛋白，6个月以后逐渐消失，此时易受微生物感染。新生儿免疫系统尚未发育成熟，过敏反应发生率较低，首次药物过敏反应多在幼儿及儿童，且反应较严重，应引起重视。

三、母亲用药对新生儿的影响

1. 撤药症状　近年来对麻醉性镇痛药、镇静催眠药引起的“撤药症状”报道甚多，即由于孕妇长期服用某些药物使胎儿成瘾，胎儿娩出后由于药物供应中断而出现戒断症状。治疗方法是使小儿安静并防止惊厥，一般主张用原药过渡，控制戒断症状后，再渐减用量至停药。

2. 宫内药物治疗　母体应用某些可以通过胎盘的药物以预防、减轻或控制某些新生儿疾病，是胎儿宫内药物治疗的途径之一，目前已广泛用于围产儿疾病的预防和控制。详见妊娠期和哺乳期妇女用药相关部分。

3. 母乳中药物对新生儿的影响　多数药物可经乳汁排泄，但排泄量少，一般在乳儿体内达不到治疗浓度，但有些药物经乳汁分泌较多，可造成对乳儿的伤害，故应重视哺乳期用药对新生儿的影响。详见妊娠期和哺乳期妇女用药相关部分。

四、新生儿治疗药物监测及需要进行监测的药物

新生儿时期由于日龄、胎龄、病理等因素使不同的药物代谢产生较大的差异，而且个体差异较任何年龄组均大，即使严格按照千克体重计算剂量给药，血中药物浓度仍可能相差较大；多数新生儿常用的药物如抗惊厥药、抗菌药等安全范围较窄，不良反应发生率较儿童及成年人高2～3倍，不能只根据治疗反应来决定用药，故监测血药浓度很重要。尤其对治疗量与中毒量接近或毒性大的药物，在治疗效果不佳或怀疑药物过量时，应根据血药浓度监测结果来调整剂量。在新生儿需要进行血药浓度监测的药物有庆大霉素、地高辛、氨茶碱、氯霉素和苯巴比妥等，应按不同日龄的药代动力学参数调整用药剂量和给药间隔。

1. 庆大霉素　剂量2.5mg/(kg·d)，日龄小于2周，12小时1次；日龄大于2周，8小时1次。血药浓度谷值2mg/L，峰值5～10mg/L。

2. 地高辛 剂量5μg/(kg·d)，12小时1次，血药浓度水平0.5～2.5μg/L。

3. 氨茶碱 血药浓度水平4～15mg/L，治疗新生儿呼吸暂停的用量，负荷量为5mg/kg静脉缓注（5分钟推入），维持量为2～3mg/(kg·d)，分2或3次口服或静脉推入，治疗时监测血茶碱浓度，有效血药浓度为7～13mg/L。

4. 氯霉素 血药浓度峰值10～20mg/L，25mg/(kg·d)，早产儿每日1次；小于2周，12小时1次。应用时注意同样剂量氯霉素在出生第1周可能是致死量，2周后可能是无效量。

5. 苯巴比妥 在紧急情况下，苯巴比妥可静脉注射。首次给予10～15mg/kg，2～3分钟内静脉缓慢注入。若首次给药后惊厥未止，可追加1～2次，每次5mg/kg，总负荷量15～20mg/kg，维持量3mg/(kg·d)，血药浓度水平15～40ng/L。

五、早产儿、新生儿抗菌药物的应用

由于早产儿、新生儿的高感染风险，抗菌药物在早产儿、新生儿疾病的治疗中占有重要地位。早产儿、新生儿与成年人具有不同的生理特点，抗菌药物的体内过程也有相应的改变，应根据其药代动力学特点和药效学特点合理应用抗菌药物。

（一）早产儿、新生儿抗菌药物的应用原则

（1）严格按照适应证选药，绝不用于病毒或无感染性疾病。尽可能在用药前做好病原学检查。

（2）按照抗菌药物作用特点、体内过程及不良反应选药。

（3）结合新生儿生理、病理、免疫等情况多采用杀菌剂，出生第1周，剂量宜偏小。

（4）联合用药需有明确指征，多为两联、三联以上，必要时使用。

（5）新上市药品不具备新生儿的药代动力学数据，一般不选用。

（6）一般不做肌内注射，多为静脉滴注，如口服要注意有无呕吐。

（7）原则上不用于预防。

（二）早产儿、新生儿抗菌药物使用的注意事项

（1）新生儿期肝、肾功能均未发育完善，肝药酶分泌不足或缺乏，肾清除功能较差，早产儿、新生儿应避免使用毒性大的抗菌药物，包括主要经肝代谢的氯霉素，主要经肾排泄的氨基糖苷类、万古霉素、去甲万古霉素等。确有应用指征时，必须进行血药浓度监测，据此调整给药方案，个体化给药，确保治疗安全有效。使用主要经肾排泄的抗菌药物如青霉素类、头孢菌素类等β-内酰胺类药物均需减量应用，防止药物在体内蓄积导致严重的中枢神经系统毒性反应的发生。

（2）早产儿、新生儿避免应用或禁用可能发生严重不良反应的抗菌药物（表13-2），如可影响生长发育的四环素类、喹诺酮类应禁用，可导致脑性核黄疸及溶血性贫血的磺胺类和呋喃类药物应避免应用。

（3）新生儿的体重和组织器官日益成熟，抗菌药物在早产儿、新生儿的药代动力学亦随日龄增长而变化，因此，使用抗菌药物时应按日龄调整给药方案。

表13-2 对早产儿、新生儿可能发生严重不良反应的抗菌药物

抗菌药物	不良反应	发生机制
氯霉素	灰婴综合征	肝药酶不足，氯霉素与其结合减少，肾排泄功能差，游离氯霉素浓度升高
氨基糖苷类、万古霉素	耳、肾毒性	肾清除能力差，药物浓度个体差异大，致血药浓度升高
四环素类	牙齿及骨骼发育不良，牙齿黄染	药物与钙络合沉积于牙齿和骨骼中
喹诺酮类	软骨损害（动物）	不详
磺胺类	脑性核黄疸/溶血性贫血	磺胺类药物与胆红素竞争血浆蛋白结合位点/红细胞中缺乏葡萄糖-6-磷酸脱氢酶
呋喃类	溶血性贫血	红细胞中缺乏葡萄糖-6-磷酸脱氢酶

课堂互动

婴幼儿药代动力学有哪些特点？婴幼儿及儿童期用药应注意哪些问题？

第二节 婴幼儿及儿童期合理用药

婴幼儿包括从1个月至3岁的儿童，此期儿童生长迅速，体格发育显著加快，各器官功能逐步趋于完善。儿童期指学龄前期至青春期，这一时期的生理特点是生长发育较前缓慢。

一、婴幼儿药代动力学特点

（一）药物的吸收

口服药物的吸收主要与婴幼儿胃肠道生理特点有关。婴幼儿胃内酸度仍低于成年人，3个月左右才能达到成人胃液pH水平，弱酸性药物口服吸收少，如苯巴比妥、苯妥英钠、利福平等；相反，弱碱性药物如青霉素等口服吸收则增加。婴幼儿胃排空时间短，十二指肠对药物的吸收速度快于新生儿。婴幼儿吞咽能力差，吞服片剂易造成呛咳及气管异物，宜用糖浆剂、颗粒剂、合剂等液体制剂代替片剂、胶囊剂等固体制剂，注意色、香、味等，以克服婴幼儿不愿用药的情况。油类药液口服应注意，避免引起油脂吸入性肺炎。因皮下与肌内注射吸收不完全，对危重病例，应采用静脉注射给药。

（二）药物的分布

婴幼儿体液/体重比例及细胞外液量虽低于新生儿，但仍高于大龄儿童和成年人，水溶性药物在细胞外液仍将被稀释而浓度下降。脂溶性药物分布容积较新生儿期大。另外，婴幼儿体液调节能力较差，水、电解质平衡易受外界因素及疾病干扰。婴幼儿易发生脱水，可影响药物的分布和血药浓度。随年龄增长，婴幼儿血浆蛋白含量逐渐增高，但仍较成年人低，使一些高蛋白结合率的药物血中游离型增多，作用增强，甚至引起毒性反应。婴幼儿时期血－脑屏障功能依然较差，某些药物仍可进入脑脊液，如服用吡哌酸可致良性颅内压增高。

（三）药物的代谢

婴幼儿肝脏相对重量仍为成年人的2倍，肝脏的药物代谢功能高于新生儿，甚至高于成年人，主要经肝脏代谢的药物如地西泮、茶碱、苯妥英钠等的消除半衰期短于成年人。肝药酶、葡萄糖醛酸转移酶等主要药物代谢酶的活性在婴幼儿期已趋成熟，药物的肝脏代谢速率会高于新生儿期。特别是促进药物与体内葡萄糖醛酸结合反应的葡萄糖醛酸转移酶系已由胎儿时期的无活性，到新生儿期的迅速完善，再到婴幼儿期的活性接近成年人水平，其他酶系（如氧化、水解酶等）的活性也随年龄的增长逐步接近成年人水平。因此，婴幼儿期的年龄和成长速度对药物代谢过程影响较大，在服用经肝脏代谢的药物时，应根据婴幼儿的成长状况来综合考虑用药剂量。

（四）药物的排泄

婴幼儿期肾小球滤过率和肾血流量迅速增加，6～12个月可达成年人水平，肾小球的排泄能力在7～12个月时接近成人水平，肾脏指数较成年人高，故一些经肾排泄的药物肾清除率较成人为高。

二、婴幼儿用药特点

婴幼儿虽在药物代谢方面已较新生儿显著成熟，但由于其生理特点，用药时仍需注意以下问题。

1. 婴幼儿时期生长迅速，有些药物通过不同机制影响婴幼儿发育。如服用激素类、四环素类、喹诺酮类药物等。有些中枢性抑制药对智力发育有损害。

2. 婴幼儿呼吸道狭窄，炎症时黏膜肿胀，渗出物较多，应选用支气管扩张药及祛痰药。

3. 婴幼儿易发生消化道疾病，常见腹泻或习惯性便秘。腹泻时不宜过早使用止泻药，以免使肠毒素吸收增加，加重全身中毒症状，宜口服补液防止脱水和电解质紊乱，也可用调整肠道微生态的制剂。便秘者应从改善饮食着手，除非必要时可使用缓泻剂，禁用峻泻剂，以免腹泻不止引起脱水。

4. 婴幼儿时期是主要的哺乳期，应注意药物通过乳汁进入婴儿体内产生的后果，详见妊娠期和哺乳期妇女用药相关部分。

5. 婴幼儿尚处在生长发育阶段，组织器官尚未发育成熟，抵抗力弱，易患传染病、感染性疾病、消化紊乱和营养不良，在用药时一定要慎重，以下是婴幼儿慎用或禁用的药物。

（1）对神经系统有损害的药物　吗啡、哌替啶等药物易引起婴幼儿呼吸抑制等中毒现象，应禁用。氨基糖苷类、氨茶碱、呋喃类、抗结核药等应慎用，用药期间注意小儿听力、皮肤感觉、动作协调等方面有无异常，发现异常立即停药。

（2）对肝脏有损害的药物　磺胺类、红霉素、四环素类、抗结核药、止吐药等，使用时剂量应偏小，不可长期使用。

（3）对肾脏有损害的药物　氨基糖苷类、磺胺类、头孢菌素类、解热镇痛药、抗癫痫药等，用药时需精确计算剂量，疗程不宜过长，并观察小便，必要时做尿常规检查。

（4）对消化道有损害的药物　激素类、解热镇痛药、补铁生血剂、口服抗菌药等，用药期间观察大便，必要时做大便检查。

（5）对血液系统有损害的药物　解热镇痛药、镇静剂、抗癫痫药、抗结核药等，用药期间观察小儿脸色、精神状态，必要时做血常规检查。

（6）可引起过敏的药物　青霉素类、链霉素、磺胺类、解热镇痛药等，可引起致命性休克、剥脱性皮炎、皮疹等。阿司匹林可诱发或加重哮喘，哮喘患儿慎用。

（7）对骨、牙齿有损害的药物　四环素类、激素类、喹诺酮类等，小儿慎用或禁用。

三、儿童期用药特点

学龄前期，体格发育稳步增长，智能发育日趋完善，虽防病能力有所增强，但仍可发生传染病及急性肾炎、风湿病等；学龄期儿童应注意预防近视和龋齿；儿童期末，由于内分泌的改变使生长发育特别快，第二性征开始出现，进入青春发育早期，开始向成人期过渡。儿童期应注意下列药物的应用。

（一）解热镇痛药

目前儿童适用的解热镇痛药品种及剂型较多，各种成分不同，但药理作用基本相似，一般使用一种即可，不需联合应用，更不宜超剂量使用，药物过量易引起儿童肝、肾、血液等系统的损害。阿司匹林易引起急性脑病并发肝脂肪变性综合征（瑞氏综合征，Reye syndrome），15 岁以下儿童禁用；安乃近（metamizole）滴鼻虽方便有效，但可致再生障碍性贫血和暴发性紫癜；应用对乙酰氨基酚应注意其肝毒性。布洛芬是世界卫生组织和美国食品药品管理局（food and drug administration，FDA）唯一共同推荐的儿童退热药。

（二）影响水、电解质代谢的药物

儿童调节水、电解质代谢功能不全，应用影响水、电解质代谢的药物易引起水、电解质平衡紊乱，如应用利尿药易发生低血钠、低血钾，应注意剂量和给药时间。

（三）激素

肾上腺皮质激素在儿科应用较广，可单独应用于过敏性疾病和哮喘发作的治疗；常与抗菌药物联合用于急性重症感染；而白血病、肾病综合征等需用药数周至数月。轻症时一般短程口服给药，重症时需静脉注射给药。肾上腺皮质激素短期应用，即使大剂量也不易产生严重的不良反应；长期应用，即使小剂量，也可产生严重的不良反应，如抑制骨骼生长、影响体格发育或引起难愈性骨质疏松，也影响水、盐代谢，升高血压，降低抵抗力，发生库欣综合征等，故应严密观察并控制长期用药。

儿童不宜长期使用雄性激素，因其可致骨骼闭合过早，影响生长发育，甚至使女童男性化，男童性早熟，切勿滥用。

（四）抗菌药物

儿童抗菌药物的应用很普遍，抗菌药物治疗的关键是针对病原菌选用敏感的抗菌药物并合理应用。目前抗菌药物滥用现象较为严重，并造成严重的不良后果。氨基糖苷类抗生素如链霉素、庆大霉素、卡那霉素等可引起永久性耳聋和肾衰，应在血药浓度监测的条件下使用；四环素类如四环素、米诺环素、多西环素、替加环素，能与钙络合沉积于牙齿及骨中，使牙齿黄染，影响骨的发育，7 岁以下儿童禁用；氯霉素抑制骨髓造血功能，引起再生障碍性贫血，应慎用或禁用；长期应用强效抗菌药，易引起二重感染和耐药性；喹诺酮类药物影响软骨发育，12 岁以下儿童禁用，18 岁以下慎用。

案例解析

【案例】患儿，男，5 岁，发热 2 天到医院就诊，体温：39℃，双侧扁桃体明显肿大、充血，左侧扁桃体表面可见黄白色脓点或脓苔，颈部淋巴结肿大，触痛明显，血常规检查白细胞及中性粒细胞明显升高。诊断：化脓性扁桃体炎。

【问题】该患儿应选用何种药物治疗？为什么？

【解析】化脓性扁桃体炎的致病菌是溶血性链球菌、葡萄球菌和肺炎双球菌，青霉素 G、红霉素、林可霉素、头孢菌素、喹诺酮类、四环素和氯霉素对革兰阳性菌感染都有效。但此患儿只有5岁，若使用喹诺酮类、四环素和氯霉素可引起严重不良反应，应禁用。故该患儿抗菌药物首选青霉素 G，若青霉素 G 过敏，次选红霉素、林可霉素或头孢菌素。对革兰阳性菌感染，第三代头孢菌素不及第一、第二代头孢菌素和青霉素 G。

扁桃体炎并发高热可选用毒性较小的布洛芬或对乙酰氨基酚降温，阿司匹林易引起瑞氏综合征，15 岁以下儿童禁用。

第三节　儿童用药原则

儿童正处于生长发育时期，多数药物的药动学、药效学和不良反应与成人不同。儿童用药是否正确，直接关系到下一代的健康成长。为保证儿童用药的安全、有效，除应研究儿童药动学、药效学特点和药物可能造成的危害外，还应明确儿童用药原则，才能做到合理用药。

（一）明确诊断，选择合适的药物

根据病情明确诊断，对因施治，对症下药。药物的选择既要考虑疗效，更要注意药物的不良反应，选择安全、有效、价廉、可靠的药物。阿司匹林是一种历史悠久的解热镇痛药，退热作用较强，但副作用大，儿童用药易引起急性脑病并发肝脂肪变性综合征。布洛芬、对乙酰氨基酚副作用较少，可作为儿童首选退热药。不用疗效不确切的药品，不要图新药贵药，尽管新药上市前都进行了临床研究，但由于时间、病例数量的局限，还远远不够，新药的一些严重、罕见的不良反应往往需要长期大规模的临床应用才能发现。避免使用影响儿童生长发育的药物，如喹诺酮类影响软骨发育，儿童禁用。

（二）选择合适的剂量

儿童用药剂量一直是儿科治疗工作中即重要又复杂的问题，剂量使用不当是儿科药物不良反应发生的一个重要原因。由于儿童的年龄、体重逐年增加，体质各不相同，用药的剂量就有较大差别。儿童药物剂量计算方法较多，包括按体重、体表面积或年龄等方法计算，每种方法各有其优缺点，目前多采用前两者。

1. 根据儿童体重计算 多数药物已计算出每千克体重、每日或每次的用量，按已知体重计算较方便，对没有测体重的患儿可按下列公式推算：

1岁以下儿童体重：

$$1\sim3\text{个月儿童体重（kg）}=\text{出生体重}+\text{月龄}\times0.7 \tag{13-1}$$

$$4\sim6\text{个月儿童体重（kg）}=\text{出生体重}+\text{月龄}\times0.6 \tag{13-2}$$

$$7\sim12\text{个月儿童体重（kg）}=\text{出生体重}+\text{月龄}\times0.5 \tag{13-3}$$

1岁以上儿童体重：

$$1\text{岁以上儿童体重(kg)}=\text{实足年龄}\times2+8\text{(城市)或}+7\text{(农村)} \tag{13-4}$$

$$\text{药物用量}=\text{体重（kg）}\times\text{药量/(每 kg 体重·次)} \tag{13-5}$$

如已知成人剂量而不知每千克体重用量时，可将该剂量除以成人体重（按60kg计）即得每千克体重药量，这种计算法对年幼儿童量偏小，年长儿偏高，应根据临床经验。另外，还应视儿童营养状态适当增减，如Ⅰ度营养不良应减少15%～25%，Ⅱ度营养不良应减少25%～40%，Ⅲ度营养不良应减少40%以上。

2. 根据体表面积计算 按体表面积计算用药剂量是目前认为比较科学的方法，既适用于成人，又适用于各年龄小儿，可按一个标准准确地给药，但计算方法较复杂，首先需知各年龄的体表面积，还要记住每平方米用药量。

$$\text{体表面积}(m^2)=\text{体重(kg)}\times0.035+0.1 \tag{13-6}$$

此公式用于计算体重在30kg以下者。体重在30kg以上者体重每增加5kg，体表面积增加0.1m^2。

婴幼儿时期对某些药物剂量按体表面积计算与按体重计算有较大的差别，尤其是新生儿时期差异更甚。因此，按体表面积计算药量不适于新生儿及小婴儿。结合小儿生理特点及药物的特殊作用，对新生儿及小婴儿用药量要相对小些；应用非剧毒药物或对肝、肾无损害的药物可稍加量；在婴儿期（不包括新生儿），抗菌药用量可稍大些。

3. 根据成人剂量折算 根据成人剂量计算儿童剂量的方法有10余种，所得出的药量有的偏大，有的偏小。表13-3是根据儿童各年龄的体重、体表面积、细胞外液量和成人体重、体表面积、细胞外液量的比例，折算出的儿童用药量比例，按此法计算出的在各年龄期的药量偏差较其他方法为小。

表13-3 儿童用药量按年龄折算

年龄	成人用量的比例	年龄	成人用量的比例
新生儿～1月龄	1/18～1/14	2～4岁	1/4～1/3
1～6月龄	1/14～1/7	4～6岁	1/3～2/5
6月龄～1岁	1/7～1/5	6～9岁	2/5～1/2
1～2岁	1/5～1/4	9～14岁	1/2～1/3

4. 根据药动学参数计算 近年来药动学的迅速发展也扩展至儿科用药领域，其原理是根据血药浓度监测计算出药物的各种药动学参数，如生物利用度、分布容积、半衰期等，用药时再根据这些参数计算出达到有效血药浓度的剂量。目前，具备完整的儿童药动学参数的药物尚不多，且决定剂量的有效血药浓度多以成人数值为标准，我国血药浓度监测还不普遍，这种计算方法虽最为合理，但在应用方面受到一定限制。

可能影响剂量选择的因素包括：经肝脏代谢或肾脏排泄的药物，用于有严重肝、肾疾病的患儿时，应减少剂量；联合用药时，注意药物剂量较单一用药时有无改变，及时调整。

（三）选择合适的给药途径

正确的给药途径对保证药物的吸收并发挥作用至关重要。给药途径选择的依据包括病情轻重缓急、用药目的、药物性质及作用特点、患儿的年龄等。

1. 根据病情轻重　急症、重症患儿多采用注射给药，尤其是静脉注射；轻症多口服给药。

2. 根据用药目的　对于哮喘或不会咳痰的婴幼儿，可采用吸入或雾化治疗。

3. 根据药物性质及作用特点　地西泮直肠灌注比肌内注射吸收快，能更迅速地控制小儿惊厥。

4. 根据患儿的年龄　新生儿一般不采用口服给药，皮下注射可损害周围组织且吸收不良，不适用于新生儿。不能口服的患儿可以采用鼻饲。儿童皮肤结构异于成人，皮肤黏膜用药易于被吸收，甚至可引起中毒，用药时应注意。

（四）选择合适的剂型

尽量选择有小儿剂型的药物，避免由剂量分割造成的不便或不良后果。对于没有小儿剂型的药物，需严格按照儿童用量准确分割，避免药物过量造成的毒性反应。尽量选择小儿易于接受的剂型，如颗粒剂、糖浆剂、滴剂、口服液等，减少喂药困难。

（五）个体化给药及血药浓度监测

婴幼儿生长发育迅速，随年龄、体重增加，药物代谢及药物反应差异很大，即使同龄患儿，用药个体差异也很大。因此，对某些安全范围窄，剂量略增加即可发生毒性的药物如地高辛、苯巴比妥、氨茶碱等需进行血药浓度监测，并根据血药浓度监测结果，随时调整给药剂量和给药时间，做到个体化给药。

知识拓展

儿童用药国内外现状

1. 儿童用药品种少　国外儿童用药发展水平相对较高，但非专属药品的大量使用仍是国外儿童用药的主要特征。

2. 儿童用药缺乏适宜剂型规格　儿童药物剂型规格缺乏是国内外普遍存在的现象。国内市场90%的药物都没有儿童剂型，尤其是特殊剂型药品。

3. 儿童用药科学信息不全　临床儿童常用药和市场上常见药品中，多数药品未注明儿童的用法、用量、不良反应、禁忌和注意事项等，大都是“儿童酌减”或“遵医嘱”等描述。国外也存在相似问题。

4. 儿童药物临床研究少　目前国内的儿童用药基本上都是成人用药经过长期的临床实践成熟后，加上与儿童治疗有关的信息，缺乏专门针对儿童的疗效和安全性数据。国内很多儿童药物在上报审批时，经常会使用外国对此药物进行的儿童临床试验资料。

5. 儿童用药政策管理　我国儿童用药管理水平与发达国家相比有很大差距，应借鉴国外先进经验，根据本国特色制定相关政策法规，推进儿童用药研发和儿科临床试验的发展。

本章小结

1. 新生儿胃酸低，易被胃酸破坏的药物及碱性药物的口服生物利用度可增加；新生儿药物分布于靶细胞或中枢神经系统的浓度可比成人高，有些药物可置换出胆红素，引起核黄疸；新生儿肝代谢和肾排泄药物的能力较差。

2. 新生儿用药特有的反应包括：超敏反应，药物所致新生儿溶血、黄疸和核黄疸，高铁血红蛋白血症，出血，灰婴综合征，对神经系统的毒性反应等。

3. 早产儿、新生儿抗菌药物的使用原则。

4. 婴幼儿与新生儿药动学方面的主要区别是婴幼儿肝脏代谢速率与肾排泄较快。

5. 小儿的药效学特点是年龄越小，尤其是新生儿，机体耐受性相对脆弱，较易出现毒性反应，应慎用一些有毒性的药物，尤其是影响小儿生长发育的药物。

6. 儿童用药原则：①明确诊断，选择合适的药物；②选择合适的剂量；③选择合适的给药途径；④选择合适的剂型；⑤个体化给药及监测。

练 习 题

题库

一、选择题

1. 新生儿应用易引发胆红素脑病（核黄疸）的药物是（　　）。
   A. 对乙酰氨基酚　B. 苯妥英钠　C. 阿司匹林
   D. 氨茶碱　E. 地高辛
2. 婴幼儿危重病例易采用的给药途径是（　　）。
   A. 静脉给药　B. 直肠黏膜给药　C. 口服给药
   D. 肌内注射　E. 皮下注射
3. 影响软骨发育，12 岁以下儿童禁用，18 岁以下慎用的药物是（　　）。
   A. 头孢氨苄　B. 氧氟沙星　C. 青霉素
   D. 红霉素　E. 头孢氨苄
4. 早产儿、新生儿应用可引起耳毒性的药物是（　　）。
   A. 四环素　B. 磺胺嘧啶　C. 万古霉素
   D. 阿奇霉素　E. 庆大霉素
5. 易引起婴幼儿呼吸抑制的药物是（　　）。
   A. 苯妥英钠　B. 氨茶碱　C. 苯巴比妥
   D. 吗啡　E. 氢化可的松
6. 抑制骨髓造血功能，儿童应慎用的药物是（　　）。
   A. 林可霉素　B. 氯霉素　C. 链霉素
   D. 红霉素　E. 青霉素

二、思考题

1. 简述新生儿与婴幼儿药代动力学的异同点。
2. 新生儿用药有哪些特有反应？
3. 药物通过何种途径引起黄疸或溶血？
4. 儿童如何正确使用药物？
5. 儿童药物剂量计算方法有哪些？

（王　蕾）

第十四章

老年人临床用药

学习导引

知识要求

1. **掌握** 老年药理学的基本概念；老年人安全合理用药对策。

2. **熟悉** 老年人药动学和药效学的特点；老年人药物不良反应发生率高的原因；我国老年人潜在不适当用药判断标准。

3. **了解** 老年人用药的特殊性；老年人生理生化功能的变化。

能力要求

学会应用老年人合理用药对策指导临床老年人合理用药。

课堂互动

1. 什么是人口老龄化？人口老龄化对公共卫生有何影响？
2. 我国是否已经进入老龄化社会？

世界卫生组织（WHO）对老年的年龄标准定为欧美发达国家≥65岁，发展中国家≥60岁，并规定60岁以上人口达总人口的10%或65岁以上人口达总人口的7%，即为老龄化社会。至2000年，我国60岁以上老年人已达1.27亿，占总人口的10.35%，标志着我国已进入老龄化社会。国家卫生健康委发布的《2019年我国卫生健康事业发展统计公报》显示，2019年我国居民人均预期寿命已提高至77.3岁。然而，老年人往往患有多种疾病，且多为慢性病，这使得老年人的用药机会、种类和数量明显增多。机体功能衰减、对药物反应性改变、多病共存与多重用药、用药依从性低、用药安全知识不足等诸多因素造成老年人用药具有一定的特殊性，而由此带来的用药安全性问题尤为突出。老年药理学（geriatric pharmacology）就是针对老年人机体的特点，研究药物的药效学和药动学的一门新兴药理学分支学科，目的是为了提高药物对老年人所患疾病的治疗效果，减少药物的不良反应，为老年人临床合理用药提供科学依据。

案例解析

【案例】 患者，男，75岁，因“全身皮疹伴瘙痒2天”入院。近期患者因血尿酸升高，服用别嘌醇片，每日12片（每片100mg），服用2天后出现全身皮疹伴瘙痒，入院诊断为“过敏性皮炎”，给予甲泼尼龙注射液抗过敏治疗，患者皮肤症状缓解。患者既往史、家族史无特殊。入院检查正常。

【问题】本例患者出现皮疹的可能原因是什么？

【解析】别嘌醇片初始剂量一次50mg，一日1～2次，每周可递增50～100mg，至一日200～300mg，分2～3次服用，但一日最大量不得大于600mg。患者因误服过量别嘌醇片，出现全身皮疹伴瘙痒，该患者有合理的用药时间顺序，且已知别嘌醇片的常见不良反应为皮疹，停用别嘌醇后患者症状缓解。因此，本例患者皮疹很可能由服用别嘌醇片过量导致。从该病例中，我们得出：提高老年患者用药依从性是保证老年人合理用药的基础。长期服用别嘌醇片降尿酸治疗，如果出现任何皮肤反应或其他超敏反应体征应当立即停药，及时入院诊治，避免剥脱性皮炎、中毒性表皮坏死松解症等严重不良反应的发生。

第一节　老年人生理与生化功能的变化

PPT

老年人随着年龄的增长，不可避免地出现机体组织器官结构退化，调节能力减弱，进而导致生理生化功能发生较大变化，患病风险明显提高。

（一）神经系统的变化

老年人大脑重量较正常人减轻，脑皮质和脑白质减少，易出现脑萎缩。不同部位的脑萎缩因影响相应脑区的功能而出现不同的临床表现。黑质退化、萎缩使肌紧张和骨骼肌的协调运动发生障碍，是老年人易患帕金森病的重要原因；而蓝斑核与睡眠的调节有关，此处受累会引发睡眠障碍。

老年人脑循环也发生明显变化，常伴有脑动脉粥样硬化，脑血管阻力增加，使大脑血流量下降。脑供血不足可造成氧和葡萄糖供应不足，导致脑组织代谢水平明显下降，使老年人易出现智能和记忆障碍。

老年人中枢神经递质合成减少，脊髓重量减轻，神经传导速度减慢，可造成反应迟钝，对机体和环境的调节能力下降，视、听、嗅、味等感觉功能下降；运动敏感性差，适应能力低，易发生意外事故等。此外，血－脑屏障随年龄增长而退化，通透性增加，易发生神经系统感染性疾病。

（二）心血管系统的变化

老年人心脏脂肪与结缔组织增加，心肌组织胶原样变与淀粉样变增多；心肌细胞线粒体老化、ATP酶活性降低，肌浆网释放和摄取钙离子的速度减慢，这些变化使心肌收缩力降低，心排血量降低，同时心肌收缩期延长，心肌耗氧量增加，心脏顺应性下降。

老年人动脉血管硬化导致血管弹性减弱，外周阻力增加，血压升高，组织、器官血液灌注减少，特别是心、脑、肝、肾等重要脏器血流量减少。此外，血管压力感受器敏感性下降，反射调节能力降低，易发生体位性低血压。

上述心血管系统的变化，使老年人患有心力衰竭、高血压、冠状动脉疾病等疾病的风险显著提高。

（三）内分泌系统的变化

随着年龄增长，老年人内分泌系统功能发生病理性减退和生理性下调，激素代谢及激素受体数量发生改变，组织对激素敏感性减弱。

老年男性睾丸功能退化，雄性激素分泌减少，出现体力下降、性功能障碍、思维和记忆力减退等现象；女性更年期后雌激素水平显著降低，成为心脑血管疾病和骨质疏松等多种疾病发生的诱因。

老年人肾上腺皮质和髓质的细胞均减少，重量减轻。老年人糖皮质激素受体数目减少，对糖皮质激素的敏感性降低，对促肾上腺皮质激素的反应性下降，导致老年人保持内环境稳定能力与应激能力降低。虽然老年人血中胰岛素水平升高，但对葡萄糖和胰岛素的耐受能力均降低。

老年人甲状腺发生萎缩和纤维化，滤泡变小，三碘甲状腺原氨酸水平显著降低，基础代谢率降低。

此外，松果体功能下降，褪黑素分泌减少，易导致睡眠障碍、内分泌失调等问题。

（四）消化系统的变化

老年人牙龈萎缩，牙齿逐渐脱落，咀嚼肌、唾液腺萎缩，味蕾减少，吞咽困难。胃血流量减少，胃排空延长，胃黏膜萎缩，皱襞变浅，绒毛变短，上皮及腺体萎缩，主细胞、壁细胞和黏液颈细胞数量减少，使消化功能减弱。黏液减少或缺失使老年人胃黏膜屏障遭到破坏，易患胃炎及胃溃疡等疾病。此外，老年人胃肠蠕动减弱，排便反射减弱，排便困难，易发生习惯性便秘，而肛门括约肌张力下降，易出现大便失禁。

老年人肝血流量减少，肝微粒体细胞色素 CYP450 含量下降，肝解毒和蛋白合成能力降低，药物首过效应和代谢降低，生物利用度增加。

（五）泌尿系统的变化

老年人肾组织进行性萎缩，重量减轻，肾单位数量减少，肾血流量、肾小球滤过率、肾小管排泌和重吸收功能均下降，导致肌酐清除率下降。老年人血浆肾素、醛固酮浓度降低，虽在一般情况下仍能够维持正常的生理活动，但在应激和其他疾病情况下，肾脏的负荷加重，常出现水、电解质紊乱。此外老年人膀胱肌张力松弛，纤维结缔组织增生，容量减少，良性前列腺增生发生率增加，易致尿频、尿急。

（六）免疫系统的变化

人体免疫功能随年龄增长而呈下降趋势。胸腺是免疫系统中最早发生老化的器官，老年期胸腺萎缩（重量仅为儿童期的1/10），导致 T 细胞分化、成熟和功能极度降低，B 淋巴细胞对抗原刺激的应答反应下降，抗原和抗体间的亲和力下降。粒细胞和巨噬细胞功能下降，免疫球蛋白水平降低，血清中天然抗体减少，自身抗体增多。上述变化使老年人免疫功能下降，易患严重感染性疾病、自身免疫性疾病及肿瘤。

（七）呼吸系统的变化

老年人由于肺部毛细血管网减少、心排出量降低，使肺血流量减小。老年人因肺泡数量减少、肺组织弹性下降、肺组织和胸廓顺应性降低、呼吸肌张力下降等原因，导致肺活量显著下降（约为青年人的75%），功能残气量增加，对 CO_2的敏感性下降，易致胸闷，咳嗽效力下降，痰液不易咳出，易发生呼吸系统感染。

（八）血液系统的变化

老年人骨髓中有核细胞量减少，血中白细胞总数降低，粒细胞总数无明显下降，B 淋巴细胞数基本不变。血液黏稠度高，血脂增高，血沉加快。

第二节　老年人药动学特点

PPT

老年人各系统、器官的组织结构与生理生化功能逐渐衰退，从而影响机体对药物的吸收、分布、代谢、排泄过程和药动学参数，易导致药物治疗作用的改变或不良反应的发生。因此，应充分考虑药动学特点，制定合理的老年人个体化用药方案。

一、吸收

（一）消化系统功能改变

老年人消化系统功能的改变影响口服药物的吸收，从而直接影响药物在体内的浓度。

1. 胃酸分泌减少　老年人胃壁细胞功能减退，胃酸分泌量减少，胃液 pH 升高，进而影响药物的溶解和解离。弱酸性药物如对乙酰氨基酚、地高辛等的解离度增加而使吸收减少，弱碱性药物如地西泮则吸收增多。

2. 胃排空和肠蠕动减慢 老年人胃排空速度减慢，使经小肠吸收的固体剂型药物进入小肠的时间延迟，吸收速度降低，T_{max}延迟，C_{max}下降。老年人肠蠕动减慢，使药物在肠内停留时间延长，药物吸收增加，易发生不良反应。

3. 胃肠及肝血流量减少 老年人由于心排出量减少使胃肠道和肝血流量降低，进而使药物经胃肠道吸收量降低，如地高辛、氢氯噻嗪等药物的吸收明显减少。此外，老年人肝血流量的减少还会影响药物的首过效应和代谢，如普萘洛尔、拉贝洛尔和利多卡因等药物首过效应减弱，消除速度减缓，血药浓度升高而易发生不良反应。故老年人使用上述药物应适当调整剂量。

4. 肠黏膜吸收面积减少 老年人肠壁黏膜吸收面积减少，肠内消化液分泌量也相应减少，这使不易溶解的药物如地高辛、氨苄西林等的吸收减缓。

5. 胃肠道主动转运功能降低 经主动转运吸收的物质如半乳糖、葡萄糖、维生素 B_1、维生素 B_6、维生素 B_{12}、铁及钙等吸收减少。

（二）多重用药

老年人常患有多种疾病，需用多种药物治疗，因此药物 – 药物间的相互作用也会影响药物的吸收，如轻泻剂或抗酸药可以减少其他药物的溶解和吸收。

（三）局部血液循环较差

老年人局部血液循环较差，肌内或皮下注射给药时药物的吸收速度减慢。因此，应尽量少用肌内或皮下注射。对于急症患者宜采用静脉给药。

二、分布

器官血流量、机体组成成分、血浆蛋白结合率、体液 pH 等因素可影响药物在体内的分布。而上述因素均随年龄的增长而有所改变，其中机体组成成分、药物与血浆蛋白结合率的变化是影响药物在老年人体内分布的主要因素。

（一）机体组成成分的变化

随着年龄的增长，人体总体液量逐渐减少，而脂肪含量却明显增加。上述改变直接影响了药物的分布。

1. 脂溶性药物 由于老年人脂肪组织增加，脂溶性药物如地西泮、利多卡因等更易分布至周围脂肪内，表观分布容积增大，消除半衰期延长，药理效应持久，易发生药物蓄积中毒。

2. 水溶性药物 由于老年人总体液量减少，水溶性药物如西咪替丁、对乙酰氨基酚等表观分布容积减小，因而具有较高的血药浓度与较强的药理效应，故应该降低负荷剂量。

（二）血浆蛋白结合率的变化

由于肝脏合成白蛋白功能下降，老年人血浆白蛋白含量随年龄的增长而降低，药物与血浆白蛋白结合率降低。因此，在使用血浆蛋白结合率高的药物（如地西泮、华法林）时，游离型药物浓度升高，表观分布容积增加，药理效应增强，易产生不良反应。此外，同时应用两种血浆蛋白结合率高的药物时，易发生药物与血浆蛋白结合的竞争性置换现象，可使被置换出的药物游离型浓度显著增高，从而引起较严重的不良反应。特别是对于血浆蛋白结合率高且治疗指数小的药物，在此种情况下应进行治疗药物监测。

此外，弱酸性和中性药物主要与血浆白蛋白结合，弱碱性药物则与血浆中 α_1-酸性糖蛋白（α_1-acid glycoprotein，α_1-AGP）结合。老年人血浆中的 α_1-AGP 水平升高，患急性病时更甚，其与弱碱性药物（如利多卡因）的结合率增加，血浆中游离型药物减少，药效减弱。但在急性期过后，血浆 α_1-AGP 减少，与弱碱性药物的结合率下降，游离型药物浓度增加，因而同等剂量也可出现中毒现象。

三、代谢

药物的代谢主要是在肝脏内进行。随着年龄的增长，老年人肝脏肝细胞数量减少、肝血流量和肝微粒体 CYP 酶活性降低，一方面使首过效应明显的口服药物生物利用度明显增加，血药浓度显著升高，如 70 岁人群普萘洛尔的稳态血药浓度是 40 岁人群的 4 倍。另一方面使主要经肝代谢的药物代谢速度减慢，$t_{1/2}$显著延长，血药浓度升高。如地西泮的 $t_{1/2}$ 延长与年龄的增长呈正相关，20 岁时 $t_{1/2}$为 20 小时，80 岁以上约为 90 小时，其不良反应发生率也从 1.9% 升至 7.1% ~39%，故老年人应用地西泮时剂量应减半。同理，应用其他主要经肝代谢的药物，如苯巴比妥、氯氮䓬、对乙酰氨基酚、吲哚美辛、氨茶碱、三环类抗抑郁症药、利多卡因、普萘洛尔等，也因血药浓度升高和代谢减慢而出现不良反应，应用时应注意监测血药浓度，适当调整剂量。

值得注意的是，并非所有老年人的 CYP 酶均减少，其个体差异超过年龄差异，不能按照年龄推算 CYP 酶活性。现有资料表明，药物的Ⅱ相代谢（结合反应）不受年龄变化影响，如异烟肼、肼屈嗪的乙酰化反应。乙醇脱氢酶亦不受影响。此外，由于影响药物代谢的因素复杂，个体差异大，且老年人肝功能一般不能预测其肝代谢能力，因此老年人个体化用药尤为重要。

四、排泄

老年人肾血流量、肾小球滤过率、肾小管排泌与重吸收、肌酐清除率均随年龄增加而降低。因此，肾脏对药物的排泄能力下降，排泄速度减慢，$t_{1/2}$延长，应用主要经肾排泄的药物时易出现蓄积中毒，如非甾体类抗炎药（NSAID）、雷尼替丁、地高辛、普萘洛尔、普鲁卡因胺、可乐定、卡托普利、依那普利、青霉素类及甲氨蝶呤等。故老年人使用上述药物时应根据肌酐清除率调整给药剂量和间隔。

老年人肾脏调节酸碱平衡的能力较差，对于易致电解质及酸碱平衡失调的药物，如依他尼酸、呋塞米、布美他尼、噻嗪类，应减少用量。

第三节　老年人药效学特点

PPT

由于老年人机体器官组织结构和生理生化功能逐渐衰退，老年人对药物的反应性也发生相应的改变。此外，疾病状态及多药合用等情况也会影响老年人对药物的反应。一般来说，老年人对药物的耐受性往往降低。

一、神经系统变化对药效学的影响

老年人脑萎缩、脑血流量降低、脑细胞数目减少及儿茶酚胺浓度降低、胆碱能神经功能障碍等改变，这使得老年人对中枢抑制药敏感性增高，易引发不良反应。如老年人对苯二氮䓬类药物的敏感性高于年轻人，服用地西泮后的宿醉现象比年轻人多 2 倍。老年人对三环类抗抑郁药、抗惊厥药、镇静催眠药、抗胆碱药等都较为敏感，用药后可能严重干扰中枢神经系统的功能，出现精神错乱、烦躁、抑郁、过度激动、幻觉及失眠等不良反应。此外，老年人对吗啡、哌替啶等中枢性镇痛药敏感性增高，易导致呼吸抑制。使用可乐定、甲基多巴等中枢性降压药可引起严重嗜睡、眩晕等症状，突然停药可引起焦虑、激动、心悸、出汗、血压升高，甚至高血压危象等停药反应；利血平可引起明显的精神抑郁和自杀倾向；氨基糖苷类药物易致听力损害。此外，老年人对抗过敏药、抗帕金森病药的敏感性也增高。因此，老年人在口服上述药物时应减量，应密切关注药物不良反应的发生。

二、心血管系统变化对药效学的影响

老年人心脏对 β 受体激动药和拮抗药的反应性均降低，这可能与 β 受体数量或密度随年龄增加而减少、受体亲和力降低或受体后腺苷酸环化酶活性的改变有关；但老年人对 α 受体拮抗药的敏感性增高。老年人心脏收缩及舒张功能减退、传导减弱，对强心苷类的正性肌力作用敏感性下降，但对其毒性作用的敏感性增高，即疗效降低毒性增加。窦房结功能减退、传导减慢等退行性变化使老年人对抗心律失常

药（如奎尼丁、胺碘酮等）的敏感性增加，易引起窦性停搏，甚至阿－斯综合征。此外，老年人血管感受器敏感性下降、心脏本身和自主神经系统反应障碍，故血压调节功能障碍，这使得老年人对降压药、利尿药等敏感性增加，在使用利尿药、β受体阻断药、亚硝酸酯类、吩噻嗪类、抗高血压药、三环类抗抑郁药等药物时，易引发直立性低血压，故老年人应慎用这些药物。

另外，老年人对口服抗凝血药非常敏感，一般治疗剂量即可产生持久的凝血作用，易自发性出血，因此抗凝血药的用量必须相应减少。

三、内分泌系统变化对药效学的影响

老年人各种激素的分泌水平和相应受体的数量发生改变，因此对药物的反应性出现年龄相关性差异。老年人性激素分泌水平降低，且相应受体数量减少，可引起各种不适症状甚至疾病。如女性绝经后体内雌激素水平明显下降，易引发骨质疏松，适当补充雌激素具有缓解作用。但应注意的是性激素不宜大量或长期应用，此时会引起新的激素平衡紊乱，如雌激素可引起女性子宫内膜及乳腺癌变，而雄激素可引起男性前列腺肥大或癌变。老年人对胰岛素和葡萄糖的耐受能力均下降，且大脑对低血糖的耐受能力较差，故应用胰岛素时易发生低血糖反应，严重可致昏迷。此外，糖皮质激素受体数量随细胞老化而减少，且老年人对糖皮质激素的反应性亦降低。老年人长期使用糖皮质激素，糖代谢作用减弱但蛋白质异化作用增强，易致消化性溃疡、骨质疏松甚至自发性骨折等不良反应。吗啡对老年人的镇痛作用在夜间明显减弱，这可能与老年人褪黑素分泌量减少有关。

四、免疫系统变化对药效学的影响

老年人在病情严重、全身状况不佳时，常伴有机体防御功能的严重损害或完全消失，易导致抗生素治疗失败。此外，老年人自身免疫抗体增多，从而使免疫性疾病的发生率增高；但老年人的药物变态反应发生率并未因免疫功能下降而降低。

第四节　老年人药物不良反应的特点

微课　PPT

老年人药物不良反应发生率增高且严重性增加，这是老年人合理用药需要应对的重要问题。据统计，年轻患者的药物不良反应发生率为3%，50～60岁为14.4%，61～70岁为15.7%，71～80岁为18.3%，80岁以上为24.0%。研究认为，老年人的不良反应发生率和严重程度受年龄、疾病等多种相关因素影响，其中年龄、给药剂量、给药途径、用药疗程和合并用药种数等均是不良反应发生的独立影响因素。

一、老年人药物不良反应发生率高的原因

（一）药动学因素

1. 吸收　老年人胃液酸度的降低，使一些弱碱性药物易于吸收，如地西泮、奎尼丁、肼屈嗪等。此外，老年人常伴有胃肠动力减弱，可延长药物在肠道的滞留时间，增加药物的吸收。

2. 分布　老年人总体液比例下降，脂肪比例增大，使得地西泮、利多卡因等脂溶性药物易在脂肪中蓄积，消除减慢，如仍按成年人常规用量或间隔时间服用，易出现药物不良反应甚至产生蓄积中毒。此外，老年人血浆蛋白减少，致使药物与血浆蛋白结合率降低，血浆蛋白结合率高的药物游离型药物浓度显著增高。如静脉注射吗啡后，老年人 C_{max} 明显高于年轻人，易出现呼吸抑制不良反应，所以应用时必须减少剂量。

3. 代谢　老年人肝功能减退，药物代谢酶减少，因此对三环类抗抑郁药等药物的代谢发生障碍，使血浆和组织的药物浓度增高，$t_{1/2}$ 延长，易出现直立性低血压、尿潴留、心动过速、充血性心力衰竭和器质性精神错乱等不良反应。由于血浆蛋白结合率减少、在脂肪组织中蓄积和肝肾功能减退等因素，氟西

泮的中枢神经系统副作用显著增加。

4. 排泄　许多主要经肾排泄的药物，如地高辛、雷尼替丁、普萘洛尔、卡托普利等，都因老年人肾功能减退而排泄减慢，$t_{1/2}$延长，易发生不良反应。

（二）药效学因素

老年人对某些药物的耐受性较差，敏感性增高。同时因自我代偿功能降低，对体位、血压、血糖、体温、心排血量等变化的反应能力减退。例如，降压药常可引起体位性低血压，中枢神经抑制药易引起睡眠节律紊乱、头痛、头晕等。老年人对葡萄糖耐量降低，对胰岛素也较敏感，易致不良反应。

（三）多病共存与多重用药因素

老年人随着年龄增长，机体组织器官、生理生化功能退化，易同时患有多种疾病特别是慢性病，用于治疗某种疾病的药物常会加重另一种并存疾病或影响其治疗，甚至引发严重的医疗问题。如因心脏期前收缩而服用安他唑啉的患者，同时患有前列腺肥大，排尿困难，用药后可导致尿潴留，因为安他唑啉除抗心律失常外，还具有松弛膀胱逼尿肌的作用，因而加重排尿困难。此外，多病共存和多重用药导致药物－药物间的相互作用增多，显著增加药物不良反应的发生概率，甚至导致药源性疾病的发生。联用药物种类越多，不良反应发生率也就越高。据报道，同时用药2～5种，不良反应发生率约为4%；6～10种则为7%～10%；11～15种则达24%～28%；16～20种时高达40%～54%。如单胺氧化酶抑制剂帕吉林、呋喃唑酮等，与麻黄碱合用时，使后者代谢延缓，升压作用增强，乃至出现高血压危象；异烟肼、西咪替丁等抑制苯妥英钠代谢，因此合用时可升高苯妥英钠的血药浓度而出现毒性。

知识链接

《老年人多重用药安全管理专家共识》

我国是世界上老年人口最多的国家，多病共存、多重用药的情况不可避免且非常普遍。因此，越来越多医学和药学专家呼吁广大医务人员关注老年人多重用药的风险，并提出管理措施，以求避免或减少多药联合治疗时药物相互作用带来的损害。为了满足临床实践需求，进一步提高老年人群用药安全的水平，我国部分临床医学和药学专家经多次研讨，制定了《老年人多重用药安全管理专家共识》。该共识包括老年人多重用药的现状、多重用药药物相互作用的原因、多重用药的风险管理原则、常用药物相互作用的潜在危害及处置等主要内容，供临床药师参考，以确保用药安全。

（四）用药依从性低

用药依从性的高低直接关系到治疗效果和用药安全。然而老年人记忆力、理解力和执行力等均有不同程度的减退，因此常常发生误服、重服、超量服用、不规律用药、停药等不遵医嘱用药现象，导致血药浓度波动过大，影响药物疗效且易发生不良反应。此外，多处看病、多处开药、治疗方案繁杂、缺乏医患沟通、顾忌药物不良反应等原因，也使老年人用药依从性受到严重的影响。

（五）用药安全知识不足

老年人所受教育程度、是否接受过用药安全教育、医疗背景及条件是影响其用药安全认知的主要因素。然而，我国大多数老年人缺乏用药安全常识，对自己日常服药的名称、剂量、用法、治疗目的及不良反应了解不足，用药安全知识有待提升。此外，部分老年人较为迷信，盲目的信任偏方或补药，身体不舒服不到医院进行正规治疗或自行购药治疗，往往延误病情。

（六）其他因素

老年人的特殊不良嗜好也会引起药物不良反应。如服用巴比妥类药物时饮酒，可增强巴比妥类药物的中枢抑制作用造成危害。

知识拓展

药物重整

药物重整指比较患者目前正在应用的所有药物方案与药物医嘱是否一致，包括在患者药物治疗的每一个不同阶段（入院、转科或出院时），药师通过与患者沟通或复核，了解在医疗交接前后的整体用药情况是否一致，与医疗团队一起对不适当用药进行调整，并做详细全面的记录，以避免医嘱药疗偏差，包括：药物遗漏、药物重复、用法用量错误、用药禁忌、药物－药物（食物）相互作用等，保证患者用药安全的过程。药物重整可为老年患者的合理用药提供有效帮助，同时可有效预防“处方瀑布”。处方瀑布（prescribing cascade）即将药物不良反应误认为是新出现的疾病，并开具新的药物用于治疗不良反应，以致药物越用越多，如同瀑布一样。老年患者普遍同时患有多种疾病，因此多重用药现象难以避免。对于老年患者，药物所致不良反应极易被误认为新疾病，或归因于衰老过程本身，而非药物治疗。如果医生使用其他药品以对症治疗，很容易形成“处方瀑布”。

二、老年人潜在不适当用药

潜在不适当用药（potentially inappropriate medication，PIM）系指使用药物的潜在不良风险可能超过其预期获益，是一类高风险药物。我国已经步入老年社会，老年人多病共存、多科就诊、多重用药的问题普遍，然而与西方发达国家相比，我国对老年人 PIM 评价标准的研究起步较晚。中国老年保健医学研究会合理用药分会、中华医学会老年医学分会、中国药学会老年药学专业委员会、中国药理学会抗衰老与老年痴呆专业委员会、中国药理学会药源性疾病学专业委员会共同组织相关领域专家，经过 3 轮修订，正式发布了《中国老年人潜在不适当用药判断标准（2017 年版）》。

知识拓展

美国 Beers 标准

1991 年，美国老年医学专家 Beers 等首次发表了针对门诊和长期照护患者的老年人 PIM 标准，被称为 Beers 标准。美国老年学会于 2019 年 1 月对 Beers 标准进行最近一次更新。新标准的适用范围仍为 65 岁及以上老年人群，用于评价门急诊和住院时老年患者的用药安全情况。标准包括老年人 PIM、老年人与疾病或症状相关的 PIM、老年人慎用药物、老年人应避免的药物相互作用和肾功能不全应避免或降低剂量的药物等内容。

欧洲 STOPP 标准

2008 年由爱尔兰 Cork 大学研究者发布老年人潜在不恰当处方筛选工具（screening tool of older persons' prescriptions，STOPP），并于 2014 年更新至第二版，该标准在欧洲国家得到广泛应用。STOPP 标准按系统分为 10 大类，包括心血管系统、中枢神经系统和精神药物、消化系统、呼吸系统、肌肉骨骼系统、泌尿生殖系统、内分泌系统、增加跌倒风险的药物、治疗性重复用药和镇痛药，每一条都注明了在特定疾病状态下使用某类药物是不适当的。

该标准第一部分为 PIM 判断标准，共纳入 13 大类 72 种/类药物，每种/类药物附 1 ~ 6 个用药风险点。根据专家评价的指标赋值均数对药物进行风险强度分类：①高风险药物，老年人需避免应用，计28种/类；②低风险药物，老年人需慎用，计44种/类。将72种/类药物按照用药频度（某药物年消耗总剂量/该药的限定日剂量）进行排序。其中24种/类累积百分比占前90%（用药频度≥1400000）的药物作为A级警示药物，推荐优先进行药物调整和干预；其余48种/类作为B级警示药物。因篇幅有限，列出部分重要药物判断标准（表14－1）。

表14－1　我国老年人潜在不适当用药判断标准（部分）

药物名称	用药风险点/使用建议	风险强度
	A级示警药物	
神经系统用药		
劳拉西泮	①神经系统不良反应（镇静时间延长、健忘、共济失调、认知功能障碍、行为异常）；②跌倒；③低血压；④呼吸抑制	高
阿普唑仑	①老年人体内半衰期延长；②神经系统不良反应（镇静时间延长、嗜睡、健忘、共济失调、认知功能障碍、情绪激动、烦躁不安、幻觉、精神错乱、抑郁）；③跌倒和骨折；④低血压；⑤呼吸抑制	高
苯海索	①抗胆碱能不良反应（口干、视物模糊、心动过速、恶心、呕吐、尿潴留、便秘）；②长期应用可出现神经系统不良反应（嗜睡、抑郁、记忆力下降、幻觉、意识混乱）	高
精神药物		
氟西汀	①神经系统不良反应（失眠、头晕、意识不清、烦乱、激越）；②低钠血症；③半衰期长	低
奥氮平	①神经系统不良反应（镇静时间延长、认知功能障碍）；②锥体外系和抗胆碱能不良反应（帕金森症、肌张力减退）；③跌倒；④增加精神病患者的病死率	低
喹硫平	①避免用于痴呆患者行为异常的治疗，仅在非药物治疗失败或患者对自己或他人造成威胁时应用；②增加痴呆患者的脑血管意外及死亡风险	低
解热、镇痛、抗炎与抗风湿药		
双氯芬酸	①消化道出血、溃疡；②肝损伤；③肾损害；④高血压	低
布洛芬	①消化道出血、溃疡；②肝损伤；③肾损害；④高血压	低
心血管系统用药		
多沙唑嗪	①体位性低血压、脑血管和心血管疾病；②尿失禁/排尿障碍；③神经系统不良反应（眩晕、轻微头晕、嗜睡）	高
地高辛（>0.125mg/d）	①严重心律失常（Q－T间期延长和尖端扭转性心律失常）	低
胺碘酮	①严重心律失常（Q－T间期延长和尖端扭转性心律失常）	低
抗过敏药		
氯苯那敏	①抗胆碱能不良反应（便秘、口干、尿潴留）；②神经系统不良反应（镇静时间延长、嗜睡、意识不清、谵妄）；③心电图变化（Q－T间期延长）；④老年人过敏反应首选非抗胆碱能抗组胺药	低
内分泌系统用药		
胰岛素	低血糖风险（谨慎增加剂量）	低
血液系统用药		
华法林	①个体差异大，蛋白结合率高，过量易致大出血；②老年人服用药物多，且生理状态改变，可能的相互作用及单药导致的不良反应风险增加；③常规监测凝血指标	低
氯吡格雷	①血液系统不良反应（血小板减少、中性粒细胞减少、胃肠道出血、紫癜、鼻出血、眼部出血、血尿、颅内出血）；②神经系统不良反应（头痛、头晕、意识混乱、幻觉）	低
泌尿系统用药		
螺内酯（>25mg/d）	①心力衰竭患者高血钾风险增加，尤其剂量>25mg/d、合并使用非甾体抗炎药、血管紧张素转化酶抑制剂、血管紧张素受体拮抗剂或补钾制剂；②避免用于心力衰竭或内生肌酐清除率<30ml/min的患者	低

续表

药物名称	用药风险点/使用建议	风险强度
	A 级示警药物	
呼吸系统用药		
茶碱	①心脏不良反应（心房纤维化、心房扑动和心动过速等）；②神经系统不良反应（癫痫、失眠、易激惹）；③恶心及腹泻（剂量相关性）	低
	B 级示警药物	
神经系统用药		
苯巴比妥	①神经系统不良反应（镇静时间延长、逆转性兴奋作用、嗜睡、记忆减退、异常反应、激越）；②运动障碍、共济失调；③呼吸抑制	高
地西泮	①老年人体内半衰期延长；②神经系统不良反应（镇静时间延长、嗜睡、健忘、共济失调、认知功能障碍、激越、烦躁不安、幻觉、精神错乱、抑郁）；③跌倒和骨折；④低血压；⑤呼吸抑制	高
苯妥英	①神经系统不良反应（谵妄、震颤、共济失调、眼震）；②贫血；③骨软化症；④跌倒	高
精神药物		
阿米替林	①较强的抗胆碱能不良反应（便秘、口干、尿潴留、青光眼）；②神经系统不良反应（镇静时间延长、嗜睡、意识不清、认知功能障碍、谵妄）；③过量产生心脏毒性；④体位性低血压；⑤跌倒；⑥风险大于获益	高
氯丙嗪	①体位性低血压、心悸或心电图改变；②锥体外系不良反应（震颤、僵直、流涎、运动迟缓、静坐不能、急性肌张力障碍），长期大量服药可引起迟发性运动障碍；③次选药物	高
氯氮平	①神经系统不良反应（帕金森病样症状、肌张力障碍、镇静）；②抗胆碱能不良反应；③粒细胞缺乏症；④心肌炎；⑤增加精神病患者的死亡风险	高
解热、镇痛、抗炎与抗风湿药		
吲哚美辛	①神经系统不良反应多于其他非甾体抗炎药；②消化道出血、溃疡或穿孔；③肝损伤；④肾损伤	高
吡罗昔康	①消化道出血、溃疡或穿孔；②肾损伤；③高血压	高
心血管系统用药		
可乐定	①体位性低血压；②心动过缓；③晕厥	高
硝苯地平（常释剂型）	①心肌梗死或中风的风险增加；②低血压；③便秘	低
抗感染药物		
加替沙星	①血糖异常改变（高血糖、低血糖）；②神经系统不良反应（头晕、痉挛、抽搐、晕厥、意识模糊、昏迷、癫痫、精神异常）；③心脏不良反应（心悸、心动过缓、Q-T 间期延长）	低
氨基糖苷类抗生素	①肾损害；②耳毒性	低
万古霉素	①皮肤反应（Stevens-Johnso 综合征、中毒性表皮坏死症、剥脱性皮炎）；②肝损伤；③肾损伤；④休克、过敏样症状	低
抗过敏药		
苯海拉明	①抗胆碱能不良反应（口干、视物模糊、胃肠道反应）；②神经系统不良反应（镇静、头晕、意识障碍）；③心电图变化；④老年人过敏反应首选非抗胆碱能抗组胺药	低
内分泌系统用药		
生长激素	①体液潴留（水肿、关节痛、腕管综合征）；②男性乳房女性化；③空腹血糖受损	高
甲地孕酮	①增加血栓风险；②增加老年患者死亡风险	低
消化系统用药		
西咪替丁	①神经系统不良反应（意识障碍、谵妄）；②比其他 H_2 受体阻滞剂更多的相互作用	低
麻醉药与麻醉辅助用药		
哌替啶	①神经系统不良反应（意识不清、谵妄、癫痫发作、镇静）；②呼吸抑制；③跌倒	高
吗啡、吗啡缓释片	①使用过量易出现呼吸抑制；②一旦发生呼吸抑制则持续时间长	低

续表

药物名称	用药风险点/使用建议	风险强度
曲马多	①神经系统不良反应（癫痫发作、谵妄、眩晕）；②呕吐；③便秘	低
骨骼肌松弛药		
氯唑沙宗	①难以耐受的抗胆碱能不良反应；②可耐受剂量的疗效不确切；③镇静；④骨折	低
泌尿系统用药		
托特罗定	①抗胆碱能不良反应（便秘、口干、加重青光眼）；②神经系统不良反应（谵妄、认知功能障碍）	低

该标准第二部分为疾病状态下 PIM 判断标准，共纳入 27 种疾病状态下 44 种/类药物，涉及神经系统用药（镇静催眠药）、精神用药（抗精神病药、抗抑郁药和精神兴奋药）、解热镇痛抗炎抗风湿药（非甾体抗炎药）、心血管系统用药（抗高血压药、血管活性药）、消化系统用药、抗过敏药、内分泌系统用药（激素类药物和降血糖药）、麻醉药与麻醉辅助用药、血液系统用药（抗血小板聚集药）、泌尿系统用药以及抗胆碱药。其中用药频度≥3000 的药物纳为 A 级警示药物，包括 25 种疾病状态下 35 种/类药物；<3000 的药物为 B 级警示药物，包括 9 种疾病状态下 9 种/类药物。因篇幅有限，列出疾病状态下部分重要药物判断标准（表 14－2）。

表 14－2　我国老年人疾病状态下潜在不适当用药判断标准（部分）

疾病状态	潜在不适当药物	用药风险点	使用建议
		A 级判断标准	
神经系统			
癫痫或癫痫发作	抗精神病药	降低癫痫发作阈值	谨慎使用
痴呆或认知功能受损	苯二氮䓬类	中枢神经系统不良影响	避免使用
心血管系统			
心力衰竭	非甾体抗炎药、地尔硫䓬、维拉帕米、吡格列酮、罗格列酮、西洛他唑	液体潴留，加重心力衰竭	避免使用
体位性低血压	氯丙嗪	增加体位性低血压和摔倒风险	换用强效抗精神病药如氟哌啶醇，并连续监测血压
泌尿系统			
肾功能不全	非甾体抗炎药	水钠潴留，加重或导致肾衰竭	避免使用
尿失禁	雌激素（除外阴道用药）、多沙唑嗪、哌唑嗪、特拉唑嗪	加重尿失禁	避免用于女性
下尿路症状、前列腺增生	抗胆碱药	尿流变细，尿潴留	避免用于男性
消化系统			
消化性溃疡	非甾体抗炎药	加剧原发溃疡，导致新溃疡	避免长期使用，仅在其他药物疗效不佳且同时服用胃黏膜保护剂时才可使用
	糖皮质激素	加重消化性溃疡	谨慎使用
慢性便秘	抗精神病药、三环类抗抑郁药、溴丙胺太林、托特罗定、抗胆碱药	加重便秘	避免使用，除非无其他选择
	氯苯那敏、氯马斯汀、苯海拉明	加重便秘	短期使用

续表

疾病状态	潜在不适当药物	用药风险点	使用建议
呼吸系统			
慢性阻塞性肺疾病（史）	苯二氮䓬类	呼吸抑制	谨慎使用
睡眠呼吸暂停综合征	苯二氮䓬类	呼吸抑制	谨慎使用
内分泌系统			
骨质疏松	糖皮质激素	加速骨流失	谨慎使用
其他			
青光眼	三环类抗抑郁药	加重青光眼	换用选择性 5-羟色胺再摄取抑制剂
	抗胆碱药	加重青光眼	谨慎使用
疼痛	哌替啶（长期使用）	跌倒、骨折，药物依赖	采用非药物治疗，若必须行药物治疗，则换用对乙酰氨基酚或可待因、吗啡
痛风	噻嗪类利尿药	加重或导致痛风	换用其他降压药
	B 级判断标准		
神经系统			
癫痫或癫痫发作	硫利达嗪、安非他酮、马普替林	降低癫痫发作阈值	避免使用
谵妄	硫利达嗪	诱发或加重谵妄	避免用于有谵妄高风险者，停药须缓慢
抑郁	利血平	加重抑郁	谨慎使用
心血管系统			
慢性便秘	赛庚啶	加重便秘	短期使用
	奥昔布宁（口服）	加重便秘	避免使用，除非无其他选择
其他			
跌倒或骨折史	右佐匹克隆	共济失调、损伤精神运动功能、晕厥及跌倒	避免使用，除非无其他的安全替代药物

PIM 可增加老年人药品不良反应的发生风险，导致再住院率和病死率增加。因此对于《中国老年人潜在不适当用药判断标准（2017 年版）》中所列药物，在老年患者的治疗中或在某些特定的疾病状态下，应采取避免使用、减少剂量或加强监测的措施。本标准仅为临床医师、药师、护士等评估老年人用药情况、减少药物不良反应/事件的发生提供指导工具。鉴于临床治疗的复杂性，尚需结合实际情况，综合考虑用药的合理性。

PPT

第五节　老年人合理用药对策

老年人往往同时患有多种疾病，常需要应用多种药品且用药时间长，易发生不良反应。因此，应根据老年人的病理生理特点、药动学和药效学的改变情况，制定合理的个体化用药方案，以获得最佳的治疗效果并降低治疗风险。

（一）合理选择药物

1. 明确用药指征　给老年人用药前，应了解其病史，前期所用药物种类、剂量、用法、疗程、不良反应等用药史及目前用药情况，在此基础上了解分析病情，做出正确诊断，明确用药的指征。若无必要时则坚决不用药，如失眠、抑郁等可通过调整生活习惯，活跃生活和加强人际交流而得以改善，对可用可不用的药亦以不用为好。

2. 用药方案简单 老年人往往患有多种疾病而需多种药物配合治疗，为不增加药物的相互作用和不良反应的发生率，拟订的用药方案应简明，即用药不宜多于5个品种。控制用药数目，选择主要药物或具有多重作用的药物，可减少不良反应的发生。

3. 恰当选药 对选用的药物进行利益与风险的利弊权衡，使用合适的药物，尽可能避免潜在不适当用药。可优先选择熟悉的药物，以避免未知的不良反应。例如革兰阴性杆菌感染性疾病，不宜使用有明显肾脏损害的氨基糖苷类抗生素，而应选用几乎没有肾脏损害的第三代头孢菌素或喹诺酮类抗菌药。又如对于老年人心律失常，当无器质性心脏病又无血流动力学障碍时，长期用抗心律失常药可使病死率增加，因此，应尽可能不用或少用抗心律失常药。

4. 适当剂型 老年人往往多患慢性疾病而需要长时间用药，因此选胃肠给药为宜。但因吞咽功能衰退，应尽可能避免使用片剂或胶囊，尤其当剂量较大时，宜选用颗粒剂、口服液等剂型，病情急者可静注或静滴给药。由于老年人胃肠功能减退和不稳定，会影响缓、控释制剂的药物释放和吸收，故不宜使用控、缓释制剂。此外，因老年人的肌肉对药物的吸收能力较差，注射后疼痛较显著且易形成硬结，应尽量少用肌内或皮下注射。老年习惯性便秘者可用肛门栓剂。

案例解析

患者王女士，70岁，因失眠问题来医院药学服务门诊咨询。

患者：药师你好！我最近睡眠不太好，想咨询一下吃哪种安眠药比较合适？

药师：您好！别着急，您是怎么睡眠不好了？

患者：我最近常常因为家里的事失眠，难以入睡，经常躺下2、3个小时都睡不着。

患者：我觉得睡眠差也不是什么大病就没去看呢，我听邻居说可以吃点艾司唑仑或者佐匹克隆，但我不敢乱吃，请问我可以吃这些药吗？

【解析】

（1）艾司唑仑为苯二氮䓬类药物，可能增加痴呆风险和跌倒风险，因此不建议在老年人用药中首选。佐匹克隆半衰期短，对正常睡眠结构破坏较少，更安全，日间镇静和其他不良反应较少，可缩短客观和主观睡眠潜伏期，因此老年女性失眠患者可首选此类药物。

（2）给药原则：按需、间断、足量。每周服药3～5天而不是连续每晚用药。需长期药物治疗的患者宜按需服药：①预期入睡困难时，上床前5～10分钟服药；②上床30分钟后仍不能入睡时服用；③比通常起床时间提前≥5小时醒来，且无法再次入睡时服用（仅适合使用短半衰期的药物）；④当第2天日间有重要工作或事情时可于睡前服用；⑤服药期间禁止摄入酒精饮料；⑥连续用药时间不宜过长，突然停药应谨慎，服药后不宜运动及驾车。

（二）合理使用药物

1. 小剂量应用 《中国药典》规定，60岁以上的老年人用药剂量为成年人的3/4，中枢神经抑制药应是成年人剂量的1/2或1/3作为起始剂量。因此为稳妥起见，老年人宜采用小剂量原则，即开始治疗时应用小剂量或维持治疗时用小剂量，并根据药效逐渐调整剂量，直至获得满意疗效。因此，除维生素、微量元素和消化酶类外，大多数药物以使用小剂量（成人剂量的1/4～1/3）起始，然后密切观察患者症状，逐渐增量，即“低起点、缓增量”，以获得最大疗效和最小不良反应为准，摸索各个老年人用药的最佳剂量，做到给药方案个体化。

2. 加强治疗药物监测 对于治疗指数小毒性大的药物（如地高辛、万古霉素、茶碱、卡马西平等）、非线性动力学的药物（如苯妥英钠等）、多药联合应用或有心肝肾疾病的患者，应依据血药浓度和肾功能减退情况调整剂量实行个体化治疗，并进行治疗药物监测，以便及时调整药物剂量，防止和减少不良反应的发生。

3. 选择最佳给药时间 依据时间药理学，选择最佳时间服药，以提高疗效，减少不良反应。降血糖药如格列奇特、格列喹酮在餐前半小时用药，二甲双胍餐后服，阿卡波糖则与食物同服。老年糖尿病患者胰岛素治疗时，上午 10 点钟用药其降血糖效果显著强于下午用药。长期应用皮质激素而病情控制后，宜将 2 天的给药总量于隔日 6 点 ~8 点一并给予，既可填补皮质激素每日分泌高峰后出现的低谷期，又对皮质功能的抑制较小，且疗效好。阿司匹林早餐后用药血药浓度高，半衰期长，疗效好；而他汀类药物晚间服用降低胆固醇的作用更强，故采用晚间顿服比每天 3 次服药效果更好。利尿剂宜上午使用，以免晚上使用后夜尿频繁影响睡眠及休息。

4. 适时停药 老年人用药期间应密切观察，有些药物长期应用后突然停药易发生停药反应（表 14－3），因此应逐渐减量至停药。解热、镇痛等对症治疗的药物，在症状及各种检查指标正常后即可停药。抗抑郁药、抗甲状腺功能亢进药、抗癫痫药等药物治疗后症状消失，但为避免病情复发而需巩固治疗，应在疗程结束时停药。高血压病、慢性心功能不全、糖尿病、帕金森病、甲状腺功能减退等，药物治疗后虽已获得控制，但为防止复发，则仍需长期用药或终身用药。

表 14－3 常见的易发生停药反应的药物

药物	停药的影响	停药反应相关症状
抗心绞痛药	复发	心绞痛
抗惊厥药	戒断、复发	焦虑、抑郁、癫痫发作
苯二氮䓬类药物	停药、反弹、复发；每 1 ~2 周减量 10%，直到剂量为原来剂量的 20%，然后每 2 ~4 周减量 5%	癫痫发作、焦虑、谵妄、失眠
β 受体阻断药	反弹、复发	心绞痛、高血压、急性冠脉综合征、心动过速
糖皮质激素	长期使用后出现戒断、反弹、复发	厌食、低血压、恶心、下丘脑－垂体－肾上腺轴抑制
血管紧张素转化酶抑制药	复发	心力衰竭、高血压
抗精神病药	戒断、复发；每 1 ~2 周减少 25%	运动困难、失眠、恶心、不安
抗胆碱能药物	戒断反应	焦虑、恶心、呕吐、头痛
地高辛	复发；通常可以随访心力衰竭患者的症状和体征，并根据需要重新启动药物	心力衰竭、心动过速
利尿药	复发	心力衰竭、高血压、水肿
麻醉性镇痛药	复发、反弹	腹部绞痛、焦虑、寒战、出汗、腹泻、失眠

5. 加强用药健康教育 加强对老年患者及陪护者的健康教育，宣传安全用药知识，讲解老年病用药特点、用药原则，及时沟通，强调安全用药的意义；纠正老年人错误用药观念，避免盲目追求保健品抗衰保健功效；指导建立正确服药习惯，强化安全用药的观念，减少和避免药源性疾病的发生，促进疾病治疗效果，实现最大限度保证老年人安全用药的目的。

6. 提高用药依从性 患者良好的依从性是治疗成功的重要因素，而老年人用药依从性较差。因此，老年患者的治疗方案应尽量简化，可合并用药并减少用药次数，并详细解释处方用药的目的、剂量及用法，酌情给予文字或图示说明用法用量，必要时在社区医疗保健监控下用药。对老年性痴呆、抑郁症老人用药，家属或亲友应进行监督检查，尽量让老年人的用药做到准确合理。

7. 控制嗜好与饮食 烟、酒、茶等嗜好可影响多种药物的疗效或引发不良反应，因此老年患者用药期间应注意控制烟、酒、茶等嗜好及日常饮食。吸烟可诱导肝微粒体药酶系统，增强地西泮、茶碱、非那西丁、安替比林等药物的代谢，降低疗效。而酒亦作为肝药酶诱导剂，可加速华法林、安乃近等药物的代谢。此外，使用甲硝唑、替硝唑、头孢曲松、头孢哌酮期间及前后一周，应禁止饮酒，以免诱发

“双硫仑样反应”，危及生命。茶饮料易与铁剂、氟奋乃静、氟哌利多形成不易吸收的沉淀，故不宜同服。此外，饮食习惯也会影响某些药物作用。如为保证强心苷、降压药的疗效，需限盐或低盐饮食；控制饮食有利于降糖药物发挥作用；使用保钾利尿药时，应限制食用钾盐丰富的食物。

知识链接

老年患者抗菌药物的应用

由于老年人组织器官呈生理性退行性变，免疫功能下降，一旦罹患感染，在应用抗菌药物时需注意以下事项。

1. 老年人肾功能呈生理性减退，按一般常用量接受主要经肾排出的抗菌药物时，由于药物自肾排出减少，可导致药物在体内积蓄，血药浓度增高，易发生药物不良反应。因此老年患者，尤其是高龄患者接受主要自肾排出的抗菌药物时，可按轻度肾功能减退减量给药。如青霉素类、头孢菌素类和其他β-内酰胺类的大多数品种。

2. 老年患者宜选用毒性低并具杀菌作用的抗菌药物，无用药禁忌者可首选青霉素类、头孢菌素类等β-内酰胺类抗菌药物。氨基糖苷类具有肾、耳毒性，应尽可能避免应用。万古霉素、去甲万古霉素、替考拉宁等药物应在有明确应用指征时慎用，必要时进行血药浓度监测，并据此调整剂量，使给药方案个体化，以达到用药安全、有效的目的。

案例解析

【案例】患者，女性，76岁，颈前区疼痛5天。5天前无明显诱因出现颈前区持续性疼痛，左侧显著，无放射，疼痛无转移，无心慌、乏力，1天前出现发热，门诊以“亚急性甲状腺炎”收治入院。既往史：2型糖尿病病史1年，未用药。查体：T 36.9℃，P 84次/分，R 16次/分，BP 120/80mmHg，甲状腺Ⅰ度肿大，压痛（+），未闻及血管杂音。辅助检查：甲状腺功能 FT_3 9.59pmol/L、FT_4 30.01pmol/L、TSH 0.56mIU/ml，甲状腺彩超见甲状腺弥漫性病变，甲状腺多发囊实性结节。颈部Ⅵ区多枚淋巴结声像。入院诊断：1. 亚急性甲状腺炎；2. 2型糖尿病。治疗方案：氢化泼尼松注射液30mg，1次/日，静脉滴注，美洛昔康片7.5mg，2次/日，口服，奥美拉唑肠溶片10mg，2次/日，口服，碳酸钙 D_3 片600mg，1次/日，口服；治疗第4天加用骨化三醇胶丸0.25μg，1次/日，口服；治疗第5天加用沙格列汀二甲双胍1片，1次/日，口服、瑞格列奈片0.5mg，2次/日，口服；治疗第6天调整为口服醋酸泼尼松片25mg，1次/日，口服，每天1次，每次5片，此后每5天减少1片，直至停药。

【问题】

1. 糖皮质激素联合非甾体抗炎药治疗亚急性甲状腺炎是否合理？

2. 本例患者使用碳酸钙 D_3 治疗骨质疏松是否合理？

【解析】

1. 根据《中国甲状腺疾病诊治指南》，轻症患者首选非甾体类抗炎药；中、重症患者即甲状腺部位疼痛剧烈、体温持续显著升高的患者，首选糖皮质激素。足量非甾体抗炎药治疗数天后无效的患者，应尽早更换为糖皮质激素治疗。但指南未提及联合用药的情况；且该联合用药可增加患者消化道出血的风险，并可诱发骨质疏松，增加治疗费用，因此不合理。此外，患者症状相对较轻又存在糖尿病病史，使用糖皮质激素风险较高。因此综合药物、疾病及患者等因素，考虑药物治疗的风险及获益，可首选选择性 COX－2 抑制剂，以减少胃肠道反应，但应注意老年患者心血管不良事件的发生。

2. 患者为高龄女性，是骨质疏松高危人群，且医嘱使用糖皮质激素、质子泵抑制剂等可诱发继发性骨质疏松，因此应密切关注患者骨质疏松的治疗。因奥美拉唑抑制胃酸分泌，可影响钙剂的吸收。因此，可更换药物品种选择有机钙或调整碳酸钙 D_3 片剂量，每日 2 次，每次 1 片，早饭后和睡前服用。

本章小结

本章分析老年人的生理与生化功能的变化特点，探讨老年人药动学、药效学和不良反应的特点和规律，引出潜在不适当用药判断标准，并总结老年人安全合理用药对策。

1. 老年人各系统、器官的组织结构与生理生化功能逐渐衰退，引起老年人药动学和药效学发生相应的改变。

2. 药物在老年人机体内代谢和排泄缓慢，药效持续时间延长，药物与血浆蛋白结合减少，游离血药浓度增高而易出现不良反应。

3. 老年人对中枢兴奋剂的敏感性减弱，对中枢抑制剂的敏感性增强；对强心苷类的正性肌力作用敏感性下降，但对其毒性作用和抗心律失常药的敏感性增高；对降压药、利尿药等耐受性较差，易产生体位性低血压。

4. 药动学、药效学、多病共存与多重用药等因素导致老年人不良反应发生率高。参考《中国老年人潜在不适当用药判断标准（2017 年版）》在老年患者的治疗中或在某些特定的疾病状态下，对于特定药物应采取避免使用、减少剂量或加强监测的措施。

5. 老年人用药应注意明确用药指征、用药方案简单、恰当选药、适当剂型、小剂量应用、加强治疗药物监测、选择最佳给药时间、适时停药、加强用药健康教育、提高用药依从性、控制嗜好与饮食。

练 习 题

题库

一、选择题

1. 对老年人药动学特点叙述正确的是（　　）。
   A. 药物吸收加快　B. 药物代谢减慢　C. 药物分布不变
   D. 药物排泄加快　E. 药物耐受性提高
2. 肝功能不全的老年患者应用主要通过肝代谢的药物治疗时需着重注意（　　）。
   A. 个体差异　B. 高敏性　C. 过敏性
   D. 选择性　E. 酌情减少药量
3. 老年人药效学改变不包括（　　）。
   A. 对抗凝药敏感　B. 对中枢抑制药敏感　C. 对胰岛素耐受力下降
   D. 对不良反应感悟迟钝　E. 药物作用缩短
4. 老年人用药时应严格观察防止震颤麻痹发生的药物是（　　）。
   A. 利尿药　B. 吩噻嗪类　C. 抗高血压药
   D. 解热镇痛药　E. 头孢菌素类

5. 关于老年人的用药原则错误的是（　　）。

A. 严格掌握用药指征　　B. 掌握好最佳的用药剂量

C. 加强对老年人用药的指导和检测　　D. 应使用廉价药物

E. 老年人用药剂量应从小剂量开始

6. 以下有关“老年人药效学方面的改变”的叙述中，不正确的是（　　）。

A. 药物的反应性降低　　B. 药物的不良反应增多

C. 用药个体差异比任何年龄组都大　　D. 对β受体激动剂与阻断剂反应性降低

E. 对中枢神经系统药物、利尿剂、降压药等敏感性增加

二、思考题

1. 老年人用药的特殊性包括哪些？
2. 老年人心血管及内分泌系统的变化是什么？
3. 老年人药动学的主要变化有哪些？
4. 老年人药效学较年轻人有何特点？
5. 老年人潜在不适当用药有哪些？
6. 老年人合理安全用药应掌握哪些原则？

（李成林　马　骏）

第十五章 肝功能不全患者的临床用药

学习导引

知识要求

1. **掌握** 肝功能不全对药动学和药效学的影响；肝功能不全患者临床用药原则、慎用药物及用药方案调整的方法。

2. **熟悉** 应用肝功能评估方法。

3. **了解** 肝脏功能及药物代谢的检测指标。

能力要求

学会应用肝功能评估方法指导肝功能不全患者合理用药。

当肝脏受到某些致病因素的损害时，可以引起肝脏形态结构的破坏（变性、坏死、肝硬化）和肝功能的异常。由于肝脏具有巨大的贮备能力和再生能力，比较轻微的损害，通过肝脏的代偿功能，一般不会发生明显的肝功能异常。如果损害比较严重而且广泛（一次或多次反复损害），引起肝脏形态结构破坏，出现明显的物质代谢障碍、解毒功能降低、胆汁的形成和排泄障碍及出血倾向等肝功能异常改变，称为肝功能不全（hepatic insufficiency）。肝功能不全时，不能及时消除血液中有毒的代谢产物或物质代谢平衡失调，导致肝脏合成、解毒、代谢、分泌、生物转化以及免疫防御等功能发生严重障碍或失代偿，进而出现以凝血机制障碍和黄疸、肝性脑病、腹腔积液（腹水）等为主要表现的临床症候群，称为肝功能衰竭（hepatic failure）。

肝脏是药物消除的主要器官，当肝功能不全时，药物的吸收、分布、生物转化及排泄会产生明显改变，进而影响药物的效应或毒性，因此，对肝脏疾病患者的合理用药应予以高度重视。

案例解析

【案例1】 女性患者，64岁，因“反复呕血伴腹胀、腹痛6个多月，复发5天”入院。5天前于当地医院就诊，给予奥美拉唑、氨甲环酸、卡络磺钠、乳果糖、左氧氟沙星及生长抑素等药物治疗，呕血停止，为进一步诊治入院。查体：生命体征正常，神志淡漠，腹部膨隆，腹软，轻压痛，无反跳痛。肝肋下1cm，脾肋下4cm，质韧无压痛，移动性浊音（+），扑翼样震颤（+）。辅助检查：6个多月前在其他医院胃镜检查提示食管静脉曲张；腹部B超示肝硬化，脾大；乙肝大三阳；5天前丙氨酸氨基转移酶（ALT）105U/L，天冬氨酸氨基转移酶（AST）126U/L。凝血常规正常，肾功能正常。入院诊断：(1) 急性上消化道出血；(2) 肝硬化失代偿；(3) 脾肿大；(4) 肝性脑病。

【问题】 该患者的用药是否合理？

【解析】

1. 止血选用氨甲环酸不妥，因氨甲环酸抑制纤维蛋白凝块裂解而止血，主要用于纤溶亢进出血，对非纤溶亢进出血通常无效，且过量有血栓形成倾向，该患者无纤溶亢进、凝血常规正常，故氨甲环酸治疗没有效果。

2. 卡络磺钠通过降低毛细血管通透性、促进毛细血管断裂端回缩使其收缩作用增强而缩短止血时间，适用于该患者。

3. 上消化道出血以及感染均是肝硬化的常见并发症，有研究指出，静脉曲张出血的患者预防性使用抗菌药物可以减少早期再出血的风险和感染率，从而提高存活率。肝功能不全者应避免使用主要经肝代谢、经胆汁排泄及对肝有毒性的药物，肝性脑病者还应注意药物致神经系统的毒性。该患者选用左氧氟沙星可增加神经系统兴奋性，引起精神异常，故左氧氟沙星不适宜。因肝硬化并发自发性腹膜炎以肠杆菌多见，故可选用第三代头孢菌素等主要经肾脏排泄的头孢唑肟、头孢他啶等。

【案例2】男性患者，72岁。入院诊断：缺血性心肌病；快速性心房颤动；肝功能不全。医嘱给予华法林3mg，口服，1次/日，抗凝治疗。入院第1天INR 1.41，第2天INR 1.69，华法林增至4.5mg，口服，1次/日，第5天患者出现牙龈出血，INR 5.12，立即停用华法林，并给予维生素K_1注射液5mg静脉注射、凝血酶冻干粉1000 U+0.9%氯化钠注射液20ml含服。

【问题】该患者药物治疗中为什么会出现安全性问题？可以怎样调整？

【解析】

1. 该患者为老年患者，一方面老年人各脏器功能低下，另一方面该患者合并肝功能不全，凝血因子的合成和成熟都会出现障碍，华法林大部分通过肝脏P450酶代谢，肝功能异常时可能引起肝药酶合成障碍，影响华法林的代谢，导致华法林消除半衰期延长，华法林抗凝作用增强，导致出血。

2. 第8天INR 1.66，患者未再有出血现象，临床医生将华法林改为达比加群酯胶囊110mg，口服，2次/日，继续抗凝，达比加群酯口服吸收后水解为活性产物达比加群，这种水解过程不受细胞色素P450同工酶或其他氧化还原酶影响，可减少因华法林过度抗凝引起的出血的发生。

课堂互动

为了让同学们对肝功能损害的因素和表现（症状、体征和实验室指标）能更深入地掌握，在学习肝功能检测指标和影响因素后，请同学们结合国家药品不良反应监测中心对肝功能损害的判断标准和关联性评价，讨论从哪些方面可以减少或者避免药物性肝损害？

第一节　肝功能的检测指标与评估方法

微课　PPT

一、肝功能的主要检测指标

狭义的肝功能检测是指反映肝脏合成、代谢、转运和免疫调节功能的试验，而广义的肝功能检测还包括反映肝细胞损伤、炎症、纤维化和病因的试验。肝功能试验及检测指标见表15-1。

表 15－1　肝功能主要检测指标

功能	指标
肝脏合成	血清白蛋白、前白蛋白、凝血因子、凝血酶原时间、脂蛋白、血清胆碱酯酶
肝脏药物代谢	氨基比林、安替比林、非那西丁、色氨酸、尿素、咖啡因
肝脏转运阴离子	血清胆红素、磺溴酸钠（BSP）、血清胆汁酸、吲哚氰绿
肝细胞损伤	血清氨基转移酶、腺苷脱氢酶、谷氨酸脱氢酶、乙醇脱氢酶
胆汁淤积	血清胆红素、胆汁酸、胆固醇、碱性磷酸酶、γ－谷氨酰转移酶

1. 反映肝脏合成功能的指标

（1）总蛋白、白蛋白、球蛋白　肝脏是合成白蛋白（albumin，A）的唯一场所。当肝功能受损时，白蛋白产生减少。球蛋白（globulin，G）是机体免疫器官制造的，当体内存在病毒等抗原时，机体的免疫器官功能增强，因此，球蛋白产生增加。总蛋白（total protein，TP）正常值为 60～80g/L，白蛋白（A）为 40～55g/L，球蛋白（G）为 20～30g/L，A/G 为 1.5～2.5。白蛋白减少导致血浆蛋白结合率较高的药物结合率下降，游离型药物比例增加，药物作用增强，不良反应增多。

（2）凝血因子和凝血酶原时间　肝脏合成 6 种凝血因子，包括凝血因子Ⅰ（纤维蛋白原）、Ⅱ（凝血酶原）、Ⅳ、Ⅴ、Ⅵ和Ⅶ，当任何一个因子缺乏时，凝血酶原时间（prothrombin time，PT）延长，此时会增加抗凝血药物的作用，引起出血等不良反应。

2. 反映肝脏药物代谢能力的指标

（1）安替比林代谢　安替比林（antipyrine，AP）是细胞色素 P450 加氧酶的基质，不与血浆蛋白结合，其代谢不受血清蛋白水平影响，口服吸收后全部由肝消除。由于安替比林的血浆半衰期比较长，因此根据口服后不同时间血中含量，测定其血浆清除率。慢性肝病时安替比林代谢受损，受损程度与血清白蛋白水平降低及 PT 延长相关。正常人安替比林半衰期为 17.5 小时 ±4.3 小时，肝硬化时为 48.3 小时 ±20 小时，提示肝药酶活性下降，药物生物转化功能减弱。

（2）其他检查方法　包括 ^{14}C 氨基比林呼气试验、半乳糖廓清试验等。

3. 反映肝脏有机阴离子转运能力的指标　检测指标包括胆红素代谢试验、血清总胆汁酸、磺溴酞钠等。

4. 反映肝细胞损伤的指标　检测指标包括血清氨基转移酶、腺苷脱氢酶、谷氨酸脱氢酶、乙醇脱氢酶等。

5. 反映胆汁淤积的指标　检测指标主要是碱性磷酸酶和 γ－谷氨酰转移酶。

二、肝脏功能的评估

根据血清白蛋白、凝血酶原时间（PT）、血清胆红素、肝性脑病分级和腹水制定的 Child－Pugh 评分（表 15－2），基本上反映了慢性肝病的肝功能状态及预后。

表 15－2　Child－Pugh 评分分级标准

评估参数	分值		
	1	2	3
血清白蛋白（g/dl）	>3.5	2.8～3.5	<2.8
PT（大于正常秒数）	1～3	4～6	>6
血清胆红素（mg/ml）	<2	2～3	>3
肝性脑病分级	0	1～2 级（轻度意识紊乱/嗜睡）	3～4 级（明显）
腹水	无	轻中度	重度

注：肝功能评估分级：A 级：5～6 分（轻度肝功能不全）；B 级：7～9 分（中度肝功能不全）；C

级：≥10 分（重度肝功能不全）。

肝性脑病：

0 级：人格、意识、神经学检查、脑电图均正常。

1 级：躁动、睡眠障碍、震颤、易怒、笔迹异常、脑电图出现 5 cps 波。

2 级：行为反常、时间感知障碍、昏睡、共济失调、扑翼样震颤、脑电图出现慢三相波。

3 级：方位感知障碍、无感觉昏睡、反射活动亢进、僵直、脑电图出现慢波。

4 级：无人格或行为、昏睡、无脑反射、脑电图出现 2－3 cpsδ 波。

知识链接

肝性脑病

肝性脑病（hepatic encephalopathy，HE）又称肝性昏迷，是严重肝病引起的、以代谢紊乱为基础的中枢神经系统功能失调的综合病征，其主要临床表现是意识障碍、行为失常和昏迷。肝性脑病的发病机制可能与下列一些因素有关。

1. 氨中毒学说　肝功能严重受损时，肝将氨合成为尿素的能力减退，血氨水平升高，进而通过一系列反应消耗大量的辅酶、ATP、α－酮戊二酸和谷氨酸，导致大脑抑制增加。

2. 假性神经递质学说　肝功能衰竭时，体内苯环氨基酸代谢物清除发生障碍，其化学结构与正常神经递质去甲肾上腺素相似，但不能传递神经冲动，当其被脑细胞摄取并取代了突触中的正常递质，则神经传导发生障碍，兴奋冲动不能正常传至大脑皮层而产生异常抑制，出现意识障碍与昏迷。

3. 血浆氨基酸失衡学说　肝硬化失代偿患者进入脑中的芳香族氨基酸增多，使假性神经递质生成增多，并抑制正常神经递质的合成，最终导致肝性脑病的发生。

第二节　肝功能改变的病因

PPT

一、肝功能改变的疾病因素

引起肝功能降低的疾病因素主要有：①感染病原体（包括感染钩端螺旋体、感染细菌、病毒和寄生虫等）；②营养不良；③血液循环障碍（如慢性心力衰竭时，引起肝淤血和缺氧）；④免疫功能异常（如乙型肝炎病毒的表面抗原、核心抗原、e 抗原等引起的自身免疫）；⑤胆道阻塞；⑥遗传缺陷（如肝细胞内缺少 1－磷酸葡萄糖半乳糖尿苷酸转移酶等）；⑦肿瘤。

二、肝功能改变的药物因素

1. 药物性肝损伤

（1）直接肝毒性　药物或其代谢产物通过自身毒性直接作用于肝脏引起肝损伤，常呈剂量依赖性，通常可预测。药物在肝脏内经细胞色素 P450 的作用转化为一些毒性产物，如亲自由基、亲电子基及氧基，与大分子物质（核酸、蛋白质）共价结合导致细胞膜的脂质过氧化，最终引起肝细胞坏死。目前最受关注的是对乙酰氨基酚，小剂量对肝脏损伤小，大剂量（超过 10g 每天）可致肝功能衰竭。

（2）特异质反应　特异质性 DILI 与药物的剂量和疗程无关，主要与机体特异质相关，由机体药物代谢相关的酶缺陷、活性降低或机体免疫应答异常所致。故分为代谢特异质和免疫特异质两类。代谢特异质主要与遗传因素有关，遗传基因的差异导致肝脏药酶系统的遗传多态性而造成药物代谢能力低下，原型药物或中间代谢产物蓄积而损伤肝脏。如异烟肼的快乙酰化代谢和慢乙酰化代谢，致使异烟肼引起肝损伤出现种族间差异。

（3）线粒体损伤　药物或代谢产物与线粒体膜通透性转换孔（MPTP）蛋白结合，引起 MPTP 开放；或通过氧化应激损伤 MPTP，导致 MPTP 开放，引起线粒体膜通透性的改变。线粒体膜通透性的改变破坏了线粒体的氧化磷酸化，最终诱发肝细胞死亡。

2. 常见致肝损伤药物　常见致肝损伤药物及特点见表 15－3。

表 15－3　常见致肝损伤药物及特点

药物	肝损伤特点及机制
解热镇痛药	
对乙酰氨基酚	小叶中央肝细胞坏死，部分重症病例可见亚大块或大块状坏死。直接肝毒性或免疫特异质
阿司匹林	肝细胞坏死，转氨酶升高。直接肝毒性
双氯芬酸	急慢性肝炎或肝衰竭。特异质反应
麻醉药	
氟烷	转氨酶升高，黄疸。直接肝毒性或免疫特异质
恩氟烷	与氟烷性肝炎相似
精神治疗药物	
氯丙嗪	小叶胆汁淤积，肝细胞坏死，可出现急性重型肝炎，黄疸。免疫特异质
氯氮平	胆汁淤积，肝细胞坏死，转氨酶升高。免疫特异质
阿米替林	胆汁淤积，肝细胞坏死，可致急性重型肝炎。免疫特异质
抗惊厥药物	
丙戊酸	肝细胞坏死，肝功能衰竭。线粒体损伤。代谢特异质
卡马西平	肝细胞坏死，胆汁淤积。代谢产物的肝毒性，免疫特异质
苯妥英	肝细胞变性坏死，胆汁淤积，可出现肉芽肿性肝炎。免疫特异质
激素	
雄激素	转氨酶升高，胆汁淤积。剂量依赖性肝损伤
雌激素	胆汁淤积黄疸，肝紫癜，肝型卟啉病（避孕药），肝肿瘤
糖皮质激素	肝脂肪变性
降糖药	
磺酰脲类	肝细胞变性坏死，胆汁淤积，黄疸。免疫特异质或直接肝毒性
曲格列酮	严重肝损伤和急性肝功能衰竭。氧化应激线粒体损伤，直接肝毒性
抗菌药物	
氯霉素	肝细胞损伤，黄疸。干扰代谢过程，免疫特异质
四环素	肝脂肪变性（严重者以孕妇及肾功能不全多见）。直接肝毒性
红霉素	胆汁淤积，黄疸。免疫特异质，直接肝毒性
林可霉素	肝细胞性黄疸，转氨酶升高。免疫特异质，直接肝毒性不明确
呋喃妥因	胆汁淤积性、肝细胞性及混合性肝损伤。免疫特异质
抗真菌药	
酮康唑	胆汁淤积性、肝细胞性及混合性肝损伤，黄疸。代谢特异质
抗结核药	
异烟肼	急、慢性肝炎，转氨酶升高。代谢特异质
利福平	急、慢性肝炎，与异烟肼合用多发。细胞色素 P450 诱导剂，干扰代谢过程
吡嗪酰胺	肝毒性剂量依赖性。直接肝毒性，免疫特异质
心血管药	
肼屈嗪	肝细胞损伤，转氨酶、胆红素升高。免疫特异质，也可能有代谢特异质
胺碘酮	小叶中心坏死，磷脂沉积。线粒体损伤，直接肝毒性

续表

药物	肝损伤特点及机制
抗肿瘤药物	
甲氨蝶呤	急、慢性肝损伤，汇管区炎症、肝细胞坏死、不同程度的肝纤维化。干扰蛋氨酸代谢
巯嘌呤	胆汁淤积性肝病或肝细胞性肝病。直接肝毒性
阿糖腺苷	胆汁淤积性黄疸。直接肝毒性（剂量依赖性）
免疫抑制剂	
糖皮质激素	肝脂肪变，非酒精性脂肪肝。氧化应激
硫代嘌呤类药	肝细胞坏死、胆汁淤积和混合型肝损伤，肝血管损伤性疾病。直接肝毒性或免疫特异质
中药	
雷公藤 苍耳子 何首乌	中药致肝损伤可表现为转氨酶增高、肝脂肪变性、急慢性肝炎、胆汁淤积、肝细胞坏死、肝纤维化或硬化、肝静脉闭塞性疾病、急性肝功能衰竭。其机制有直接肝毒性、代谢特异质及免疫特异质

知识拓展

新冠肺炎患者的肝损伤

2020年全球新冠肺炎的系列临床研究发现，部分新冠肺炎患者出现不同程度的肝功能生化指标异常。新冠肺炎患者肝损伤主要见于重症以及有并发症的患者，主要表现为血清转氨酶升高，但是直接胆红素、碱性磷酸酶、胆汁酸多在正常范围，通常合并肌酶增高。新冠肺炎患者肝酶学异常除考虑与基础肝病活动和药物性肝损害有关外，还需考虑与低血氧、低血压、休克、肠源性内毒素血症、高氨血症、脓毒血症以及细胞因子风暴等病理生理改变相关。

一旦发现肝功能异常，应及时分析肝脏损伤程度及原因，并给予多烯磷脂酰胆碱等药物保肝抗炎。对于有高氨血症或有肝功能不全的肝损伤患者，应优先选择或联合使用门冬氨酸鸟氨酸等药物保护肝细胞和防治肝性脑病。此外，及时通过机械通气纠正低氧血症，连续性的肾脏替代治疗细胞因子风暴综合征对于防治包括肝损伤在内的多脏器功能衰竭至关重要。

第三节　肝功能不全对药物作用的影响

PPT

一、肝功能不全时的药动学特点

肝脏疾病可致肝脏血流量减少、血浆蛋白含量减少、肝药酶活性降低、胆汁分泌减少等变化，从而影响药物的吸收、体内分布及生物转化和排泄过程。

1. 对药物吸收的影响　肝脏疾病时，可出现肝内血流阻力增加，门静脉高压，肝内外的门–体侧支循环建立以及肝实质损害，肝脏内在清除率下降，影响高摄取药物的摄取比率，药物避过肝脏直接进入血液循环，有效地减少了肝脏的首过效应，使主要在肝脏内代谢清除的药物生物利用度提高，同时体循环内药物浓度明显增高从而使药物的作用增强，药物的不良反应发生率也可能升高。如重度肝硬化时哌替啶的生物利用度提高2倍；对乙酰氨基酚的生物利用度增加50%；拉贝洛尔及普萘洛尔的生物利用度提高2倍。首过效应明显的药物有利多卡因、阿司匹林、硝酸甘油、对乙酰氨基酚、吗啡、哌替啶及氯丙嗪等，因此，肝脏疾病时应减少上述药物的口服剂量，并延长给药间隔。

肝功能不全时胆汁分泌减少或缺乏可使脂溶性较高的药物吸收减少，如洋地黄毒苷、脂溶性维生素（维生素A、维生素D、维生素E、维生素K）等。肝功能不全时由于门脉高压致小肠黏膜水肿，也可减少药物经肠道吸收。

2. 对药物分布的影响 影响药物在体内分布的主要因素是药物与血浆蛋白的结合。药物的血浆蛋白结合率主要与血浆蛋白含量多少密切相关，血浆中与药物结合的蛋白质主要是白蛋白、脂蛋白和酸性糖蛋白。弱碱性药物主要与脂蛋白和酸性糖蛋白结合，弱酸性药物主要与白蛋白结合。在肝脏疾病时，肝脏的蛋白合成功能减退，血浆中白蛋白浓度下降，使药物血浆蛋白结合率下降，血中结合型药物减少，而游离型药物增加，虽然血药浓度测定可能在正常范围，但具有活性的游离型药物浓度增加，使该药物的作用增强，同时不良反应也可能相应增加，尤其对于血浆蛋白结合率高的药物，其影响更为明显。这些药物包括呋塞米、吗啡、维拉帕米、利多卡因、普萘洛尔、保泰松、地西泮、红霉素和苯妥英钠等。另外，肝功能不全时内源性代谢产物蓄积，如血浆胆汁酸、胆红素、尿素等，与药物竞争血浆蛋白的结合部位并置换出药物，导致药物血浆蛋白结合率降低，血浆游离型药物浓度增加。

3. 对药物代谢的影响 药物进入机体后在体内多种药物酶的作用下化学结构发生改变就是药物的代谢过程，又称生物转化，是药物在体内的消除方式之一。

（1）在肝脏疾病时，肝细胞的数量减少，肝细胞功能受损，肝细胞内的多数药物酶活性降低，特别是细胞色素 P450 酶系的活性和数量均有不同程度的减少，使主要通过肝脏代谢消除的药物其代谢速度和程度降低，消除半衰期延长，血药浓度增高，长期用药还可引起蓄积性中毒，如利多卡因、哌替啶、地西泮及氨茶碱等。

（2）某些需要在体内代谢后才具有药理活性的前体药如可的松、泼尼松、可待因、依那普利、环磷酰胺等则由于肝脏的代谢功能减弱，这些药物的活性代谢产物生成减少，使药理效应降低。某些经肝脏代谢产生具有活性代谢产物的药物，肝脏疾病可致药效相应减弱，如地西泮、可卡因、洋地黄毒苷等。

（3）肝脏代谢能力降低，对不同药物肝清除率的影响不同。①对高摄取率的药物比低摄取率的药物影响更大，如肝硬化时，药物内在清除率的下降与肝病的严重程度有关，在一定程度上是可以预测的，但门 - 体分流的量在各个患者之间的差异很大，故很难预料，所以在肝硬化时应尽量避免使用高摄取率的药物，如阿司匹林、普萘洛尔等；②对蛋白结合率高的药物较蛋白结合率低的药物影响大，因蛋白结合率低的药物更易透过毛细血管化的肝血窦而被肝细胞摄取；③经氧化代谢的药物比经结合代谢或经胆道排泄的药物更易受到影响。

（4）肝病类型及程度不同，对药物肝脏代谢能力的影响也不同。①急性肝炎时肝细胞的炎症改变较短暂，由于肝脏有较大的储备能力与代偿能力，药物的清除可以维持基本正常水平；②轻中度肝硬化致肝血流量减少而使肝脏代谢能力轻度下降；③重度肝硬化时肝细胞色素 P450 活性降低，胆汁分泌减少，致肝代谢能力明显下降，药物消除半衰期延长。

（5）对于肝功能损害的患者，在临床用药时应该根据肝功能损害的程度以及药动学的特点调整药物的剂量。药物的肝摄取率公式：

$$ER = (f_u \times CL_{\text{int}})/(Q + f_u \times CL_{\text{int}}) \qquad (15-1)$$

公式中 f_u 为游离药物比例，CL_{int} 为内在清除率，Q 为肝血流量。肝清除率 $CL_H = Q \times ER$。当肝功能不全时，由于不同药物的 ER 不同，故对不同药物肝清除率的影响也不同。

1）当药物 $ER < 0.3$，$f_u \times CL_{\text{int}}$ 远小于 Q 时，则 $CL_H = f_u \times CL_{\text{int}}$，药物的清除率受 f_u 和 CL_{int} 控制，受肝血流量影响较小，即药物经肝清除受限于血浆蛋白结合率、肝药酶活性、肝内药物转运速率。这类受肝血流量影响较小的药物称为限制性代谢药物（restrictively metabolized drug），如地西泮、哌替啶、茶碱、苯巴比妥、华法林、呋塞米等。限制性代谢药物肝清除率受肝药酶活性影响较大，当肝细胞严重受损时，多种药酶活性明显下降致肝清除率下降，故药物半衰期延长，可能会导致药效明显增强或出现毒性反应。

2）当药物 $ER > 0.7$，$f_u \times CL_{\text{int}}$ 远大于 Q 时，则 $CL_H = Q$，肝清除率取决于肝血流量，即肝血流量的变化对肝清除率具有较大影响，这类药物称为非限制性代谢药物（non - restrictively metabolized drug），如利多卡因、吗啡、普萘洛尔、维拉帕米等。充血性心力衰竭会减少肝血流量，降低上述药物的肝清除率，需要适当调整静脉给药剂量。当肝硬化患者门 - 体侧支循环建立时，则明显增加非限制性代谢药物的生物利用度，故应注意调整给药剂量。血浆蛋白结合率下降一般不会影响非限制性代谢药物的清除和总的药物浓度，但血中游离药物浓度可持续升高致药效增强，故也应注意这类药物的剂量调整。

3）少数中等摄取率药物 $0.3<ER<0.7$，这类药物的肝清除率需考虑疾病或药物导致的蛋白结合率的改变、内在清除率和肝血流量等因素。

4）药物的肝清除率随肝病严重程度的加重而降低，但不同代谢酶相应内在清除率降低的速度与程度不同，CYP2C19 和 CYP3A4 酶活性下降快且明显，而 CYP2D6 与葡萄糖醛酸转移酶的活性下降慢且程度较轻。如果 CL_{int} 基本不变，则药物血浆蛋白结合率对肝清除率影响较大，肝病导致血中游离型药物比例增加终致总的药物清除增加，故游离型浓度升高只是一过性的，可不需剂量调整。

4. 对药物排泄的影响　药物以原形药物或代谢产物从胆汁排泄，胆汁为水溶性，故通常有利于水溶性药物的排泄。许多具有极性的药物代谢物如葡萄糖醛酸结合物也会经过胆汁排泄。影响药物或代谢产物经胆汁排泄的因素包括化学结构、极性和分子量。分子量较小的化合物更多通过肾脏排泄。肝功能不全时胆汁分泌减少或出现胆汁淤积，使药物经胆汁排泄量减少，如洋地黄、利福平、螺内酯、红霉素、头孢匹胺等药物在肝硬化时胆汁排泄量减少，可致药物体内蓄积。

二、肝功能不全时的药效学特点

慢性肝功能损害的患者由于肝功能损害而影响药物的吸收、分布、血浆蛋白结合率、肝药酶活性以及经胆汁排泄，导致药物效应发生改变。

1. 对药物的反应性降低

（1）肝病腹水患者水钠潴留增多，此外重症肝病患者常有肾功能降低，可使髓袢利尿剂转运到达肾小管作用部位的药量减少，从而造成髓袢利尿剂反应性降低。由于肝病患者常常醛固酮水平较高，因此可将螺内酯作为肝病患者的主要用药。

（2）前药必须经过肝脏生物转化后才能产生药理活性，故慢性肝病患者肝脏酶系统活性降低会影响这类药物的生物转化而降低药效。如可的松在肝脏转化成氢化可的松后才能生效，慢性肝病患者口服可的松后血浆中氢化可的松的浓度较正常人低。

（3）肝硬化时，患者体内 β 受体下调，β 受体密度减少，患者对 β 受体激动药的反应性均降低，致 β 受体激动药的作用减弱。

2. 对药物反应性增高

（1）肝病时脑内 γ-氨基丁酸（GABA）介导的抑制性神经传导增强，血-脑屏障功能减退、体内的异常代谢产物如氨、短链脂肪酸、硫醇等致脑细胞敏感性增加，在肝脏对药物清除率下降时可进一步增强中枢对镇静催眠药的反应性。①苯二氮䓬类药物在常用剂量下即可能导致肝病患者出现定向障碍，甚至诱发昏迷。②肝病患者对阿片类镇痛药也极其敏感，即使使用常用剂量的一半也可能诱发肝性脑病。③其他中枢抑制药如氯丙嗪、异丙嗪等在严重肝病时也有类似情况。

（2）肝病时对口服抗凝药的反应性增高，由于肝病时肝脏合成纤维蛋白原、凝血酶原、凝血因子Ⅴ、Ⅶ、Ⅸ、Ⅹ等减少；胆道梗阻可导致维生素 K 的吸收减少。故严重肝病时口服抗凝药作用增强。

（3）肝细胞受损时血浆假性胆碱酯酶水平降低，导致对去极化型肌松药琥珀胆碱的水解减少，致使其作用延长，故应避免使用。

（4）肝功能不全时，血管紧张素转化酶抑制剂（ACEI）和非甾体类抗炎药（NSAID）引起急性肾衰竭的风险性增高。

第四节　肝功能不全患者的用药方案调整

PPT

一、肝功能不全患者的用药原则

1. 尽量选择既不经肝脏代谢又对肝脏无毒性的药物，禁用或慎用对肝功能有损害的药物。肝功能不全时，许多药物在肝脏消除速率减慢，半衰期延长，可致药物在体内蓄积而引起毒性增加。如肝功能不全时使用氯霉素对造血系统抑制更明显，再生障碍性贫血发生率增加，故应尽量选择不经肝脏代谢的药物。

2. 避免选用前体药物。前体药需经肝脏代谢后才具有药理活性，当肝功能不全时，肝脏的代谢作用减弱，使前体药的活性减弱。如环磷酰胺必须在肝脏代谢为磷酰胺氮芥才有抗肿瘤活性；依那普利在肝脏代谢为依那普利酸后，作用增强。

3. 肝功能不全而肾功能正常的患者可选用主要经肾脏排泄的药物。肝功能不全时使用经肝脏代谢的洋地黄毒苷易致蓄积中毒，应使用主要经肾脏排泄的地高辛。

4. 主要经肾脏排泄，肝功能不全不需调整剂量的抗菌药物，包括青霉素 G、阿莫西林、头孢唑啉、头孢呋辛、头孢他啶、亚胺培南、美罗培南、万古霉素、替考拉宁、阿米卡星、利奈唑胺等。

5. 充分考虑肝功能不全时机体对药物反应性的变化。严重肝病患者慎用中枢抑制药，可能会发生致命的深度中枢抑制，主要原因是中枢受体敏感性增加；避免长期大剂量使用呋塞米和噻嗪类利尿药，以免由于降低血钾而诱发肝昏迷；避免使用血管紧张素转化酶抑制剂和非甾体类抗炎药，以免诱发急性肾功能衰竭。

6. 根据肝功能调整治疗方案。定期检查肝功能，评估肝功能损害程度的分级，参照药物肝脏清除率，结合药物及其代谢产物的肝毒性及有关生化检测结果，合理使用药物。严重肝病时，药物肝清除率降低，半衰期延长，血浆蛋白结合率降低致游离型药物浓度增多，均应注意减少给药剂量或延长给药间隔，避免产生毒性反应。初始用药宜小剂量，必要时进行血药浓度监测，实施个体化给药方案。

7. 正确解读血药浓度监测结果。肝功能不全时对药物清除率的影响很复杂，为准确调整剂量，需进行血药浓度监测。因影响因素较多，需正确解读血药浓度监测结果，如氯沙坦的羧酸代谢产物对药物的降压有重要作用，肝硬化时口服 50mg 的氯沙坦后，血药浓度较正常人增加 4 ~ 5 倍，而活性产物血浆浓度仅增加 1.5 ~ 2 倍，故剂量调整只需减半即可，而不是将剂量减到 1/4 ~ 1/5。

二、肝功能不全时需要调整剂量的药物类型

肝功能不全时根据有关药物药动学影响和发生毒性反应的可能性可将药物分为以下 4 类。

1. 主要经肝清除的药物 该类药物在肝功能减退时其清除或代谢物形成减少，且有明显毒性反应，因此，在有肝病时尽可能避免使用这类药物，如氯霉素、利福平、红霉素酯化物等。

2. 由肝脏清除，但无明显毒性反应的药物 须谨慎使用该类药物，必要时减量给药。

3. 肝肾两种途径清除的药物 在严重肝功能减退时血药浓度升高，加之此类患者常伴功能性肾功能不全，可使血药浓度更明显升高，故须减量应用。

4. 主要经肾排泄的药物 在肝功能障碍时，一般无须调整剂量。但这类药物中肾毒性明显的药物，在用于严重肝功能减退者时，仍需谨慎或减量，以防肝肾综合征的发生。

肝功能不全时制定给药方案的流程图见图 15 - 1。

三、肝功能不全时调整剂量的方法

1. 根据 CTP 评分调整药物剂量 CTP（Child - Turcotte - Pugh）A 级患者应用该药物维持剂量 50%；CTP B 级患者用维持剂量 25%，同时还应考虑根据药效和毒性调整剂量；CTP C 级患者应使用经临床试验证实安全性好或药动学不受肝病影响或可进行有效监测的药物（表 15 - 4）。

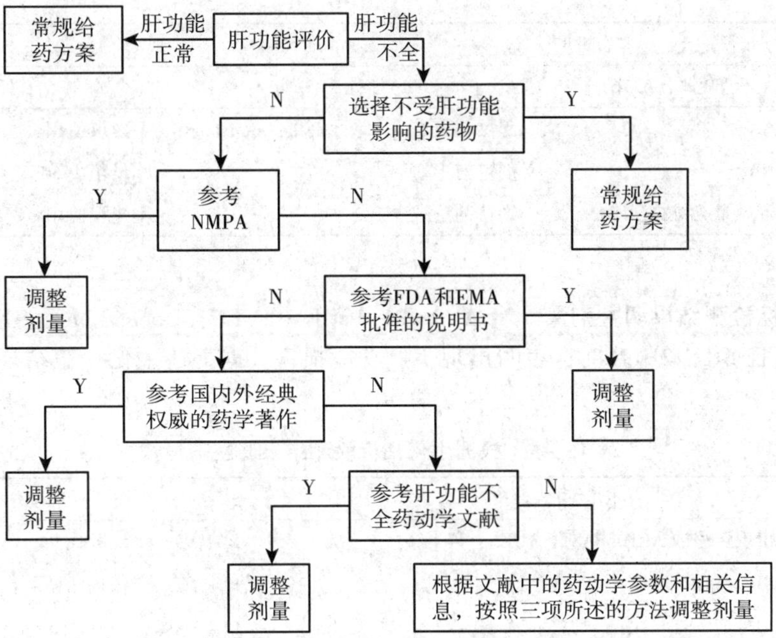

图 15－1　肝功能不全时制定给药方案的流程图

Y：有肝功能不全剂量调整信息；N：无肝功能不全剂量调整信息。

表 15－4　根据 CTP 评分调整剂量

药物	推荐剂量		
	CTP 评分 5～6 分	CTP 评分 7～9 分	CTP 评分 10～12 分
阿巴卡韦	NA	200mg bid	不建议使用
安普那韦	450mg q12h	300mg q12h	
阿那格雷	NA	起始剂量 0.5mg/d	尚无资料，慎用
阿扎那韦	NA	每日 300mg	不建议使用
托莫西汀	NA	剂量减半	剂量减至 1/4
卡泊芬净	NA	念珠菌感染 35mg/d；侵袭性曲菌病负荷剂量 70mg，维持剂量 50mg/d	不建议使用
达非那新	NA	每日剂量不超过 7.5mg	不建议使用
埃索美拉唑	NA	NA	最大剂量 20mg/d
艾司佐匹克隆	NA	NA	起始剂量 1mg
呋山那韦	NA	700mg bid	不建议使用
加兰他敏	NA	不超过 16mg/d	不建议使用
来曲唑	NA	NA	2.5mg 隔日 1 次
氧氟沙星	NA	NA	最大剂量 400mg/d
昂丹司琼	NA	NA	不超过 8mg/d
毛果芸香碱	NA	起始剂量 5mg bid，如耐受可增加剂量	不建议使用
金刚乙胺	NA	NA	100mg/d
西地那非	起始剂量 25mg	NA	不建议使用
西罗莫司	减至正常剂量的 2/3	减至正常剂量的 2/3	减至正常剂量的 2/3
替加环素	NA		负荷剂量 100mg，维持剂量 25mg q12h

续表

药物	推荐剂量		
	CTP 评分 5～6 分	CTP 评分 7～9 分	CTP 评分 10～12 分
伐他那非	NA	起始剂量 5mg，最大剂量一次 10mg	不建议使用
文拉法辛	NA	剂量减半	减量至少 50%
伏立康唑	起始量为维持量 1/2	维持剂量减少 1/2	不建议使用

注：NA：未提供建议。

2. 根据生化指标检测结果调整剂量 当 ALT > 8～10ULN（ULN：Upper Limit of Normal，正常范围上限）或 ALT > 3ULN 且 BIL > 2ULN 时，表明出现了肝功能损害。据上述生化检验结果进行用药剂量调整（表 15－5）。

表 15－5 根据生化指标检测结果调整剂量

药物	生化检测结果及剂量调整	药动学信息
尼美舒利	出现黄疸或 ALT 或 AST > 3ULN：停药	PB：99%，经肝代谢
胺苯吖啶	BIL > 34μmol/L：剂量减半	PB：97%，经葡萄糖酸苷结合反应代谢
比卡鲁胺	ALT 或 AST > 3ULN：禁用	PB：98%，经 CYP 酶和经葡萄糖酸苷结合反应代谢
柔红霉素	BIL 为 25～50μmol/L：剂量减半 BIL > 50μmol/L：剂量减半	主要经肝代谢，经胆汁（约 40%）和尿排泄
多西他赛	ALT 或 AST > 1.5ULN 或 ALP > 2.5ULN：剂量减 25% AST > 3.5ULN 或 ALP > 6ULN：禁用	PB：95%，经 CYP3A4 代谢，肝功不全时清除率下降
来氟米特	ALT 升高为正常的 2～3 倍：剂量减半 ALT 继续升高或维持在 80～120U/L：停药	PB：99.3%，经肝代谢
去甲氧基	BIL 为 20～34μmol/L：剂量减半	PB：96%，有肝毒性
柔红霉素	BIL > 34μmol/L：禁用	
伊马替尼	ALT 或 AST > 5ULN 或 BIL > 3ULN：停药	PB：95%，经 CYP3A 代谢
长春碱	BIL > 51.3μmol/L：剂量减半	PB：高，主要经肝 CYP3A4 代谢为活性代谢产物
长春新碱	BIL > 51.3μmol/L：剂量减半	PB：高，经肝代谢，主要经胆汁排泄
伊立替康	BIL > 3ULN：禁用	PB：30%～68%，11%～25% 经肝代谢，25% 经肾和胆汁排泄

注：PB 为血浆蛋白结合率。

3. 根据药动学参数调整剂量 对于经肝代谢的药物，肝功能不全时，药物的清除率可能下降、升高或不变，半衰期可能延长、缩短或不变，同一药物在不同类型的肝病患者中，药动学参数变化也可能不同甚至相反，临床用药可根据药动学参数的变化幅度，初步估算给药剂量（表 15－6）。

表 15－6 根据药动学参数的药物剂量调整

依据	剂量调整	药物
消除参数		
CL 不变，$t_{1/2}$ 不变	剂量不变	奥沙西泮、甲苯磺丁脲
CL↑ 或 $t_{1/2}$↓	剂量↑ 或 τ↓	甲苯磺丁脲
CL↓ 或 $t_{1/2}$↑	剂量↓ 或 τ↑	利多卡因、地西泮
肝摄取率		
ER < 0.3，PB < 90%	首次剂量不变，维持剂量↓	异烟肼、茶碱
ER < 0.3，PB > 90%	根据游离药物浓度调整剂量	苯妥英、丙戊酸

续表

依据	剂量调整	药物
0.3 < ER < 0.7	首次剂量为正常剂量的低限，维持剂量↓	可待因、伊曲康唑
ER > 0.7	口服：首次剂量↓维持剂量↓ 静脉注射：首次剂量不变，维持剂量↓	氯美噻唑

注：CL：清除率；$t_{1/2}$：半衰期；↑：增加；↓：减少；τ：间隔时间；ER：肝摄取率。

本章小结

1. 药物通过直接毒性、代谢特异质和免疫特异质、线粒体损伤等可导致肝损害。

2. 肝脏疾病时可致肝脏血流量减少、血浆蛋白含量减少、肝药酶活性降低、胆汁分泌减少等影响药物的吸收、分布、生物转化和排泄过程；由于药代动力学发生改变，药物效应可表现为增强或减弱。

3. 肝脏疾病时，机体对药物的反应性可降低或增强。

4. 肝功能不全患者用药应遵循的原则：尽量选择既不经肝脏代谢且对肝脏无毒性的药物；避免选用前体药物；肝功能不全而肾功能正常的患者应选用主要经肾脏排泄的药物；充分考虑肝功能不全时机体对药物反应性的变化；根据肝功能调整治疗方案；正确解读血药浓度监测结果。

5. 根据药物药动学影响和发生毒性反应的可能性，将需要调整剂量的药物分为4类：①主要经肝清除的药物；②由肝脏清除，但无明显毒性反应的药物；③肝、肾两种途径清除的药物；④主要经肾排泄的药物。

6. 肝功能不全时，可根据CTP评分调整药物剂量，也可根据生化检测指标结果及药动学参数调整剂量。

练 习 题

题库

一、选择题

（一）单选题

1. 肝功能不全是指（　　）。
   A. 肝脏合成功能障碍　　B. 肝脏分泌功能障碍
   C. 肝脏解毒功能障碍　　D. 肝脏各种细胞功能障碍所致的临床综合征
   E. 肝细胞广泛坏死

2. 肝功能障碍不包括（　　）。
   A. 代谢和生物转化障碍　　B. 免疫功能障碍　　C. 胃泌素灭活障碍
   D. 胆汁分泌、排泄障碍　　E. 凝血功能障碍

3. 下面哪个不是反映肝脏合成功能的指标（　　）。
   A. 血清白蛋白　　B. 前白蛋白　　C. 凝血因子
   D. 凝血酶原时间　　E. 谷丙转氨酶

4. 下面哪个药物导致的肝功能不全主要与遗传有关（　　）。
   A. 克林霉素　　B. 对乙酰氨基酚　　C. 异烟肼
   D. 氯霉素　　E. 己烯雌酚

5. 肝功能不全时血液中的游离型药物浓度一般会（　　），药效作用（　　）。
   A. 不变、不变　　B. 增加、不变　　C. 增加、增强

D. 降低、减弱　　E. 降低、增强

6. 正常人血浆中支链氨基酸和芳香族氨基酸比值接近（　　）。

A. 1~1.5　　B. 2~2.5　　C. 3~3.5

D. 4~4.5　　E. 5~5.5

（二）多选题

1. 肝功能不全时常出现的代谢紊乱有（　　）。

A. 高磷血症　　B. 低钠血症　　C. 低钾血症

D. 高钙血症　　E. 低蛋白血症

2. 在肝性脑病的氨基酸治疗中可选用（　　）。

A. 色氨酸　　B. 谷氨酸　　C. 精氨酸

D. 亮氨酸　　E. 苯丙氨酸

3. 以下哪些抗菌药物在肝功能不全时应尽量避免使用（　　）。

A. 头孢唑林　　B. 四环素　　C. 红霉素酯化物

D. 异烟肼　　E. 酮康唑

二、思考题

1. 肝功能不全时对药动学和药效学的影响有哪些表现？
2. 肝功能不全时用药原则是什么？
3. 肝功能不全时有哪些调整剂量方法？
4. 肝功能不全时需要调整剂量的药物类型有哪些？

（李　刚　李万平）

PPT

第十六章

肾功能不全患者的临床用药

学习导引

知识要求

1. 掌握　肾功能减退患者的选药原则与调整给药方案的方法，指导肾功能减退患者临床用药。
2. 熟悉　肾功能不全对药物体内过程和药效学的影响。
3. 了解　肾功能的评估方法及相应的检测指标。

能力要求

1. 熟练掌握肾功能减退患者临床用药的基本原则与调整给药方案的技能。
2. 学会应用本章的原理解决临床肾功能不全给药方案的制定和调整。

课堂互动

回顾泌尿系统的组成；尿液的稀释与浓缩；原尿的形成。

第一节　肾脏功能概述

一、肾功能与药物排泄

肾脏是人体重要的排泄和内分泌器官，具有许多重要的生理功能。①排泄功能：排除体内代谢产物、药物和毒素等。②调节功能：调节水、电解质、渗透压和酸碱平衡以及保持机体内环境的稳定。③内分泌功能：产生肾素、促红细胞生成素、1，25－二羟维生素D和前列腺素，并在肾内灭活某些激素，如胃泌素、甲状旁腺激素。肾脏与机体许多功能代谢活动密切相关，当各种病因使肾功能发生严重障碍时，诸如肾脏的排泄、调节和内分泌功能障碍，出现水、电解质和酸碱平衡紊乱，多种代谢产物、药物和毒物在体内蓄积，从而引发内环境紊乱甚至多系统器官功能障碍并产生一系列临床表现的病理过程，称之为肾功能不全（renal insufficiency）。

由于肾功能不全，药物排泄减少，导致药物在体内蓄积，容易诱发不良反应或毒性反应；如果药物本身具有肾毒性，则将导致肾功能进一步的恶化。对于正在进行透析治疗的患者，由于部分药物能通过透析排出，将造成药物浓度的下降，影响治疗效果。同时，肾功能衰竭患者常常合并有其他疾病，联合应用多种药物时，常见药物的相互作用问题。因此，为了兼顾疗效和防止不良反应，肾功能衰竭患者常需要调整药物治疗方案，包括调整用药剂量和时间间隔。

二、肾功能的评估方法与检测指标

（一）肾小球功能试验

滤过是肾小球的主要功能，而肾小球功能检测是临床评估肾小球功能正常与否的重要方法。检查项目有血清尿素氮（BUN）测定、血肌酐（Cr）测定、内生肌酐清除率（Ccr）测定、血清胱蛋白酶抑制物测定等。

1. 血尿素氮测定 血尿素氮（blood urea nitrogen，BUN）是人体蛋白质代谢的主要终末产物，体内氨基酸脱氨基分解成α-酮基和NH_3，NH_3在肝脏内和CO_2生成尿素。当肾实质受损害时，肾小球过滤率（glomerular filtration rate，GFR）降低，致使血尿素浓度增加。目前临床上多测定尿素氮，粗略观察肾小球的滤过功能。BUN升高，称氮质血症，见于肾功能不全。然而BUN敏感性较差，在GFR降低达50%时才可见其升高，因此不是评估GFR的最好指标。

血中尿素氮增高见于：①肾前性增高，如上消化道大出血、休克、严重脱水、严重感染、糖尿病酸中毒、肾上腺皮质功能减退、重度烧伤等；②肾性增高，如急慢性肾功能不全、慢性肾炎、慢性肾盂肾炎及肾动脉硬化症晚期等；③肾后性增高，如尿路梗阻、两侧输尿管结石等。单纯的尿氮素升高可能是由于饮食中摄入了过多蛋白质引起的，通过改变饮食结构，平衡蛋白质、含糖类食物和蔬菜的搭配可以恢复。

2. 血清肌酐测定 肌酐（creatinine，Cr）作为肌酸的代谢产物，成人体内肌酐约100g，其中98%存在于肌肉，每天约更新2%。肌酐绝大部分由肾小球滤过，且不被肾小管重吸收。当肾小球滤过率降低时，血肌酐升高，它较BUN更能精确地反映肾功能。若血肌酐与BUN同时增高，表示肾功能损害严重；若仅BUN升高而Cr正常，则多为肾外因素所致，如消化道出血和高蛋白饮食等。

3. 内生肌酐清除率 人体血液中肌酐的生成可有内源性和外源性两种。在严格控制饮食条件和肌肉活动相对稳定时，肾脏于单位时间内，清除若干毫升血浆中的全部内生肌酐，称为内生肌酐清除率（endogenous creatinine clearance rate，Ccr）。Ccr一定程度上能反映肾小球滤过率，对早期肾功能损害反应较血尿素氮、肌酐更为灵敏，是目前临床上检测肾小球滤过功能的主要方法。其计算方法如下：

$$\text{内生肌酐清除率(ml/min)} = \frac{\text{尿肌酐浓度}(\mu mol/L)}{\text{血浆肌酐浓度}(\mu mol/L)} \times \text{每分钟尿量 (ml/min)} \qquad (16-1)$$

Ccr临床意义：①为判断肾小球损害的敏感指标。②初步估计肾功能的损害程度。成人Ccr＜80ml/min应视为肾小球滤过功能下降。急性肾炎患者首先出现Ccr下降，并随病情好转而回升；慢性肾小球损害，Ccr呈进行性下降。Ccr 70～51ml/min，为轻度损害；Ccr 50～31ml/min为中度损害；Ccr＜30ml/min为重度损害。③指导治疗。指导治疗包括：Ccr 30～40ml/min，应限制蛋白质摄入；Ccr≤30ml/min，噻嗪类利尿剂无效；Ccr≤10ml/min，应进行人工透析治疗。④为肾移植术的疗效观察指标。若移植成功则Ccr逐渐回升；反之，提示有排异反应。

知识拓展

血清胱蛋白酶抑制物测定

胱蛋白酶抑制物（Cystatin C）为非糖基化碱性蛋白，属半胱氨酸蛋白酶抑制物超家族。人体内所有有核细胞均可产生胱蛋白酶抑制物，且生成速率恒定。体内胱蛋白酶抑制物几乎全部从肾小球滤过，而后被肾小管重吸收及降解。所以，测其血清浓度即能准确反映GFR，敏感性与核素测定GFR相似。检测结果不受肌肉容量、炎症等因素影响，特异性高，值得推广。

（二）肾小管功能试验

肾小管具有重吸收、分泌和排泄功能。肾小管功能检查是检查肾近端小管、髓袢细段及远端小管功能的方法。肾小管功能检查对了解肾损伤的严重程度、制定防治方案、动态观察肾功能、研判病情进展及预后等具有重要意义。

1. 尿液浓缩－稀释试验　在日常或特定的饮食条件下，观察患者的尿量或尿相对密度的变化，借以判断肾浓缩与稀释功能的方法称为尿浓缩－稀释试验。该试验能反映远端肾小管重吸收水分的功能，其临床意义为：①肾功能不全的早期，夜尿量 >750ml，夜尿量 > 日尿量；②肾浓缩功能不全，最高尿相对密度 <1.020，相对密度差 <0.009；③肾浓缩功能完全丧失，尿相对密度固定在 1.010 左右，称为等张尿；④稀释功能不全，日尿相对密度固定在 1.018 以上，常见于急性肾炎、出汗过多等。

2. 尿液及血浆渗量测定　尿渗量和尿相对密度均与尿液的溶质总浓度相关，能反映肾小管的浓缩－稀释功能，且不受尿内大分子物质（葡萄糖和蛋白质）的显著影响。慢性肾炎、肾盂肾炎、多囊肾、阻塞性肾病等均可出现肾间质损害，累及远端肾小管。浓缩功能障碍，尿渗量降低，尿渗量/血浆渗量的比值显著降低。

三、婴幼儿与老年人的肾功能

（一）婴幼儿的肾脏功能

1. 肾小球滤过率　新生儿出生时肾小球滤过率甚低，平均每分钟 15～20ml/1.73m^2，早产儿则更低，因此过量的水分和溶质不能迅速有效地排出。8 周末的新生儿肾小球数滤过率为每分钟 75～80ml/1.73m^2，至 2 岁时已接近成人水平。

2. 肾小管的重吸收及排泄功能　足月生产新生儿氨基酸及葡萄糖的重吸收能力正常。早产儿肾功能尚不成熟，葡萄糖肾糖阈值较低，易出现一过性糖尿。新生儿出生后虽然能维持钠平衡，但钠的重吸收非常低，约为滤出液排出量的 10%，因此在钠负荷量过大时不能迅速排钠，容易导致水肿；出生体重偏低的新生儿排钠较多，如摄入量过低，可出现钠的负平衡而致低钠血症。此外新生儿出生头 10 天排泄钾的能力不足，故有高钾血症倾向。

3. 尿的浓缩和稀释　新生儿与幼婴儿由于蛋白合成代谢旺盛，肾小球滤过率低，尿素的排出量少，以至于滤液中尿素转运到髓质中形成的渗透压梯度不够大，髓质高渗区渗透压不足，同时因为抗利尿激素分泌不足，使得浓缩尿液功能进一步降低，因此应激状态下保留水分的能力弱于年长儿和成人。

（二）婴幼儿药物排泄特点

新生儿肾功能发育成熟需 8～12 个月，通常 1～2 岁接近成人水平。新生儿肾脏的有效循环血量和肾小球滤过率比成人低 20%～30%。许多经肾排泄的药物因肾小球滤过率低而排泄减少，导致血浆药物浓度升高，半衰期延长。如青霉素 G 的半衰期在出生 0～6 日者为 3 小时，7～13 日者为 1.7 小时，大于等于 14 日者为 1.4 小时，至 1～2 个月半衰期才接近成人。因此新生儿使用如青霉素类、地高辛、呋塞米和呋喃类等药物时应适当考虑减少用药剂量，延长用药间隔，避免药物不良反应的发生。

（三）老年人的肾功能

老年人肾小球数量减少，肾单位血流量进行性降低使肾脏总血流量下降。通常情况下，40 岁以前保持在 600ml/min，其后每 10 年下降 10%。老年人心衰时使用利尿剂或用抗高血压药时容易导致脱水。肾小球滤过率和肾小管的分泌功能均降低，重吸收作用有一定的减退，导致肌酐清除率及尿比重随年龄而下降，40～80 岁肾小球滤过率每 10 年下降约 8ml/（min·1.73m^2）。一般老年人尿素氮平均在 8.03mmol/L，较年轻人有轻度增高。容易出现尿频、尿急、尿外溢，甚至尿失禁。

老年人尿浓缩及稀释功能均有下降，60 岁以上老年人最大尿浓缩能力为年轻人的 80%。由于老年人的抗利尿激素水平较高，清除多余水的能力下降约 20%。老年人肾脏的 α－羟化酶活力下降，使 1，25－二羟维生素 D 生成减少，使老年人钙吸收减少，易导致骨质疏松。老年男性常有良性前列腺增生，排尿困难而增加尿潴留危险，也能够导致尿失禁。

（四）老年人的药物排泄特点

老年人肾功能减退，肾小球滤过率降低和肾小管分泌的减少，药物的清除率下降，导致主要经肾排泄的药物易在体内蓄积造成中毒，如地高辛、别嘌醇、普鲁卡因胺、甲基多巴、氯磺丙脲、西咪替丁、氨基糖苷类抗生素和大剂量呋喃妥因、金刚烷胺、头孢菌素类、四环素类、青霉素等。因此，老年人使用主要经肾排泄药物必须十分慎重，需要综合考虑机体功能状态和基础疾病，相应减少用量或延长给药间隔。大部分血管紧张素转化酶抑制剂（ACEI）主要通过肾脏排泄，如贝那普利、西拉普利和雷米普利分别有 80% ~85% 由肾脏排泄。随年龄的增加，ACEI 在老年人的清除率降低，临床上应根据肾小球滤过率调整用药剂量。

知识拓展

现代医学“肾”与传统医学“肾”的功能与认识

现代医学“肾”作为泌尿系统的重要脏器，具有排泄代谢产物、调节水、电解质和酸碱平衡以及一定的内分泌等生理功能，维持机体内环境稳定。传统中医理论的肾的功能既包含现代医学肾作为泌尿系统的脏器，同时肾功能远远超过现代医学对肾的认识，中医学认为肾的主要生理功能为主藏精、主水、主纳气；其功能包括现代医学的泌尿与生殖、内分泌、血液系统等功能。在“传承精华·守正创新”的原则指导下，现代医学的研究正在揭示中医学肾的认识，如肾功能不全，蛋白质、血细胞丢失，促红细胞生成素和肾素分泌减少，可以导致肾素－血管紧张素－醛固酮系统紊乱和氧的携带不足，呈现呼吸系统的病变。因此中医学对肾的认识是针对肾脏生理与相关疾病的病理生理的高度归纳与总结，要利用现代科学技术的知识与技能，不断挖掘中医药宝库，传承和发展中医药。

第二节　肾功能减退的诱因

（一）疾病引起的肾功能减退

（1）原发性肾小球病变　如增生性肾小球肾炎、膜性肾小球肾炎等。

（2）继发性肾小球疾病　如免疫性疾病（系统性红斑狼疮、过敏性紫癜等），代谢性疾病（如糖尿病、痛风等）以及血管疾病导致的肾小球病变等。

（3）持续性缺血或肾毒性损害引起的急性肾小管坏死。

（4）肾盂肾炎、免疫相关性间质性肾炎、药物性间质性肾炎以及肿瘤相关性间质性肾炎等。

（5）高血压性肾小动脉硬化、结节性动脉周围炎及糖尿病性肾病等。

（二）药物引起的肾功能减退

药物或其代谢产物进入肾脏后能引起肾功能或结构改变，即为药物对肾脏的不良反应。药物可通过对肾脏的直接毒性作用、过敏反应和机械刺激等方式导致不同程度的肾损伤，从轻度肾小球、肾小管功能改变到肾小球病变、肾小管坏死。临床表现为蛋白尿、血尿、管型尿，伴有血尿素氮升高等不同症状，甚至出现肾功能损伤、衰竭。临床常见的肾毒性药物有：抗菌药物如氨基糖苷类抗生素、头孢菌素钠盐等；非甾体类解热镇痛药；含氟全麻药；碘化造影剂以及抗癫痫类药物等。

第三节　肾功能不全对药物作用的影响

肾功能不全必将导致经肾排泄的药物的药物代谢动力学行为发生改变，药物及其代谢产物的药理效应强度和持续时间随之改变。

一、肾功能减退时的药物体内过程变化

肾功能减退的直接结果是药物及其代谢产物的清除能力降低，原型药物或代谢产物在体内蓄积，药物作用增强或引起不良反应加剧。

（一）对药物吸收的影响

肾功能减退时，机体生理功能发生改变，药物吸收减少，生物利用度降低。

（1）肾功能不全导致胃肠道功能紊乱，出现恶心、呕吐和腹泻，使药物在胃肠道内的停留时间缩短。

（2）肾功能不全导致的自主神经病变、服用磷结合剂和腹膜透析等因素使肠蠕动减弱，胃排空延缓，药物的崩解和吸收时间延长；且胃肠壁的血流量减少也影响吸收。

（3）肾功能不全患者胃内尿素酶分解尿素产生氨，使胃内 pH 升高，弱酸类药物吸收减少。

（4）肝脏降低了对某些药物的摄取率，使其首过效应改变。如普萘洛尔在尿毒症患者应用时首过效应显著降低，血药浓度明显增高。

（二）对药物分布的影响

药物的血浆蛋白结合率、酸碱平衡紊乱和尿毒症毒素蓄积等是影响药物体内分布的重要因素。

（1）慢性肾功能的减退使许多药物的血浆蛋白结合率产生变化。部分酸性药物与血浆蛋白的结合率降低，如巴比妥类、磺胺类、呋塞米、头孢菌素、万古霉素、环丙沙星和氨苄西林等；某些碱性药物的蛋白结合率可能增加（如妥布霉素、奎尼丁、利多卡因）或不变（如地西帕明）；仅少数药物的蛋白结合率下降（如吗啡、氨苯蝶啶等）。血浆蛋白结合率下降的机制可能涉及肾功能衰竭所致的低蛋白血症、白蛋白结构改变、蛋白结合位点以及药物代谢产物蓄积降低药物与蛋白结合的亲和力等因素。由于肾功能减退时药物血浆蛋白结合率下降，具有活性的游离型药物浓度增加，药物的治疗效果和不良反应均可能增加。

（2）肾功能减退引起代谢性酸中毒时，血液 pH 降低引起弱酸性药物的非解离型增加，导致细胞内药物蓄积，引起药物作用增强。

（三）对药物代谢的影响

慢性肾功能不全易出现药物毒性反应，除涉及肾小球滤过率下降引起药物及其代谢产物排泄减少导致蓄积中毒外，尿毒症毒素以及继发的各种内环境紊乱也可干扰肝脏代谢酶功能，使某些药物的代谢过程发生变化，如奎尼丁的乙酰化反应减慢，外源性胰岛素的降解减少，以及苯妥英钠氧化代谢速率明显增快等。临床上应根据肾功能不全时的药物代谢特点，进行相应的药物剂量和使用方法的调整。

（四）对药物排泄的影响

1. 肾小球滤过率　影响药物滤过的主要因素是肾小球滤过率与药物血浆蛋白结合的程度。肾小球滤过率降低或药物的血浆蛋白结合程度高均可使滤过药物的量减少。

2. 肾小管分泌　肾小管分泌作用具有主动转运的特点，如可以逆浓度梯度转运、需要载体参与、消耗能量、有竞争饱和现象等，一般不受蛋白结合影响。肾小管细胞的转运载体包括有机酸转运载体和有机碱转运载体。两类载体分别分泌有机酸类药物（青霉素、丙磺舒等）和有机碱类药物（普鲁卡因胺、奎宁等）。转运机制相同或相似的两药合用，可发生竞争性抑制现象。新生儿与老年人的肾小管分泌功能较低。

3. 肾小管重吸收　药物在肾小管的重吸收有主动和被动两种转运方式。①主动重吸收：主要在近曲小管进行，重吸收的物质主要是身体必需物质，如葡萄糖、氨基酸、维生素及某些电解质等。②被动重吸收：主要在远曲小管进行，其重吸收方式为被动扩散。因此，药物能否在肾小管重吸收取决于药物的理化性质，因为肾小管细胞膜的类脂质特性与机体其他部位生物膜相似，亲脂性分子易被重吸收。尿液 pH 影响药物的解离度，从而影响药物的重吸收。临床上可用调节尿液 pH 的方法，作为解救药物中毒的有效措施之一。如巴比妥类药物中毒，采用碱化尿液的方式促进巴比妥类药物的排出。

4. 肾脏排泄药物的速率 是肾小球滤过率、肾小管分泌率及肾小管重吸收率的综合结果，见下式：

$$药物排泄 = (1 - F_R) \times (滤过率 + 分泌率) \qquad (16-2)$$

（F_R指重吸收比例分数）

（1）影响药物肾脏排泄的三个主要因素 ①单纯经肾小球滤过，无分泌及重吸收过程者如菊粉、氨基糖苷类抗生素。②肾小球滤过，并被肾小管重吸收，但无分泌过程者，如葡萄糖等一些营养物。③肾小球滤过、肾小管分泌及重吸收过程均有参与者，如多数弱酸或弱碱性药物。但不同药物排泄的过程有差异，以头孢菌素类为例：头孢噻啶和头孢雷特主要从肾小球滤过排出；而头孢氨苄、头孢唑啉、头孢尼西及头孢呋辛除以肾小球滤过外，尚可通过肾小管分泌，所以与丙磺舒合用时，丙磺舒竞争性抑制其分泌，导致血药浓度增高，半衰期延长。但上述药物均无明显重吸收现象，24 小时尿中排出量均在给药量 90% 以上。

（2）当肾功能减退时药物的肾脏排泄速度减慢或清除量降低，主要经肾脏排泄的药物及其活性代谢产物易在体内蓄积，使药物的血浆半衰期延长，导致药物的毒副作用发生率明显增高。

（3）药物经肾小球滤过的量与药物的血浆浓度、药物和血浆蛋白的结合程度以及肾小球滤过率密切相关。肾功能不全时药物经肾小球滤过的量减少主要是有效肾单位大量减少、肾小球滤过率降低的直接结果。一般肌酐清除率 >30ml/min 时，药物的血浆半衰期变化相对不大；而肌酐清除率 <30ml/min 时，血浆半衰期则随肌酐清除率下降而显著延长。药物的血浆半衰期延长导致药物在体内蓄积引起药物效应增强、毒性反应增加。

（4）肾功能不全时，体内积聚的内源性有机酸竞争性地抑制某些酸性药物的排泌，如青霉素类、头孢菌素类、磺胺类抗微生物药以及甲氨蝶呤、丙磺舒等，由于排泄减少引起血药浓度升高。部分药物的肾脏清除既由肾小球滤过，又通过肾小管排泌。如地高辛除部分从肾小球滤过外，远端肾单位的分泌也参与了其排泄。尿毒症患者地高辛血药浓度一般高于肾功能正常者，半衰期可由正常的 30 ~ 40 小时延长至 80 小时。

二、肾功能减退时的药效学变化

肾功能减退导致患者的生理生化功能衰退，适应力与内环境稳定调节能力下降，使药效学发生改变。临床实践表明，肾功能减退患者对大多数药物敏感性增高，药物作用加强，易发生不良反应甚至中毒。例如，尿毒症患者常伴有电解质及酸碱平衡紊乱，低血钾可增加洋地黄类、奎尼丁、普鲁卡因胺等药物的传导抑制作用，进而引起心律失常；酸血症和肾小管酸中毒可减弱儿茶酚胺的升压作用。

第四节　肾功能不全患者的用药方案调整

肾功能不全时，药物经肾脏清除作用减弱，因此必须仔细斟酌具体药物及其代谢产物的毒性大小及性质、肾功能损害的程度以及用药目的等问题，既要慎重选药，又要适当调整给药方案。

案例解析

【案例 1】 患者，女，56 岁，因“右腰部绞痛 1 天”就诊。既往有“2 型糖尿病”病史 2 年，规律服用二甲双胍，血糖控制尚可。诊断：右肾结石；2 型糖尿病。拟静脉注射有机碘造影剂进行排泄性尿路造影检查，嘱在造影检查前停用二甲双胍。

【问题】 为什么造影检查前须停用二甲双胍，何时可恢复服用二甲双胍？

【解析】 二甲双胍主要以原型经肾小管从尿中排出，而静脉注射碘造影剂可能导致造影剂肾病，使二甲双胍的肾脏清除率下降，引起体内二甲双胍蓄积和乳酸中毒风险增加。根据《二甲双胍临床应用专家共识（2018 年版）》及《造影剂肾病的中国专家共识》意见，患者在检查前必须停止服用二甲双胍，在检查完成至少 48 小时后复查肾功能无恶化的情况下方可恢复使用。

【案例 2】 患者，女，73 岁，诊断：冠状动脉粥样硬化性心脏病；高血压；慢性肾功能不全－3 期；2 型糖尿病。血生化检查显示 eGFR 34ml /（min · 1.73m²）。初始降糖治疗方案，予二甲双胍片 500mg，3 次/日，随餐服用。临床药师建议修改方案为，瑞格列奈片 1mg，3 次/日，餐前服用，合用磷酸西格列汀片 25mg，1 次/日。

【问题】 为什么不能使用二甲双胍？瑞格列奈片用量是否需要调整？

【解析】 二甲双胍主要以原型经肾小管从尿中排泄，慢性肾功能不全患者肾脏清除率下降，二甲双胍清除半衰期延长，中毒风险增加。当 eGFR < 45ml /（min · 1.73m²）时，禁用二甲双胍。瑞格列奈通过肝脏代谢，代谢产物主要经胆汁排泄。研究显示，肾功能下降患者瑞格列奈的 AUC 和 C_{max} 与正常人无显著性差异。因此，无需调整起始剂量。

【案例 3】 患者，女，67 岁，因"高热伴寒战 3 天"入院。血生化检查回示 Clcr 8ml/min；血培养示肺炎克雷伯杆菌生长，对哌拉西林、头孢噻肟、头孢他啶及含酶抑制剂复合物均耐药，对碳青霉烯类敏感。诊断：血流感染，慢性肾功能不全 5 期。医嘱予间断血液透析，注射用美罗培南 500mg，每 8 小时 1 次，静脉滴注抗感染。临床药师建议，调整给药频次为每 24 小时 1 次（透析日：透析后给药）。

【问题】 为什么调整给药频次？

【分析】 美罗培南主要经肾脏排泄，用药后 12 小时内约 98% 由尿中排泄，仅 2% 随粪便排泄。肾功能正常者消除半衰期约 1 小时，终末期肾病患者可延长至 6～8 小时。为避免药物在体内蓄积，引起毒性反应，当 Clcr < 10ml/min 时，单次剂量需减至 500mg，给药间隔需延长至 24 小时。

一、肾功能减退患者的选药原则

1. 仔细了解患者的肾功能情况，计算肌酐清除率，了解肝功能、血浆蛋白水平、酸碱平衡状况、电解质代谢状况等。根据肾功能衰竭的程度调整部分药物特别是以原型经肾排泄药物的临床使用剂量，注意药物的相互作用，做到个体化用药。

2. 熟悉常用药物的药动学特点和药效学特点，了解药物的血浆蛋白结合率、药物的主要排泄途径和药物的毒性作用，尤其是肾毒性反应等。

3. 正确判断肾功能损害程度以及营养状况和内环境稳定状况。

4. 首选肾毒性反应相对较小的药物，避免采用有肾毒性协同作用的联合用药。

5. 根据肾功能不全的程度调整药物的剂量和给药方案。对某些治疗窗窄的药物，如地高辛、氨茶碱、氨基糖苷类抗生素等，应进行治疗药物监测（therapeutic drug monitoring，TDM），指导剂量调整和风险评估。

6. 密切观察药物的临床疗效及毒性反应，发现不良反应时及时处理。

二、肾功能减退患者慎用的药物

所谓肾毒性药物主要是指能引起肾脏功能和形态改变的药物或其代谢产物。比较常见的有：抗菌药、解热镇痛药、含氟全麻药、重金属化合物、碘化造影剂以及抗癫痫药等。具体药物见表 16－1、表 16－2。

表 16-1 可引起肾毒害的药物

药物	引起的肾病变	药物	引起的肾病变
抗菌药		**抗风湿药**	
青霉素、头孢菌素	间质性肾炎	非激素抗炎剂	损害肾小球、肾小管
氨基糖苷类	间质性肾炎	吲哚美辛	甚至引起肾乳头坏死
四环素类	间质性肾炎，肾乳头坏死	抗痛风药	间质性肾炎
两性霉素 B	肾小管坏死	别嘌醇	肾内结石
利福平	间质性肾炎	对乙酰氨基酚	肾小管坏死
磺胺，甲氧苄啶	肾小球病变，阻塞	**免疫抑制剂**	
阿昔洛韦	肾小管阻塞	环孢素	间质性肾炎，血管损伤
利尿剂		干扰素	间质性肾炎，肾小球病变
噻嗪类、袢利尿药	间质性肾炎	**抗癌药**	
氨苯蝶啶	肾内结石	顺铂	肾小管坏死
甘露醇	肾小管坏死	丝裂霉素	肾内血管损伤
低分子右旋糖酐	肾小球病变	光辉霉素	间质性肾炎
降压药		链褐霉素	间质性肾炎
肼屈嗪	肾小球病变	洛莫斯丁	间质性肾炎
卡托普利	肾小球病变	甲氨蝶呤	肾小管阻塞
胃肠系用药		**重金属化合物**	
西咪替丁	间质性肾炎	汞剂	肾小管坏死 急性肾功能衰竭
氧化镁	肾内结石	锂剂	间质性肾炎，肾小管损害
垂体后叶素	肾小管阻塞	金，铅，铋，钡	肾小管损害
抗癫痫药		**其他**	
三甲双酮或双甲二酮	肾病综合征	碘造影剂	间质性肾炎，肾小管坏死
		含氟全麻药	肾小管变性，坏死

表 16-2 可引起肾小管坏死的药物

高发生率	低发生率
X 光造影剂	甘露醇
氨基糖苷类	低分子右旋糖酐
两性霉素 B	非甾体类抗炎药
顺铂	甲氧氟烷麻醉剂
链脲霉素	四环素
头孢噻啶（先锋霉素 I）	

1. 抗菌药物 绝大多数临床常用的抗菌药经肾脏排泄。由于长期大量用药，使肾单位接触到高浓度药物，因而容易引起肾脏的损害。部分药物在治疗剂量范围内就可引起肾损伤，如两性霉素 B、氨基糖苷类抗生素；少数永久性肾损伤的病例常和用药量过大或治疗过程中对肾功能变化注意不够有关。

（1）治疗剂量范围内即可引起肾毒性的抗菌药物 两性霉素 B、庆大霉素、链霉素、多黏菌素类、万古霉素及磺胺类等。

1）两性霉素 B 最主要和严重的不良反应就是对肾脏的损害。约有 80% 的患者用两性霉素 B 后出现肾功能降低。停药后肾功能一般可恢复到原水平的 85%，大剂量可造成永久性肾损伤。

2）氨基糖苷类抗生素 这类抗生素多数具有直接肾毒性，它们可通过肾小管基底膜转运到肾小管细胞，当达到毒性浓度时，可引起急性肾小管坏死，临床表现为急性肾功能衰竭。

知识链接

急性肾功能衰竭

急性肾功能衰竭（acute renal failure，ARF）是肾小球滤过率突然或持续下降，引起氮质废物体内潴留，水、电解质和酸碱平衡紊乱，并导致各系统并发症的临床综合征。主要表现为少尿或无尿、氮质血症、高钾血症和代谢酸中毒。根据发病原因的不同和各自的病理生理特点，可分为肾前性 ARF，如失血、休克、严重失水、电解质平衡紊乱，急性循环衰竭等；肾性 ARF，如急性肾小球肾炎、急性肾小管坏死、大面积挤压伤等；肾后性 ARF，如完全性尿路梗阻等。其中以急性肾小管坏死最为常见，也最具特征性，而且肾前性衰竭持续发展也会转化为急性肾小管坏死。

2. 解热镇痛药　阿司匹林、安替比林、氨基比林、保泰松、对乙酰氨基酚和吲哚美辛都能引起肾损伤，临床可表现为尿路感染症状，排尿困难、肾疼痛，伴有少尿、蛋白尿、不同程度的血尿和脓尿，并可出现氮质血症和贫血。

3. 含氟全麻药　全麻药甲氧氟烷对肾脏有一定的毒性作用，可引起不同程度的肾脏损伤，常在老年或麻醉时间过长的患者中发生，与全麻用药量有关。部分患者可在麻醉后 3 天内出现轻度多尿、血钠浓度明显升高、血浆渗透浓度和血尿素氮上升、尿浓缩功能下降等。

4. 重金属化合物　在应用碳酸锂的患者中，少数可出现多尿、烦渴症状，并可持续地产生大量低渗尿。停药后可逐渐恢复。金属铅、金、铋、银、砷等作为化合物也可引起肾损伤，特别是工业中毒，但由于临床很少应用这些金属制剂作为药物，所以相关的肾脏不良反应也少见。

5. 碘造影剂　碘造影剂中以口服胆囊造影剂丁碘桂酸引起肾毒性的报道为多。国内现用的碘造影剂如静脉注射尿路造影剂醋碘苯酸钠，静脉注射胆道造影剂胆影酸和口服胆囊造影剂碘番酸，亦有引起急性肾功能衰竭的报道，特别是在用药前患者已存在严重肾疾病的情况下更容易产生；脱水、少尿、无尿则有更大危险。

6. 其他药物

1）抗癫痫药　长期和大量应用三甲双酮或双甲二酮，偶可出现肾病综合征，伴有严重水肿和蛋白尿，一旦发生及早停药可逐渐恢复，严重者亦可致死。虽然抗癫痫药一般不引起肾毒性，但长期采用这些药物治疗癫痫小发作过程中，应注意定期检查尿液。

2）氨苯蝶啶　长期服用氨苯蝶啶的患者一次口服 100mg 后，尿中每小时排出量高峰可达 500～1000μg，在高峰排出量时，尿中氨苯蝶啶及 6－P－羟基氨苯蝶啶浓度已趋饱和，因而易形成结晶和结石，特别是在尿液酸性增加、尿量减少时，药物溶解度下降，更易形成。长期应用氨苯蝶啶的患者，应注意多饮水并使尿液碱化。

三、肾功能减退患者给药方案调整

肾脏是人体排泄的重要器官，肾功能决定肾脏排泄药物的能力，对于肾功能不全的患者，其肾脏排泄药物的能力降低，药物的消除变慢，生物半衰期 $t_{1/2}$ 延长，尤其是肾毒性较大和主要经肾排泄的药物，可能出现毒副反应。因此对于肾功能减退的患者，应进行给药方案调整。

1. 根据肌酐清除率调整给药方案　肌酐是一种内源性物质，几乎全部通过肾排泄消除，且在肾排泄过程中，全部经过肾小球滤过排出而不被肾小管重吸收和分泌，因此，可用肌酐清除率（Cl_{cr}）来表示肾功能。肌酐清除率由患者的年龄（岁）、体重（kg）和血清中肌酐浓度 C_{cr}（mg/dl）根据公式（16－3）或（16－4）计算，肌酐清除率的单位为 ml/min。

男性患者：
$$Cl_{cr} = \frac{140 - \text{年龄}}{72C_S} \times \text{体重(kg)} \qquad (16-3)$$

女性患者：

$$Cl_{cr} = \frac{140 - 年龄}{72C_S} \times 体重（kg）\times 0.85 \quad (16-4)$$

成年男性的 Cl_{cr}：肾功能正常者为 80～120ml/min，肾功能轻度减退者为 50～80ml/min，肾功能中度减退者可降至 10～50ml/min，肾功能严重减退者 <10ml/min。

通过查药物使用手册获得药物的剂量调整方案。如某制药厂头孢他啶的药品说明书写明，经临床研究显示，头孢他啶每次 1g，每日 2 次给药效果较好。肾功能不全患者的给药间隔和用药剂量可根据肌酐清除率进行调整（表 16－3）。

表 16－3 肾功能不全患者用药方案的调整

Cl_{cr}（ml/min）	调节给药间隔		调节给药量	
	用量（mg）	给药间隔（h）	用量（mg）	给药间隔（h）
80～120	1000	12	1000	12
50～80	1000	24	500	12
10～50	1000	48	250	12
<10	1000	120	100	12

2. 根据药物清除率和消除速度常数调整给药方案 该法应用 Wagner 建立的肌酐清除率与肾功能减退患者的药物消除速率常数间的线性关系式，直接从患者的肌酐清除率计算药物消除速率常数（表 16－4）。

Wagner 法的基本公式为：

$$k_{(kr)} = a + b \times Cl_{cr} \quad (16-5)$$

$k_{(r)}$ 为患者的消除速率常数，a 为药物的非肾消除速率常数，b 为比例常数，Cl_{cr} 为患者的肌酐清除率。

为使计算方便，令 $a' = a \times 100$、$b' = b \times 100$，得：

$$k_r \times 100 = a' + b'Cl_{cr} \quad (16-6)$$

表 16－4 依据肌酐清除率调整给药剂量数据表

药物	$k_r \times 100 = a' + b'Cl_{cr}$		正常人的 k（h^{-1}）·100	正常人的 $t_{1/2}$（h）
	a	b		
青霉素	3	1.37	140	0.5
氨苄西林	8.3	0.45	53	1.3
甲氧西林	17	1.23	140	0.5
头孢氨苄	3	0.67	70	1.0
头孢噻吩钠	3	0.37	40	1.7
链霉素	1	0.26	27	2.6
庆大霉素	2	0.28	30	2.3
红霉素	13	0.37	50	1.4
四环素	0.8	0.072	8	8.7
万古霉素	0.3	0.117	12	5.8
多黏菌素 B	2	0.14	16	4.3
林可霉素	6	0.09	15	4.6
磺胺嘧啶	3	0.05	8	8.7

注：在上表中，$k_{(r)}$ 为肾功能低下患者的消除速率常数；a 为该药物非肾消除速度常数；b 为比例常数；Cl_{cr} 为患者的肌酐清除率。

临床治疗时，一般通过调整肾功能减退患者的给药方案以期达到正常的平均稳态血药浓度，即：

$$\overline{C}_{ss} = \frac{FX_0}{kV_\tau} = \frac{F_{(r)}X_{0(r)}}{k_{(r)}V_{(r)}\tau_{(r)}} \quad (16-7)$$

假设肾功能减退时 F 和 V 不变（即 $F = F_{(r)}$、$V = V_{(r)}$），则：

$$\frac{X_0}{k_\tau} = \frac{X_{0(r)}}{k_{(r)}\tau_{(r)}} \tag{16-8}$$

若不改变给药间隔时间（即 $\tau = \tau_{(r)}$），则肾功能减退患者的给药剂量为：

$$X_{0(r)} = \frac{k_{(r)}}{k} \cdot X_0 \tag{16-9}$$

或

$$X_{0(r)} = \frac{\mathrm{Cl}_{(r)}}{Cl} \cdot X_0 \tag{16-10}$$

若不改变给药剂量（即 $X_0 = X_{0(r)}$），则肾功能减退患者的给药间隔时间为：

$$\tau_{(r)} = \frac{k}{k_{(r)}} \cdot \tau \tag{16-11}$$

或

$$\tau_{(r)} = \frac{\mathrm{Cl}}{\mathrm{Cl}_{(r)}} \cdot \tau \tag{16-12}$$

案例解析

【案例】肌内注射氨苄西林的剂量为 0.5g，每日 4 次，当患者肌酐清除率为 40ml/min 时，给药间隔时间应调整为多少？

【解析】

查表 16-4，得氨苄西林的 $a'=8.3$，$b'=0.45$，$t_{1/2}=1.3\mathrm{h}$；

$100k = 53h^{-1}$，根据式（16-6），有：

$100k_{(r)} = 8.3 + 0.45 \times 40 = 26.3(h^{-1})$

根据式（16-11），有：

$$\tau_{(r)} = \frac{k}{k_{(r)}} \cdot \tau = \frac{53/100}{26.3/100} \times 6 = 12.1\ (\mathrm{h})$$

因此，当患者肌酐清除率为 40ml/min 时，给药间隔时间应调整为 12.1 小时。

3. Giusti-Hayton 法　该法用于原型药物肾排泄分数 f_e 已知时调整肾功能减退患者的给药方案。Giusti-Hayton 法假定肾功能减退患者的肾消除速率常数 $k_{r(r)}$ 可由肾功能减退患者的肌酐清除率 $\mathrm{Cl}_{cr(r)}$ 与正常人的肌酐清除率 Cl_{cr} 的比值表示，根据以下公式计算。

$$\frac{k_{r(r)}}{k_r} = \frac{\mathrm{Cl}_{cr(r)}}{\mathrm{Cl}_{cr}} \tag{16-13}$$

则有：

$$k_{r(r)} = k_r \frac{\mathrm{Cl}_{cr(r)}}{\mathrm{Cl}_{cr}} \tag{16-14}$$

由于患者药物的总消除速率常数 $k_{(r)}$ 等于肾消除速率常数 $k_{r(r)}$ 与非肾消除速率常数 k_{nr} 之和，即 $k_{(r)} = k_{r(r)+k_{nr}}$。假定肾功能减退时非肾消除速率常数不变，则有：

$$k_{(r)} = k_r \frac{\mathrm{Cl}_{cr(r)}}{\mathrm{Cl}_{cr}} \tag{16-15}$$

两边同时除以正常人的消除速率常数 k，得：

$$\frac{k_{(r)}}{k} = \frac{k_r}{k}\left(\frac{\mathrm{Cl}_{cr(r)}}{\mathrm{Cl}_{cr}}\right) + \frac{k_{nr}}{k} \tag{16-16}$$

令原型药物肾排泄分数 $f_e=\frac{k_r}{k}$，则非肾消除的分数 $1-f_e=\frac{k_{nr}}{k}$，代入上式得：

$$\frac{k_{(r)}}{k}=f_e\left(\frac{\mathrm{Cl}_{\mathrm{cr(r)}}}{\mathrm{Cl}_{\mathrm{cr}}}\right)+（1-f_e） \tag{16-17}$$

$$\frac{k_r}{k}=1-f_e\left(1-\frac{\mathrm{Cl}_{\mathrm{cr(r)}}}{\mathrm{Cl}_{\mathrm{cr}}}\right)=G \tag{16-18}$$

G 为 Giusti－Hayton 因子，可通过肾功能减退患者的肾排泄分数 f_e 与肌酐清除率 $Cl_{cr(r)}$ 计算得到，再根据式（16－17）计算调整剂量。

第五节　透析患者用药注意事项

微课

透析是利用人工肾（透析膜和透析机）清除肾衰竭时患者体内过多的水和毒素，以纠正电解质和酸碱紊乱的一种治疗方法。透析不能代替肾脏的内分泌功能和肾小管功能。透析主要分为血液透析和腹膜透析。血液透析是利用半透膜原理，使血液中某些溶质通过弥散、对流以及透析膜的吸附作用清除患者体内毒素和水分，达到血液净化，从而达到替代部分肾功能的目的。腹膜透析（peritoneal dialysis，PD）是利用腹膜作为透析膜，通过弥散和超滤作用，清除体内过多水分和毒素。

一、透析对药物清除的影响及剂量调整

血液透析对药物清除的影响主要由药物因素和透析因素两方面决定。其中药物因素包括药物分子量大小、蛋白结合程度、分布容积和药物离子化程度；透析因素包括透析膜类型、血流量、透析液流量、超滤率和治疗时间。

分子量较小的药物在常规血液透析时容易被清除；高通量透析时，则对大分子物质清除有更好的效果。蛋白结合率高的药物不易被清除。分布容积小的药物主要存在于血管内，容易被清除；分布容积大的药物清除率较低。

二、通过血液或腹膜透析清除的药物

能够通过血液透析和腹膜透析清除的药物包括头孢唑林、头孢氨苄、头孢噻肟、头孢孟多、头孢西丁、头孢拉定、拉氧头孢、美西林、阿莫西林、阿洛西林、氨苄西林、羧苄西林、美洛西林、青霉素、哌拉西林、替卡西林、氯霉素、甲硝唑、甲氧苄啶、舒巴坦、茶碱、普鲁卡因胺、阿替洛尔、西咪替丁、雷尼替丁、对乙酰氨基酚、甲氨蝶呤、卡托普利、阿米卡星、庆大霉素、卡那霉素、奈替米星、链霉素、妥布霉素、氟胞嘧啶、头孢噻吩、氨曲南、异烟肼、甲基多巴、米诺地尔、阿司匹林、硝普钠、苯巴比妥等。

不能通过血液透析或腹膜透析清除的药物有咪康唑、酮康唑、利福平、两性霉素 B、头孢尼西、头孢哌酮、头孢曲松、氯唑西林、双氯西林、甲氧西林、苯唑西林、多西环素、米诺环素、万古霉素、克林霉素、红霉素、氯喹、地高辛、奎尼丁、利血平、可乐定、多塞平、肼屈嗪、哌唑嗪、拉贝洛尔、普萘洛尔、硝酸甘油、硝苯地平、甲氧氯普胺、美沙酮、丙氧芬、阿米替林、普罗替林、氯丙嗪、氟哌啶醇、卡马西平、苯妥英钠、丙戊酸钠、氮芥、肝素、胰岛素等。

三、透析患者用药注意事项

透析患者临床用药要严格按照医嘱用药，并尽量减少使用药物的种类，使用能够达到药效的最低剂量及保证药效的给药时间。透析患者常用药物如下。

1. 磷结合剂　健康肾脏可以清除额外的磷。磷伴随尿液排出体外，不能通过透析充分清除，因此蓄

积在血液中，出现高磷血症。腹膜透析患者应服用“磷结合剂”，防止过多的磷从胃肠道吸收，注意需在进食的同时服用，否则无效。

2. 维生素D　肾脏功能发生衰竭时，会缺乏活性维生素D，部分患者需服用维生素D以使身体得到补充，应于睡前服用。

3. 铁剂　铁剂是人体合成血红蛋白的重要原料。应注意的是，应于两餐之间服用铁剂；不能在服用钙剂的同时服用铁剂，二者会相互络合不能发挥药效；也不宜在服药同时饮用茶水，以免药效降低。

4. 抗高血压药　水负荷过多是肾衰竭患者高血压的主要原因之一，多数腹膜透析患者随着充分透析和水负荷的纠正，抗高血压药物应逐渐减量至不再用药。

本章小结

1. 反映肾脏肾小球功能的指标有内生肌酐清除率、血浆尿素氮、血肌酐；反映肾小管功能指标有尿量、相对密度、尿渗量和血渗量等。

2. 当各种病因使肾脏泌尿和内分泌功能障碍，导致内环境紊乱和多系统器官功能障碍，并产生一系列临床表现，这一病理过程称为肾功能不全。此时，药物及其代谢产物的药理效应强度和持续时间将随之改变。对于肾功能不全的患者，药物排泄减少，从而容易出现药物在体内蓄积，引发不良反应或毒性反应；必须仔细斟酌具体药物及其代谢产物的毒性大小及性质、肾功能损害的程度以及用药目的等问题，适当调整给药方案。

3. 肾功能不全患者选药应遵循6大原则。

4. 肾功能不全患者需慎用对肾脏有损害的药物，如抗菌药、解热镇痛药、含氟全麻药、重金属化合物、抗癫痫药物以及氨苯蝶啶等。

5. 透析治疗时，部分药物能通过透析排出，造成药物浓度的下降。其中头孢唑林、头孢氨苄、头孢噻肟等药物可以通过血液或者腹膜透析清除，咪康唑、酮康唑、利福平等则不能通过血液或者腹膜透析清除。

练 习 题

题库

一、选择题

1. 下列不属于肾小球功能检测项目的是（　　）。
   A. 血清尿素氮测定　　B. 尿液及血浆渗量测定
   C. 内生肌酐清除率测定　　D. 血肌酐测定
   E. 血清胱蛋白酶抑制物测定

2. 关于肾功能减退的诱因以下说法正确的是（　　）。
   A. 持续性缺血或肾毒性损害引起的急性肾小管坏死
   B. 药物可通过对肾脏的直接毒性作用导致不同程度的肾损伤
   C. 免疫性疾病、代谢性疾病以及血管疾病可能导致肾小球病变
   D. 增生性肾小球肾炎等原发性肾小球病变
   E. 以上说法均正确

3. 糖尿病合并肾功能不全患者首选（　　）。
   A. 甲苯磺丁脲　　B. 氯磺丙脲　　C. 格列齐特
   D. 格列喹酮　　E. 二甲双胍

4. 肾功能不全的患者不宜选用的抗生素为（　　）。

A. 阿奇霉素　　B. 金霉素　　C. 螺旋霉素

D. 克拉霉素　　E. 环丙沙星

5. 以下有关肾功能不全患者用药原则的叙述中，正确的是（　　）。

A. 明确诊断，合理选药

B. 避免或减少使用肾毒性大的药物

C. 设计个体化给药方案，必要时进行 TDM

D. 注意药物相互作用，特别应避免与有肝毒性的药物合用

E. 肾功能不全而肝功能正常的患者可选用双通道（肝肾）排泄的药物

二、思考题

1. 肾功能减退时的主要药动学及药效学变化有哪些？
2. 肾功能减退时的用药原则是什么？
3. 肾功能减退时调整给药方案的依据是什么？
4. 肾功能减退时应慎用的药物种类有哪些？

（沈祥春　王　斌　李小强）

第十七章

中药的临床药理学

学习导引

知识要求

1. **掌握** 中医药学的基本框架。

2. **熟悉** 中医药学的发展历史。

3. **了解** 中医药学的思想基础和常见临床诊断方法；代表性中药饮片及10首经典方剂的功效和临床应用；中药的不良反应的类型、产生原因及减毒措施。

能力要求

评述中医药在新型冠状病毒肺炎防控中的作用。

素质要求

“传承精华、守正创新”，在中医理论指导下，合理辨证使用中医药。

随着人们健康观念变化和医学模式转变，中医药越来越显示出独特价值。本章介绍了中药临床药理学基本框架，概述了中医药发展历史、中医药临床应用、重点方药与方剂以及安全用药等主要内容。临床中药药理学是在中医药理论指导下，研究中药及中成药在人体内作用规律和人体与中药相互作用过程的学科。它是在中医学基础、中药学、方剂学、中药药理学等学科基础上，进一步深入分析中药药效学（含药动学）、中药安全性、中药（中西药）配伍及中药相互作用。其目的是促进中医药学与现代医学、药学研究成果的结合，基础研究与临床实践的结合，指导中药的临床合理用药，特别是为安全有效地使用现代中成药提供保障。临床中药药理学运用现代循证医学及转化医学等相关技术和方法，对中医药临床的有效性和安全性进行再评价研究，对上市后中药产品的不良反应进行监测，保证患者用药安全。随着中医药的传承与发展，中药的临床药理学内涵将会得到进一步的丰富，其发展对中医药科学性和临床价值的阐释、中药新药的开发和临床安全合理用药将起到十分重要的作用。

第一节　中医药学历史和临床价值

PPT

“人命至重，有贵千金，一方济之，德逾于此。”在我国劳动人民几千年生产生活实践和与疾病做斗争的过程中，我们的祖先从尝百草到著经立说，形成了独具特色的并不断丰富发展的中医药科学体系，不仅为中华民族繁衍昌盛做出了卓越贡献，也是中华文明的杰出代表。其以兼容并蓄、创新开放的特点孕育了独特的生命观、健康观、疾病观、防治观，蕴含了中华民族深刻的哲学思想。21世纪的中医药更是因其独特的时代特色，为人民健康做出巨大贡献。

一、中医药学历史悠久

在远古时代，中华民族的祖先发现了一些动植物可以解除病痛，积累了朴素的用药知识，并开始有目的地寻找防治疾病的药物和方法。春秋战国时期，扁鹊提出“望、闻、问、切”四诊合参的方法，奠定了中医临床诊断的基础。秦汉时期的《黄帝内经》是中国最早的医学典籍及传统医学四大经典著作之一。在整体观上论述人的生理、病理、疾病，呈现了自然、生物、心理、社会“整体医学模式”，构建了中医药学的思维、理论体系框架。东汉张仲景的《伤寒杂病论》，提出了外感热病（包括瘟疫等传染病）和内伤杂病的病证、诊治、预防等辨证论治原则和方法。同时期的《神农本草经》，概括论述了君臣佐使、七情合和、四气五味等药物配伍和药性理论，是中药学理论体系形成与发展的基础。东汉末年，华佗创制“麻沸散”，开创了麻醉药用于外科手术的先河。唐代孙思邈提出的“大医精诚”，体现了中医对医道精微、心怀至诚、言行诚谨的追求。明代李时珍的《本草纲目》，在世界上首次对药用植物进行了科学分类。清代以叶天士为代表的吴门医派，最早提出了温热病发生发展及转化规律和时疫的防治方法。在中药制备方面，例如经典名方“六神丸”（每粒重仅0.3125mg），体现了我国古人高超精妙的中药微丸制剂技术，其用于治疗“烂喉丹痧”（小儿猩红热）和烈性瘟疫白喉，效果独特，在没有抗生素的年代，挽救了众多患者的生命。

知识链接

大医精诚（唐·孙思邈）：凡大医治病，必当安神定志，无欲无求，先发大慈恻隐之心，誓愿普救含灵之苦。若有疾厄来求救者，不得问其贵贱贫富，长幼妍媸，怨亲善友，华夷愚智，普同一等，皆如至亲之想，亦不得瞻前顾后，自虑吉凶，护惜身命。见彼苦恼，若己有之，深心凄怆，勿避险巇、昼夜、寒暑、饥渴、疲劳，一心赴救，无作功夫形迹之心，如此可为苍生大医。

二、中医药的现代临床应用概况

中医药具有治未病、辨证施治、多靶点干预等独特优势，广泛应用于内、外、妇、儿、骨伤、五官等多类疾病的治疗和预防，为人民群众提供覆盖生命全周期的健康服务。根据2016年发布的《中国的中医药》白皮书，全国有中医类医院3966所，全国中医类医疗卫生机构总诊疗人次达9.1亿，2015年全国中医类医疗卫生机构出院人数2691.5万人。根据中华中医药学会网站发布的2018年版《95个中医优势病种的中医临床路径和中医诊疗方案》，中医药对风温肺热病（重症肺炎）、恶阻病（妊娠剧吐）、急性淋巴细胞白血病等急重症；狼疮性肾炎、痿病（重症肌无力）等慢性病；小儿急乳蛾（小儿急性扁桃体炎）、小儿腹痛（小儿肠系膜淋巴结炎）等儿科病；呆病（典型阿尔茨海默病）、耳眩晕（梅尼埃病）等脑科病；肝瘟（乙肝相关肝衰竭前期）、脱疽（糖尿病足破溃期）等常见病、多发病、慢性病和重大疾病具有较好临床效果。

课堂互动

讨论中医药在新冠肺炎的防治中发挥了怎么样的作用？

中医药在新发传染病防控救治方面具有重要临床价值。1954年石家庄洪灾后暴发大面积乙型脑炎，著名中医郭可明等提出以白虎汤、清瘟败毒饮为主方，重用生石膏，配合使用安宫牛黄丸和至宝丹的治疗方案，取得了非常好的疗效；2003年“非典”期间，邓铁涛担任中医专家组组长，其所在的广州中医药大学第一附属医院共收治了58例患者，没有患者转院，没有患者死亡，没有医护人员感染，取得了“三个零”的成绩；2013年，H7N9禽流感暴发，国家卫生和计划生育委员会从预防、轻症、重症、恢复四个方面给出了以麻杏石甘汤为代表的中药方剂，为禽流感的防治做出了重大贡献；2019年新型冠状病毒肺炎（COVID-19）暴发，国家中医药管理局及时总结中医药临床防治经验，发布了以“三药三方”

为代表的临床有效方药，其中代表性方药“清肺排毒汤”对轻型、普通型 COVID-19 患者具有较好治疗效果，临床显著改善患者的呼吸和免疫功能，显著降低轻症患者发展为重症患者的概率，临床总有效率高达 90% 以上。在抗击新型冠状病毒肺炎的过程中，无论是前期中药养生调理身体机能，还是国家卫生健康委员会提出的在医学观察期、临床治疗期和恢复期指定使用方药，中医药都为抗击新型冠状病毒肺炎做出了巨大贡献。

三、中医药的临床评价

中医药的临床研究与评价是中医药科学研究的重点，在临床评价的过程中，对药物最基本的要求是安全有效。在中医药理论的指导下，选择合适的临床指征，应用现代药物临床评价方法（随机、对照、多中心）以及科学统计学方法，开展中医药的临床评价是现代中医药发展的重中之重。

循证医学是指慎重、准确而明智地使用目前所能获得的最佳证据，制定出标准和优化的治疗方案。其采用随机对照双盲的实验方式，对临床中药药理学的发展提供了科学研究策略和借鉴。近年来，已有多个中医药大品种产品开展了临床随机对照实验研究。例如，在肾病领域，以中成药黄葵胶囊与西药科素亚（氯沙坦钾片）作对照的慢性肾脏病的多中心随机开放研究临床试验，在 24 周的观察期内，共纳入了 417 例慢性肾脏病（CKD1-2）期患者，黄葵胶囊可显著降低 CKD1-2 期的原发性肾小球疾病患者尿蛋白，疗效优于氯沙坦钾片；机制上可能与其抗炎、抗氧化损伤及减轻肾小球足细胞足突融合、减少肾组织平滑肌肌动蛋白表达相关。安全性评价证实三组不良事件发生率均较低且无显著差异。在新型冠状病毒肺炎治疗方面，中成药连花清瘟胶囊联合西医治疗 665 例新型冠状病毒肺炎临床疗效 Meta 分析结果显示，该方案可明显改善 COVID-19 患者主要临床症状，降低临床转重型比例；联合治疗有效缩短患者病程，总有效率优于单独西医干预组。在心血管领域，复方丹参滴丸对 3941 例冠心病心绞痛治疗的 Meta 分析研究显示，加用复方丹参滴丸组的临床疗效、心绞痛发作频率、心绞痛发作持续时间等与对照组相比均有显著性差异，证明复方丹参滴丸对于冠心病的治疗具有一定临床价值。这些大品种产品的临床试验研究结果为中药临床药理学的发展做出了重大贡献，推动了中医药研究的逐步深入。

虽然临床随机对照试验（RCT）一直被视为药物临床干预与安全性评估的“金标准”，但在真实情况下，多数患者罹患多种疾病，除采用干预措施外还兼有其他治疗措施，最终疗效与干预措施的相关程度很难划分。因此，“真实世界”临床数据近年来也广受关注。FDA 对其的定义是其是涉及患者疾病诊疗收集的所有相关数据和信息，包括患者健康和疾病数据、医疗服务流程和诊疗数据信息等。真实世界研究是指在实际医疗过程提取样本量较大、涵盖较广的患者的医疗数据以分析某种外部干预措施的疗效与安全性、疾病流行病学特征和疾病治疗模式等问题的研究方法。中医药强调以人为本、辨证论治，其个性化治疗方式与真实世界研究注重临床实际效果的特点不谋而合。2019 年，国家药审中心（CDE）发布《真实世界证据支持药物研发的基本考虑（征求意见稿）》，提到真实世界证据（RWE）支持中成药上市后再评价、中医临床治疗的症候特点分析及中医诊疗指南适用性评价等，对推动中医药的临床疗效和安全性评价具有重要意义。

第二节　中医病机和诊断概述

PPT

一、中医学的思想基础

中医药学受中国古代唯物观和辩证观的深刻影响，系统总结了我国古代长期的医疗实践经验，是以整体观念为主导思想，以精气、阴阳、五行学说为哲学基础和思维方法，以脏腑经络及精气血津液为生理病理基础，辨证论治为诊治特点而形成的医药科学体系。

中医学的哲学思想基础主要包括气、阴阳、五行三个重要的哲学范畴。例如，五行学说以天人相应理论为指导思想，将宇宙万物分为木、火、土、金、水五类，用其解释人体，构筑了以五脏为中心的五个生理病理系统，并阐述它们之间相生、相克、制化、相乘、相侮、母子相及等相互关系及其与自然环境的密切联系（图 17－1，表 17－1）。

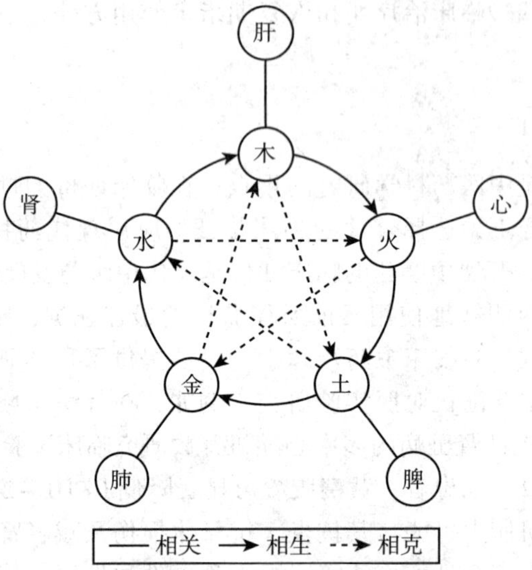

图 17－1　五行生克制化图

表 17－1　五行对应五脏的功能简介

五行	五行特征	对应的五脏	五脏的生理功能
火	“火曰炎上” 温暖、升腾、明亮	心	1. 主血脉，主持全身血液和脉管，推动血脉在脉道中运行 2. 主神志，主司人体精神意识思维活动
金	“金曰从革” 沉降、肃杀、收敛	肺	1. 主气，司呼吸 2. 主宣发肃降 3. 主通条水道，对体内水液的运行、输布和排泄进行疏通调节 4. 朝百脉，主治节
土	“土爰稼穑” 生化、承载、受纳	脾	1. 主运化，将饮食物转化为水谷精微，吸收转输至全身 2. 主统血，统摄血液在血脉中正常运行而不溢出脉外 3. 主升，升输精微和升举内脏
水	“水曰润下” 滋润、寒冷、闭藏	肾	1. 藏精，主生长发育和生殖 2. 主水，主持和调节全身水液代谢 3. 主纳气，摄纳肺所吸入的清气而维持正常呼吸
木	“木曰曲直” 生长、伸展、舒畅	肝	1. 主疏泄，疏通畅达全身气血津液 2. 主藏血，贮藏血液、调节血量和防止出血

二、中医病机

病机，指疾病的发生、发展、变化和转归的机理。病机是认识疾病本质特点的关键，也是进行正确诊断和恰当治疗的前提。任何疾病的发生、发展和变化，与患病机体的正气强弱和致病邪气的性质密切相关。基本病机包括邪正盛衰、阴阳失调、精气血津液失常等；从某一系统研究病机的理论，包括脏腑病机、经络病机等；从某一类疾病研究病机理论，包括六经病机、三焦病机等。

三、中医诊断

司外揣内、见微知著，以常达变是中医认识和诊察疾病的基本原理。《灵枢·本脏》说：“视其外应，以知其内脏，则知所病矣。”通过对患者进行外部现象的诊断，可以探知人体内部的脏腑病理变化。

中医诊断，主要是由四诊、八纲和辨证组成。四诊是中医诊察病情，收集病情资料的必然途径，包括望、闻、问、切四种手段。望诊是医生运用视觉，观察患者的神、色、形、态、舌象等的变化；闻诊是运用嗅觉与听觉，通过辨别患者的发声、语言、呼吸、咳嗽、分泌物的气味等，来判断病情；问诊通过对患者或陪诊者进行有目的的询问，以了解疾病的发生、发展，做出更准确的判断；切诊需要医生进行切脉或触摸患者肌肤、手足、胸腹、腧穴等部位，以诊断脉象与其他部位的状况。

八纲是指表、里、寒、热、虚、实、阴、阳八个辨证纲领，又称八纲辨证。八纲辨证是通过对四诊收集的临床资料进行分析综合，辨别疾病病位的浅深，病邪性质的寒热，正邪之间的关系以及疾病的阴阳属性的方法。辨证，是在四诊所得资料的基础上进行诊断的辩证思维，包括病因辨证、气血津液辨证、脏腑辨证、经络辨证、六经辨证、卫气营血辨证和三焦辨证。例如，新冠肺炎初期患者的舌苔多呈现白腻或黄腻苔，有齿痕，呈现典型“湿”证；且舌质红、脉数，呈现“热毒”证，结合新冠肺炎患者初期的发热、乏力、咽痛、干咳、胸闷、气短等症状，辨证得出其病机主要为湿毒内蕴。

临床常见舌象见表 17－2，中医诊断中四诊的小结见图 17－2。

表 17－2　临床常见舌象简介

	分类	舌象	临床意义
观舌质	舌神	枯舌	主津液匮乏，气血大亏，属恶候
	舌色	青紫舌	主气血运行不畅
	舌形	齿痕舌	主脾虚、水湿内盛证
	舌态	歪斜舌	主中风，或中风前兆
观舌苔	苔质	剥落苔	主胃气匮乏，胃阴枯涸或气血两虚
	苔色	灰黑苔	主热极或寒盛

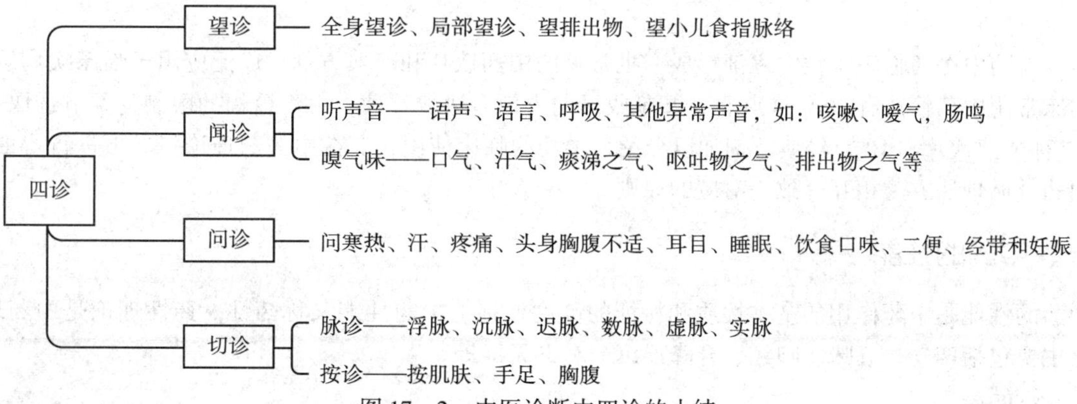

图 17－2　中医诊断中四诊的小结

知识链接

《新型冠状病毒肺炎诊疗方案（试行第八版）》（中医部分节选）

2.3 普通型

（1）湿毒郁肺证

临床表现：发热，咳嗽痰少，或有黄痰，憋闷气促，腹胀，便秘不畅。舌质暗红，舌体胖，苔黄腻或黄燥，脉滑数或弦滑。

（2）寒湿阻肺证

临床表现：低热，身热不扬，或未热，干咳，少痰，倦怠乏力，胸闷，脘痞，或呕恶，便溏。舌质淡或淡红，苔白或白腻，脉濡。

案例解析

【案例】梁某，男，46岁，2020年2月8日入院。患者以发热、咳嗽11天，胸闷、气短3天为主要症状，后经CT和核酸检验被确诊为新型冠状病毒肺炎。中医症见：患者入院时发热、咳嗽症状较重，伴畏寒，咽痛，大便干结，舌质红，苔黄厚腻，脉滑数。

【问题】根据中医首诊判断，选取合适方药治疗。

【解析】该证是由风热袭肺，或风寒郁而化热，壅遏于肺所致。肺中热盛，气逆伤津，故有汗而身热不解，喘逆气急，脉滑而数。此时，应清泻肺热，热清气平而喘渴亦愈。选择麻杏石甘汤进行治疗，方中麻黄为君，取其宣肺而泻邪热，是"火郁发之"之义，但其性温，故配伍辛甘大寒之石膏为臣，使其宣肺而不助热，清肺而不留邪，喘急可平，相制为用。杏仁降肺气，为佐药，既助石膏沉降下行，又助麻黄泻肺热。炙甘草益气和中，与石膏合用生津止渴，调和诸药，为佐使药。该方治疗早期新冠肺炎效果较好，待症状减轻以后应用二陈汤加减，燥湿化痰，理气和中。康复期应使用滋阴润肺汤，滋肾阴、润肺燥。应用上述方案，患者没有不适症状，胸部CT检查结果有明显好转，核酸检测为阴性，符合出院标准。

第三节　常见中药饮片及经典方剂的功效和临床应用简介

PPT

在长期的中医药临床实践中逐渐形成一批常见的中药饮片和经典方剂，广泛应用于临床疾病的治疗。目前临床常用中药饮片有200～400种，文献收录的方剂多达数万种，由于篇幅的限制，本节选取有代表性的23种中药饮片和10首经典方剂加以介绍。中药的临床使用，需在中医药理论指导下进行辨证施治，遣方用药遵循理法方药相互一致、对应的原则。

一、中药的性能

中药的性能是中药作用的基本性质和特征的高度概括。中药性能又称药性。药性理论是中药理论的核心，主要包括四气、五味、归经、升降浮沉、有毒无毒等。

（一）四气

四气，即寒、热、温、凉四种药性。中医学认为，病症寒热根本上讲是由人体阴阳偏盛、偏衰而引起的。四气反映了药物在影响人体阴阳盛衰，寒热变化方面的作用倾向，是说明药物作用性质的重要理论之一。一般来讲，具有清热泻火、凉血解毒、滋阴除蒸等作用的药物，性属寒凉；具有温里散寒、补火助阳、温经通络、回阳救逆等作用的药物，性属温热。如患者表现为高热烦渴、面红耳赤、喉咙肿痛、脉洪数，这是属于阳热证，用石膏、知母、栀子等药物进行治疗后，上述症状缓解或消除，说明它们的药性是寒凉的；反之，如患者表现为四肢厥冷、面色㿠白、脘腹冷痛、脉微欲绝，这是属于阴寒证，用附子、肉桂、干姜等药物治疗后，上述症状缓解或消除，说明它们的药性是温热的。

（二）五味

五味即辛、甘、酸、苦、咸五种味。辛，"能散能行"，即具有发散、行气、行血的作用。辛味药多用治表证及气血阻滞之证，如紫苏叶发散风寒，木香行气止痛等，甘，"能补能和能缓"，即具有补益、和中、调和药性和缓急止痛的作用。甘味药多用治正气虚弱、食积不化、脘腹挛急疼痛及调和药性，如人参大补元气，熟地滋补精血，神曲消食和胃等。酸，"能收能涩"，即具有收涩、固涩的作用。酸味药多用治自汗盗汗、肺虚久咳、久泻久痢、遗精滑精等滑脱不禁的病证，如五味子固表止汗，乌梅敛肺止咳，五倍子涩肠止泻等。苦，“能燥、能泄、能坚”，即具有清泄火热、泄降气逆、燥湿、坚阴等作用。苦味药多用治火热证、咳喘、呕恶、阴虚火旺等症，如黄芩、栀子清热泻火，苦杏仁、葶苈子降气平喘等。咸，“能下、能软”，即具有泻下通便、软坚散结的作用。咸味药多用治大便燥结、痰核、瘿瘤等症，如芒硝泻热通便，海藻、牡蛎消散瘿瘤等。淡，“能渗、能利”，即具有利水渗湿的作用。淡味药多用治水肿、脚气浮肿、小便不利之证，如薏苡仁、通草、茯苓等。

（三）升降浮沉

升降浮沉反映药物作用的趋向性，是说明药物作用性质的概念之一。升是上升，降是下降，浮表示发散，沉表示收敛固藏和泄利二便。升降浮沉之中，升浮属阳。沉降属阴，一般具有升阳发表、祛风散寒、涌吐、开窍等功效的药物，都能上行向外，药性都是升浮的；具有泻下、清热、利水渗湿、重镇安神、潜阳息风、消导积滞、降逆止呕、收敛固涩、止咳平喘等功效的药物，则能下行向内，药性都是沉降的。

（四）归经

归经是药物作用的定位概念，即表示药物作用的定位。如心经病多见心悸失眠；肺经病变常见胸闷喘咳；肝经病变每见胁痛抽搐等症。临床用朱砂、远志能治愈心悸失眠，说明它们归心经；用桔梗、苏子能治愈喘咳胸闷，说明它们归肺经；而选用白芍、钩藤能治愈胁痛抽搐则说明它们能归肝经。

二、遣方用药

中医遣方用药，一是讲究中药的性能，二是使用时进行配伍（表 17 – 3）。中药配伍后，药与药之间会呈现出种种变化关系。临床防治疾病，通常需要采用合理的配伍形式，以增强疗效，降低或消除毒副作用，扩大应用范围，全面照顾病情。中药配伍关系可概括为七情，包括单行、相须、相使、相畏、相杀、相恶、相反七个方面内容。七情配伍关系中，单行的药物之间不产生明显影响；相须、相使可增强临床疗效；相畏、相杀可降低或消除毒副作用；相恶会导致治疗效应削弱或消除；相反会导致毒副作用增强或产生新的毒副作用。

在辨证的基础上通过合理的配伍，会构成方剂。通常一首方剂的结构包括君、臣、佐、使四个部分。君药是针对主病或病症的主要方面起主要治疗作用的药物，是方剂中的核心部分，臣、佐、使则是围绕君药，在增毒、制毒以及全面兼顾病情等不同层次上的配伍部分。

表 17 – 3　常见中药饮片举例介绍

分类	药名	基源	化学成分大类	药理作用	功效	临床应用
解表药	麻黄	麻黄科植物草麻黄、中麻黄及木贼麻黄的干燥草质茎	麻黄碱、伪麻黄碱等生物碱、挥发油、黄酮类化合物	平喘、镇咳、祛痰，抗炎、抗变态反应、抑制胃肠动力	发汗解表、宣肺平喘、利水消肿	1. 风寒表实无汗者 2. 多种喘咳病症 3. 水肿兼表征
	桂枝	樟科植物肉桂的干燥嫩枝	挥发油、酚类、有机酸、多糖、苷类	解热、抗炎、镇痛、镇静、抗惊厥，扩血管，抗肿瘤	发汗解肌、温通经脉、助阳化气	1. 风寒表虚有汗、风寒表实无汗 2. 寒凝血滞诸症 3. 阳虚水肿，痰饮症
清热药	黄芩	唇形科植物黄芩的干燥根	黄酮类化合物、黄芩酶	抗病原微生物、抗炎、镇静解热、镇痛、抗过敏、镇咳	清热燥湿，泻火解毒，止血，安胎	1. 暑湿，湿温，湿热痞闷，黄疸，泻痢，淋证 2. 肺热咳嗽，热病烦渴，少阳证 3. 痈肿疮毒，咽喉肿痛 4. 血热出血证 5. 胎动不安
	金银花	忍冬科植物忍冬的干燥花蕾或带初开放的花	有机酸、黄酮、挥发油、皂苷	抗菌、抗病毒，解热、抗炎、增强免疫、抗肿瘤、抗过敏	清热解毒，疏散风寒	1. 温热病 2. 疮痈疔疖 3. 风热表征 4. 热毒咽痛，痢疾

续表

分类	药名	基源	化学成分大类	药理作用	功效	临床应用
泻下药	大黄	蓼科植物掌叶大黄、唐古特大黄或药用大黄的干燥根茎及根	游离型及结合型蒽醌类和双蒽醌类、鞣制类物质、有机酸	促进排便、抗菌、抗病毒、抗炎、解热、镇痛、降血压、降血脂	泻下攻积，清热泻火，解毒止血，活血化瘀	1. 便秘及胃肠积滞 2. 温热病及脏腑火热上炎证 3. 血热出血证 4. 热毒疮痈，水火烫伤 5. 多种淤血证
化湿药	苍术	菊科植物茅苍术或北苍术的干燥根茎	挥发油、苍术酮、维生素A样物质、维生素B	调节肠胃运动、抗溃疡、镇静、降糖、利尿、抗菌、保肝、抗缺氧、抗炎、抗心律失常	燥湿健脾，祛风湿，发汗，明目	1. 湿阻中焦，暑湿、湿温证 2. 风湿痹症 3. 风寒表证夹湿 4. 夜盲，眼目昏涩
利水渗湿药	茯苓	多孔菌科植物茯苓的干燥菌核	茯苓聚糖、三帖类化合物、蛋白质、脂肪酸、酶	利尿防石、抗肿瘤、保肝、增强免疫功能、调节胃肠功能、抗炎、抗菌、镇静、增强胰岛素活性	利水渗湿，健脾，安神	1. 小便不利，水肿，痰饮 2. 脾虚证 3. 心悸，失眠
温里药	附子	毛茛科植物乌头子根的加工品	乌头碱、中乌头碱、次乌头碱、尿嘧啶等生物碱	强心、抗休克、抗炎、镇痛、抗心肌缺血、提高耐缺氧能力、抗心律失常、促进下丘脑－垂体－肾上腺轴功能	回阳救逆，补火助阳，散寒止痛	1. 亡阳证 2. 肾阳不足证 3. 脾肾阳虚证 4. 心阳虚衰证 5. 寒湿笔筒，阳虚外感
	陈皮	芸香科植物橘及其栽培品的成熟果皮	川陈皮素、橙皮苷、新橙皮苷、橙皮素等黄酮类化合物、挥发油	解痉、促进胃液分泌、抗胃溃疡、保肝、利胆、祛痰平喘、抗炎、抗菌、抗病毒	理气调中，燥湿化痰	1. 脾胃气滞证 2. 湿痰、寒痰咳嗽
理气药	木香	菊科植物木香的干燥根	挥发油、有机酸	调节肠胃运动、促进消化液分泌、抗消化性溃疡、促胆囊收缩、松弛支气管平滑肌、镇痛、抗菌、抗炎、抗肿瘤	行气止痛，健脾消食	1. 脾胃气滞证 2. 泻痢，里急后重 3. 食积不消，食少吐泻
消食药	鸡内金	雉科动物家鸡的干燥砂囊内膜	胃液素、角蛋白、微量胃蛋白酶、淀粉酶、维生素	调节胃肠动力、促进胃液分泌、抗凝血、降血脂、降血糖、抑制乳腺增生	消食运脾，涩精止遗，化坚消石	1. 饮食积滞证 2. 遗精，遗尿 3. 淋证，结石证
止血药	三七	五加科植物三七的干燥根及根茎	三七皂苷等四环三帖皂苷、田七氨酸、挥发油、甾醇、糖类	止血、抗凝、抑制血小板聚集、抗血栓、降低血液黏度、降低心肌耗氧量、抗心肌缺血、抗心律失常	化瘀止血。活血定痛	1. 各种出血证 2. 跌打损伤，淤血肿痛

续表

分类	药名	基源	化学成分大类	药理作用	功效	临床应用
活血化瘀药	川芎	伞形科植物川芎的干燥根茎	生物碱、藁本内酯、川芎内酯等挥发油、阿魏酸等酚类物质	扩张冠状动脉、增加冠脉血流量、降低心肌耗氧量、改善微循环、抑制血小板聚集、抗血栓形成、镇静、解痉	活血行气，祛风止痛	1. 血瘀气滞诸痛证 2. 头痛 3. 风湿痹痛
	丹参	唇形科植物丹参的干燥根及根茎	丹参酮Ⅰ、丹参酮ⅡA、丹参酮ⅡB、丹参酮Ⅲ、隐丹参酮等多种醌类、丹参素	扩张冠状动脉及外周血管，增加冠脉血流量、改善心肌缺血、提高耐缺氧能力、改善微循环	活血祛瘀，通经止痛，清心除烦，凉血消痈	1. 月经不调，经闭，痛经，产后瘀滞腹痛 2. 心腹疼痛，癥瘕积聚，跌打损伤，风湿痹症 3. 疮痈肿毒 4. 热病烦躁，心悸失眠
化痰止咳平喘药	川贝母	百合科植物川贝母、暗紫贝母、甘肃贝母、梭砂贝母、太白贝母、瓦布贝母的干燥鳞茎	生物碱、川贝母皂苷、无机元素	缓解支气管平滑肌痉挛、松弛肠肌、镇咳、祛痰、兴奋子宫、降血压、升高血糖	清热化痰，润肺止咳，外感咳嗽	1. 肺虚久咳，肺热躁咳，外感咳嗽 2. 瘰疬，乳痈，肺痈
	苦杏仁	蔷薇科植物山杏、西伯利亚杏、东北杏或杏的干燥成熟种子	苦杏仁苷、脂肪油、蛋白质、游离氨基酸	止咳、镇痛、抗肿瘤、抗动脉粥样硬化、抗肺纤维化、抗高氧诱导肺损伤、免疫抑制、免疫调节、抗炎	止咳平喘，润肠通便	1. 多种咳嗽气喘之证 2. 肠燥便秘
安神药	酸枣仁	鼠李科植物酸枣的干燥成熟种子	皂苷、三萜类化合物、黄酮类化合物、脂肪油、氨基酸	镇静、催眠、抗惊厥、抗抑郁、镇痛、降体温、降血压、抗心律失常、降血脂、抗炎	养心安神，敛汗	1. 心神不宁证 2. 自汗，盗汗
平肝潜阳药	牡蛎	牡蛎科动物长牡蛎、大连湾牡蛎、近江牡蛎的贝壳	碳酸钙、磷酸钙及硫酸钙、微量元素、氨基酸	镇静、抗惊厥、保护实验性肝损伤、抑制血管紧张素酶活性、降压、镇痛	平肝潜阳，镇惊安神，软坚散结，收敛固涩，制酸止痛	1. 肝阳上亢之头晕目眩 2. 烦躁不安，心悸失眠 3. 瘿瘤痰核，癥瘕积聚
息风止茎药	僵蚕	蚕蛾科昆虫家蚕4~5龄幼虫感染白僵菌而致死的干燥体	蛋白质、脂肪、氨基酸、微量元素	镇静催眠、抗惊厥、抗菌、抗凝、抗血栓	息风止痉，祛风止痛，化痰散结	1. 急、慢惊风，癫痫 2. 中风面瘫，口眼㖞斜 3. 风热或肝热上攻头痛目赤，咽喉肿痛，风疹瘙痒
补虚药	党参	桔梗科植物党参、素花党参或川党参的干燥根	甾醇、党参苷、党参多糖、党参内酯、挥发油、生物碱、黄酮类	调节肠胃运动、抗溃疡、增强机体免疫功能、抗应激、增强造血功能、强心、抗休克、调节血压、抗心肌缺血	补中益气，养血生津	1. 脾气虚证 2. 肺气虚证 3. 气津两伤证 4. 血虚证
	当归	伞形科植物当归的干燥根	藁本内酯、当归酮等挥发油、阿魏酸、氨基酸	促进骨髓造血功能，促进血红蛋白及红细胞生成，对子宫呈双向调节作用，增强免疫功能，扩张冠状动脉，抗心肌缺血，抗心律失常	补血活血，调经止痛，润肠通便	1. 血虚诸证 2. 月经不调，闭经，痛经 3. 虚寒腹痛，风湿痹痛，跌打损伤 4. 痈疽疮疡 5. 肠燥便秘

续表

分类	药名	基源	化学成分大类	药理作用	功效	临床应用
补虚药	石斛	兰科植物金叉石斛、鼓槌石斛、流苏石斛的栽培品及其同属植物近似种的新鲜或干燥茎	石斛碱、石斛胺、石斛次碱等生物碱、苯类及其衍生物、酚类化合物	增强免疫功能、促进消化、调整胃肠道运动、保肝、利胆、降血糖、降血压、抗肿瘤、延缓衰老	益胃生津，滋阴清热，明目，强腰	1. 热病津伤，胃阴虚证 2. 阴虚火旺 3. 目暗不明，筋骨痿软
收涩药	五味子	木兰科植物五味子或华中五味子的干燥果实	五味子素、五味子甲素等木脂素、多糖、挥发油	调节机体免疫力、抗氧化、延缓衰老、保肝、降血糖	收敛固涩，益气生津，滋肾安神	1. 久咳虚喘 津伤口渴，消渴 2. 自汗，盗汗 3. 遗精，滑精 4. 久泻不止 5. 心悸，失眠多梦

三、十种经典方剂介绍

麻黄汤

【组成】麻黄 9g（去节），桂枝 6g（去皮），甘草 3g（炙），杏仁 9g（去皮）。

【功效】发汗解表，宣肺平喘。

【主治】外感风寒表实证。恶寒发热，头痛身疼，无汗而喘，舌苔薄白，脉浮紧。

大承气汤

【组成】大黄 12g（酒洗），厚朴 24g（炙，去皮），枳实 5g（炙），芒硝 8g。

【功效】峻下热结。

【主治】

1. 阳明腑实证。大便不通，频转矢气，腹满而痛、按之硬，或脘痞，日晡潮热，手足濈然汗出，或谵语，舌苔黄燥起刺，或焦黑燥裂，脉沉实。

2. 热结旁流证。下利清水，臭秽难闻，脐腹疼痛，按之坚硬有块，口舌干燥，脉滑实。

3. 热厥、痉病或发狂等属里热实证者。

小柴胡汤

【组成】柴胡 24g，黄芩 9g，人参 9g，半夏 12g（洗），甘草 9g（炙），生姜 9g（切），大枣 12 枚（擘）。

【功效】和解少阳。

【主治】

1. 伤寒少阳证。往来寒热，胸胁苦满，默默不语，不欲饮食，心烦，喜呕，口苦，咽干，目眩，苔薄白，脉弦。

2. 热入血室证。妇人伤寒，经水适断，往来寒热，发作有时。

3. 疟疾、黄疸等内伤杂病而见伤寒少阳证者。

四逆散

【组成】甘草 12g（炙），枳实 12g，柴胡 12g，芍药 12g。

【功效】透邪解郁，疏肝理脾。

【主治】

1. 阳郁厥逆证。手足不温，或身微热，或咳，或悸，或小便不利，或腹中痛，或泄痢下重，脉弦。

2. 肝郁脾滞证。胁肋胀闷，脘腹胀痛，脉弦等。

黄连解毒汤

【组成】黄连 9g，黄芩、黄柏各 6g，栀子 9 枚（擘）。

【功效】泻火解毒。

【主治】三焦火毒热盛证。大热烦躁，口燥咽干，错语不眠，或热病吐血，或热甚发斑，或身热下痢，或湿热黄疸；外科痈疡疔毒，小便黄赤，舌红苔黄，脉数有力。

理中丸

【组成】人参、干姜、甘草（炙）白术各9g。

【功效】温中祛寒，补气健脾。

【主治】中焦虚寒证。脘腹冷痛，喜温喜按，呕吐下利，腹满不食，口淡不渴，舌淡苔白，脉沉迟。

四君子汤

【组成】人参（去芦）、白术、茯苓（去皮）各9g，甘草（炙）6g。

【功效】益气健脾。

【主治】脾胃气虚证。面色晄白，语声低微，四肢乏力，食少便溏，舌淡苔白，脉虚弱。

四物汤

【组成】白芍药、川当归、熟地黄、川芎各等分。

【功效】补血和营

【主治】营血虚滞证。心悸失眠，头晕目眩，面色无华，形瘦乏力，妇人月经不调、量少或经闭不行，脐腹作痛，舌淡，脉细弦或细涩。

六味地黄丸

【组成】熟地黄24g，山萸肉、山药各12g，泽泻、牡丹皮、白茯苓（去皮）各9g。

【功效】滋阴补肾。

【主治】肾阴虚证。腰膝酸软，头晕目眩，耳鸣耳聋，盗汗，遗精，消渴，骨蒸潮热，手足心热，舌燥咽痛，牙齿动摇，足跟作痛，舌红少苔，脉沉细数。

酸枣仁汤

【组成】酸枣仁炒30g，茯苓6g，知母6g，川穹6g，甘草3g。

【功效】养血安神，清热除烦

【主治】肝血不足，虚热扰神证。失眠心悸，虚烦不安，头目眩晕，咽干口燥，舌红，脉弦细。

知识拓展

清肺排毒汤

组成：麻黄9g，炙甘草6g，杏仁9g，生石膏20g（先煎），桂枝9g，泽泻9g，猪苓9g，白术9g，茯苓15g，柴胡16g，黄芩6g，姜半夏9g，生姜9g，紫菀9g，款冬花9g，射干9g，细辛3g，山药12g，枳实6g，陈皮6g，藿香9g。

方解：麻黄、炙甘草、杏仁、生石膏具有宣肺解表退热功效；猪苓、茯苓、白术、泽泻、桂枝具有温阳化湿功效；柴胡、黄芩、半夏、甘草、生姜具调理肝胆、和胃降逆之功；射干、麻黄、生姜、细辛、紫菀、款冬花、半夏具有化痰止咳之效；山药、枳实、陈皮、藿香可治疗腹胀、呕吐等症。

第四节　中药的不良反应和安全性

微课　PPT

中药的安全性是中医药传承和发展的坚实基础，也是中医药服务于人民健康事业的根本前提。继比利时中药减肥事件、新加坡黄连事件、日本柴胡汤事件、英国千柏鼻炎片和复方芦荟胶囊事件、马兜铃酸事件、鱼腥草注射液事件、何首乌事件之后，中药的安全性备受关注。

一、中药的不良反应

中药不良反应是指中药（包括中草药，中药饮片）及其制剂（中成药）在正常用法和用量的情况下，产生除治疗作用以外的非预期且有害于机体的反应。不良反应的类型包括药物的副作用、毒性反应、过敏反应、后遗效应、特异质反应和依赖性等。如麻黄止咳平喘治疗哮喘，但患者用药过程中会出现失眠，这是因其能兴奋中枢神经系统引起的不良反应。生半夏有毒，服少量即出现口舌麻木，灼痛肿胀等症状，半夏炮制减毒后方可入药。长期或超量服用补骨脂可通过影响胆汁酸平衡、氧化应激、脂质合成、胆汁酸代谢酶和肝再生等引起肝脏毒性。近年来发现大量长期使用何首乌可引起肝脏损伤，其具有偶发性、隐匿性、个体差异大等特异质肝损伤特征，且常见于患有白癜风、银屑病等基础性疾病且伴有免疫异常活化的人群。炮制可以减低毒性，古法记载何首乌须用黑豆汁九蒸九晒，现代研究发现，何首乌经炮制后结合型蒽醌的含量大大降低，毒性减弱。

二、应用中药发生不良反应的原因

（一）非辨证用药致不良反应

中医治病，精于辨证，药证相符，效如桴鼓；药不对证，适得其反，对人体造成伤害。如小柴胡汤是《伤寒论》中治疗少阳病的代表方，常被用来治疗慢性肝炎。但20世纪90年代的日本受到西医的冲击，忽略了辨证用药，单纯地讲究“方病对应”，因此一些慢性肝炎患者在长期大量服用小柴胡汤后出现间质性肺炎。

（二）毒性中药致不良反应

蟾酥是中医临床治疗肿瘤和心血管疾病的重要药物，其中的强心苷类成分治疗窗窄，2020版《中国药典》规定蟾酥的日用剂量为15～30mg，严重超量服用会导致心脏毒性甚至死亡，在临床使用时要注意控制剂量。雷公藤是临床上治疗严重自身免疫疾病的重要药物，其中的内酯类成分治疗窗窄，在临床使用时需要严格控制剂量，必要的时候进行血药浓度监测。此外，雷公藤具有生殖毒性，备孕人群禁用。

（三）基源混乱致不良反应

龙胆泻肝丸原方所用的木通为木通科植物木通，木通无毒，但由于木通供应紧张以及北方多用关木通作为习惯用药，因此龙胆泻肝丸中的木通实则多用关木通，其为马兜铃科植物东北马兜铃的木质茎，含有马兜铃酸和马兜铃酰胺等成分，可引起肾功能损害、肾衰竭甚至死亡。

（四）长期过量使用致不良反应

中药毒性的大小是相对的，主要取决于用药剂量和用药时间。中药临床用药根据病情的变化随时调整剂量和疗程，中病即止。若用量过大或时间过长，可导致不良反应的发生。据文献报道，部分患者服用牛黄解毒片一年以上，出现砷蓄积、血砷、尿砷甚至急性肝损伤。

（五）中药注射液致不良反应

中药注射液在生产过程中，可能残存大分子物质（如：鞣质、蛋白等），故而在实际用药过程中可能引起过敏反应。据报道当前不良反应发生次数较多的有生脉注射液、参麦注射液、红花注射液等。中药注射液临床使用需严格控制滴注速度，以低速缓慢给药为宜；不宜同时联用其他化学药物。必要时给予抗过敏药物控制过敏反应。

三、控毒方法

中医药在长期的临床应用和生产实践过程中，积累并形成了大量减毒增效或控毒增效的方法。

（一）选用正品药材，控制毒性

附子早在公元前140年《淮南子》中就有“天雄，吾喙最为凶毒，但良医以活人”的记载，被历代医家视为补火要药。但附子的产地不同，毒性差异较大。研究发现云南附子的毒性是川产附子毒性的18倍，说明选用川产道地正品药材，可以控制附子乌头碱的含量和毒性。

（二）依法炮制，控制毒性

炮制是中医药独具特色的加工处理药材的方法，经过炮制处理后，有毒中药的有效成分易于转化或溶出、有毒成分明显减少，达到减毒增效的作用。如乌头经过蒸煮炮制后，毒性成分的结构发生改变，其剧毒的双酯型生物碱水解成为单酯型生物碱或无酯键的乌头原碱，毒性大大降低。另一方面，若不依法炮制，也将增加毒性。如雄黄入药，传统只需研细或水飞，忌用火煅，火煅后会生成三氧化二砷，毒性大大增强，故有“雄黄见火毒如砒”之说。

（三）对证用药，控制毒性

人参是补气药，适用于气虚证候，若用于阴虚阳亢内有虚热者，就会出现头晕、心悸、失眠、口舌生疮、咽喉肿痛、便干甚至躁狂等所谓人参滥用综合征。

（四）合理配伍，控制毒性

《神农本草经》记载药“有单行者，有相须者，有相使者，有相畏者，有相恶者，有相反者，有相杀者。凡此七情，合和视之。”临床应用有毒中药，可以利用药物之间存在“相畏”“相杀”的配伍关系，制约其毒性，使毒性减轻。如陶弘景《本草经集注》云：“俗方每用附子，皆须甘草、人参、生姜相配者，正制其毒故也。”另一方面，要避免配伍不当，使药物的毒性增强，甚至产生新的毒性，如朱砂与昆布配伍，不仅二者的有效成分硫化汞和碘的含量明显下降，且会生成碘化汞，汞离子游离导致汞中毒。此外，尤其要注意“十八反”“十九畏”。

（五）把握剂型，控制毒性

选择合适的药用部位及制成合适的剂型可以减少不良反应的发生。如细辛作为常用中药最早载于《本草纲目》，在实际使用中逐渐形成了“细辛不过钱，过钱命相连”的古训，细辛的叶中含有马兜铃酸，故《中国药典》规定细辛以根和根茎入药。细辛的有效成分主要为甲基丁香酚，而毒性成分主要为黄樟醚，大剂量有呼吸麻痹作用，黄樟醚较甲基丁香酚易挥发，故细辛入散剂毒性较大，不可过钱，入煎剂安全。

（六）把握剂量疗程，控制毒性

临床使用中药需要把控剂量和疗程，尤其是治疗剂量与中毒剂量接近的有毒中药，更应严格控制，既要限制单次用药剂量，又要限制总服药量，同时还要防止药物在体内的蓄积中毒。

四、中西药物相互作用

近年来，随着中西医结合治疗疾病的发展，中西药合用的现象日益普遍。中西药物合用主要有两种情况，一是中成药和西药联合使用，如六味地黄丸和格列苯脲联用；一是使用含西药成分的中成药，如消渴丸中含有格列苯脲。中西药物合理联用可增强疗效，降低毒性，而中西药物不合理应用则会降低药物疗效或增加药物毒性，所以临床上中西药合用时需要考虑药物相互作用。

中西药相互作用环节包括体外相互作用、体内药动学相互作用及药效相互作用。中西药物的吸收过程及速度受药物之间的相互作用影响，胃肠蠕动、胃中酸碱程度、胃排空时间以及在胃肠发生的吸附作用等均会影响其相互作用。如蒙脱石不宜与小檗碱等药物同用。多数中西药物在肝脏中代谢，经肾排出。若药物对肝微粒体酶的活性具有抑制作用，会影响到联用药物的作用时间、代谢以及药效。如红霉素是CYP3A4的抑制剂，其与六神丸联用会抑制蟾蜍甾烯的代谢，使得蟾蜍甾烯在体内的滞留时间延长，提高了不良反应发生的概率；而维拉帕米等P糖蛋白的抑制剂与蟾酥类的制剂联用则会增加蟾蜍甾烯的心脏摄取，增强毒性。

本章小结

1. 中医药临床使用历史悠长，具有独特科学体系，为中华民族繁衍昌盛做出了卓越贡献。其整体辨证施治、个体化医疗的特色，在治未病、慢病防控、病后康复以及多种重大疾病治疗中具有重要临床价值。

2. 循证医学的思想和方法以及真实世界证据，对推动中医药的临床疗效和安全性评价具有重要意义。

3. 中医学的思想基础主要包括气血、阴阳、五行学说。了解学习中医的思想理论、病机、诊断方法（四诊、八纲和辨证），才能指导中药的合理使用。

4. 药性是中药作用的基本性质和特征的高度概括，主要有四气、五味、归经、升降浮沉等。根据药性合理配伍形成一定组织结构方药，用于疾病治疗。

5. 临床安全合理使用中药，需注意选用正品药材、依法炮制、对证用药、合理配伍和剂量疗程把控等措施，减少不良反应的发生；同时注意中成药与西药的相互作用问题。

练习题

题库

一、选择题

（一）单选题

1. 具有平喘、镇咳、祛痰、抗炎功效，临床上治疗外感风寒，表实无汗，咳嗽气喘的中药首选（　　）。
   A. 麻黄　B. 桂枝　C. 甘草　D. 紫苏　E. 丹参
2. 概括论述了君臣佐使、七情合和、四气五味等药物配伍和药性理论的著作是（　　）。
   A.《神农本草经》　B.《伤寒杂病论》　C.《黄帝内经》
   D.《难经》　E.《本草纲目》
3. 善于上助心阳、中温脾阳、下补肾阳，具强心、抗休克、抗炎镇痛、抗心肌缺血等药理活性的药物是（　　）。
   A. 干姜　B. 附子　C. 肉桂　D. 吴茱萸　E. 酸枣仁
4. 在整体观上论述人的生理、病理、疾病，呈现了自然、生物、心理、社会“整体医学模式”的我国最早的医学典籍是（　　）。
   A.《伤寒杂病论》　B.《神农本草经》　C.《本草纲目》
   D.《黄帝内经》　E.《金匮要略》
5. 能够和解少阳，临床上治疗伤寒少阳证、热入血室证的经典方剂是（　　）。
   A. 四物汤　B. 理中丸　C. 小柴胡汤
   D. 六味地黄汤　E. 大承气汤
6. 下列为禽流感防治做出重大贡献的代表性中药方剂是（　　）。
   A. 六味地黄汤　B. 四物汤　C. 大承气汤
   D. 麻杏石甘汤　E. 黄连解毒汤
7. 第八版新冠肺炎诊疗方案（中医药部分）中，属于确诊轻型证状的是（　　）。
   A. 寒湿郁肺证　B. 湿毒郁肺证　C. 气营两燔证
   D. 气阴两虚证　E. 气滞血瘀证
8. 事物的阴阳具有无限可分性，即阴中有阳，阳中有阴，阴阳中复有阴阳。例如，昼为____，夜为

____。白昼之中，上午为阳中之____，下午为阳中之____（　　）。

A. 阳；阴；阳；阴　B. 阴；阳；阴；阳　C. 阳；阴；阴；阳

D. 阴；阳；阳；阴　E. 阳；阳；阴；阴

9. 望诊是医生运用视觉，观察患者的神、色、形、态、舌象等的变化，其中，观舌质具有重要的临床意义。脾虚，水湿内盛的患者会出现（　　）。

A. 枯舌　B. 青紫舌　C. 齿痕舌

D. 歪斜舌　E. 草莓舌

10. 八纲辨证是通过对四诊收集的临床资料进行综合分析，辨别疾病病位的浅深，病邪性质的寒热，正邪之间的关系以及疾病的阴阳属性的方法。八纲中的____是用以辨别疾病病位最基本的纲领；____是用以辨别疾病病因、病性最基本的纲领；____则是区别疾病类别、归纳证候的总纲。(　　)

A. 寒热虚实；表和里；阴与阳　B. 表和里；寒热虚实；阴与阳

C. 寒热虚实；阴与阳；表和里　D. 阴与阳；寒热虚实，表和里

E. 表和里；阴与阳；寒热虚实

11. 两种药物合用，一种药物能破坏另一种药物的功效称为（　　）。

A. 相须　B. 相使　C. 相恶　D. 相杀　E. 相反

12. 以下哪个药物不含马兜铃酸（　　）。

A. 细辛　B. 广防己　C. 杜衡　D. 鸡苏丸　E. 何首乌

（二）多选题

1. 中医药学以其兼容并蓄、创新开放的特点孕育了独特的（　　）。

A. 生命观、价值观、健康观、疾病观

B. 人生观、价值观、健康观、防治观

C. 生命观、健康观、疾病观、防治观

D. 生命观、健康观、疾病观、医疗观

E. 人生观、价值观、安全观、疾病观

2. 中医优势病种包括以下哪几个类型的病症（　　）。

A. 慢性病　B. 儿科病　C. 脑科病

D. 急重症　E. 以上均不是

3. 中药配伍的目的是（　　）。

A. 减轻或消除毒副作用　B. 增强疗效　C. 全面照顾病情

D. 扩大应用范围　E. 以上均不是

4. 中药不良反应与药物使用有关的因素有（　　）。

A. 炮制不当　B. 品种混乱　C. 疗程过长

D. 剂量过大　E. 辨证不准

二、思考题

1. 概述中医药在新发传染病防控救治方面的临床价值。

2. 中药的不良反应类型主要有哪些？产生不良反应的原因又有哪些？

（马宏跃）

参考答案

第一章

1. C 2. D 3. D 4. D 5. B

第二章

1. A 2. D 3. A 4. D 5. A 6. A 7. A 8. A 9. B 10. C

第三章

1. C 2. C 3. E 4. C 5. B

第四章

（一）单选题
1. B 2. B 3. A 4. D
（二）多选题
1. ABCD 2. ABCDE

第五章

1. D 2. C 3. D 4. C 5. D 6. A 7. D

第六章

1. B 2. A 3. D 4. A 5. B 6. B 7. D 8. A 9. D 10. D

第七章

1. E 2. D 3. A 4. C 5. B 6. E

第八章

（一）单选题
1. D 2. E 3. B 4. A 5. A 6. C 7. C 8. A 9. E 10. C 11. D 12. E
（二）多选题
1. ABCDE 2. ABD 3. BCD 4. BC 5. BD 6. ABCD 7. ABC 8. ABCDE

第九章

1. A 2. B 3. E 4. A 5. E 6. A

第十章

（一）单选题
1. D 2. B 3. D 4. D 5. C 6. C 7. A 8. A
（二）多选题
1. ABCDE 2. ABCDE 3. ABCD 4. ABD

第十一章

（一）单选题

1. B　2. E　3. A　4. E　5. D　6. B　7. A　8. C　9. E

（二）多选题

1. ACDE　2. ABCE　3. AE

第十二章

1. A　2. A　3. E　4. E　5. B　6. D

第十三章

1. C　2. A　3. B　4. E　5. D　6. B

第十四章

1. B　2. E　3. E　4. B　5. D　6. A

第十五章

（一）单选题

1. D　2. C　3. E　4. C　5. C　6. C

（二）多选题

1. BCE　2. BCD　3. BCDE

第十六章

1. B　2. E　3. D　4. B　5. D

第十七章

（一）单选题

1. A　2. A　3. B　4. D　5. C　6. D　7. A　8. A　9. C　10. B　11. C　12. E

（二）多选题

1. ABCD　2. ABCD　3. ABCD　4. ABCDE

参考文献

[1] 周宏灏. 遗传药理学. 北京：科学出版社，2015.

[2] 阳国平，郭成贤. 药物基因组学与个体化治疗用药决策. 北京：人民卫生出版社，2016.

[3] 崔李平. 肝功能不全患者合理用药情况调查及案例分析. 医药导报，2020，39（9）：1289－1292.

[4] 王键. 中医基础理论. 北京：中国中医药出版社，2015.

[5] 范恒. 中医诊断学. 北京：科学出版社，2019.

[6] 王建. 临床中药学. 北京：人民卫生出版社，2016.

[7] 谢鸣. 方剂学. 北京：人民卫生出版社，2016.